实用外科疾病诊治与处理

主编◎李 根 等

吉林科学技术出版社

图书在版编目（ＣＩＰ）数据

实用外科疾病诊治与处理 ／ 李根等主编． -- 长春：
吉林科学技术出版社，2022.5
ISBN 978-7-5578-9502-0

Ⅰ．①实… Ⅱ．①李… Ⅲ．①外科-疾病-诊疗②外
科-疾病-处理 Ⅳ.①R6

中国版本图书馆CIP数据核字（2022）第112438号

实用外科疾病诊治与处理

主　　编　李　根等
出 版 人　宛　霞
责任编辑　史明忠
封面设计　山东道克图文快印有限公司
制　　版　山东道克图文快印有限公司
幅面尺寸　185mm×260mm
字　　数　506 千字
印　　张　21.5
印　　数　1-1500 册
版　　次　2022年5月第1版
印　　次　2023年3月第1次印刷

出　　版　吉林科学技术出版社
发　　行　吉林科学技术出版社
地　　址　长春市福祉大路5788号
邮　　编　130118
发行部电话/传真　0431-81629529 81629530 81629531
　　　　　　　　　81629532 81629533 81629534
储运部电话　0431-86059116
编辑部电话　0431-81629518
印　　刷　三河市嵩川印刷有限公司

书　　号　ISBN 978-7-5578-9502-0
定　　价　198.00元

《实用外科疾病诊治与处理》
编委会

主　编

李　根	山东省青岛市黄岛区中心医院
王丽云	山东省青岛市黄岛区中心医院
赵新卫	山东省青岛市黄岛区中心医院：
樊建婧	山东省青岛市黄岛区六汪中心卫生院
李　莉	山东省青岛市黄岛区六汪中心卫生院

副主编

呆银萍	山东省济南市章丘区 龙山街道办事处社区卫生服务中心
张　娟	青岛大学附属医院
于大群	山东省莱西市人民医院
臧金鑫	山东省青岛市黄岛区人民医院
张月霞	山东省青岛市黄岛区人民医院
冯　慧	山东省青岛市黄岛区人民医院
张艳玲	山东省青岛市妇女儿童医院
傅倩倩	山东省青岛市妇女儿童医院
马真真	山东省青岛市黄岛区 薛家岛街道社区卫生服务中心
安无可	山东省青岛西海岸新区区立医院
段　勇	山东省青岛市黄岛区 隐珠街道东楼路社区卫生服务中心
张　萍	山东省青岛市黄岛区中心医院
王婷婷	山东省青岛市精神卫生中心
焦今文	青岛大学附属医院

《实用外科疾病诊治与处理》
编委会

《实用外科疾病诊治与处理》
编委会

编　委

马　莉	青岛大学附属医院
周　娜	青岛大学附属医院
怀婵娟	青岛大学附属医院
张　豪	青岛大学附属医院
荆晓英	青岛大学附属医院
唐　瑞	青岛大学附属医院
毛亚静	青岛大学附属医院
刘　琳	青岛大学附属医院
张瀚亓	青岛大学附属医院
张　琳	青岛大学附属医院
郦春梅	青岛大学附属医院
王　坤	青岛大学附属医院
于宁宁	青岛大学附属医院
张雯钰	青岛大学附属医院
赵　洁	青岛大学附属医院
于春华	山东省青岛市城阳区人民医院
范金山	山东省青岛市黄岛区第二中医医院
黄俊蕾	山东省青岛市妇女儿童医院城阳院区
凡月月	甘肃省定西市岷县人民医院
朱欣燕	青岛大学附属医院
隋春菊	山东省青岛市黄岛区六汪中心卫生院

前　言

　　社会的发展推动了各学科的进步,信息化的环境又让国内、外学术交流极为便捷。外科学是临床医学的一门重要课程,在这种良好的氛围下,外科基础理论知识有了巨大的进步,新的手术器械、手术方式和手术技能也不断涌现,且广泛应用于临床。外科临床医师在防治疾病、提高人民健康水平和实现我国医学现代化等方面承担着重大的责任,因而作为外科临床医师需要及时更新外科相关知识,以达到提高疾病治愈率及减轻患者痛苦的目的。鉴于以上因素,编者们在参阅了大量国内外相关书籍的基础上,结合当前外科疾病诊疗的最新研究进展和自身经验,编写了本书。

　　本书首先介绍了外科理论知识,然后叙述了普外科疾病、胸外科疾病、心外科疾病、血管外科、泌尿外科、骨外科等临床常见疾病,从病理生理、病因、发病机制、临床表现、辅助检查方法、诊断标准、鉴别诊断方法、手术适应证与禁忌证、手术治疗的方法与技巧、手术并发症的防治、预后以及预防等方面阐述。论述简明扼要,结构新颖,内容翔实,特点鲜明,实用性强,充分体现了本书的科学性、规范性和生动性,可作为临床主治医师及住院医师、进修医师、实习医师和在校大学生、研究生的辅助参考资料,具有很强的临床实用性和指导意义。

　　本书在编写过程中,由于时间紧而任务重,再加上编者们的知识水平有限,必定会有许多不足和错漏之处,在此,恳请外科同仁及医学生提出宝贵意见,以使本书日臻完善。

编　者

目　录

第一章 外科手术基础

第一节 外科手术基本技术

一、手术基本原则

手术是外科治疗的主要方式,它在去除病灶的同时不可避免地带来局部和全身的伤害,外科手术应遵循损害控制的基本法则。从手术操作层面应遵循以下基本原则。①选择能充分显露手术野的最小切口和最短路径。②使用精良器械和轻柔手法,按照解剖层次精细分离。③有效及时止血,保持清晰无血的手术野,减少输血量。④在根除病变的前提下尽可能保护周围健康组织,减少体内异物存留。⑤采取合适的缝合材料和缝合方法,促进组织愈合,遗留最少的瘢痕。⑥以简约规范的手术流程和娴熟快捷的操作技法,缩短手术时间,手术处理到位。

二、常用手术器械及用法

(一)手术刀

常规手术刀由刀片和刀柄两部分组成。刀片有圆、尖、弯等形状,并分为不同型号,大刀片适于大幅度切开,小刀片适于精细切割,尖刃刀片用于皮肤戳孔和细小管道的切开。刀片的安放应使用持针器。手术刀主要用于切割组织,刀柄可用于组织的钝性分离。

根据手术需要采用不同的执刀法(图 1-1)。

1.执笔式

如同握笔写字,主要靠手指的动作完成切割,动作轻巧精细,适用于精细及小的切口,如解剖血管、神经等。这是最常用的一种执刀方式。

2.执弓式

如同拉琴弓,主要靠腕部用力,力量及动作幅度均较大,适用于较大切口的皮肤切开。

3.反挑式

执刀方法同执笔式,只是刀刃朝上,从下向上切割,可避免损伤深部组织,用于管道器官或脓肿的切开等。

4.抓持式

全手握持刀柄,主要靠肩关节活动,控刀比较稳定,用于切割范围大、组织坚厚的切开,如截肢等手术。

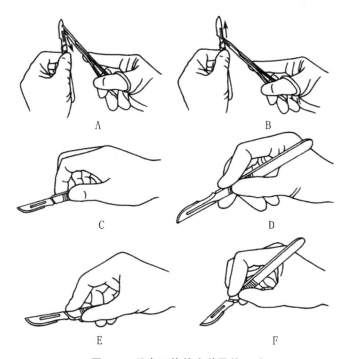

图 1-1　手术刀片的安装及执刀法
A.安刀片；B.取刀片；C.抓持式；D.执弓式；E.执笔式；F.反挑式

高频电刀：目前高频电刀使用广泛，工作原理是通过电极尖端产生的高频高压电流与机体接触时产生热效应，导致组织脱水、崩解、凝结，起到切割及止血作用。常用的高频电刀有单极电刀、双极电刀、氩气刀等。双极电刀用于精细部位操作。氩气刀适用于开放手术、腔镜手术、内镜手术。电刀的潜在风险是局部烧伤、副损伤、局部坏死等，使用时应注意：①事先检查电气元件有无故障；②手术室不能有易燃物质及氧气泄漏；③安放好患者身体上的负极板，使之最靠近手术部位，且保持负极板干燥；④电凝器的功率不应超过 250 W，不能用电凝功能进行一般组织切割，不能在积血中进行电凝；⑤切割或电凝时电刀不应接触止血点以外的组织，尽量减少组织烧伤；⑥随时清除电刀上的焦痂，使之有良好的导电性；⑦重要组织或器官附近慎用或禁用电刀。

超声刀对组织的热损伤小，广泛用于肝切除手术。激光刀能量密度高、方向性强，用于皮肤、血管的手术。

其他手术刀还有骨刀、截肢刀、取皮刀等。

（二）手术剪

手术剪种类繁多，大致分为组织剪和线剪两大类。组织剪尖端薄而钝，剪锋锐利，有弯直之分，用于剪开及分离组织。线剪尖端圆钝、刀厚而直，用于剪断缝线、剪开敷料及引流物等。（图 1-2）

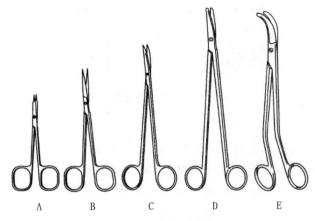

图 1-2　常用的手术剪

A.血管剪；B.外科剪；C.精细解剖剪；D.解剖剪；E.深部解剖剪

手术剪的执剪方式是将拇指和环指分别扣入剪刀柄的两环内，中指放在环指的剪刀柄的前方，示指压在轴节处起稳定和导向作用。剪割组织时一般用正剪法，为了增加稳定性还可用扶剪法(图 1-3)。使用时剪刀不能张开过大。

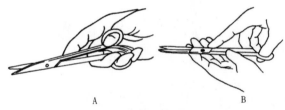

图 1-3　手术剪的把持法

A.正剪法；B.扶剪法

(三)手术镊

手术镊用于夹持和提起组织，协助另一器械的操作，如分离、剪开、缝合等。手术镊分为有齿、无齿两类，有齿镊用于夹持较坚韧的组织，对组织有一定的损伤作用。无齿镊用于夹持较脆弱的组织，对组织损伤较轻。正确的持镊方法是用拇指对示指、中指，拿住镊子中部(图 1-4)。在分离及缝合皮肤时最好不用镊子直接夹持皮肤，用镊子的推挡作用有助于顺利缝合(图 1-5)。

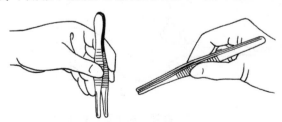

图 1-4　持镊法

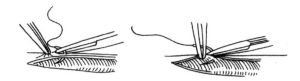

图 1-5　手术镊的使用方法

(四)血管钳

血管钳又称止血钳,是术中用于止血和分离的主要器械,也可用于牵引缝线、拔出缝针或代镊使用,但普通血管钳不能用来夹持皮肤、脏器及脆弱组织。临床常见的止血钳有以下几种。①蚊式止血钳:可做微细组织分离或钳夹小血管,不宜用于大块组织的夹持。②直止血钳:用以夹持皮下及浅层组织出血,协助拔针等。③弯止血钳:用以夹持深部组织或内脏血管出血。④有齿止血钳:用以夹持较厚组织及易滑脱组织内的血管出血,如肠系膜、大网膜等,也可用于切除组织的夹持牵引。有齿止血钳对组织的损伤较大,不能用于一般的止血夹持。(图 1-6)

正确的执钳方法同手术剪,也可用掌握法。右手松钳时拇指与环指相对捏紧挤压即可松开,左手松钳时拇指及示指捏住一环柄、中指及环指顶挤另一环柄即可松开。(图 1-7)

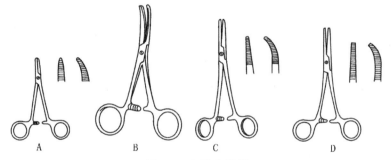

图 1-6　各种血管钳

A.弯血管钳;B.直血管钳;C.有齿血管钳;D.蚊氏血管钳

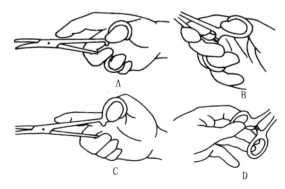

图 1-7　血管钳执钳及松钳法

A.一般执法;B.一般执法松钳法;C.掌握法;D.掌握法松钳法

(五)持针器

持针器用于夹持缝合针,有时也用于器械打结。缝合时持针器应夹持缝合针的中后 1/3

（图 1-8）。持针器的握持方法有 3 种。①掌握法：各指均不在环柄中，满手握住持针器灵活方便，缝合时快速有力，便于皮肤、筋膜、肌肉的缝合。②指套法：与血管钳握持方法一样，这种方法运针稳健准确，对缝合组织的牵扯小，用于较精细的缝合，是最常用方法。③掌拇法：拇指套入钳环内，示指压在钳的前半部作支撑，其余三指握钳环，靠拇指上下活动开闭持针器（图 1-9）。

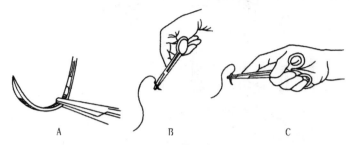

图 1-8　持针器使用法

A.夹持缝合针；B.掌拇法缝合；C.掌握法缝合

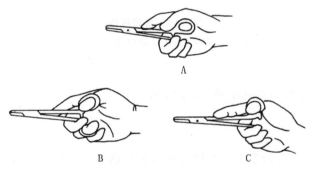

图 1-9　持针器的握持方法

A.掌握法；B.指套法；C.掌指法

（六）缝合针及缝线

缝合针的针尖形状分为圆针和三角针，圆针对组织损伤小，可用于软组织、血管、神经、内脏的各种缝合。三角针针尖侧锋锐利，容易穿透组织，对组织的损伤大，用于缝合皮肤及坚韧的瘢痕等。直针适用于宽敞或浅部操作时的缝合，如皮肤或胃肠道的缝合，但目前已较少使用。目前临床上几乎所有的组织或器官均使用弯针进行缝合。针线一体的无损伤缝合针，其针线粗细相同，连为一体，对组织造成的损伤小，缝合时不必担心线针脱落，可节省手术时间。

缝线应基本具备：抗张强度大，柔韧性强，打结牢靠。平滑穿越组织，对组织损伤小。组织反应轻微，或组织愈合后能被吸收。目前缝线大致分为两类。①非吸收线：由蚕丝编织而成的丝线，及人工合成的聚丙烯线、尼龙线、聚酯线。②可吸收线：天然肠线及人工合成的聚糖乳酸线、聚糖乙内酰酯线等。选择缝线最重要的是遵循促进伤口愈合的原则。

（七）拉钩

拉钩又称牵开器，有手动拉钩和固定牵开器两种，在手术中用于牵开组织，显露术野，便于手术操作。拉钩分为有齿和无齿两类，有齿拉钩不易滑脱，适于牵开紧密坚韧的组织。无齿拉钩对组织损伤小,术中大多数情况下使用无齿拉钩。拉钩一般由助手把握,根据手术需要随时调整方向、深浅和力量,需要助手和术者的协调配合。在不太需要频繁变换显露状况的情况下,使用相应的固定牵开器,省时省力,保持显露的稳定(图 1-10)。

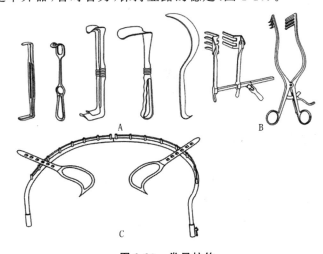

图 1-10　常见拉钩

A.各种手动拉钩;B.自动拉钩;C.框架拉钩

(八)巾钳

巾钳主要用于固定覆盖皮肤的敷布,也可用于牵引及临时固定组织。(图 1-11)巾钳的握持方法同血管钳。

(九)组织钳

组织钳又称爱立斯钳,用于夹持皮肤或较有韧性的脏器,对组织的损伤小。(图 1-12)

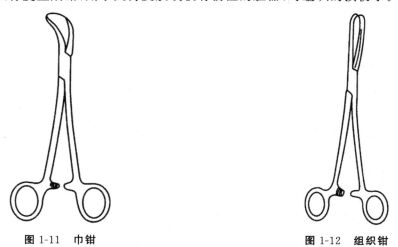

图 1-11　巾钳　　　　　　　　　　　　　　**图 1-12　组织钳**

(十)卵圆钳

卵圆钳用于夹持纱布球进行皮肤消毒或提拉肠管等。

三、外科手术基本操作

外科手术从操作本身来说,都必须用刀、剪、钳、镊、针、线等这些必不可缺少的基本器械,来进行切开、止血、结扎、分离、暴露、缝合等这些基本操作,这些是外科医师必须掌握的基本技术。外科手术操作是技巧性很高的技术。良好的外科医师应具有鹰眼、狮心和女性的手。

(一)切口

理想的手术切口最基本的要求是:①接近病变部位、显露充分、便于操作、根据术中需要延长及扩大切口方便。②不损伤重要的解剖结构,术后对功能恢复有利。③兼顾美观的要求。切口选择应根据病情需要决定,切口过大则组织损伤大,切口过小则可能影响显露。

(二)切开

切开是手术的第一步,根据手术的部位选择适当的手术刀及执刀方法。切开时最好是一刀完成,切口平齐,深浅合适,避免拉锯式。在手术操作过程中根据需灵活应用手术刀的各个部分,刀刃是最锋利最主要的部分,用于切开切断时。刀尖在挑刀、刺穿和锐性剥离时用,刀柄用作钝性剥离。

皮肤切开时应将皮肤绷紧,有单手法、双手指压法、双手掌压法(图 1-13),这样使皮肤切开容易,有利于控制切口的平直,控制切口的长度和深度,也便于止血。切开时刀片与皮肤垂直不偏斜,先垂直下刀,然后刀柄与皮肤呈 45°角走行,再垂直出刀(图 1-14)。尽可能将皮肤和皮下组织在同一深度全层切开,使切缘整齐。皮肤切口的大小应以方便手术操作为原则。

筋膜和腱膜组织可直接用刀切开,也可先用刀切一个小口,然后用组织剪深入筋膜下进行分离后剪开,切开操作时应防止损伤深部组织器官(图 1-15)。作胃、肠、胆管和输尿管等空腔切开时,需用纱布保护准备切开脏器或组织的四周,在拟作切口的两侧各缝一牵引线并保持张力,逐层切开。

高频电刀具有良好的止血功能,可用于皮肤、神经、胆管等以外组织的切割和游离。要先用手术刀切开皮肤,擦去血液后用电刀切割,较大的小血管可先在预定要切割的两边组织电凝后再切断。

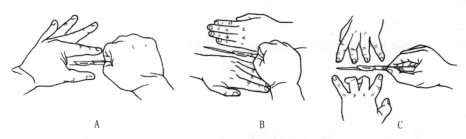

图 1-13　皮肤切开时绷紧皮肤的方法

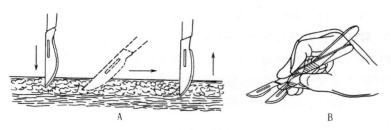

图 1-14　皮肤切开时的运刀

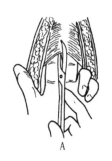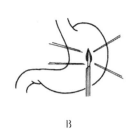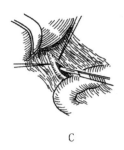

图 1-15　腹膜及管腔的切开

A.腹膜的切开;B.胃的切开;C.胆管的切开

(三)显露

良好的显露是手术质量的前提,涉及患者体位、麻醉效果、照明、牵开器及手术切口的选择。合适的体位有助于深部手术野的良好显露,根据手术路径、病变部位、手术的性质选择合适体位。麻醉要求镇痛完善和良好的肌松。手术野的照明有利于显露,空间狭小的手术应选用头灯或冷光源照明。拉钩和自动牵开器要有效显露术野,拉钩的动作要轻柔,手心向上把持拉钩,根据手术进展及时调整位置。将附近组织或脏器牵开时,拉钩下方应垫湿盐水纱布。充分的显露使手术在直视下进行,能保证手术的安全。

(四)分离

分离是显露和切除的基础,是外科手术技术的重要组成部分。手术中根据病灶及解剖特点选择分离方法,达到显露、游离、切除的目的。疏松组织间隙可用血管钳、纱布球、剥离器、手指等进行钝性分离,钝性分离损伤较大(图 1-16)。致密坚韧组织使用刀、剪进行锐性分离,锐性分离对组织损伤较小,需在直视下进行(图 1-17)。锐性分离时必须认清解剖关系,确定刀或剪所达到的组织层次,防止意外损伤。分离时辨别解剖结构极其重要,在组织间隙或疏松结缔组织层内进行钝性分离比较容易且损伤较小。分离范围以需要为度,避免不必要的分离。在手术中往往两种分离方法组合使用。使用电刀进行锐性分离同时有凝血作用,适用于易出血的软组织切割。

(五)结扎

结扎是手术最主要的基本功,熟练可靠的结扎可提高手术速度及保证手术安全。打结应在直视下进行,保证结扎的可靠。剪线残端要尽可能短,以不松脱为原则。皮下组织尽量少结扎,或钳夹后不结扎以减少异物反应。手术中常用和可靠的结扎方法有 3 种:方结、外科结、三重结。①方结:由两个相反方向的单结重叠而成,方结结扎可靠,是最常用的一种结扎方法,适用于较少的组织、较小的血管及各种缝合的结扎。②外科结:在做第一个结时结扎线绕两次以增加线间的摩擦力,再做第二个结时不易松脱,适用于结扎较大血管或有张力的缝合。③三重结:在方结的基础上再重复第一个单结,使结扣更加牢固,三重结用于较大血管结扎或尼龙线等易松脱线的结扎。④滑结:类似方结,但在打结时拉线用力不均,一紧一松,此结操作快,但易松脱(图 1-18)。

打结法有 3 种:单手打结法、双手打结法、器械打结法。

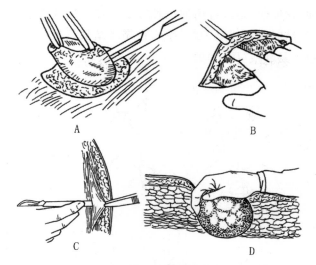

图 1-16 钝性分离

A.血管钳分离;B.手指分离;C.刀柄分离;D.手指钝性分离

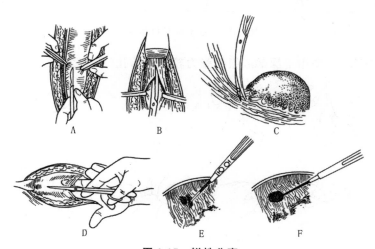

图 1-17 锐性分离

A.手术刀分离;B.剪刀分离;C.辨认解剖结构;D.分离时保护组织结构;E.F.使用电刀分离

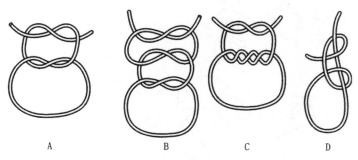

图 1-18 常见的几种结

A.方结;B.三重结;C.外科结;D.滑结

单手打结法操作简便,速度快,是最常用的一种方法。左手捏住缝合线的一端,右手捏住另一端,双手配合打结。打结时两端线呈180°,手指在靠线结较近处用力拉紧,使结扎紧而牢固,不容易把组织撕脱,也不易断线(图1-19)。

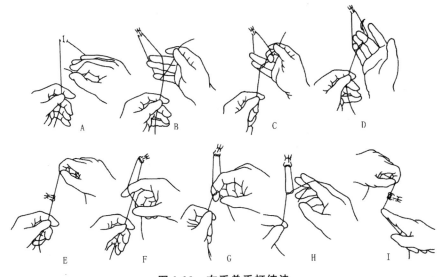

图1-19 右手单手打结法

双手打结法牢靠,主要用于深部或组织张力较大的结扎(图1-20)。

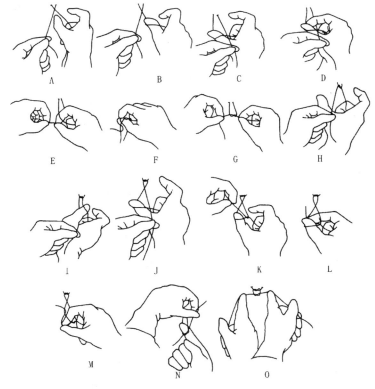

图1-20 双手打结法

深部打结时的关键在右手示指的压线,要将线的一头缠绕在环指上,以中指固定,这样使夹线牢固,当示指向下压线时不易滑脱(图1-21)。

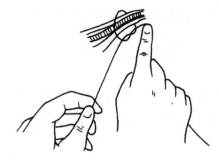

图1-21　深部打结法

器械打结法用于浅部组织或精细结扎。用持针器或止血钳打结主要优点是节省线,节省护士递线操作,可以省人省时间。缺点是缝合组织张力大时不易扎紧(图1-22)。

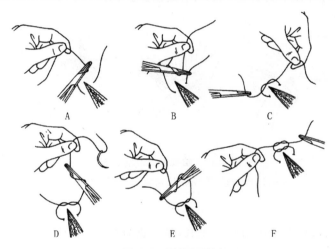

图1-22　器械打结法

无论用何种方法打结,相邻两个单结的方向不能相同,否则会成假结而松脱。打结时两手用力点和结扎点应成一条直线,如果三点形成夹角,则用力拉紧时易断线。打结时两手用力要均匀,否则易形成滑结。

(六)止血

在外科手术中止血是重要的基本操作,完善的止血可防止血液丢失,使术野清晰,保证手术安全及有利切口愈合。

1.压迫止血法

压迫止血法是手术中最常用的止血方法,常用于皮肤、皮下组织及组织分离中创面的小血管出血或渗血的止血,可单纯用手指压迫或用纱布压迫。压迫止血时须有适当压力,压力不足则纱布形成引流不起止血作用。

创面渗血的可用干纱布压迫止血,也可用双氧水喷洒创面止血,温盐水纱布可较快控制创面渗血。

　　手术中发生的意外大出血最快捷有效的方法是紧急压迫止血,在可视范围内用手指捏住出血部位,起到临时止血作用,为进一步彻底止血创造有利条件。在出血部位看不清又无法手捏止血的情况下,可临时填塞纱布压迫止血,数小时或数天后酌情取出。在指压及纱布压迫无效的情况下,可用拳头压迫止血。紧急压迫止血是为临时措施,在出血得到初步控制情况下制订方案,充分显露寻找出血部位进行彻底止血。

　　2.钳夹止血法

　　钳夹止血法是最主要的止血方法,用于明显的小血管出血,止血准确、可靠。一般钳夹数分钟后可奏效,若无效可加做结扎或电凝止血。止血钳要看清、夹准,钳夹组织不宜过多,钳夹位置方便打结。

　　3.结扎止血法

　　结扎止血法包括单纯结扎法和缝合结扎法,用于明确的血管出血止血。结扎时用血管钳夹住出血点,将血管及周围少许组织一并结扎。对于单纯结扎有困难或粗大血管还应同时或单独进行缝合结扎。结扎重要手术脏器的供应动脉,可有效减少手术出血量,便于手术操作(图1-23)。

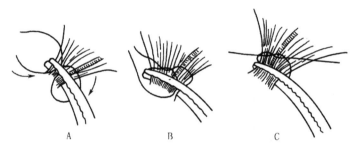

图1-23　结扎及缝扎止血法

A.结扎止血;B.单纯缝扎止血;C."8"字缝扎止血

　　4.电凝止血法

　　用于切开及游离过程中细小血管的止血,具有止血可靠、术野清晰的特点。可先用血管钳将出血点夹住,电刀通过血管钳通电止血。也可直接用电刀接触出血点止血。在空腔脏器、大血管、神经和皮肤附近应慎用电凝止血,以免损伤重要组织结构。较大血管出血、创面深部的出血及凝血功能障碍者,电凝止血效果差。电凝止血包括普通电刀及双极电凝器。对于较大范围的创面渗血可使用氩气刀止血(图1-24)。

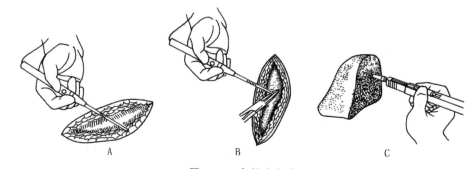

图1-24　电凝止血法

A.直接电凝止血;B.间接电凝止血;C.氩气喷凝止血

5.药物止血法

主要用于广泛渗血的创面,有生物蛋白胶、吸收性明胶海绵等。

6.止血带止血法

用于四肢的手术,止血范围大,包括整个术野处于无血状态。无血术野无疑使手术更方便,但术野内组织处于缺血状态也带来风险,止血时间应严格掌握。首次止血时间不应超过90分钟,若手术需要继续,则需松开止血带5~10分钟使组织供血,然后再重新上止血带,但再次止血不应超过60分钟。使用充气式止血带时,先驱血后充气,但肢体感染、肿瘤等不驱血。根据肢体粗细选择合适压力。使用橡皮止血带时,应注意压力适中。

7.其他止血法

银夹止血法用于脑组织止血,骨蜡压迫止血法用于骨创面出血。

(七)缝合

缝合是促进组织修复的主要方法,缝合的根本目的是良好的愈合与吻合。缝合时既要保证组织足够的拉力,又要减少异物反应,故应该尽量少缝、少用粗线、少用连续缝合。缝合过紧将影响血运。良好的缝合应达到:①使组织对合,并保持足够的张力强度。②组织能顺利修复直至愈合。③缝合处愈合后不影响功能。

缝合的基本方法有间断缝合与连续缝合两类,每类又有单纯缝合、外翻缝合、内翻缝合3种。

1.间断缝合法

利用多根缝线闭合切口,每根缝线分别结扎。此种缝合牢固可靠,即使有的缝线断裂,其他缝线仍能维持组织的对合。单纯间断缝合法最常用,可用于各种组织的缝合,皮肤、皮下组织、筋膜、肌肉等一般用单纯缝合法。间断内翻缝合法常用于胃肠道的吻合。间断外翻缝合法常用于血管吻合、松弛皮肤的缝合、腹壁的减张缝合(图1-25)。

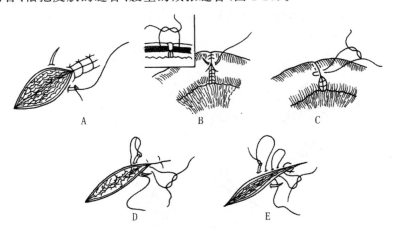

图 1-25　间断缝合法

2.连续缝合法

连续缝合法是用一根线做同一层次的全部缝合,缝线在其两端打结。连续缝合法具有组织对合严密、止血好、缝合快的特点,常用于腹膜、筋膜的关闭及消化道、血管的吻合及闭合。

单纯连续缝合法用于血管、胃肠、胆管的吻合及闭合以及筋膜的缝合。褥式缝合法适用于皮下组织少的松弛皮肤及腹膜的缝合。"8"形缝合法常用于止血、关闭腹膜及某些组织容易撕开的缝合。减张缝合法用于张力较大的组织缝合。荷包缝合法是围绕管腔所作缝合,主要用于包埋阑尾残端、固定消化道或膀胱的造瘘管。皮内缝合法从切口的一端进针,然后交替地经过两侧切口边缘的皮内穿过,一直缝到切口的另一端穿出,然后抽紧,皮肤则能对合,此方法主要优点是切口瘢痕小(图1-26)。

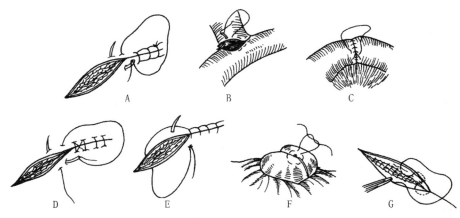

图1-26　连续缝合法

一般伤口缝合的层次是深筋膜、肌膜、腱膜、皮下组织和皮肤。缝合进针时应注意针体前部与组织垂直,靠腕部及前臂旋转力量进针,旋力是进针的技巧。出针时可用手术镊夹针的前部外拔,持针器从针后部前推,顺针弧度迅速拔出,当针要完全拔出时,可松开持针器,单用镊子夹持针前部将针继续外拔,用持针器再夹针的后1/3将针完全拔出。或由助手协助拔针。缝合时要注意认清组织,按层次缝合,组织对合良好。缝合方法选择恰当,不留无效腔。针距、边距适当。缝线选择合理,松紧合适,缝线与皮肤切口纵轴垂直。浅层缝合不能超越已缝合的深层,以免损伤深部组织(图1-27)。

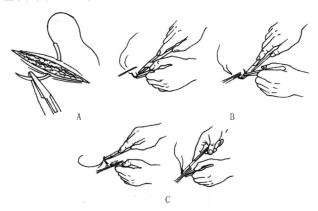

图1-27　缝合时的进针与出针

目前有各种类型的皮肤和内部组织缝合器用于外科缝合,其所用缝合材料主要是钛合金。缝合器具有组织对合整齐、组织反应轻微、节省手术时间等特点,用于消化管、皮肤及其他组织器官的缝合。

皮肤黏合剂使用最广泛的是纤维蛋白黏合剂,主要用于强化消化道吻合口,预防吻合口漏。用于封闭组织创面,控制创面渗血渗液,促进伤口愈合。氰基丙烯酸聚合物具有较好的强度,用于低张力创缘可替代缝线。使用黏合剂时伤口必须彻底清创和止血,创缘及附近皮肤必须干燥。

(八)剪线及拆线

手术中剪线必须在直视下进行,剪刀开口不要太大,剪刀钝头在下,以免损伤周围组织。线头长度应适当,剪线时将剪刀沿缝线下滑至线结,再侧翻转 15°～30°剪断,线头长度随翻转角度而异,皮下结扎止血应尽量剪短,以不剪断线结为度(图 1-28)。血管结扎要留 0.2～0.3 cm,皮肤缝线应以 0.5 cm 为宜。

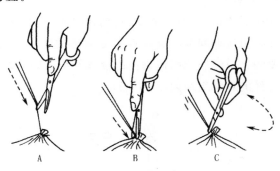

图 1-28 剪线法

皮肤切口拆线时间根据切口位置、切口性质、组织愈合情况等决定,一般头颈部术后 4～5 天拆线,躯干部 7 天左右拆线,四肢 10～14 天拆线。年老体弱者可适当延长拆线时间,切口感染时应随时拆除缝线。拆线时应遵守无菌原则,不能将暴露在皮外的线段拉进皮内。拆线时用镊子提起线结,使埋入皮内的线段部分露出,用剪刀贴皮肤将露出的皮下线段剪断,然后向切口中线方向抽出(图 1-29)。

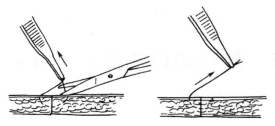

图 1-29 拆线法

(九)引流

外科引流是指将组织间或体腔内积聚的液体引流至体外的方法,引流的目的是有效地排出积聚物。因此,引流的基本原则是通畅、彻底、损伤小。影响通畅的因素包括引流切口的大小、引流口的位置、体位等,在做引流时必须考虑。较大或较深在的病灶有时存在分隔,使引流不彻底,引流时需注意切开分隔,并采用对口引流、多管引流、负压引流等方法,对不断出现的继发性坏死灶可多次引流。切开引流口时要避免损伤重要血管、神经、关节腔及脏器。应该认识到并不是所有手术都需要引流,引流可以预防感染,引流也可引起继发感染。

引流气体则应放在高位。引流管不经过手术切口而另戳口引出,以保切口一期愈合。引流管应用丝线固定在皮肤上以防脱落。引流孔径应与引流管径粗细相当,防止漏液或引流管受压变形。引流管应剪侧孔以利引流。引流物不应直接放在吻合口或修补缝合处,以防使缝合或吻合处破裂。较硬的管状引流物不可放在大血管、神经或肠管旁,以防损伤组织。

引流物放置的时间应视引流的特征、引流液性质和量、有无异物存留和患者的全身情况而定。对于治疗性引流,当出血停止、感染控制、漏口愈合、积液清除即应拔除。对于预防性引流,术后出血或渗漏的主要危险已经解除后即应拔除引流物。若引流量很少或已无引流液,引流管可在放置后24~48小时拔出。若仍有一定的引流量根据需要可放置更长时间。引流管放置时间越长,引流口越不易愈合。

常用的引流材料有纱布引流条、橡胶引流条、卷烟式引流条、橡胶引流管及特制引流管等,用于不同需要的引流病灶。引流期间要注意观察引流液体的性质及数量,判断引流效果及出现的问题并及时处理。要防止引流瓶或引流袋内的液体倒流入切口内。引流管内口的侧孔应置于创腔内而非引流管行经的正常组织内(图1-30)。

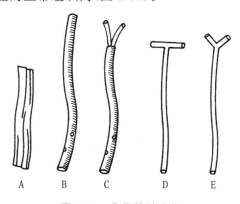

图 1-30　常见的引流物

A.乳胶片;B.橡胶引流管;C.双套管;D.T 形管;E.Y 形管

第二节　外科切口愈合与外科手术感染

一、外科切口愈合

外科手术切口或创伤愈合是指手术切口或外伤过程造成组织缺损后,局部组织通过增生或再生方式来进行修补的一系列病理生理过程。本质上它是生物在长期进化过程中所获得的一种保护与更新方式的具体表现。从内容上来讲,愈合强调组织修复(愈合)发生时自身的病理生理过程,而修复的含义则更广些,还包括许多在处理创面过程中的人工技巧等,如对缺损创面采用手术方式修补的方式方法等。尽管不同组织接受手术或遭受分作后都有各自的修复特征与规律,但皮肤组织切开或创伤后的修复过程与规律则最具代表性,是目前人们研究最多的一类组织修复形式。

（一）对切口创伤修复现代认识

手术切口或创伤后组织修复过程从凝血开始，由许多细胞相互协作共同参与完成。最初，血小板、中性粒细胞和巨噬细胞大量进入切口和创伤区，以清除受损组织和污染的微生物，其中血小板和巨噬细胞还分泌一些与成纤维细胞和内皮细胞有关的生长因子，接着成纤维细胞和内皮细胞逐渐取代受损基质。同时，上皮细胞也从创缘向内生长，直至覆着伤口。因此，切口和创伤修复的快慢取决于上述细胞进入伤口并在此增生的速度，而细胞的进入和增生又依赖于趋化因子和生长因子的参与。

趋化因子通常是肽类、蛋白质和蛋白质片段。它可引起细胞向一定方向移动，如从低浓度向高浓度方向移动。细胞对趋化因子的反应取决于其拥有的相应生长因子的受体数目。不同细胞对不同的趋化因子有不同的反应。

生长因子也是蛋白质和肽类，它们单独或几种生长因子协同作用，诱导细胞 DNA 的合成和分裂。目前已有许多生长因子被人们所认识。如血小板源性生长因子、酸性或碱性成纤维细胞生长因子、表皮细胞生长因子、转化生长因子、TGF-α、TGF-β、胰岛素样生长因子等。在低尝试条件下，细胞对生长因子的反应也取决于细胞上是否存在相应受体，如 PDGF 只对成纤维细胞起作用，而 FGFs 对成纤维细胞和内皮细胞均有作用。需要指出的是，某些生长因子也有趋化作用，这种双重作用对创伤愈合具有特别的意义。因此，有时也将它们称为分裂趋化因子。在切口和愈合早期的细胞间作用就需要这种双重作用的因子，而在后期，如 DNA 合成时，就不再需要趋化作用的存在了。

趋化因子产生于凝血过程，聚集的血小板是其主要来源。因此，有些能减少循环血小板数量的细胞毒性药物，同时也会影响到切口和创伤愈合，如抗巨噬细胞抗体。另外，巨噬细胞、成纤维细胞和内皮细胞本身也会产生一些趋化因子和分裂因子。

在手术切口或创伤部位加入某些组织内提取的物质来促进其愈合已有相当长的历史。特别是近几年来，随着人们对生长因子研究的深入，已有许多利用生长因子促进创面愈合的报道。由于局部加入生长因子后其有效浓度难以维持，往往需要给予大剂量的生长因子。为了解决这一难题，目前可以采用转基因方法解决这一问题。至今未见大剂量应用生长因子后产生全身毒副反应和某些局部不良反应的报道。虽然生长因子水平的升高是增生性瘢痕形成的原因之一，但未见有注射了生长因子后形成增生性瘢痕的报告。

手术切口或创伤后，瘢痕张力大小取决于胶原的合成和沉积。而后者与成纤维细胞数量有关，还与切口氧张力、维生素水平和营养状况有关。而生长因子通过增强细胞分裂来促进胶原的合成。大多数生长因子同时还促进胶原酶的产生，从而使胶原降解加强。相反，TGF-β虽然也促进胶原合成，但它同时又抵制胶原降解。因此，人们认为 TGF-β 虽然也促进胶原合成，但它同时又抑制胶原降解。因此，人们认为 TGF-β 可能与某些纤维化疾病的发生有关。

（二）切口或创伤愈合病理生理过程

现代高新生物技术的发展已从细胞、分子甚至基因水平揭示了创伤修复的许多奥秘，但传统上人们在描述组织修复的病理生理过程时仍局限在病理学领域。尽管在切口和创面愈合的分期上不同学者有不同的区分方法，但一般来讲比较公认的分期法仍习惯将切口和创伤愈合的基本病理生理过程大致分成创伤后早期炎症反应、肉芽组织增生和瘢痕形成 3 个阶段，当然它们之间并无截然的分界线,既相互联系,又各具特征。

1.炎症反应期

手术切口或创伤后的炎症反应期从时间上来讲主要发生于伤后即刻至 48 小时。在此期间,组织变化的特征是炎症反应,受创组织出现水肿、变性、坏死、溶解以及清除等。最新的研究表明,炎症反应期的本质与核心是生长因子的调控及其结果。组织受伤后,出血与凝血等过程可释放出包括 PDGF、FGF 以及 TGF 等在内的多种生长因子,这些生长因子在炎症反应期可以发挥如下作用:①聚集的白细胞能吞噬和清除异物与细胞碎片;②局部渗出物能稀释存在于局部的毒素与刺激物;③血浆中的抗体能特异性中和毒素;④渗出的纤维蛋白凝固后形成局部屏障;⑤激活的巨噬细胞等不仅释放多种生长因子,能进一步调控炎症反应,同时也影响后期肉芽组织中胶原的形成。这一阶段的变化是为后期的修复打下基础。

2.肉芽组织增生期

约在手术切开或伤后第 3 天,随着炎症反应的消退和组织修复细胞的逐渐增生,创面出现以肉芽组织增生和表皮细胞增生移行为主的病理生理过程。此时组织形态学的特征为毛细血管胚芽形成和成纤维细胞增生,并产生大量的细胞外基质。通常,增生的成纤维细胞可以来自受创部位,即"就地"增生,也可以通过炎症反应的趋化,来自于创面邻近组织。而新生的毛细血管则主要以"发芽"方式形成。首先,多种生长因子作用于创面底部或邻近处于"休眠"状态的血管内皮细胞(特别是静脉的血管内皮细胞),使其"活化"并生成毛细血管胚芽,在形成毛细血管胚芽后呈袢状长入创区,最后相互联接形成毛细血管网。细胞外基质主要由透明质酸、硫酸软骨素、胶原以及酸性黏多糖等组成,其主要成分来自于成纤维细胞。肉芽组织形成的意义在于填充切口创面缺损,保护创面防止细菌感染,减少出血,机化血块坏死组织和其他异物,为新生上皮提供养料,为再上皮化创造进一步的条件。

3.瘢痕形成期

切口和瘢痕的形成是软组织创伤修复的最终结局之一。对创面缺损少、对合整齐、无感染的创面(清洁的手术切口),伤后 2～3 周即可完成修复(愈合),此时的瘢痕如划线样,不明显,对功能无影响。而对缺损大、对合不整齐或伴有感染的创面,常需要 4～5 周时间才能形成瘢痕,且瘢痕形成较广,有碍观瞻,甚至对功能产生影响。瘢痕的形态学特征为大量的成纤维细胞与胶原纤维的沉积,其生化与分子生物学特征为成纤维细胞产生胶原代谢异常所致。有研究表明,异常瘢痕成纤维细胞中的 I、III 型胶原前体 mRNA 之比高达 22:1,而正常皮肤仅为 5:1,表明 I 型胶原前体 mRNA 转录选择性增强,而这种基因学的改变又与局部创面生长因子(TGF、TNF)、局部免疫(IgG、IgA、IgM)改变有关。瘢痕的形成与消退常取决于胶原纤维合成与分解代谢之间的平衡。在切口和创面愈合初期或纤维增生期,由于合成作用占优势,局部的胶原纤维会不断增加。当合成与分解代谢平衡时,则瘢痕大小无变化。当胶原酶对胶原的分解与吸收占优势时,瘢痕会逐渐变软、缩小,其时间视瘢痕的大小而异,通常需数月之久。

(三)切口和创伤愈合基本类型

切口和创伤愈合的基本类型取决于创伤本身以及治疗方法等多种因素。过去 Galen(129－199 B.C)。主要将其分成一期愈合与二期愈合两类。但现代医学的发展,又出现了一些更细的分类法。以皮肤切开和创伤愈合为例,其修复的基本类型有一期愈合、二期愈合以及痂下愈合 3 类。

1.一期愈合

一期愈合是最简单的伤口愈合类型，也是组织的直接结合所致。这类愈合主要发生于组织缺损少、创缘整齐、无感染，经过缝合或黏合的手术切口。其基本过程是，在组织损伤后，血液在创面形成血凝块，使断端两侧连接，并有保护创面作用。伤后早期(24 小时以内)，创面的变化主要是炎症反应，渗出以及血凝块的溶解等。之后，创面浸润的巨噬细胞能清除创面残留的纤维蛋白、红细胞和细胞碎片。从伤后第 3 天开始，可见毛细血管每天以 2 mm 的速度从伤口边缘和底部长入，形成新的血液循环。同时，邻近的成纤维细胞增生并移行进入伤口，产生基质和胶原。伤后 1 周，胶原纤维可跨过伤口，将伤口连接。之后伤口内的胶原继续增加并进行改造，使伤口张力增加。过去曾长期认为此类愈合是两侧新生的表皮细胞、毛细血管内皮细胞和结缔组织在短时间内越过(长过)伤口所致，无肉芽组织形成。近来的研究表明，这一过程同样也有肉芽组织参与，其过程与其他软组织损伤修复类似，只是由于创缘损伤轻，炎症反应弱，所产生的肉芽组织量少，在修复后仅留一条线状瘢痕而已。

2.二期愈合

二期愈合又称间接愈合，它指切口边缘分离、创面未能严密对合的开放性伤口所经历的愈合过程。人们一般认为，由于创面缺损较大，且常伴有感染，因而愈合过程通常先由肉芽组织填充创面，继而再由新生的表皮将创面覆盖，从而完成修复过程。这种理论把创面肉芽填充与再上皮化过程看成是同步进行的。但也有学者的观点认为此类创面的修复首先为表皮细胞的再生，继之再刺激肉芽组织的形成，最终使创面得以修复，这种理论即所谓的"两步"法。尽管目前人们对二期愈合中创面再上皮化与肉芽组织生成的先后顺序存在争议，但对肉芽组织中新生血管的形成却有相对一致的看法。这一过程首先来自于多种生长因子(TGF/FGF)刺激创面底部或创缘"休眠"的血管内皮细胞，使之激活，再通过"发芽"方式产生的新毛细血管胚芽，经相互沟通而形成新生肉芽组织中的毛细血管网。与一期愈合相比，二期愈合的特点是：由于创面缺损较大，且坏死组织较多，通常伴有感染，因而上皮开始再生的时间推迟；由于创面大，肉芽组织多，因而形成的瘢痕较大，常给外观带来一定影响；由于伤口大、感染等因素的影响，常导致愈合时间较长，通常需要 4～5 周。

3.痂下愈合

痂下愈合是一种在特殊条件下的伤口修复愈合方式。主要指伤口表面由渗出液、血液及坏死脱落的物质干燥后形成一层黑褐色硬痂下所进行的二期愈合方式。如小面积深二度烧伤创面的愈合过程便属此类。其愈合过程首先也是创缘的表皮基底细胞增生，在痂下生长的同时向创面中心移行，同时创面肉芽组织也发生增生。痂下愈合的速度较无痂皮创面愈合慢，时间长。硬痂的形成一方面有保护创面的作用，同时也阻碍创面渗出液的流出，易诱发感染，延迟愈合。因而临床上常需采用"切痂"或"削痂"手术，以暴露创面，利于修复。

(四)影响切口或创伤愈合因素

影响切口或创伤愈合的因素众多，主要有全身与局部因素两方面。

1.全身因素

患者营养缺乏，严重贫血，年老或患有全身性疾病，如糖尿病、动脉粥样硬化等，不仅延缓愈合过程,而且某些疾病还会成为局部慢性难愈合创面形成的真正谢罪,如糖尿病诱发的溃疡。过去有关药物对修复抑制效应的研究以类固醇类为主,这类药物主要通过抑制炎症反应和促进蛋白质分解来抑制修复过程。近来,随肿瘤治疗的进展,高剂量射线照射和一些抗肿瘤药物如阿霉素类应用后对修复的影响也已引起人们高度的重视。据研究,阿霉素类药物抑制修复是通过影响组织修复细胞周期来实现的。从预防角度来讲,人们推荐以手术后2周放疗为佳。而对于由放疗或化疗造成的溃疡,有报告外源性应用生长因子类制剂有很好的促修复作用。此外,创伤后神经内分泌失调和免疫功能紊乱对修复的不利影响也是人们关注的重点。

(1)年龄因素:衰老是影响创伤愈合的主要全身因素。老年人由于各种组织细胞本身的再生能力减弱,加之血管老化导致血供减少,因而创伤后修复显著延迟。儿童和青年人代谢旺盛,组织再生力强,伤口愈合上皮再生时间均比老年人短。

(2)低血容量休克或严重贫血:严重创伤后低血容量休克或容量复苏不完全的伤员,为保证心脑等生命器官功能,机体首先代偿性减少皮肤和软组织的血液供应。严重贫血的伤员,氧供不能满足组织代谢旺盛的要求,这些因素都影响创伤愈合。容量复苏充分与否,可通过皮温、皮肤颜色、血压、脉率和尿量加以判定。贫血患者可以补充新鲜血液和吸氧。低血容量和贫血患者全身抵抗力较低,术后易于发生局部或全身感染,应予警惕。水、钠补充要适量,过量则容易造成血液稀释,影响创伤愈合。

(3)全身疾患。

1)糖尿病:糖尿病患者易发生创伤感染。当血糖＞200 mg/dL 时,白细胞吞噬细菌的功能受到抑制,在创伤愈合过程中必须控制糖尿病患者的血糖水平。

2)动脉粥样硬化:动脉粥样硬化影响创面的供血不全和对局部感染的抵抗能力。

3)细胞毒性药物和放射治疗:多数细胞毒性药物能抑制纤维母细胞生长、分化和胶原合成,从理论上讲有延迟伤口愈合的作用,但在临床实践上未能得到充分证实。放疗亦干扰成纤维细胞的生长和分化。任何种类的照射(包括 γ 射线、X 线、α 及 β 线、电子束等)一方面能直接造成难愈合的皮肤溃疡,另一方面也能妨碍其他原因引起创面的愈合过程。其机制在于射线损伤小血管,抑制成纤维细胞增生和胶原蛋白的合成与分泌等。由于高剂量照射能显著延迟愈合伤口抗张力强度的增加,因此人们推荐以术后2周放疗比较安全。

4)非甾体抗炎药物:炎症是创伤愈合的先导,没有炎症就不会有纤维组织增生和血管生成。抗炎药物是临床应用得最普遍的一种抗炎药物,有明显的抑制创伤愈合的作用。其主要机制是抑制炎症过程和促进蛋白质分解。临床证明,术前或术中使用类固醇的病例,其并发症明显增高,全身使用维生素 A 可拮抗非甾体抗炎药对炎症的抑制效应。近来也有研究表明,掌握好创伤后非甾体抗炎药的应用时间与用量,对创伤修复有时也有促进作用。其他抗炎药物对创伤愈合影响较小,但超过药理剂量的阿司匹林有延缓创伤愈合的作用。

神经内分泌和免疫反应:任何致伤因子作用于机体只要达到足够的时间和强度均可激起全身非特异性反应,产生一系列神经内分泌和免疫功能的改变,如糖皮质激素的增加,导致那些依赖胰岛素的组织(骨骼肌)糖利用障碍,蛋白质分解增强;交感神经兴奋能明显抑制全身免疫反应。非致伤因子如社会因素,职业的不稳定和精神情绪焦虑,通过对神经内分泌免疫功能的影响而间接影响正常的创伤愈合过程。

2.局部因素

(1)切口内异物:在影响创伤愈合的局部因素中,首当其冲的是切口创面或伤道内异物存留对修复的影响。通常较大的异物肉眼可以看见或通过 X 线透视可以发现,但毫米级以下的异物用肉眼很难发现。异物对创面愈合的影响主要来自以下方面:①异物本身带有大量细菌,容易引起局部创面感染;②有些异物,如火药微粒、磷粒、铅粒等,本身具有一定的组织毒性,可对周围组织造成直接损伤;③异物刺激周围组织,加重急性炎症期的反应过程。因此,对外伤造成的创面,清创时应将异物尽量摘除。深部组织内的异物,如果不影响生理功能,也不必勉强摘取,以免造成较大的组织损伤。紧邻神经、血管外侧的锐性异物一般均应及时摘除。游离的较大骨碎片亦应摘除。手术时,结扎线和缝合线也都是异物,保留得越短、越少则越好,以减轻局部炎症反应。

(2)切口内坏死、失活组织和凝血块:高速投射物伤或大面积组织挫伤的切口内都积存有大量凝血块、坏死组织碎片,切口周围也有较大范围的组织挫伤区。特别在高速投射物致伤时,大量能量传递给组织,故伤道周围的组织在反复脉动和震荡后更易造成小血管堵塞,微循环障碍。在人体的防御功能达不到的地方,坏死组织也无法被清除掉。外科处理时可通过组织的颜色、紧张度、收缩性和毛细血管出血来判定是否为失活组织,凡是失活组织在清创时均应尽可能切除。同时,清除切口内的失活组织、凝血块也是预防伤口感染等的必要措施。

(3)局部感染:对切口修复过程不会产生重大的影响。当切口发生感染时,切口内微生物在生命活动过程中和在破坏时分泌出来的外毒素,如金黄色葡萄球菌 α 毒素不仅引起红细胞及血小板的破坏,而且还促使小血管平滑肌收缩、痉挛,导致毛细血管血流阻滞和局部组织缺血坏死。葡萄球菌的杀白细胞素通过作用于靶细胞膜上的溶细胞效应,使之溶解死亡并丧失吞噬细菌的能力。同时巨噬细胞破坏后,处理抗原及传递抗原信息的能力受到极大限制,故在葡萄球菌感染中,常不能建立有效的特异性免疫。同时能产生杀白细胞素的菌株具有抗吞噬能力,并在吞噬细胞中增殖,以致造成易感部位的反复感染。

近年来发现从人体内分离出来的大肠埃希菌的部分纯化制品,能溶解红细胞,导致细胞内铁离子的释放。铁离子一方面能助长大肠埃希菌的生长而加重感染程度,另一方面在体外对人类白细胞及成纤维细胞也具有细胞毒作用,进一步使组织修复延缓。

绿脓杆菌对组织修复的影响与菌体外分泌的代谢产物有关。绿脓杆菌外毒素 A 不仅对巨噬细胞吞噬功能有明显的抑制作用(细胞毒作用),也使易感细胞蛋白质合成受阻。绿脓杆菌分泌的溶解弹性蛋白层发生溶解而导致坏死性血管炎。临床分离的菌株,约 85% 出现弹性蛋白酶和蛋白酶阳性,动物肌内注射后可引起皮肤溶解和出血性坏死,滴入角膜可引起角膜溃疡和穿孔。

切口感染后大量细菌外毒素、内毒素和蛋白水解酶的综合作用,并通过它们的细胞毒作用引起细胞因子的生物学效应及自由基损伤,造成组织消肿、出血、脓性分泌物数量增多,蛋白质由创面大量丧失和电解质急剧增加,化脓性伤口的肉芽组织中蛋白质大量水解,细菌大量侵入周围组织,使肉芽组织生长缓慢或因肉芽的过度增生严重影响上皮形成,影响了切口修复的速度。

(4)血肿和无效腔:血肿和无效腔都有增加感染的趋势,将直接或间接影响切伤愈合。无污染的手术切口,在关闭切口时应彻底止血,分层缝合不留无效腔。对有污染的伤口,清创时应尽可能少用结扎的方法止血,电灼或压迫止血应列为首选。关闭切口时应放置引流条,视情况在伤后 48～72 小时取出。

(5)局部血液供应障碍:切口周围局部缺血既有全身性原因也有局部因素。局部因素中既有血管本身因素的影响,也有血管外组织出血消肿压迫血管壁造成的缺血。在致伤因子作用上,局部出现不同程度的细胞和组织损伤,启动了炎症过程,微动脉出现一过性的挛缩,时间约数秒至数分钟不等,紧接着出现血流动力学和流变学改变的 3 个时相:高流动相→低流动相→血流淤滞相。如果损伤因子过于强烈或持久,则低流动相延长,血浆外渗增多,血液黏度增加,血流淤滞。另外,白细胞自血管游出,在损伤区大量聚集,吞噬坏死组织和异物,氧耗量显著增加,代谢活动增强,这样,在损伤区可导致血液供应的相对不足。切口周围组织内出血、水肿、张力增加,压迫血管,也是伤口周围组织缺血的另一主要原因。创伤修复必须要有充分的血流,一方面是向创伤区提供充足的氧和必要的营养物质,另一方面要将局部产生的毒性产物、代谢废物、细菌和异物运出损伤区。

另外,切口缝合(特别是连续缝合)时张力要适度,缝合时张力过大,加之术后切口出血、水肿势必压迫血管,造成供血不全,影响切口愈合。

(6)局部固定不良:邻近关节的切口,伤后早期应该制动。过早活动容易加重炎症过程中的渗出反应,加重局部肿胀,影响供血。新生的肉芽组织非常脆弱,牵扯易于损伤出血,影响成纤维细胞的分化和瘢痕组织的形成。骨折部分过早活动也容易出现骨不连接和假关节形成。

(7)局部用药:在清创过程中,有些医师为了减少创面出血,在局麻药中加进了缩血管类药物和肾上腺素,这一举措的弊端在于加重了局部组织缺血和继发性伤口内出血。

(8)创面局部外环境:相对于保持创面干燥而言,采用保温敷料使局部创面保持潮湿将有利于形成一个局部低氧环境,从而刺激成纤维细胞生长与毛细血管胚芽形成。在这种潮湿、低氧与微酸环境中,坏死组织的溶解增强,与组织修复密切相关的多种生长因子释放增多,且不增加感染率并能明显减轻创面疼痛。大量临床研究表明,采用保湿敷料对许多慢性难愈合的切口创面,如糖尿病溃疡、下肢动静脉疾病所致溃疡以及压疮等已取得明显效果。

二、外科手术感染

外科感染是指单独使用抗菌药物解决不了而需外科治疗的以及与外科手术和操作相关的感染。其主要特点是皮肤或黏膜屏障破损,多种致病微生物从破损部位入侵致病。

目前,手术患者获得性感染率将近 2%～3%,其中择期手术患者 1.09% 发展为术后脓毒症,0.52% 出现严重脓毒症,而非择期手术患者分别为 4.24% 和 2.28%。院内发生的外科感染最常见的是外科切口部位感染(SSI),以及发生在外科患者中的导管相关性血流感染(CRBSI),肺炎和泌尿道感染。这也反映了近年来外科感染中,院内感染已多于社区感染,内源性感染已超出外源性感染。

(一)外科感染发病机制

1.引起外科感染的危险因素

造成外科感染的高危因素中,不合理使用抗生素是重要原因,滥用抗生素使许多病原菌对抗生素的耐药性增加,耐药菌株感染日益增多。免疫抑制剂的使用,也增加患者对细菌的易感性。麻醉药物会作用于患者机体的免疫系统,影响围手术期的免疫机制。手术操作所致的应激反应能增加外科感染的危险。此外手术室和病房的环境、空气污染情况;创口有无血肿、异物、无效腔和坏死无生机组织;患者原有疾病和营养免疫状态;手术的时间等,也都是重要的危险因素。

2.全身炎症反应综合征(SIRS)

在宿主抗感染防御机制方面,手术创伤引起的炎症反应,宿主免疫防御会进一步放大天然和获得性免疫系统的作用,产生炎症反应。而这种炎症刺激造成的"第二次打击"是重要的机体损伤模式,它所致的全身炎症反应综合征(SIRS),可造成机体免疫监控丧失,引起免疫应答障碍,使炎症加剧,细菌更易入侵致外科感染。从临床角度看,当以下各指标有两项时即为SIRS:①体温>38 ℃或<36 ℃;②WBC>12 000/mm³;或<4000/mm³,杆状核>10%;③脉搏>90 次/min;④呼吸增快>20/m,或 $PaCO_2$<32 mmHg。如 SIRS 合并致病细菌入侵,即发展为脓毒症,加剧者进一步发展为严重脓毒症、脓毒症休克甚至 MODS,约有 26% 的 SIRS发展为 sepsis,7% 死亡。

3.脓毒症

外科手术后由于细菌感染、出血、输血或麻醉可使机体产生全身性炎症反应,发生严重免疫抑制,促进脓毒症的发生与发展。外科脓毒症占所有脓毒症近 30%。脓毒症会伴有显著的天然和获得性免疫功能紊乱,脓毒症所致的死亡常发生在长期的免疫抑制状态,而不是在亢进的炎症反应阶段。在脓毒症后期,宿主的免疫功能严重受抑,手术表现为 T 细胞的无反应性和进行性免疫细胞的丢失。创伤或烧伤患者血中 T 细胞数量下降,而存活的 T 细胞也呈现无反应状态,即在特异性抗原刺激下,不能有效增殖或分泌细胞因子。同时,T 细胞和 B 细胞数量由于凋亡而明显减少,单核细胞和滤泡样树突状细胞(DC)功能发生免疫麻痹,淋巴细胞和DC 的减少对免疫抑制尤为重要,因为这两种细胞的减少常发生在机体遭受致命性感染时。DC 是体内抗原提呈能力最强的免疫调节细胞,在介导宿主对微生物的天然和获得性免疫反应中起重要作用。脓毒症早期血中 DC 减少,脾脏 DC 凋亡增加,并与疾病的严重程度和死亡率升高有关;此外,血中 DC 和单核细胞(MDSC)出现持续性、功能性障碍,也造成脓毒症时宿主防御能力的降低。此外,小鼠髓系抑制细胞作为髓样前体细胞的代表,可被内源性或外源性因子激活,导致免疫反应的抑制。MDSC 在脓毒症中的作用逐渐引起关注。脓毒症能引起骨髓、脾脏和淋巴结中 MDSC 大量扩增,表达 IL-10、TNF-α 和其他细胞因子。在这种情况下MDSC 通过对 IFN-γ 的抑制作用,使 CD8、T 细胞耐受,诱发脓毒症逐渐加重。

4.宿主抗感染防御机制

(1)神经内分泌应激反应:外科手术能激活机体神经内分泌应激反应,涉及下丘脑-垂体-肾上腺皮质(HPA)轴和交感神经系统。大手术是激活 HPA 轴,促进皮质醇分泌的最强的诱发因素之一,手术开始后几分钟血浆皮质醇水平即显著升高。皮质醇具有显著的抗炎作用,能抑制巨噬细胞和中性粒细胞聚集到炎症部位,干扰炎性介质的合成。而交感神经系统的激活,还能促进肾上腺髓质和突触前神经末梢分泌去甲肾上腺素,从而产生促炎效应。

(2)细胞介导免疫反应:免疫防御在宿主抗感染中发挥重要作用。组织损伤能引起天然的和获得性免疫反应,天然免疫系统产生最初的免疫应答,涉及巨噬细胞、自然杀伤细胞和中性粒细胞;而获得性免疫系统可由于外源性抗原提呈给 CD4＋T 和 CD8＋T 细胞而被激活。激活的 CD4＋ T 细胞能分泌两种截然不同的、相互拮抗的细胞因子,一类为促炎细胞因子,包括肿瘤坏死因子和白介素;另一类是抗炎性细胞因子,如 IL-4 和 IL-10。激活的 CD4＋T 细胞可产生大量细胞因子,进一步放大天然和获得性免疫反应,产生炎症反应。免疫系统对任何损伤,包括手术创伤,都能迅速产生促炎细胞因子和其他炎性介质。在最初的炎症反应之后,接着发生代偿性的抗炎反应,这些抗炎细胞因子也具有强烈的免疫抑制作用。因此,外科感染会出现不同程度的细胞免疫反应下调,引起术后感染并发症。

5.外科手术感染的炎症和免疫病理机制

(1)二次打击学说:炎症刺激的"二次打击学说"是目前普遍接受的应激损伤模式。原发性损伤,如疼痛、外科手术、组织损伤或病原菌侵入,能使宿主免疫系统致敏,继而对随后即使相对较轻的打击也能产生非常强烈的宿主炎症及免疫反应,进一步发展为多器官衰竭甚至死亡。

对第一次打击的反应:SIRS 是应激引起的全身炎症反应,是外科大手术感染患者共同的临床表现。如果持续时间过长,会出现促炎症反应状态,包括凝血系统和补体级联反应的激活,以及中性粒细胞和内皮细胞的激活。

对第二次打击的反应:长期应激和感染的共同作用,会导致患者出现各种不同的临床表型和转归。持续性促炎反应表现为凝血系统的广泛激活,以及天然和获得性免疫防御能力的改变。SIRS 能引起获得性免疫监控的丧失,从而提高机体对病原微生物感染的敏感性;而继发性感染可能激发免疫细胞特征性基因表达,从而引起宿主的免疫应答发生障碍。

(2)免疫平衡失调:外科感染后机体获得性免疫反应发生改变,主要影响 T 辅助细胞。1 型 T 辅助细胞(Th1)型细胞因子介导的通路暂时受抑,而 Th2 型细胞因子反应不受影响,导致外科大手术后 Th1/Th2 比值失衡。不同的病情可造成不同的 T 细胞反应,从而影响手术后感染的发病率。如肿瘤患者在手术前免疫系统即已受损,如食管癌患者 Th2 产生 IL-4 减少。此外,长期饮酒患者,术前 Th1/Th2 比值即已变化,与手术后感染增加有关。严重外科感染时抗炎细胞因子水平显著升高,T 细胞从 Th1 向 Th2 漂移,从而导致脓毒症的免疫失调。Th1 反应受抑,表现为 IL-1、IFN-γ 和 IL-12 水平下降,Th1 反应增强则以 IL-10 和 IL-4 水平升高为特征。

(3)影响机体免疫反应的因素。①年龄:一半以上的重症监护病房患者年龄超过 65 岁,年龄的增长显然与感染发病率及病死率增加有关。②性别:对感染性别差异的认识一直存在不同看法。有研究证实,性别能影响早期免疫应答以及对损伤的风险预测,但是临床观察中还没有一致的报道。③所患疾病和治疗措施:如近期手术、抗生素治疗、既往是否有心源性休克或复苏等。全身炎症反应状态可能使机体对感染的敏感性增强,是大手术患者术后感染并发症风险增加的主要原因。④遗传因素:人类因感染性疾病死亡存在明显的遗传倾向,在单卵双胞胎,细胞因子的产生和遗传因素有着密切的关系。通过基因操纵使动物免疫反应过程中的主要基因发生缺失,则能够显著影响全身免疫反应。

(二)外科切口部位感染

外科切口部位感染(SSI)是最常见的一种外科手术感染,是近年美国疾病控制中心(CDC)提出和发展的一种概念,它包括了任何一种发生在手术部位的感染。主要分为 3 类:①浅表

SSI,发生在切口皮肤和皮下组织,最常见,占47%;②深层SSI,感染扩展到肌肉和筋膜,占23%;③器官/间隙SSI,如腹腔脓肿、脓胸、关节间隙感染,占32%。对SSI的诊断并非易事,仅有46%的在住院期诊断出;16%在出院时诊出;还有38%在再入院或随诊时做出诊断。SSI的发生与外科切口种类密切相关,按照手术过程中创口可能被致病细菌污染的机会和情况,手术切口可分为I(清洁)、II(清洁-污染)、III(污染)和IV(污秽)4类,这种分类可粗略估计出不同切口发生感染危险性的概率,4类切口的感染率分别约为2.1%、3.3%、6.4%和7.1%(表1-1)。

表1-1 外科切口的种类

分类	定义
清洁	一个未感染的手术创口,它没有炎症记录,呼吸系、消化系、生殖系和感染的泌尿系均未记录。此外,清洁创口是原发闭合的,如需要也是闭式引流的
清洁-污染	一个手术创口,它的呼吸、消化、生殖或泌尿道是在控制的情况下
污染	开放的、新鲜的、偶发的创口 手术时有较大的破损,在无菌技术下的大的胃肠道裂开,切口是急性、非化脓性炎症
污秽	陈旧的创伤创口,有失去生机的组织,已有临床感染或脏器穿孔

不同种类的外科切口有着不同的感染危险指数,如表1-2所示。

表1-2 切口分类与NNIS系统对SSIN危险估计比较

创口分类	NNIS危险指数				
	0	1	2	3	全部
清洁	1.0	2.3	5.4	—	2.1
清洁-污染	2.1	4.0	9.5	—	3.3
污染	—	3.4	6.8	13.2	6.4
污秽	—	3.1	8.1	12.8	7.1
全部	1.5	2.9	6.8	13.0	2.8
最大比值	2.1	1.7	1.8	1.0	

注:NNIS(National Nosocomial Infection Surveillance System)

对于SSI的预防可从三方面着手,一是患者本身,在术前将宿主的抵抗力提高到最佳境地;二是手术操作要轻柔细致,减少操作,降低病原菌入侵机会;三是加强围手术期处理,包括预防性抗生素、防止异物和无生机组织残留、缩短手术时间、减少输血、合理准备消毒切口、术中维持患者巨噬细胞的功能,禁烟以及做好手术室环境管理等。

(三)导管相关性血流感染

在围手术期,中心静脉(CVC)导管的功用十分重要,它可进行血流动力学监测、补液、输注药物、输血、给予肠外营养(TPN)等,这些都是周围静脉导管不能替代的。但CVC也会带来15%的各种并发症,包括置入和取出时的机械性损害(穿破动静脉、血肿、血胸、气胸等)、栓塞、感染等。其中最常见的感染并发症是导管相关血流感染(CRBSI),这种院内感染与外科切口感染、肺炎及泌尿道感染一并成为外科危重患者的4种最常见感染。在过去的20年中,CRBSI的发生率增加3~5倍,死亡率也高达10%左右,且延长患者住院和ICU停留时间,增加医疗开支,是一个值得重视的临床问题。

1.定义

发生 CRBSI 前,先有导管的菌株定植,其定义是导管的尖端、皮下段或中间段内,产生了多于 15 个菌落形成单位;而 CRBSI 的定义是指在 48 小时内,同时发生了导管菌株定植和至少 1 次的周围静脉血内同一菌株培养阳性。CDC 对 CRBSI 定义,除菌株培养阳性外,还包括临床特点,如发热、畏寒和(或)低血压,但无其他原因的菌血症;而对凝固酶阳性金黄色葡萄球菌的培养需 2 次阳性。更为严格的定义是美国传染病协会(IDSA)所制订的,认为有以下几种情况的一项者即为 CRBSI:①导管半定量或定量培养导管菌落阳性;②从中心静脉和周围静脉按 5∶1 比例取血样半定量培养菌株阳性或培养菌株计数呈大幅度增加;③在不同时间内中心静脉和周围静脉血样两者同时培养均阳性。

2.流行病学

许多类型的导管装置均可导致菌株定植和 CRBSI,其中周围血管导管感染率为 0.5/1000 导管日,动脉导管为 1.7/1000 导管日,周围血管透析导管为 2.4/1000 导管日,长期外科插入血管装置为 0.1~1.6/1000导管日,但其中以 CVC 最为常见,占到全部 CRBSI 的 90% 以上。据统计,美国各医院的 ICU 中,每年有 1500 人行 CVC 插管,其中有 25 万人发生 CRBSI。一般在 CVC 插管患者中有 25% 会发生菌株定植,平均在 8 天后会发生 CRBSI;ICU 的外科危重患者几乎有一半都行 CVC 插管,所以发生 CRBSI 的概率达 2.9%~12.8%。最近的研究还显示,CRBSI 的死亡率增加了 3 倍以上;Maki 等对一组在 ICU 停留 14 天的患者的观察结果显示,行 CVC 插管 121 例,发生 CRBSI 的比率为 6/1000 导管日,而周围静脉插管为 2.2/1000 导管日,结论是周围静脉插管更为可行。

3.危险因素和发病机制

引发 CRBSI 的各种危险因素中,医师、护士的操作经验不足是最主要的,其他还包括:ICU 中护士接触患者次数多;在插管过程中使用全消毒屏障失败;插管部位选择不合宜;插入导管后有严重污染发生;导管放置时间超过 7 天等。另外的危险因素还包括:插管时患者所处位置(门诊、住院部或 ICU)、插管类型、插管数量、患者每天接受操作的次数、使用 TPN 插管等。在外科病房常见的 CRBSI 危险因素包括:插管数量多,超过 3 个;插管时间过长等。Johns Hopkins 大学外科的一组临床试验研究结果显示,若组织专业团组执行严格的导管插管规则,使用单一通道和仔细护理,结果比一般输液和输注药物的插管导管发生 CRBSI 的概率减少 5 倍。最近还发现,若患者导管留置时间超过 14 天,发生 CRBSI 的概率会增加 5 倍。此外,肥胖也是一项危险因素,最近一组 2037 例 ICU 患者的研究,在 1538 例次发生 CRBSI 的分析中,发现肥胖也是一项独立危险因素。

4.防范措施

近年许多学者致力于探讨各种防范 CRBSI 的策略和措施,其中 CDC 发表的 CRBSI 预防指南比较详尽地阐述了预防 CRBSI 的具体措施,其主要内容包括一般干预和 CVC 插管维护两个主要方面。一般干预包括加强医护人员培训、学习指南、ICU 加强专护力量、严格把握 CVC 插管指征等;在 CVC 插管维护中有严格遵守肥皂和酒精洗手的规定,在插管时保持无菌操作原则,选好穿刺部位(最好是锁骨下静脉),操作时戴无菌手套,用双氯苯双胍乙烷(洗必泰)液处理患者皮肤,一般不使用全身预防性和局部用抗生素,培训精通专业团组,及时取除不需要的导管,插管时间最好勿超过72小时,尽量不使用导丝等。现将最为重要的几项措施分别叙述如下。

(1)手的卫生:保持医护人员手部清洁是非常重要的预防措施。最近的研究指出,保持洗手和手部卫生,与降低CRBSI的危险直接相关。除继续教育外,应严格执行操作前洗手的常规。

(2)插管时保持完整的无菌屏障:执行无菌插管操作十分重要,如操作前戴帽子、口罩、手术衣等。研究显示,使用完整无菌屏障可使肺动脉导管插管感染率下降2倍以上;如果严格执行完整的无菌屏障,可使每270例次插管患者中减少7例CRBSI发生和1例死亡。

(3)使用洗必泰:插管部位的皮肤消毒可有效避免菌株定植和CRBSI的发生。全球各地最常使用的消毒剂是聚维酮碘,但更多的研究显示2%的洗必泰消毒皮肤会更好些。一组荟萃分析显示,相比于碘,使用洗必泰消毒皮肤可降低50%的CRBSI发生率。

(4)使用抗感染封闭导管:使用抗感染封闭导管。抗感染封闭导管是一种预防CRBSI的有效措施,抗感染导管用洗必泰乙酸盐与磺胺嘧啶进行导管涂层,并采用肝素＋头孢唑啉(或其他抗生素)联合封闭导管,这样可有效预防G^+细菌所致的CRBSI。

(5)导管的插管部位CRBSI发生的危险因素还包括插管部位处皮肤的菌落数量。研究发现,颈内静脉和股静脉插管的DRBSI发生率要比锁骨下静脉插管高2～3倍;特别更易于发生在IUC内行呼吸机换气的患者中。

(四)腹腔内感染

腹腔感染是常见、多发的疾病和手术并发症,临床上尽快地明确诊断和采取有效的治疗措施是外科医师必须重视的问题。

1.分类

腹腔感染包括原发性腹腔感染和继发性腹腔感染。原发性腹腔感染系指腹腔内无原发病灶,病原体来自腹腔以外的部位,通过血行播散、腹腔外脏器和组织感染的直接扩散或透壁性扩散等引起的腹腔感染。继发性腹腔感染是指感染的病原菌来自腹腔内,多为急性腹腔内脏器的坏死、破裂、穿孔或炎性病变的直接扩散而引起腹膜腔和邻近脏器的感染。腹腔感染还可分为外科性和内科性腹腔感染。

2.特点

(1)外科性腹腔感染主要有以下特点:①大部分感染是由几种细菌的混合感染;②大多有明显的局部症状和体征;③常引起化脓、坏死等器质性病变,致使组织结构破坏;④常需手术引流或穿刺引流等治疗。

(2)复杂性腹腔感染包括:①弥漫性或局限性化脓性腹膜炎;②急性胰腺炎伴坏死感染;③阑尾穿孔或阑尾周围脓肿;④胃十二指肠穿孔;⑤外伤性和非外伤性小肠结肠穿孔;⑥腹腔脓肿;⑦腹部手术后腹腔内感染等。

3.发病机制

腹腔感染的致病菌种均为人体肠道的正常菌种。致病菌可以是外源性的,也可以是内源性的。腹腔感染常常是需氧菌和厌氧菌的混合感染。需氧菌从所处的环境中摄取了氧,为厌氧菌的生长繁殖创造了缺氧环境；而厌氧菌释放出一些酶、生长因子、宿主反应抑制因子等，则有利于需氧菌的繁殖。所以两者具有协同作用，增强了其毒力和致病性。病原菌中前5位分别为大肠埃希菌、肺炎克雷伯菌、铜绿假单胞菌、屎肠球菌和金黄色葡萄球菌。

真菌感染也是当前常见腹腔感染之一，其中念珠菌属感染是所有真菌感染的首位病原菌。深部真菌感染的诊断及治疗问题日益严峻。

4.诊断

症状明显及全身性中毒症状的腹腔感染一般不难诊断，某些部位深在的局限性感染，则诊断有时较为困难。因此，临床上早期诊断、正确定位对预后至关重要。临床上腹部症状持续者应警惕腹腔感染的可能。诊断的要点：①结合手术情况，如有腹膜炎者及术中肠管间有脓苔粘连或有炎性大网膜存在者，则术后残余感染机会较多。②需排除切口部位感染。③注意腹部有无固定压痛部位或包块，盆腔脓肿时肛门指检常会提示腹膜炎。④膈下脓肿病例的X线检查常会提示胸膜炎性改变。⑤超声检查对腹腔脓肿诊断和定位灵敏度较高，是一种较好的诊断手段。对可疑的感染还可在超声或CT指引下进行诊断性穿刺。穿刺如抽得脓液不仅可明确诊断，还可进行细菌培养，有助于明确病原菌的种类和选择合适的抗菌药物。用评分方法评估腹腔感染的严重程度，不仅有助于准确、客观地判断病情和预测预后，还有助于治疗方式的选择和不同单位的资料交流和对比。腹腔感染的评分系统和分级系统多种多样，临床上应用最多的是APACHE Ⅱ评分。APACHE评分不仅能较为准确地预测腹腔感染患者的术后死亡率，还可指导腹腔感染的手术治疗。HEⅢ评分在预测死亡率的精确性方面优于APACHE Ⅱ评分，对创伤患者的预测价值优于APACHE Ⅱ评分。另外，还有Goris评分、腹膜炎严重度评分、腹部再手术预测指数、简化的腹膜炎评分等，各有其优缺点。

5.治疗

(1)抗生素治疗：抗菌药物治疗是治疗外科性腹腔感染不可缺少的重要措施。复杂性腹腔感染时，选择恰当的抗菌药物作起始治疗具有重要意义。一项针对继发性腹腔感染患者的回顾性队列研究显示，不恰当的起始治疗可导致严重腹腔感染患者更高的临床治疗失败率，对患者的预后产生不利影响。另一项针对社区获得性腹腔感染患者的前瞻性研究显示，恰当的起始治疗可显著提高临床治疗成功率。同时，腹腔感染药物治疗的标准是抗菌谱能够覆盖腹腔感染最常见的病原菌，同时掌握恰当的用药时机和用药剂量，贯彻"全面覆盖、重拳出击、一步到位"的方针，不宜常规逐步升级。

在药物选择上，要考虑药物的药效学和药代动力学特点，以及我国当前细菌的耐药情况，从而经验性选择抗菌药物。细菌培养及药物敏感性报告后，便应重新评估原有用药方案。但是在进行抗生素针对性治疗时，决不能简单地按照细菌培养和药物敏感性报告结果对号入座，而要根据病情和患者的特点，对照实验室报告，进行综合分析，抓住重点，选定用药方案。

(2)手术治疗：外科处理腹腔感染的常用方法是剖腹手术。剖腹手术治疗腹腔感染的目的是控制感染源、清创与充分引流。在清创时，希望清除所有坏死组织。但外科处理腹腔感染往往会导致腹腔污染的面积进一步扩大，腹腔受细菌毒素污染的时间更长。这将引起细菌与毒素大量入血，损害呼吸与循环系统，严重者可致脓毒症和脓毒症休克。故临床清创时，要密切监测全身生命体征，适可而止。在治疗严重腹腔感染的过程中，一条珍贵的经验教训是：不能满足于一个感染源的发现,还应积极防止与处理残余感染的发生。对于常规外科处理不能控制的腹腔感染,腹腔开放是治疗腹腔感染的杀手锏,多能最终控制住腹腔与全身的感染症状。

外科处急性腹膜炎多于术中用大量生理盐水冲洗腹腔,而对于腹腔感染较重、全身情况差的患者,满意地去除感染源,清理腹腔内的污染物并非易事。故开腹探查手术时应放置腹腔灌洗管,术后不断行腹腔灌洗。

（3）微创治疗。

腹腔镜治疗:常见的腹腔感染大多数通过临床常规手段可以得到正确诊断和及时治疗,但仍有部分病例因多种因素而未能确立诊断。当患者的症状、体征及辅助检查不能提供有价值的诊断依据时,腹腔镜技术则可解决这一难题。对于术前无法明确诊断的病例,直接进行腹腔镜检查,一方面可以达到诊断病因的目的,同时进行有效的治疗;另一方面,还可以避免一些可能造成过度治疗的开腹探查。目前,腹腔镜技术已取代了过去的常规开腹,如消化性溃疡穿孔、急性胆囊炎、急性阑尾炎、肠憩室炎、肠坏死、妇科急腹症等,都已经可以采用腹腔镜方式治疗。另外,当发生感染性积液或脓肿时,也可通过腹腔镜进行脓肿引流或坏死组织清创术,腹腔镜技术在腹部外伤和腹腔感染治疗中已广泛应用。

穿刺置管引流:随着医学的发展,外科感染引流的概念在不断地发生改变。传统的观点是"哪里有脓液,就应该引流哪里",现在认为对腹腔感染需常规引流的概念须加以改变。穿刺引流是微创和能达到良好引流效果的治疗手段,腹腔穿刺引流的理论依据为外科引流将被感染的腹水放出,可以减少对腹膜的炎性刺激和毒素吸收。但实践证明,全腹膜炎甚或是局限性腹膜炎常规引流是无效,甚至是有害的。

为达充分引流目的,外科感染的引流应遵循以下原则:①建立有效的引流通道。引流管的放置应尽可能顺应解剖生理的要求,引流距离要短而直接,避免引流管扭曲、受压。②避免引流管周围组织的损伤,引流管勿直接压迫肠管等。③尽可能避免逆行性感染,多选用封闭式引流。④与腹腔隔绝又有便捷入路的脓肿或感染性积液,尽量选择腹膜外径路。

（4）血液净化治疗:持续血液净化逐渐用于治疗严重腹腔感染,可有助于控制感染。血液净化治疗可调节感染所致的免疫功能失常,在清除部分炎性因子的同时还能改善单核细胞和内皮细胞的功能,有助于重建机体的免疫内稳定状态。每天血液透析能显著降低腹腔感染患者的死亡率。

(五)外科感染抗生素防治

使用各种抗生素防治外科感染是一种重要手段,对它的评价可从临床介绍青霉素应用的效果加以认识,那就是抗生素防治是降低外科感染最有希望的措施之一。但对它的使用经历了一个逐渐加深认识的过程,早在20世纪60年代,多在手术后才开始使用抗生素,显然是无效的;接着,又将一些抗生素用于有特殊感染危险概率的患者,结果发生感染的机会反而增多;后来通过大量动物实验和患者试验发现只有在创口发生污染前(手术切口前)给予抗生素才会降低外科感染,特别是SSI;进一步深入发现预防性抗生素的理想给药时间是手术开始前不久,这样才会使手术时血内和组织内抗生素浓度达到最高值,起到预防性作用。所以目前推荐的给药时间是手术开始前半小时内,至完成手术后24小时停药。给药的办法是一次静脉滴入。如手术时间过长、患者体重超重还要重复给药。

预防抗生素的适应证为Ⅱ、Ⅲ类切口,对于Ⅰ类切口的使用仍有争议。有人认为清洁创口使用抗生素也可能降低感染率,但这类患者的感染率底线也是低的,再加上经济上的负担和出现耐药菌株及药物不良反应,相比之下并不合算。但也有一些Ⅰ类手术如发生感染后果严重,如心脏开放手术、关节置换、血管置换和开颅手术等,宜应用预防性抗生素。对于Ⅱ类手术可考虑使用,Ⅲ类切口则必须使用。

所选择的抗生素必须对熟知的病原菌有作用,如下消化道手术就需要对抗 G^- 和厌氧细菌的抗生素。此外,应注意预防性抗生素与第一线治疗性抗生素有所不同,如亚胺培南对 G^- 和厌氧菌有治疗效用,但不能推荐作为预防用药。一般来见,选择一代头孢菌素用于非厌氧菌污染手术的预防,而二代头孢菌素用于可能被厌氧菌污染的手术。

如何正确把握围手术期抗生素的合理应用也是一重要问题,必须从学术和管理两个方面认真把握好抗生素的合理应用,加强围手术期抗生素应用的管理,及时纠正其中存在的问题。对于病例的选择:围手术期抗生素的使用需要考虑很多的因素,依据患者的疾病是感染性、非感染性或者存在潜在感染的危险,可分为治疗性与预防性;依据疾病与手术的种类,例如胆管结石比单纯的肝胆肿瘤更有感染的危险,肠道手术比胆管手术更容易发生感染;患者的机体状况、手术的大小、创伤的严重程度和手术的时机(急诊、择期)都是围手术期抗生素使用必须考虑的因素。但是精细的手术操作、严格的无菌观念常常可以降低感染的危险,从而减少抗生素的应用。

围手术期抗生素的选择还受到多方面的影响,不同地区、医院、科室和主管医师都有其用药习惯。对于治疗感染性疾病的抗生素应用,更要关注抗生素的有效性,在选用国产与进口抗生素时,重要的是质量把关。在未获得病原菌检验依据前,不得不靠医师的以往经验进行选择。抗生素的使用时间,在严格把握基本原则的前提下,还必须注意个体差异。同时应注意患者术后的综合处理。

重视外科病灶的妥善处理,外科引流是外科感染的最佳治疗方式,有效的外科引流比单独使用抗生素疗效更好;术后发热的处理并不应立即使用抗生素,及时的换药可发现有无切口感染,必要的腹部超声等影像学检查可了解有无积液或感染病灶,有效的感染切口引流和处理残余病灶是正确的术后处理方式。成功的外科手术不能忽略围手术期的相关处理,合理的抗生素应用预防感染对手术起到了保驾护航作用,术前、术中和术后的使用必须严格掌握指征。

(六)耐甲氧西林金黄色葡萄球菌感染处理

外科感染的另一重要问题是耐甲氧西林金黄色葡萄球菌(MRSA)所引起的严重感染。40 年来,由于抗生素尤其是广谱抗生素的滥用,MRSA 造成的院内与院外感染均呈上升趋势。中国国内主要地区12 所教学医院 MRSA 平均检出率为55.9%,最高为77.5%,是 MRSA 感染的严重国家之一。目前 MRSA 感染已与 HBV/AIDS 并列世界范围内三大最难解决的感染性疾患。MRSA 具有多重耐药性,病死率较高,治疗极为棘手,MRSA 严重的耐药性是导致它广泛传播的主要因素。它几乎对所有正在使用的 β-内酰胺类抗生素耐药,通过从某些肠球菌处获得质粒来扩大其耐药谱或增强其耐药性。

所幸截至 2008 年,国内 CHINET 细菌耐药监测尚未发现对万古霉素、替考拉宁的耐药株。决定 MRSA 的高度耐药是其染色体上存在一段 DNA 序列(*mecA* 基因),除了能产生正常的青霉素结合蛋白(PBPs)外,还编码一种特殊的替代性青霉素结合蛋白(PBP2α)。它与 β-内酰胺类抗生素的亲和力低,而正常 PBPs 与 β-内酰胺类抗生素的亲和力高。但当细菌表面 PBPs 分子皆被抗生素抑制时,PBP2α 可替代 4 种 PBPs 的功能,作为替代酶完成细胞壁的合成,从而导致耐药。

此外,MRSA 的广泛传播是由其接触传播的途径和耐药基因的转移传播途径决定的。如果住院患者大量使用抗生素,以及放化疗法、机体毒性药物、原发疾病、有创诊断和治疗措施使得机体抵抗力极其低下,MRSA 可经患者-医护人员-患者的途径传播,临床特点是:有手术、深部动静脉导管装置、气管切开机械辅助通气、ICU 入住或继往 ICU 入住史,且患者病情危重、病程长、免疫力低下,多伴有长期的基础疾病史,具备这些因素的患者极易 MRSA 感染。

对 MRSA 感染的治疗:应根据感染程度制订个体化治疗方案,及早、足程、足量选用抗 MRSA 感染药物,并积极增强患者的免疫功能,以提高患者的生存率。对 MRSA 的治疗应当采取防治结合的综合策略,包括:合理使用抗生素、监测 MRSA 环境污染和医院内人员携带情况、加强对物体表面和手的消毒;对明确为 MRSA 感染的患者,应当隔离并在药敏试验的基础上治疗 MRSA 感染等。

无论 MRSA 菌株对 β-内酰胺类抗菌药物体外药敏试验结果是否敏感,均视为耐药。因此,在临床治疗 MRSA 时,应注意:①不应选用 β-内酰胺类抗生素,包括青霉素类、头孢菌素类、单环菌素类、碳青霉烯类等药物。②抗生素轮流使用:这使细菌在一定时间内与一部分抗生素脱离接触,使耐药菌恢复为敏感菌。③联合用药:万古霉素与利福平或小剂量庆大霉素(2 mg/kg)联用治疗深部组织 MRSA 感染效果良好;MRSA 感染用夫西地酸和利福平与阿米卡星或奈替米星联合用药,发生耐药的可能性明显减少。

对于疑似 MRSA 感染患者,若一味等药敏结果报告后再选药,而没有及时经验用药,可使患者病情加重,错过最佳抢救时机。因此,对于 MRSA 感染高发区域患者或易感人群,早期可经验性试用利福平、复方新诺明、利奈唑胺等药。对于疑似 MRSA 重度感染患者,则建议试用万古霉素、替考拉宁、阿贝卡星等药。若后续的药敏试验证实不是 MRSSA 感染,再果断停用上述药物。早期经验性应用万古霉素、利奈唑胺治疗 MRSA 感染,可避免重度感染所致的长期住院或死亡的严重后果。

对确认为严重 MRSA 感染的患者,肾功能正常的患者,首选万古霉素治疗,发挥时间依赖性杀菌作用。对需要联合用药的 MRSA 感染患者,应尽量合理搭配使用抗生素,如万古霉素和利福平或庆大霉素联合使用可以提高疗效。对肾功不全者,则选用利奈唑胺或者在严密监测肾功能、血药浓度的情况下应用万古霉素等。

外科手术患者一般不考虑 MRSA 感染的预防用药。对于以往有 MRSA 定植或感染史但未知已否清除,却需要接受手术的患者,则需接受糖苷肽类抗生素的预防用药,或联合应用对其他病原菌有效的抗生素。如果患者有重新出现 MRSA 带菌的危险或患者来自 MRSA 高度流行的机构,也建议使用糖苷肽类抗生素。

第三节　普通外科手术麻醉选择

一、概述

普通外科手术在临床最常见,麻醉数量也最大。麻醉原则与其他手术一样,最重要的是保证患者安全、无痛和舒适,此外,还要提供良好的肌肉松弛,避免腹腔神经反射,保证最佳手术操作条件。

(一)麻醉前评估

普通外科疾病种类多样、病情轻重不一,患者并发症也大相径庭。麻醉前需掌握所患外科疾病和并存内科疾病情况,对患者的全身状况和手术耐受能力作出准确评估,制订完善的麻醉方案。同时应根据病理生理改变及伴随疾病积极调整治疗,可增强麻醉、手术耐受能力,避免或减少围术期并发症,改善预后。

1.病史

病史包括饮酒、吸烟、喘息、过敏、家族史、手术史等。需了解并存疾病的用药方案及剂量。麻醉前是否继续用药根据病情、与麻醉药相互作用、药物半衰期而定。心血管系统常规用药应用至术前,但对凝血功能有影响的药物多需在术前减量或停药。较好的体能(能完成平均水平的运动,4～5个代谢当量,相当于步行4个街区或上2层楼)会增加心肺储备,降低围术期不良事件的发病率。既往围麻醉期特殊情况对于本次手术的麻醉处理具有重要参考意义,需详细了解。包括对麻醉药物的特殊反应、面罩通气困难及气管插管困难、围术期呼吸循环不稳定、进入ICU治疗及术后苏醒拔管延迟等情况。家族中其他人员的异常麻醉史也有参考意义,某些解剖异常、代谢异常及对药物异常反应等往往存在家族聚集的情况。

2.体格检查

体格检查应全面而有重点,特别注意意识状态、气道、心肺、生命体征、氧饱和度、身高和体重。认知能力与围麻醉期认知功能异常有一定关联。张口度,甲颏距离,有无缺齿、义齿及松动牙齿,颈部活动程度,气管是否有偏移,对围手术期气道处理具有指导意义。心脏听诊心率和心律情况,是否有杂音,肺部听诊是否有哮鸣音、啰音、呼吸音减弱或异常。发绀、杵状指(趾)、下肢凹陷性水肿,可提示患者的心肺功能状况。心肺功能较差的患者麻醉风险性大大增加。注意脊柱有无畸形、压痛,皮肤有无感染,周围神经感觉及运动功能是否正常,如存在异常,则行椎管内麻醉有一定顾虑。

3.辅助检查

常规实验室检查包括:血液常规检查,凝血功能检查,电解质检查,肝、肾功能检查等。物理检查包括心电图和胸部X线检查。对年龄较大或合并慢性疾病的患者应加做心脏超声、肺功能检查及血气分析等。对于异常结果应仔细分析,对其严重程度作出正确评价。必要时请相关科室协助诊治,以提高麻醉耐受力。

4.影响麻醉处理的重要因素

(1)冠状动脉疾病:严重程度不同,包括对围术期预后影响较小的轻度、稳定性疾病至可能引起致死并发症的严重疾病。评估基础为病史和既往检查(尤其是运动试验和造影检查),必要时需请相关科室协助诊治。

(2)心力衰竭:增加围术期不良事件的发生。由收缩功能障碍、舒张功能障碍或二者共同障碍引起。体重增加、气短、乏力、端坐呼吸、夜间阵发性呼吸困难、夜间咳嗽、下肢水肿等是病情加重的表现,需引起重视。

(3)起搏器和置入式心脏复律除颤器(ICD):可受电磁干扰。带起搏器的患者术中使用电刀受到限制,单极电凝禁止使用,双极电凝可以使用。带 ICD 的患者需与制造商或心内科联系,必要时需对 ICD 装置进行重置。另外,此类患者术中使用某些带有磁性的仪器也需谨慎。

(4)高血压:高血压的严重程度和持续时间与终末器官损害、发病率和病死率相关。高血压患者常伴有缺血性心脏病、心力衰竭、肾功能不全和脑血管病。目前推荐的标准是:如果患者有严重高血压(>180/110 mmHg)择期手术应推迟,调整直至血压<180/110 mmHg。

(5)肺部疾病:可增加肺部围术期并发症(PPC)的发生率。PPC 的预测因子有老年、心力衰竭、慢性阻塞性肺疾患(COPD)、吸烟和阻塞性睡眠呼吸暂停(OSA)等。改善阻塞性疾病的通气状况,治疗感染和心衰,积极的肺扩张策略(咳嗽、深呼吸、呼气末正压通气、持续正压通气等)可降低 PPC 的发病率。

(6)阻塞性睡眠呼吸暂停(OSA):OSA 患者患糖尿病、高血压、心房颤动、心动过速、心律失常、肺动脉高压、扩张型心肌病和冠状动脉疾病的概率更高。气道阻塞的发生率也更高,术前需仔细评估。

(7)糖尿病:患者可能合并多器官功能障碍、肾功能不全、卒中和外周神经病变等,罹患心血管疾病也很常见。长期血糖控制不佳可增加并发症的发病率,增加手术风险。

(8)过度肥胖:定义为身高体重指数(BMI)≥40。可伴有 OSA、糖尿病、高血压、肺动脉高压、气道阻塞、动脉血氧和降低等情况。可能需要特殊设备,如特制血压计袖带等。

(9)贫血:是围术期不良事件发病率增加的标志。贫血原因不明时,应推迟择期手术。

(10)高龄:年龄过大可增加手术和麻醉的风险,增加 PPC 的风险。

(二)麻醉前准备

麻醉前准备包括患者准备和麻醉医师准备两个方面。

成人择期手术患者应在麻醉前 12 小时内禁食,4 小时内禁水。小儿代谢旺盛,体液丧失较快,禁食、饮时间应做相应调整。3 岁以上小儿禁食 8 小时(牛奶看作固体食物),禁水 3 小时;6 个月到 3 岁的小儿禁食 6 小时,禁水 3 小时;小于 6 个月的小儿禁食 4 小时,禁水 2 小时,如果手术延迟,应补充饮水或静脉输液。

实施任何麻醉方式前均应对麻醉器械、监测仪器和药品进行仔细检查,核对麻醉器具并确认即时可用。麻醉药品和急救药品必须标示清晰准确。

对于病情危重的患者,应请示上级医师,必要时报危重报告备案。麻醉开始前应制订应急预案,并积极联系术后支持治疗。麻醉诱导期和苏醒期,患者情况变化较大,很多危急情况常出现在此期,对于危重患者,此期应保证有 2 名以上医师在场,以备抢救工作。

(三)麻醉前用药

麻醉实施第一步是麻醉前用药,可以稳定患者情绪,缓解焦虑;减少气道分泌物,利于保持呼吸道通畅；提高痛阈，减少麻醉药用量及不良反应；还可避免不良神经反射，提高麻醉质量。

常用麻醉前用药有以下几类。

1.镇静安定药

该类药物使患者情绪稳定、记忆消失（顺行性遗忘），并可预防和治疗局麻药中毒。常用药物有地西泮 5～10 mg，口服；咪哒唑仑 0.04～0.08 mg/kg，肌内注射。

2.催眠药

该类药物使患者的紧张心理得到缓解。常用药物有苯巴比妥 0.1～0.2 g，肌内注射。

3.镇痛药

该类药物能增强麻醉效果，减少麻醉药用量。常用药物有吗啡 5～10 mg，皮下注射；哌替啶 1 mg/kg，肌内注射。老人、小儿慎用；心、肺功能不全的患者酌情减量或不用；新生儿及预计 6 小时内分娩的孕妇禁用。

4.抗胆碱药

减少分泌，保持呼吸道通畅，并能防止迷走神经反射亢进。常用药物有：阿托品 0.01～0.02 mg/kg，肌内注射。心动过速、甲亢及发热的患者不适用，必需使用时可改用东莨菪碱 0.2～0.6 mg/kg，肌内注射。盐酸戊乙喹醚（长托宁）是新型抗胆碱药，最大特点是对 M 型胆碱受体具有高度选择，有效抑制腺体分泌同时对循环系统没有明显影响，可广泛用于各种患者的麻醉前用药。用法为 0.5 mg，麻醉前静脉注射。

5.H_2-组胺受体拮抗药

减少胃液分泌，降低胃液酸度，降低反流和误吸的发生率，一旦发生可减轻损害。同时，也降低应激性溃疡的发生率和严重程度。

麻醉前用药应根据病情及拟行麻醉方法确定用药的种类、剂量、给药时间及方式。全麻患者以镇静药和抗胆碱药为主，有剧痛者可加用镇痛药以缓解疼痛，并可增强全麻药的作用。椎管内麻醉以镇静药为主。合并高血压及冠状动脉疾病的患者镇静药剂量可适当增加，但心功能差及病情严重者应酌减，抗胆碱药以东莨菪碱或长托宁为宜。一般状况差、年老体弱、恶病质及甲状腺功能低下者，对催眠镇静药及镇痛药都较敏感，用量应减少；年轻体壮或甲亢患者，用量应酌增。休克患者麻醉前用药尽量采用静脉注射，剂量也相应减少，甚至不用。

麻醉前用药一般在麻醉前 30～60 分钟肌内注射或口服（安定）。紧张焦虑情绪较重者，可于术前晚口服催眠药或安定镇静药。随着新型强效麻醉药的问世，麻醉前用药的方式也进行了调整，很多单位采取了进入手术室后静脉使用麻醉前用药的给药方式。

（四）麻醉中监测

随着医疗条件改善和技术进步，老年和危重患者逐渐增多，各类手术的范围也不断扩大，对麻醉处理提出了新的要求。麻醉期间监测技术的完善，可以及时发现病情变化，进行抢救和治疗，提高了麻醉和手术的安全性。

美国麻醉医师协会（ASA）规定的基本监测项目包括：心电图（ECG）、血压（BP），脉搏氧饱和度（SPO_2），呼气末二氧化碳（$P_{ET}CO_2$）和体温（T）。我国以心电图、无创血压（NIBP）和 SPO_2 作为基本监测项目，全身麻醉和气管插管患者还需监测（$P_{ET}CO_2$）。小儿、老年、危重患者及体外循环心内直视和肝移植手术还应监测体温。合并高血压、冠心病、休克、预计出血量较大等循环功能不稳定的情况,应同时监测有创动脉血压(IBP)、中心静脉压(CVP)和尿量。此外,特殊情况下还需使用 Swan-Ganz 漂浮导管监测肺毛细血管楔压(PCWP)及心排出量(CO),以便全面了解心血管系统功能,指导危重患者的治疗。

麻醉中监测可分为以下几个方面。

1.心血管系统监测

(1)心率或脉搏:是最简单的心血管功能监测。脉搏的强弱在一定程度上与血压的高低成正比,可观察波形幅度或直接触诊脉搏强弱分析血压变化趋势。

(2)动脉压:为必需的生命监测指标。常用无创监测方法,目前比较普及的是电子血压计监测。在可能出现循环剧烈变化的阶段(如麻醉诱导期和苏醒期)应缩短测量间隔,甚至短期内采用连续监测模式。袖带宽度不合适,手术操作者的体位干扰,高频电刀信号干扰和患者体动等因素可能影响到测量准确性。因此,在预计术中心血管功能不稳定者(如心血管手术、严重创伤)、有心血管系统并发症、预计术中需反复动脉采血(如存在呼吸系统并发症、严重电解质紊乱)的患者建议进行有创连续动脉压监测,以提高手术的安全性。常用监测部位有桡动脉、足背动脉、肱动脉、股动脉等。使用前应先进行 Allen 试验,并遵循先外周动脉后中心动脉,先非主力侧肢体,后主力侧肢体的原则选择监测部位。穿刺操作严格遵循无菌原则,减少操作损伤,尽量缩短留置导管的时间,同时肝素持续冲洗,以减少并发症发生。

(3)心电图:术中心电图监测包括监测心律失常、心肌缺血的发生和变化趋势等。术中常采用改良的双极肢体导联,有 3 导联系统和 5 导联系统,其中标准 II 导联是最常采用的导联。5 导联系统可同时监测 II 导联和 V_5 导联,心肌缺血监测阳性率达到 80%,常用于合并心脏疾病患者监测。手术室中使用的各种仪器(如高频电刀)等干扰,是术中心电图监测误差的主要原因,可使用接地线等方法减少干扰。

(4)中心静脉压(CVP)监测:主要反映右心室前负荷,与血容量、静脉张力和右心功能有关。在大手术可能有大量体液丢失,潜在的低血容量;严重创伤、失血、需大量输液输血;脏器移植手术;合并严重心肺功能不全的患者,需进行此项监测。此外,中心静脉可为胃肠外营养提供途径,进行消化系统手术需行胃肠外营养的患者,也进行此项操作。常用部位有右颈内静脉、右锁骨下静脉等。

(5)某些特殊患者需进行血流动力学监测:包括漂浮导管进行肺动脉压、肺毛细血管楔压、心排血量、混合静脉血氧饱和度等参数测定。对心排血量的监测除标准的 Swan-Gans 导管测定外,近年出现的经外周动脉心排血量测定(APCO,如通过传感器连接桡动脉),经食管超声心动图(TEE)测定等微创监测技术,与标准心排量测定相关性高,可行性好,有广泛的临床应用前景。

2.呼吸系统监测

(1)呼吸功能监测:包括潮气量、分钟通气量、气道压力及峰值压、呼吸频率、吸呼比值、呼气末正压通气(PEEP)、氧浓度等项目。

(2)脉搏血氧饱和度(SpO_2)监测:所有麻醉患者均应监测脉搏血氧饱和度。成人 SpO_2 正常值≥95%,<90% 为低氧血症。根据 SpO_2 可粗略估计氧分压的对应值,如 SpO_2 是 95%,对应氧分压约为 80 mmHg,SpO_2 是 90%,对应氧分压约为 60 mmHg。指甲油,肢体运动,末梢

循环不良等可能造成干扰,使 SpO_2 监测出现误差。

(3)呼气末二氧化碳分压($P_{ET}CO_2$)监测:正常值为 $35\sim45$ mmHg,是肺通气,呼吸回路情况,全身循环情况及代谢状况的综合表现。目前是判定气管插管成功与否的金指标。包括波形监测和数值监测两个方面。呼吸环路中水蒸汽是测量误差的主要来源。

(4)术中血气分析可评价肺功能、电解质及酸碱平衡状况,及动态监测红细胞压积(HCT)变化,利于保持患者内环境稳定,改善预后。

3.麻醉深度监测

麻醉深度是指全麻药的控制作用与手术刺激反作用之间相平衡时所表现的中枢神经系统功能状态。理想的麻醉深度应保证患者术中无痛觉和意识活动,血流动力学稳定,术后苏醒完善且无回忆。目前临床使用较多的是脑电双频指数(BIS)和应用于吸入麻醉的肺泡最低有效浓度(MAC)。近年将物理概念熵引入临床,出现了熵指数这一新指标。

(1)脑电双频谱指数(BIS):建立在脑电图基础上,是目前临床主要应用的麻醉深度监测指标。BIS 是一个统计数值,范围从 0(等电位脑电图)$\sim$100(完全清醒)。一般全身麻醉中比较适宜的数值是 $40\sim60$,BIS$>$80 认为患者很可能处于清醒状态;BIS$<$40 则认为麻醉较深。

(2)肺泡最低有效浓度(MAC):在吸入麻醉中应用,不同吸入麻醉药 MAC 是不同的,临床用以指导用药。

(3)熵指数:采集脑电图及额肌肌电图信号进行熵计算,表达信息的不规则性。分为状态熵(SE)和反应熵(RE)。SE 主要反映大脑皮质状态,RE 还包括了肌电活动变化,反应快于 SE。SE 范围是 $0\sim91$,RE 范围是 $0\sim100$。一般认为 RE、SE 值 $40\sim60$ 浅麻醉状态,40 以下深麻醉状态,60 以上需使用麻醉药物才能进行手术。在全麻期间,如麻醉深度适中,RE 和 SE 是相等的,如不相等,可能是由于面肌肉活动过频,如浅麻醉状态。

4.体温监测

体温分为中心体温及外周体温。中心体温恒定在 $36.3\sim37.2$ ℃,低于 36 ℃称围术期低体温。有效中心体温监测部位包括食管、肺动脉、鼻咽部和鼓膜。鼻咽温度和鼓膜温度可反映脑组织情况。直肠温度和膀胱温度与中心体温相关性良好,但反应滞后于中心体温。外周体温以皮肤温度为代表,因干扰因素较多,术中监测很少采用。体温监测的适应证有小儿、老人、发热、休克、长时间大手术等。以上患者极易出现围手术期低体温,进而出现寒战,在老年及合并循环系统疾病的患者将导致氧供氧耗严重失衡,使围术期心血管意外的发生率大为增加。因此进行体温监测并采取积极措施保持患者体温恒定具有重要临床意义。此外,体温监测对于恶性高热也很有意义。

5.其他监测

其他监测包括凝血功能监测,肌松监测,尿量监测等。其中尿量监测可以反映肾脏功能。在无肾功能障碍时可根据尿量推测体内器官灌注、水平衡及血容量等情况。正常每小时尿量不少于 $30\sim40$ mL(0.5 mL/kg),24 小时尿量不少于 400 mL。

(五)常用麻醉方法

麻醉方法与麻醉药物的选择需根据患者全身状况、重要脏器损害程度、手术部位和时间长短、麻醉设备条件以及麻醉医师技术的熟练程度做出综合考虑。可选择麻醉方法包括局部浸润麻醉,神经阻滞麻醉,椎管内麻醉、全身麻醉及联合应用两种或两种以上麻醉方法的联合麻醉方法。

1.局部浸润麻醉

局部浸润麻醉适用于腹壁、疝、阑尾炎等简单手术。

2.神经阻滞麻醉

神经阻滞麻醉包括颈丛神经阻滞麻醉、臂丛神经阻滞、下肢周围神经阻滞、肋间神经阻滞麻醉和椎旁神经阻滞等。颈丛神经阻滞麻醉可用于颈部包块、甲状腺、甲状旁腺等部位的手术,但当病变复杂或并存其他疾病时,常为全身麻醉所代替。肋间神经阻滞、椎旁神经阻滞等麻醉方法在现代临床麻醉中使用较少,一般可用于胸壁、乳腺等部位较小的手术。

3.椎管内麻醉

椎管内麻醉包括蛛网膜下腔阻滞麻醉、硬膜外麻醉和脊硬联合阻滞麻醉。蛛网膜下腔阻滞麻醉适用于 2~3 小时内的下腹部、盆腔等手术。硬膜外麻醉有单次硬膜外麻醉和连续硬膜外麻醉两种,其中连续硬膜外麻醉是临床上较普遍应用的麻醉方法之一。连续硬膜外麻醉可选择不同穿刺点以阻滞相应节段,满足手术操作要求,可留置硬膜外导管满足手术时间要求,与蛛网膜下腔阻滞麻醉相比有很大优势,但有时会出现阻滞不全现象给手术造成困扰。脊硬联合阻滞麻醉,同样适用于下腹部、盆腔等手术,综合了蛛网膜下腔阻滞麻醉和连续硬膜外麻醉的优点,起效快,麻醉效果确实,肌肉松弛良好,且不受手术时间限制,目前应用比较广泛。对上腹部手术,高平面蛛网膜下腔阻滞对患者生理干扰较大,高位硬膜外阻滞则难以完全阻断自主神经的脊髓上行通路,内脏牵拉反射不能完全被抑制,且常限制呼吸肌运动,不利于通气,尤其一旦出现低血压,易使冠状动脉灌注不足,诱发心绞痛。因此,上腹部手术多采用全身麻醉。此外,当存在患者不配合,穿刺部位感染、病变、凝血功能障碍和颅内高压等椎管内麻醉禁忌情况时,全身麻醉则是最适宜和安全的麻醉方法。

4.全身麻醉

在技术和设备条件充分满足的情况下,麻醉效果满意率和可控性都优于硬膜外麻醉。全身麻醉可充分供氧,保证通气,改善冠状动脉血氧状况及维持呼吸功能,有利于术中呼吸、循环管理,既保证患者安全,又使手术操作顺利。在病情复杂、侵袭范围大或长时间手术时安全性很高,是目前普通外科手术,尤其是中上腹部手术最常采用的麻醉方式。

二、常见普通外科手术麻醉选择

(一)甲状腺和甲状旁腺手术麻醉

甲状腺疾病是常见的普通外科疾病,以甲状腺瘤、结节性甲状腺肿多见,麻醉处理一般无困难。功能异常性疾病如各种甲状腺功能亢进、甲状腺功能低下、甲状旁腺功能亢进等则需进行充分准备及采取适当麻醉措施。

1.甲状腺瘤、结节性甲状腺肿

(1)病理生理及麻醉要点:围麻醉期的重点是确保呼吸道通畅。巨大甲状腺可压迫气管,引起气管移位、狭窄及软化,患者可有明显的上呼吸道梗阻表现,特别是平卧后呼吸困难加重。术前应照颈部 X 线片,评估气管受压,狭窄及软化的程度和部位,及对气道的影响。如气管受压明显且患者有呼吸困难,应选择合适型号的气管导管,且需行清醒气管插管。此类患者在手术终了准备拔出气管导管时也要非常谨慎,可在气管导管内留置引导管的情况下,试拔管,如有气道梗阻,立即重新插管,必要时气管切开,务必保证患者安全。

甲状腺血供非常丰富,术后出血可压迫气管,引起呼吸困难,是普外科急症之一,应做好再次气管插管、气管切开及伤口切开的准备。术中喉返神经损伤是甲状腺手术的重要并发症,单侧喉返神经损伤可引起一侧声带麻痹,患者声音无力、嘶哑;双侧喉返神经损伤引起双侧声带麻痹,造成上呼吸道梗阻和窒息,需要气管内插管或气管切开。

(2)麻醉选择:可选择局部浸润麻醉、颈丛神经阻滞麻醉、高位硬膜外麻醉和全身麻醉。如手术短小,基础代谢率在+20%以下,可在充分镇静的基础上采用局部浸润麻醉或颈丛神经阻滞麻醉,局麻药中不能加肾上腺素。颈丛神经阻滞后可能出现一过性喉返神经阻滞、星状神经节阻滞、臂丛神经阻滞或膈神经阻滞,患者表现为声音嘶哑、颜面潮红、复视、上肢感觉运动异常,多单侧出现,个别患者可合并呼吸困难,术终多能恢复。对于以上患者,轻症者可在密切监护下继续手术,但若患者呼吸困难较重或有严重的紧张焦虑情绪,则应改做全身麻醉,切忌盲目加大镇静药物剂量,否则可能引起严重呼吸抑制,导致呼吸心跳停止的严重后果。必须注意的是,两侧颈深丛不宜同时阻滞,若合并双侧膈神经或喉返神经阻滞则可能严重影响呼吸功能,威胁患者的生命安全。

高位硬膜外麻醉选择 $C_4 \sim C_5$ 或 $C_5 \sim C_6$ 间隙穿刺置管,因并发症后果严重,目前临床上很少采用,为全身麻醉所代替。

全身麻醉是甲状腺等颈部手术最常采用的麻醉方法。多采用气管内插管,全凭静脉麻醉或静脉吸入复合麻醉方法。麻醉中应避免使用可能增强交感神经活性的药物,同时提供足够的麻醉深度。在麻醉诱导期及苏醒期、拔管期要密切注意气道情况,备有再次气管插管的器械,个别患者还需备有紧急气管切开器械。

2.甲状腺功能亢进

(1)病理生理:甲状腺激素分泌增加引起甲亢,包括 Graves 病、高功能腺瘤等。其他原因有妊娠引起的甲状腺激素过度释放;亚急性甲状腺炎甲状腺激素渗出等。临床表现为:情绪紧张、兴奋易激惹、怕热、易出汗、食欲亢进、身体消瘦、手颤、凸眼。心血管反应包括血压升高、脉压增大、心律失常(如窦性心动过速、房颤)等高循环动力状态,严重者可出现收缩期杂音和充血性心力衰竭。甲亢危象为甲状腺功能极度亢进,机体处于高代谢、高消耗、高兴奋状态,如不控制可迅速导致衰竭和死亡。麻醉状态下,甲亢危象的症状可被掩盖,如果甲亢患者术中出现难以控制的心动过速及体温升高,则危象的诊断可确定,需积极治疗以改善病情转归。

(2)麻醉处理。①麻醉前准备:甲亢患者的术前准备非常重要,其目的是预防术中、术后发生甲亢危象及预防和治疗心房纤颤、充血性心衰等循环衰竭的危险情况。应达到的标准是:T_3、T_4正常、临床症状减轻、心率80次/分钟左右、血压不高于 140/90 mmHg。术前常用的治疗药物有:硫氧嘧啶、他巴唑或甲亢平、卢弋氏液、优甲乐、β 受体阻滞剂。麻醉前用药剂量宜偏大,可使用苯二氮䓬类或巴比妥类药物。抗胆碱药物,如阿托品,易影响心率及热调节系统,一般不宜应用,如确实存在分泌物旺盛的情况可选用长托宁麻醉前静脉注射。②麻醉选择:全身麻醉是目前最常采用的方法。甲亢患者精神过度紧张,尤其基础代谢率在+30%以上者,需全身麻醉。咪唑安定、依托咪酯或异丙酚具有良好的镇静作用,静脉诱导迅速、平稳,适合甲亢患者麻醉。阿片类药物,如芬太尼,剂量可适当偏大,以减弱插管引起的循环波动。有些甲亢患者可能合并肌无力,肌松剂应选用对心血管作用较小的中、短效药物,如维库溴铵、阿曲库铵等。潘库溴铵可使心率增加,甲亢患者不宜使用。麻醉维持可选用异氟醚、七氟醚或复合 N_2O 吸入维持。氟烷可能引起甲状腺激素增加和心律失常,应避免使用。丙泊酚与芬太尼家族药物联合使用,辅以肌肉松弛剂的全凭静脉麻醉方法对心血管干扰小,麻醉维持平稳,临床应用非常广泛。对合并肌无力的患者,建议术中监测神经肌肉接头功能以指导肌松剂使用,力争达到术终自动恢复,避免肌松作用残余,如确需拮抗残余肌松作用,应谨慎进行。

(3)甲亢危象的治疗:甲亢危象高发于术后 6～18 小时,术前准备不充分是发生甲亢危象最危险的因素。个别术前诊断不明确的患者也有在术中发生,常与挤压或探查高功能腺瘤等手术操作相关。如患者术中出现难以控制的心动过速及体温升高,则需高度警惕甲亢危象,予以积极治疗。治疗方法以支持疗法、对症疗法为主,结合抗甲亢药物,包括静脉输液、物理降温、使用 β 受体阻滞剂等。艾司洛尔为超短效高选择性 β 受体阻滞药,在甲亢危象的治疗中很受重视。肾上腺功能不全者可给予氢化可的松。

3.甲状旁腺功能亢进

(1)病理生理:甲状旁腺激素的生理作用为调节细胞外钙离子吸收,动员骨钙进入循环,造成骨内钙含量下降。甲状旁腺功能亢进的原因包括良性甲状旁腺瘤、甲状旁腺癌或甲状旁腺增生引起甲状旁腺素分泌过度等。其中,良性肿瘤占 90%,甲状旁腺癌少见。甲旁亢的临床表现为:高血钙、内脏器官钙化、溶骨性改变(如骨骼变形、病理性骨折等)、电图改变(P-R 间期延长及 Q-T 间期缩短),个别患者可合并胰腺炎、心力衰竭等。术前应积极治疗,血钙浓度以 <3.5 mmol/L 为宜。

(2)麻醉选择:麻醉方法的选择和管理与甲状腺手术基本相同。尽管有的患者存在肌无力症状,对去极化肌松剂非常敏感,但由于高血钙对非去极化肌松剂呈现抵抗作用,因此需加强对神经肌肉接头功能的监测并指导肌松剂使用。甲旁亢患者存在不同程度的溶骨现象,因此搬动患者、安置体位时应轻柔,以防发生病理性骨折。术后近 1/3 患者可能发生低血钙,表现为口唇麻木或手足搐搦,严重者全身惊厥、喉痉挛甚至窒息。术后应常备 10% 葡萄糖酸钙或氯化钙,出现症状者予钙剂治疗,并保证呼吸道通畅。

(二)乳腺手术麻醉

乳腺疾病见于各年龄女性,以青壮年妇女最多见。多数患者术前身体状况良好,麻醉处理相对简单,个别患者合并其他系统疾病,对麻醉选择有一定影响。根据患者的一般状况、手术部位、大小和难易程度,考虑麻醉方法。可选择局部浸润麻醉、连续硬膜外麻醉及全身麻醉。

1.乳腺良性疾病

乳腺良性肿瘤,手术方式多变,从单纯肿瘤切除,到乳腺切除都有可能,可选择局部浸润麻醉,硬膜外麻醉和全身麻醉。

局部浸润麻醉适用于病变单一且较小,患者耐受能力较强的情况,但需注意短时间内反复多次注入局麻药可能造成药物总量过多,发生局麻药中毒。连续硬膜外麻醉根据手术部位可选择 T_2～T_3、T_5～T_6 等部位进行穿刺置管。此类手术侵袭性不大,手术范围较小,只需较低的局麻药浓度和剂量,即可满足手术要求,临床比较常用。对多发病变,或者根据患者意愿,也可选择全身麻醉。

2.乳腺癌

可选择连续硬膜外麻醉和全身麻醉。

连续硬膜外麻醉可控性强,对循环、呼吸、代谢及肝肾功能影响小,患者术中意识清醒,术后护理方便,可保留硬膜外导管术后镇痛,但应注意对局麻药浓度和剂量的掌握,低浓度低剂量容易镇痛不全,高浓度高剂量可使膈肌、肋间肌麻痹,致呼吸抑制而引起严重后果。硬膜外穿刺选择的部位属脊髓的中、高段,对操作技术要求较高,一旦出现神经损伤后果严重。近年来,连续硬膜外麻醉已逐渐为全身麻醉所取代。

全身麻醉是最常采用的麻醉方法,术中循环稳定,麻醉深度易于掌控。与硬膜外麻醉相比,术中镇痛效果好,安全性高,是危重患者和呼吸循环功能不良者的首选麻醉方法。对于老年患者的麻醉选择,主要取决于全身状况,麻醉药用量应使用其最小有效剂量。

(三)消化道疾病手术麻醉

1.胃肠手术

(1)病理生理:胃肠道疾病可引起严重的病理生理改变。呕吐、腹泻、发热的患者,持续胃肠减压的患者和肠梗阻的患者,可出现脱水和营养障碍,严重者内环境紊乱,干扰脏器功能。肠梗阻时由于肠壁通透性增加及肠道菌群迁移,还可引起感染性休克。溃疡性疾病可能侵蚀血管,如果是小血管,长期慢性失血可能引起术前贫血状态,起病隐匿,手术前可达重度贫血程度,需进行输血治疗纠正患者贫血状态,提高氧储备能力,保证手术安全;如果侵蚀到大血管,还可发生急性大出血,低血容量性休克,需立即采取相应抢救措施。胃肠手术的预后很大程度上取决于患者术前的生理状态和患者对麻醉与手术的耐受能力。

(2)麻醉选择:上消化道手术对心血管和呼吸系统都有影响。根据患者临床状况,可选择连续硬膜外麻醉或全身麻醉。

单独硬膜外麻醉难以完全阻断自主神经上行通路,内脏牵拉反射不能完全抑制,且常限制呼吸肌运动,不利于通气,同时胃肠道疾病常合并不同程度的内环境紊乱,因此除非手术短小,侵袭程度很轻,胃肠手术很少单独采用硬膜外麻醉,多采用全身麻醉。

全身麻醉是目前最常采用的麻醉方法。胃肠道疾病由于胃肠功能紊乱,常合并梗阻等原因,麻醉诱导时发生呕吐或反流的可能性大于一般手术,一旦发生可导致急性呼吸道梗阻、吸入性肺炎或肺不张等严重后果,应采取有效预防措施,如胃肠道准备,麻醉前放置胃管等。麻醉诱导推荐采用静脉快速诱导,在肌肉松弛剂辅助下气管内插管控制通气。有肠梗阻的患者麻醉诱导时尽量避免使用去极化肌肉松弛药,如琥珀酰胆碱,因可引起胃内压增高,增加反流误吸的发生率。面罩辅助通气过程中可通过体位调整,压迫环甲膜等方法,预防和减少反流误吸的发生。麻醉维持可用全凭静脉麻醉、吸入麻醉或静脉吸入复合麻醉。

需注意的是,术前接受肠道准备的患者,因富含电解质的肠道液体大量丢失,可能出现脱水,如不补充,在麻醉期间极易发生容量不足和低血压,接受硬膜外与全麻联合麻醉的患者尤其严重。手术期间应注意补充容量,以胶体液为优先考虑。胃肠手术时间通常较长,术中热量和蒸发量大,建议进行体温监测并采取积极措施保持患者体温恒定,改善预后。

2.急性阑尾炎手术

急性阑尾炎是普通外科最常见的疾病,在急诊手术中占很大比例。阑尾炎通常局限在下腹部,全身症状较轻,机体内环境改变不明显。通常手术时间较短,可采用局部浸润麻醉、连续硬膜外麻醉、脊硬联合阻滞麻醉和全身麻醉等方法。

局部浸润麻醉不能抑制内脏牵拉反射,只适用于体型较瘦,阑尾位置靠近腹壁的患者,目前临床较少采用。

连续硬膜外麻醉和脊硬联合阻滞麻醉是最常采用的麻醉方法。联合阻滞麻醉起效迅速,效果确切,麻醉平面易于调控,临床应用广泛。但穿刺位置较低,一旦手术时间过长,麻醉平面难以维持,可能出现较严重的牵拉反应及镇痛不全。对于肥胖患者,手术暴露困难,局部粘连严重,阑尾位置特殊等预计手术难度较大、需时较长的情况,建议选择连续硬膜外麻醉或全身麻醉。另外,手术期间,探查阑尾或牵拉摆放肠道时,应注意肠道或肠系膜牵拉造成的反射性心率减慢、低血压,甚至心搏骤停,一旦发生应立即停止刺激,必要时使用阿托品治疗。

3.腹部外疝手术

腹部外疝手术是普通外科另一常见手术,通常手术比较简单,耗时较短,麻醉方法参照阑尾炎手术。但遇有嵌顿疝、绞窄疝等病情比较复杂,尤其病史较长者,肠管情况难以预料,且可能合并不同程度的内环境紊乱,需慎重对待。建议采用全身麻醉较为安全。

4.肛管手术

可采用局部浸润麻醉、骶管麻醉、鞍区麻醉、脊硬联合阻滞麻醉等。

局部浸润麻醉较常采用。由于肛周区神经分布丰富,局部浸润麻醉应注射一圈,特别是两侧与后方要阻滞完全。适用于手术范围小的肛门部手术,如单纯痔结扎切除、内痔注射、肛裂切除、浅表肛瘘切除、血栓外痔切取血栓等。

骶管是硬膜外腔的一部分,骶管麻醉是硬膜外麻醉方法的一种。可采取简易骶管麻醉穿刺法,即以7号注射器短针头在骶裂孔上方凹陷处穿刺注药。因骶裂孔解剖变异较多,骶管麻醉穿刺困难或失败的机会较多。对骶裂孔辨认不清时应选择鞍区麻醉或脊硬联合阻滞麻醉比较可靠。

(四)肝胆胰疾病手术麻醉

1.肝脏手术

(1)病理生理:肝脏具有极其复杂的生理生化功能,肝功能障碍患者的病理生理变化是全身性和多方面的。肝脏疾病常起病隐袭,围手术期风险取决于疾病的性质,严重程度和肝功能损害程度。手术对肝脏功能的损害主要是缺血-再灌注损伤,其次是组织损伤。肝脏患者常合并肝功能储备减少,因此对缺血-再灌注损伤尤其敏感,可在肝切除前钳夹肝动脉和门静脉实行缺血预处理,使肝脏在后续的延长缺血中得到保护减轻损伤。常温下肝门阻断时间不宜超过20分钟。肝动脉血流具有自我调节机制,可一定程度代偿增加以保证肝脏的血供。术中对氧需求的增加,可通过气管内插管控制通气增加氧摄取来实现。

(2)麻醉选择:气管内插管全身麻醉是肝脏手术最主要的麻醉方法,关键在于麻醉用药、麻醉技术和手术操作对肝血流量的影响。控制失血及保护肝功能是麻醉和手术的主要原则。手术本身对肝脏的自主神经有抑制作用。现在临床使用的异氟烷、七氟烷及地氟烷对肝血管抑制很轻,且在体内代谢极低,毒性很小,可安全地用于临床。但对首次应用氟烷后发生原因不明的发热、黄疸,或在短期内(28天)使用过氟烷,以及有活动性肝炎及严重肝功能衰竭的患者,以避免使用氟烷为好。许多麻醉药物,如瑞芬太尼,并不通过肝脏代谢,持续输注是术中镇痛的良好选择;阿曲库铵、顺式阿曲库铵通过假性胆碱酯酶代谢,肾脏排泄,是肝功能异常患者的首选用药。丙泊酚用于肝脏手术是安全的。丙泊酚辅以瑞芬太尼及肌松药的全凭静脉麻醉方法,术中能达到满意的麻醉效果,并减轻肝脏负担,改善患者预后,已成为临床应用的主流,但术后需注意及时追加镇痛药物。

(3)麻醉管理:肝脏患者的术中管理比麻醉方法更为重要。术中管理的焦点是维持血流动力学稳定,尽可能维持有效的肝血流以保持良好的肝氧供,保护支持肝脏的代谢。应遵循如下原则:①做好充分的术前准备,尽一切可能纠正内环境紊乱。合并凝血障碍的患者,常使用新鲜冰冻血浆(FFP),因其包含丰富的凝血因子,可以改善凝血功能。②术中减少一切不必要的用药,以减轻肝脏负担。③术中监测应根据患者的术前状态、手术大小以及预计失血的情况进行选择。有创动脉压监测适用于血流动力学波动较大(如阻断门静脉)或需频繁抽血检查的手术;中心静脉监测用于控制中心静脉压,并利于药物输注。血气监测在肝脏手术中非常重要,能快速鉴别贫血,代谢异常及呼吸功能不全。肝脏手术时间长,大量输液,易使机体热量丧失,需监测体温,积极使用体温保护措施。④术中力求血流动力学平稳,维持肝血流。降低中心静脉压可减少肝脏充盈,显著减少术中失血,因此避免CVP过高是术中血液保护的重要策略,CVP控制在3~5 mmHg的水平是适宜的。降低中心静脉压最常用的方法是在肝切除前限制补液,但应避免有效血容量不足引起的低血压和肾脏、肝脏血供减少的发生,可用血管活性药物维持血压,保证灌注。但血管收缩药物也会引起内脏血管收缩,肝脏缺血。因此,必须在维持一定血压和控制低血容量之间取得平衡。在容量补充上,优先选用胶体已达成共识。自体血回收技术在非肿瘤患者有很大优势。

2.胆管系统手术

(1)病理生理:胆管系统梗阻(包括结石和肿瘤),胆汁淤积可造成肝功能损害,凝血因子合成减少,维生素K吸收障碍,影响凝血功能。黄疸与围手术期肾功能损害关系密切,术前应仔细评估。胆管系统自主神经丰富,迷走神经密集,在游离胆囊床、胆囊颈及探查胆总管时或胆管压力过高,冲洗过快时,可发生"胆-心反射"及"迷走-迷走反射"。

(2)麻醉选择:①麻醉方法同肝脏手术,主要是全身麻醉。②因迷走神经反射常见,监测非常重要,尤其是要保持与手术操作的同步化,建议常规监测有创动脉血压和心电图。此外,黄疸患者常有较复杂的凝血异常,更易出血而发生低血压危象和肾衰竭,应监测中心静脉压指导液体平衡,加强循环容量的补充,特别是胶体及血浆的补充。

3.胰腺手术

(1)外分泌性肿瘤。

1)病理生理:胰腺导管腺癌是最常见的上皮组织外分泌性肿瘤,80%~90%位于腺体头部。胰头癌及十二指肠壶腹癌常需行胰十二指肠切除手术。该类手术侵袭范围大,时间长,周围邻近大血管,加上术前患者常合并黄疸,低蛋白血症及肝功能异常,术野渗血渗液多,易致循环容量减少,术中应积极输血输液,维持循环稳定,保护肝肾功能。

2)麻醉选择:胰腺手术患者通常存在多种并发症,且手术可以造成机体储备能力降低,因此并发症及对全身状态的影响成为麻醉考虑的重要方面。麻醉方法同肝、胆手术,主要是全身麻醉。所有接受胰腺手术的患者都需要开放大管径的静脉通路,气管插管和控制呼吸。手术侵袭较大,应考虑使用有创监测,术后镇痛治疗及监护病房支持治疗。

(2)内分泌肿瘤。

1)病理生理:胰岛素瘤是胰岛细胞肿瘤中最常见的一种,恶性比例低于10%。患者有低血糖症状,包括癫痫发作、唤醒困难、昏睡等。还可引起儿茶酚胺释放,导致出汗、焦虑和心悸。禁食期间及术中处理肿瘤时,需备有50%的葡萄糖溶液和钾,对血糖和电解质的严密监测应从术前晚开始,持续整个围术期。手术操作时可能出现剧烈变化,尤应注意。

2)麻醉选择:选择全身麻醉。氯甲苯噻嗪能够有效地控制60%患者的低血糖,但可能会引起麻醉中长时间低血压,应在手术前至少1周停药。七氟烷具有抑制胰岛自发分泌的作用而受到推荐,异氟烷对代谢影响很小也可使用。丙泊酚静脉麻醉对血糖的控制无明显影响,临床应用广泛。

4.门静脉高压症患者的麻醉

(1)病理生理:国内以肝炎后肝硬化最常见。门脉高压形成后可发生下列病理生理变化:脾大、脾功能亢进;交通支扩张。临床意义最大的是胃底、食管交通支扩张,常易破裂引起大出血,失血性休克,加重肝脏功能损害,腹水形成,肝功能损害,凝血功能改变。Child-Pugh评分将不同程度的血清胆红素、腹水、血清清蛋白浓度、凝血酶原时间及肝性脑病等5个指标,分为3个层次计分,是当今国际通用的肝硬化储备功能的分级标准,对术前评估、指导治疗、判断预后及药物疗效,均有重要参考价值(A级:1和2年的生存率分别是100%和85%;B级:80%和60%;C级:45%和35%。)。门脉高压患者的心血管功能总的特点为高动力状态即高心排血量、低外周血管阻力,对交感及儿茶酚胺的敏感性降低。放腹水可降低腹内压从而改善心血管功能,应在密切监测基础上缓慢进行。

(2)麻醉选择:选择全身麻醉。

肝功能障碍常可产生腹水和水肿、低蛋白血症、电解质紊乱。低蛋白质血症时,药物与蛋白质结合减少,有药理活性的部分增多,可能发生"意外的"药物敏感性增强。

麻醉管理原则与肝脏手术的管理原则相同。

5.肝移植患者的麻醉

(1)麻醉选择:选择全身麻醉。丙泊酚辅以瑞芬太尼及肌松药的全凭静脉麻醉方法,减轻了肝脏负担,最为常用。异氟烷使肝脏氧供和氧耗关系更为合理,也可使用。阿曲库铵、顺式阿曲库铵不经肝脏代谢,为首选用药。如使用经肝脏代谢的肌肉松弛剂如维库溴铵或罗库溴铵,应使用肌松监测仪。高潮气量、低频率机械通气,加入5 cmH$_2$O的呼气末正压(PEEP)有助于维持足够的肺泡通气量,并可防止气栓的危险。

(2)麻醉中监测:心血管功能不稳定,大量失血,低体温,迅速而显著的电解质和酸碱平衡紊乱,及凝血障碍在肝移植手术中很常见,必须加强监测。

1)血流动力学监测:包括心电图、有创动脉血压、中心静脉压和肺动脉压及心排血量测定等。由于肝移植过程中经常出现突然的血压变化和血流动力学不稳定,必须对心脏前负荷和心功能进行评估。右颈内静脉放置两个导管,一个用于快速扩容及必要时连接静脉-静脉旁路,另一个用于肺动脉导管(PAC)。PAC 可对右心室舒张末期容积和心排血量进行持续监测,但由于并发症及准确性方面的原因,应用不是很广。经食管超声心动图(TEE)相对无创,可提供连续的心室及瓣膜功能及前负荷监测,对空气或栓子栓塞也可即时诊断,应用越来越广。

2)连续监测动脉血气,分析酸碱状态、电解质、葡萄糖及血细胞比容等。由于高血糖在脑缺血-再灌注损伤中的不利效应,应尽量维持血糖在正常范围内。

3)监测凝血酶原时间、部分凝血酶活酶时间、纤维蛋白原、血小板计数、纤维蛋白裂解产物等,分析凝血功能的变化。血栓弹性描记器(TFG)显示血凝块的形成速度、硬度及稳定性,可用于指导凝血治疗。

4)神经功能监测可为脑的状况及麻醉深度估计提供资料,新肝再灌注可能产生暂时的等电位大脑活动。目前主要是颅内压监测和脑电双频谱指数监测(BIS)。

5)尿量监测可以反映组织的灌注情况。在无肾功能不全和未应用利尿药的情况下,0.5~1 mL/(kg·h)的尿量表明容量充足,心血管功能正常。如给予充足的液体治疗后尿量依旧很少,可应用利尿剂。

(3)麻醉管理:麻醉管理的基础是全面地了解病因、治疗及手术操作的影响。必须建立快速输液通路,能在必要时快速大量输血输液。

1)体温监测和管理:肝移植手术由于失血量大,需大量输血输液、无肝期机体产热减少,再灌注期热量丧失等原因极易导致低体温。体温过低将使心血管系统、神经系统功能抑制,肝血流和肝代谢降低,并使凝血机制受损、血小板功能障碍,加重凝血系统紊乱,必须进行体温监测,积极维持体内热量平衡,纠正体温调节紊乱。可采用鼻咽温度电极或鼓膜温度电极,因放置食管温度电极有引发食管曲张静脉破裂出血的危险,应尽可能避免。应采取加温和保温措施,包括:升高环境温度;使用强力暖风机连接变温气毯,变温毯覆盖及置于患者身下以保证热量供应;使用密闭呼吸回路;静脉输入温液体及温血;温液体冲洗及灌注等。

2)血流动力学管理:迅速而严重的血流动力学变化很常见,通常继发于手术操作,如钳夹血管,突然出血和肝的再灌注等。在切除肝脏的过程中,钳闭下腔静脉和门静脉明显降低静脉回流,使心排血量降低 40%~50%,同时伴有动脉血压显著下降。解决方法包括静脉-静脉转流,下腔静脉部分钳闭等技术,可减少心排血量,减弱血流动力学变化,维持血压稳定。供体肝中常含有低温保护液,其中混有大量高钾溶液,炎症因子和介质。新肝再灌注过程中,混有这些液体的血液进入循环,可出现血流动力学严重不稳定,表现为心率、心肌收缩性和外周血管张力明显降低,常伴动脉低血压。这一现象称为"再灌注综合征"。再灌注阶段常可发生心律失常、心功能衰竭及大的气体栓塞,是术中死亡的主要原因。下腔静脉吻合期间,用冷盐水通过门静脉冲洗肝脏,可冲掉供肝的保存液、代谢产物和空气;吻合完成后,密切观察血流动力学状态的同时逐步开放门静脉和腔静脉,以免大量胃肠血和残留的肝保存液快速回心;新肝进入循环前给予大剂量皮质激素,抑制免疫反应,以上措施可有效降低再灌注综合征的严重程度。不严重的再灌注综合征通常持续时间较短,不需治疗;较严重者需血管加压药支持,常用药物有肾上腺素和去甲肾上腺素。

3）输血和输液：肝移植手术失血量较大。出血通常不是由于大血管的吻合存在问题，更经常是由于门体静脉间复杂的侧支血管引起。术中常需大量补液以满足组织器官，尤其是肾脏灌注。容量的补充优先选用胶体，不含乳酸的晶体液如乙酸林格液既可维持体内电解质平衡，又可避免进一步的乳酸中毒，也可使用。新鲜冰冻血浆（FFP）因含有丰富的凝血因子而常规使用。红细胞悬液（血细胞比容 40％～50％）提高血液的携氧能力，增加组织器官的氧供，经常使用。血液保护措施可以降低血制品的用量。另外，液体及血制品应加温后输入，以维持患者体温。大量输入胶体液，晶体液和血制品，可能增加肝脏充盈，导致术中失血量增加，也通过血液稀释作用而使凝血异常更加严重，同时在新肝再灌注的早期存在容量过负荷的风险，而过度限制容量常需使用大量血管收缩药，存在全身尤其是肾脏低灌注的风险，因此必须在维持一定血压和控制低血容量之间找到平衡。CVP 控制在 3～5 mmHg 的水平是适宜的，对低血压患者，应该首先纠正低血容量，在此基础上使用血管收缩药物。

4）电解质管理：库存血的钾负荷很高，快速输库存血可能出现高钾血症，尤其在合并肾功能不全和酸中毒时。因此，必须常规检测血钾浓度，积极治疗高钾血症。措施包括葡萄糖-胰岛素注射，利尿，用洗血细胞机洗涤库存血及血液滤过等。低钾血症危险性小一些，常在手术后期由于移植肝对钾的再摄取而发生。补钾应慎重，警惕过度治疗。

5）凝血机制紊乱的处理：大量输液的稀释，病理性纤维蛋白溶解，人工胶体的影响和从新肝中释放的肝素样物质和炎症介质，使肝移植手术中存在纤溶过度的情况，可使用抗纤溶药治疗。血小板、血浆和冷沉淀仍然是凝血治疗的主要药物。维持体温正常也是保持凝血功能的有力手段。

6）凝血监测在处理术中出血方面有很重要的意义。除血小板计数外，血栓弹力图可以迅速地提供全血中血块形成的速率和机械强度信息，并可清楚检测出非正常纤维蛋白溶解，可指导治疗。同时，肝移植手术中血栓形成和高凝状态也可能引起致死性并发症。血栓性并发症可发生在手术的任何阶段，TEE 在快速诊断方面显示了优越性。术中和术后为避免血栓形成，血红蛋白输入应控制在 100 g/L 以内。

7）脑保护：在病肝切除和新肝再灌注过程中，颅内压（ICP）可能升高，ICP＜25 mmHg 是广泛接受的标准。当高于 25 mmHg 10 分钟以上时，应予以干预。方法包括：头高位倾斜30°，甘露醇或高张生理盐水注射等。过度通气可通过收缩血管迅速降低 ICP，但只作为紧急情况的急救措施而短时间采用，需避免脑血管长时间痉挛，导致氧供减少。

8）手术后期管理：新肝的肝动脉流量具有压力依赖性，此时应维持全身动脉血压。如肝动脉流量仍然不足，应通过主动脉架桥重建肝动脉。新肝功能良好的标志是：肝动脉流量良好、早期形成胆汁、体温上升、凝血状态改善、酸中毒纠正、血钾降低和二氧化碳排出增加。

（五）腹腔镜手术麻醉

腹腔镜手术具有术后疼痛轻、活动早、美容效果好、住院时间短等优点，在普外科手术中所占比例越来越大。近年来，腹腔镜的适用范围逐渐扩大，一些高龄和危重患者也成为手术适用人群，这使麻醉医师面临严峻考验。一方面，腹腔镜可能严重影响这些患者的心血管功能和呼吸功能；另一方面，腹腔镜手术本身是一种微创操作，与开腹手术相比很有优势。麻醉医师必须对患者的情况进行更准确的评估，对可能出现的并发症早期诊断、早期处理，避免不良后果的发生。

腹腔镜手术必须向腹腔内注入气体(通常是二氧化碳),形成气腹状态以利手术操作。气腹和患者的特殊体位将导致一系列病理生理改变。患者的自身状况,包括病态肥胖,年龄以及心肺并发症等,也决定着心血管反应发生的严重程度。麻醉医师需全面了解腹腔镜手术的病理生理改变,为外科手术提供更安全的技术支持。

1.病理生理改变

病理生理改变最主要的因素是腹内压和患者体位的影响。

建立气腹是向腹腔内充入 CO_2 气体,为腹腔内操作提供良好视野和足够空间。手术过程中不可避免的存在 CO_2 吸收,高碳酸血症本身可增加分钟通气量,使交感神经系统兴奋,血压、心率和心肌收缩力增加,可导致心律失常。气腹必然会引起腹内压(IAP)升高,并对心血管系统、呼吸系统和神经系统产生明显影响,患者的不利体位将进一步影响心脏和肺功能,增加反流的风险,并可能导致神经损伤。

(1)对循环系统的影响:最主要的血流动力学变化有动脉血压变化(低血压和高血压),心律失常和心搏骤停。

腹内压一般维持在 $12\sim15$ mmHg。不同水平的腹内压影响不同,<15 mmHg 时,内脏血管床受到挤压,静脉回流增加,心排血量增加;同时,高碳酸血症使心脏交感兴奋性增加,外周血管收缩,心脏充盈压增加,这是心排血量增加的另一个原因。而且,心脏交感兴奋性增加也使体循环阻力增加,心指数降低。腹内压高于 15 mmHg 时,下腔静脉和血管床受压严重,静脉回流减少,可致心排血量降低和低血压。心律失常有快速型和缓慢型。快速型心律失常主要是由于 CO_2 吸收和儿茶酚胺水平增高。缓慢型心律失常,包括心动过缓、房室分离,结性心律和心搏骤停等。原因包括气腹引起的腹膜牵张反应、迷走神经刺激、二氧化碳气栓等。

患者体位变化也影响心血管变化。头高位减少静脉回流和心排血量,结果是动脉压和心指数下降,外周血管和肺血管阻力增加。相反,头低位增加静脉回流,血压维持正常。心血管功能正常的患者可以很好耐受前负荷和后负荷及体位变化,但患有心血管疾病的患者耐受能力降低,严重者可出现急性肺水肿,心脏功能衰竭,需对容量负荷、体位和气腹压力仔细地观察和调控。

(2)对呼吸系统影响:腹腔镜引起的肺功能变化包括肺容量降低,气道压增加,及由于腹内压增高和患者体位变化引起的肺顺应性下降。

腹内压增高使膈向头侧移动,一方面导致功能残气量降低,出现术中肺不张,通气-灌注(V/Q)比例失调;另一方面,还可使支气管插管的发生率增高。这些病理生理变化将引起缺氧和高碳酸血症,最终导致缺氧性肺血管收缩。气腹可降低呼吸系统顺应性,使气道压增加。高腹内压使胸廓顺应性降低更多,并可由于肺泡压增加引起气胸和纵隔积气,尤其是在患有严重肺部疾病的患者行腹腔镜上腹部手术时更易发生。呼吸机制和血气变化也受患者体位和气腹时间的影响:头高位对呼吸功能的影响减少,头低位对呼吸功能的影响更加严重;气腹时间越长,CO_2 吸收越多,血气变化越明显。

有严重肺功能障碍的患者,术前应做动脉血气分析和肺功能检查,术中应留置桡动脉套管针,监测血气变化。当术中发生难治性低氧、高碳酸血症,或高气道压时,应放掉气腹。如果缓慢充气,使用低腹内压,仍发生以上并发症,必须转为开腹手术。

(3)对神经系统影响:高碳酸血症、头低位和腹内压增加,都会伴随颅内压(ICP)增加,进而引起脑灌注压降低,因此颅内顺应性降低的患者进行腹腔镜手术是不适宜的。

2.腹腔镜手术的禁忌证

(1)绝对禁忌证包括:休克,颅内压增加,高度近视和/或视网膜剥离,外科器械不足和监测设备不足。

(2)相对禁忌证包括:有肺大泡、自发性气胸病史;妊娠;威胁生命的急症等。长于6小时的腹腔镜操作常伴有酸中毒和低氧血症,需慎重考虑。新开展的腹腔镜操作,必须精心准备,慎重操作。

3.麻醉方法

腹腔镜手术的麻醉,特别强调心血管稳定性好,药物短效、恢复迅速和术后疼痛轻等方面。气管内插管全身麻醉可以控制通气,是最安全和有效的方法。

吸入麻醉药和静脉麻醉药,阿片类镇痛药,肌肉松弛药都可用于腹腔镜手术麻醉。主要选择短效药物,如七氟烷,地氟烷,丙泊酚等。使用脑电双频指数(BIS)监测来精确控制麻醉深度,可以明显减少麻醉药物需要量,缩短恢复时间。"超短效"阿片类镇痛药,如瑞芬太尼,心血管反应轻,可提供良好的血流动力学稳定性,没有术后呼吸抑制和恢复延迟的风险,在腹腔镜手术中应用越来越广。肌肉松弛药以维库溴铵,阿曲库铵,顺式阿曲库铵和美维松等中、短效药物为主,在神经肌肉阻滞监测的指导下使用,能很好地实现术终神经肌肉阻滞完全恢复。

气腹过程中需维持$P_{ET}CO_2$在正常水平。COPD患者和有自发性气胸、肺大泡病史的患者,增加呼吸频率好于增加潮气量,可降低气胸的风险。心功能不全的患者,应该避免使用对心脏有直接抑制作用的药物。输注血管扩张剂,如尼卡地平,降低气腹引起的心血管反应,对心脏病患者可能有益。腹腔镜手术中由于迷走神经紧张性增加,有反射增强的潜在可能,对阿托品的使用应持积极态度。

4.术中监测

腹腔镜手术中必须使用合适的监测项目,以减少并发症,确保麻醉安全有效。心电图、动脉血压、气道压、脉搏氧饱和度、呼气末二氧化碳($P_{ET}CO_2$)、肌松监测都是常规使用项目。对于血流动力学不稳定或合并心肺功能障碍的患者,及病态肥胖患者,应加用心血管监测和血气分析及尿量监测。

腹腔镜手术经常使用无创$P_{ET}CO_2$评估通气功能是否足够。但由于存在V/Q失衡,$P_{ET}CO_2$与动脉血二氧化碳分压($PaCO_2$)相比,可能存在很大差异,心肺功能不全的患者,二者之间差异更大。因此,并存心肺疾患的患者和术中可能出现低氧,高气道压,或$P_{ET}CO_2$升高的患者,需留置动脉套管针,持续动脉压监测和动脉血气分析。

肌松监测保证提供足够的肌肉松弛,良好的腹壁张力而减轻对腹内压的依赖,并可避免患者突然体动,减少器官意外损伤概率,非常实用。但在神经肌肉阻滞充分的情况下,可能发生麻醉深度不足引起知晓,使用BIS监测,可减少这种情况发生。此二项监测还可指导麻醉药用量,改善恢复质量。

5.腹腔镜手术的并发症

由于手术类型不同,外科医师受训程度和经验不同,腹腔镜手术的并发症差异很大。

(1)腹膜外充气:因气腹针位置错误引起,可致血管内,皮下组织内,腹膜前间隙、内脏、网膜、肠系膜或腹膜后隙二氧化碳充气。

腹壁或腹膜血管撕裂,甚至直接血管内充气,可能导致气体栓塞,这种情况很少出现,但却是腹腔镜手术的致死性并发症。表现为低血压、发绀、心律失常、心搏骤停。TEE 可以早期发现和确诊。如果怀疑有气栓,应立即停止注气,放掉气腹。患者转为左侧卧、头低体位,使气体转移到右心室顶端,防止进入肺动脉。纯氧过度通气,可加速二氧化碳排除,放置中心静脉导管吸出气体,随时准备心肺复苏。

二氧化碳皮下充气可引起皮下气肿。表现为胸壁或腹壁触及捻发音或握雪感,伴随气道压升高和 $P_{ET}CO_2$ 浓度升高,可致严重高碳酸血症和呼吸性酸中毒。多数患者不需要特殊干预,放掉气腹后会消退。

(2)气胸:气腹时,气体可通过腹膜破口,或通过膈的先天缺陷(胸腹膜管未闭)进入胸腔而发生气胸;或由于气道压过高,肺大泡自发破裂也可导致气胸。气胸可以无症状,严重者也可表现为低血压和心脏骤停。治疗取决于心肺功能受抑制的程度,轻者可在严密观察下保守治疗,重者需作胸腔闭式引流。

(3)纵隔积气和心包积气:皮下气肿从颈部延伸到胸腔和纵隔可能导致纵隔积气。纵隔气肿还可由于 CO_2 通过心包腔和腹腔间的胚胎性通道进入纵隔而形成。处理取决于心肺功能受损的严重程度。患者需要放掉气腹。

(4)血管损伤:意外损伤大血管,如主动脉、髂总动脉、下腔静脉等,可导致严重并发症,需立即转为开腹手术控制出血。其他小血管损伤,如腹壁血管等,可在腹腔镜下处理。

(5)器官损伤:胃肠道损伤涉及小肠,结肠,十二指肠和胃,也有肝、脾和结肠系膜撕裂伤。腹腔镜手术前,胃肠减压和留置导尿有一定保护作用。

(六)其他手术麻醉

随着腔镜设备和外科手术技术的发展,微创手术范围越来越广,甲状腺腔镜、乳腺腔镜在临床也有应用。麻醉方法以全身麻醉为主。

三、麻醉后监护

大多数患者麻醉苏醒期是比较平稳的,但突发且危及生命的术后并发症也随时可能发生。患者从麻醉状态到完全清醒,以及最后回到普通病房这一阶段,对意识、呼吸和外周灌注进行严密监测是十分必要。麻醉后监护病房(postanesthesia care unit,PACU)可以提供良好监测和处理,极大地增加了麻醉和手术的安全性。

PACU 的大小由手术量决定,通常每间手术室约 1.5 张 PACU 病床。PACU 由麻醉医师、护士和急救人员组成,人员安排要灵活,在患者苏醒的最初 15 分钟护士与患者的比例应为1:1,之后是 1:2 或 1:3。对高危患者,则比例上升至 2:1。PACU 应紧邻手术室,必要时使患者能迅速重返手术室,有 X 线检查和实验室设备,并备有进一步生命支持的药物和设备。根据患者病情定时监测和记录生命体征,必要时加做有创监测。PACU 毗邻重症监护病房(ICU)也同样重要,如果患者恢复时间延长或需要监测的项目增多,应转入 ICU。

PACU 中最常见的并发症是恶心呕吐。预防、发现和治疗心肺并发症是 PACU 的主要意义。ASA 分级较高、麻醉持续 2~4 小时、紧急手术、腹部和骨科手术患者并发症最多。

转出 PACU 前应达到一定的标准。Aldrete 改良的评分是活动度、呼吸、循环、意识及氧饱和度等指标的量化,至少达到 9 分提示患者可转出。

第二章　普外科疾病

第一节　应激性溃疡

应激性溃疡(stress ulcer,SU)又称急性胃黏膜病变(acute gastric mucosa lesion,AGML)或急性应激性黏膜病(acute stress mucosal lesion,ASML),是指机体在各类严重创伤或疾病等应激状态下发生的食管、胃或十二指肠等部位黏膜的急性糜烂或溃疡。Curling最早在1842年观察到严重烧伤患者易发急性胃十二指肠溃疡出血,1932年Cushing报告颅脑损伤患者易伴发SU。现已证实,SU在重症患者中很常见,75%~100%的重症患者在进入ICU 24小时内发生SU。0.6%~6%的SU并发消化道大出血,而一旦并发大出血,会导致约50%患者死亡。SU病灶通常较浅,很少侵及黏膜肌层以下,穿孔少见。

一、病因

诱发SU的病因较多,常见病因包括严重创伤及大手术后、全身严重感染、多器官功能障碍综合征和(或)多器官功能衰竭、休克及心肺脑复苏后、心脑血管意外、严重心理应激等。其中由严重烧伤导致者又称Curling溃疡,继发于重型颅脑外伤的又称Cushing溃疡。

二、病理生理

目前认为SU的发生是由于胃运动、分泌、血流、胃肠激素等多种因素的综合作用,使损伤因素增强,胃黏膜防御作用减弱,不足以抵御胃酸和胃蛋白酶的侵袭,最终导致胃黏膜损害和溃疡形成。

正常生理状态下,胃十二指肠黏膜具有一系列防御和修复机制,以抵御各种侵袭因素的损害,维持黏膜的完整性。这些防御因素主要包括上皮前的黏液和碳酸氢盐屏障、上皮细胞及上皮后的微循环。

1.黏液和碳酸氢盐屏障

胃黏液是由黏膜上皮细胞分泌的一种黏稠、不溶性的冻胶状物,其主要成分为糖蛋白,覆盖在胃黏膜表面形成黏液层,此层将胃腔与黏膜上皮细胞顶面隔开,并与来自血流或细胞内代谢产生的HCO_3^-一起构成黏液和碳酸氢盐屏障。黏液层是不流动层,H^+在其中扩散极慢,其中的HCO_3^-可充分与H^+中和,并造成黏液层的胃腔侧与黏膜侧之间存在pH梯度,从而减轻胃酸对黏膜上皮细胞的损伤。

2.胃黏膜屏障

胃黏膜上皮细胞层是保护胃黏膜的重要组成部分,胃腔面的细胞膜由脂蛋白构成,可阻碍胃腔内H^+顺浓度梯度进入细胞内,避免了细胞内pH降低。同时上皮细胞能在黏膜受损后进行快速迁移和增生,加快黏膜修复。

3.黏膜血流

可为黏膜提供氧、营养物质及胃肠肽类激素等以维持其正常功能,还可及时有效清除代谢产物和逆向弥散至黏膜内的 H^+,维持局部微环境稳定。此外,胃黏膜内存在许多具有细胞保护作用的物质,如胃泌素、前列腺素、生长抑素、表皮生长因子等,有保护细胞,抑制胃酸分泌,促进上皮再生的作用。

在创伤、休克等严重应激情况下,黏膜上皮细胞功能障碍,不能产生足够的 HCO_3^- 和黏液,黏液和碳酸氢盐屏障受损;同时交感神经兴奋,使胃的运动功能减弱,幽门功能紊乱,十二指肠内容物反流入胃,加重对胃黏膜屏障的破坏;应激状态下胃黏膜缺血坏死,微循环障碍使黏膜上皮细胞更新减慢;应激时前列腺素(PGs)水平降低,儿茶酚胺大量释放,可激活并产生大量活性氧,其中的超氧离子可使细胞膜脂质过氧化,破坏细胞完整性,并减少核酸合成,使上皮细胞更新速度减慢,加重胃黏膜损伤。活性氧还可与血小板活化因子(PAF)、白三烯(LTC)、血栓素(TXB_2)等相互作用,参与多种原因所致的 SU 发病过程。

三、临床表现

消化道出血是 SU 的主要表现,可出现呕血和(或)黑便,或仅有胃液或大便隐血阳性。出血的显著特点是具有间歇性,可间隔多天,这种间歇特性可能是由于原有黏膜病灶愈合同时又有新病灶形成所致。消化道出血量大时常有血压下降,心率增快,体位性晕厥,皮肤湿冷,尿少等末梢循环衰竭表现,连续出血可导致血红蛋白下降,血尿素氮增多,甚至出现重要脏器功能衰竭。除出血外,SU 可出现上腹痛、腹胀、恶心、呕吐、反酸等消化道症状,但较一般胃、十二指肠溃疡病轻。由于 SU 常并发于严重疾病或多个器官损伤,其临床表现容易被原有疾病掩盖。

四、辅助检查

(一)胃镜检查

胃镜检查是目前诊断 SU 的主要方法。病变多见于胃体及胃底部,胃窦部少见,仅在病情发展或恶化时才累及胃窦部。胃镜下可见胃黏膜充血、水肿、点片状糜烂、出血,以及大小不一的多发性溃疡,溃疡边缘整齐,可有新鲜出血或血斑。Curling 溃疡多发生在胃和食管,表现为黏膜局灶性糜烂,糜烂局部可有点片状或条索状出血,或呈现大小不等的瘀点及瘀斑,溃疡常为多发,形态不规则,境界清楚,周围黏膜水肿不明显,直径多在 0.5～1 cm。Curling 溃疡内镜下表现与其他类型 SU 相似,但病变形态多样,分布较广,病程后期胃黏膜病变处因细菌感染可见脓苔。

(二)介入血管造影

行选择性胃十二指肠动脉造影,当病灶活动性出血量大于 0.5 mL/min 时,可于出血部位见到造影剂外溢、积聚,有助于出血定位。但阴性结果并不能排除 SU。

(三)其他

X 线钡剂造影不适用于危重患者,诊断价值较小,现已很少应用。

五、诊断

SU 的诊断主要靠病史和临床表现。中枢神经系统病变(颅内肿瘤、外伤、颅内大手术等)、严重烧伤、外科大手术、创伤和休克、脓毒血症和尿毒症等患者出现上腹部疼痛或消化道出血时,要考虑到 SU 可能,确诊有赖于胃镜检查。

六、治疗

(一)抑酸治疗

目标是使胃内 pH>4,并延长 pH>4 的持续时间,从而降低 SU 的严重程度,治疗和预防 SU 并发的出血。目前常用的抑酸药物主要有 H_2 受体阻滞剂和质子泵抑制剂。H_2 受体阻滞剂可拮抗胃壁细胞膜上的 H_2 受体,抑制基础胃酸分泌,也抑制组胺、胰岛素、胃泌素、咖啡因等引起的胃酸分泌,降低胃酸,保护胃黏膜,并通过干扰组胺作用,间接影响垂体激素的分泌和释放,从而达到控制 SU 出血的作用。常用药物有雷尼替丁(100 mg 静脉滴注,2~4 次/d),法莫替丁(20 mg 静脉滴注,2 次/d)。质子泵抑制剂能特异性作用于胃黏膜壁细胞中的 H^+-K^+-ATP 酶,使其不可逆性失活,从而减少基础胃酸分泌和各种刺激引起的胃酸分泌,保护胃黏膜,缓解胃肠血管痉挛状态,增加因应激而减少的胃黏膜血流,显著降低出血率和再次出血的发生率。但质子泵抑制剂减少胃酸同时也降低胃肠道的防御功能,利于革兰阴性杆菌生长,不利于对肺部感染及肠道菌群的控制,长期应用还可引起萎缩性胃炎等,并可能与社区获得性肺炎或医院获得性肺炎相关。常用药物如奥美拉唑和潘妥拉唑,40 mg 静脉滴注,2 次/d。

(二)保护胃黏膜

前列腺素 E_2 可增加胃十二指肠黏膜的黏液和碳酸氢盐分泌,改善黏膜血流,增强胃黏膜防护作用,同时可抑制胃酸分泌。硫糖铝、氢氧化铝凝胶等可黏附于胃壁起到保护胃黏膜的作用,并可以降低胃内酸度。用法可从胃管反复灌注药物。

(三)其他药物

近年研究认为氧自由基的大量释放是 SU 的重要始动因子之一,别嘌呤醇、维生素 E 及中药复方丹参、小红参等具有拮抗氧自由基的作用,但临床实际效果还需循证医学方法证实。

(四)SU 并发出血的处理

一般先采用非手术疗法,包括输血,留置胃管持续胃肠负压吸引,使用抑酸药物,冰盐水洗胃等。有条件时可行介入治疗,行选择性动脉插管(胃左动脉)后灌注血管升压素。另外,如果患者情况可以耐受,可行内镜下止血,如钛夹止血、套扎止血、局部应用组织黏附剂和药物止血、黏膜内或血管内注射止血剂、高频电和氩离子凝固止血等。若非手术治疗无效,对持续出血或短时间内反复大量出血,范围广泛的严重病变,需及时手术治疗,原则是根据患者全身情况、病变部位、范围大小及并发症等选择最简单有效的术式。病变范围不大或十二指肠出血为主者,多主张行胃大部切除或胃大部切除加选择性迷走神经切断术。若病变范围广泛,弥散性大量出血,特别是病变波及胃底者,可视情况保留 10% 左右的胃底,或行全胃切除术,但全胃切除创伤大,应谨慎用于 SU 患者。

七、预防

预防 SU 的基本原则是积极治疗原发病,纠正休克和抑制胃酸。具体措施包括:积极治疗原发病和防治并发症;维护心肺等重要器官正常功能;及时纠正休克,维持有效循环容量;控制感染;维持水、电解质及酸碱平衡;预防性应用抑酸药物;避免应用激素及阿司匹林、消炎痛等非甾体类抗炎药;对有腹胀及呕吐者留置胃管减压,以降低胃内张力,减轻胃黏膜缺血和十二指肠反流液对胃黏膜的损害。

第二节　急性胃扭转

胃因各种原因而发生沿其纵轴或横轴的过度转位称为胃扭转,但先天性内脏反位除外。胃扭转可发生于任何年龄,但以 40~60 岁多见。胃扭转在临床并不常见,有急性和慢性之分,慢性较急性常见。急性胃扭转与解剖异常有密切关系,发展迅速,不易诊断,常导致治疗延误,以往报道死亡率可高达30%~50%,但随现代诊疗技术的进步,病死率已降至 1%~6%。

一、病因

急性胃扭转多数存在解剖学因素,在不同诱因激发下致病。胃的正常位置主要依靠食管下端和幽门固定,其他部位由肝胃韧带、胃结肠韧带、胃脾韧带以及十二指肠制约,故不能做180°的转动。若韧带松弛或缺如,在某些诱因下即可发生部分或全部胃扭转。暴饮暴食、急性胃扩张、胃下垂等都是胃扭转的诱发因素。较大的食管裂孔疝、膈疝、膈肌膨出、周边脏器如肝脏或胆囊的炎性粘连等,都可使胃的解剖位置变化或韧带松弛,而发生继发性胃扭转。

二、临床分型

根据扭转方式不同,可分为以下 3 型。

(一)纵轴型或器官轴型

胃沿贲门与幽门的连线(纵轴)发生旋转,胃大弯向上向右翻转,致小弯向下,大弯向上。胃可自前方或后方发生旋转,有时横结肠亦随大弯向上移位。

(二)横轴型或系膜轴型

即胃沿小弯中点至大弯的连线(横轴)发生旋转。幽门向上向左旋转,胃窦转至胃体之前,或胃底向下向右旋转,胃体转至胃窦之前。胃前后壁对折而形成两个腔。

(三)混合型

混合型扭转兼有上述两型不同程度的扭转,约占10%。3 种类型中以横轴型扭转常见,纵轴型次之,混合型少见。

三、临床表现

急性胃扭转起病突然,有突发的上腹部疼痛,程度剧烈,并放射至背部或左胸肋部。常伴频繁呕吐,量不多,不含胆汁。如为胃近端梗阻则为干呕。胃管常难以插入。体检见上腹膨胀而下腹柔软平坦。急性胃扭转造成较完全的贲门梗阻时,上腹局限性膨胀疼痛、反复干呕和胃管不能插入三联征被认为是诊断依据。如扭转程度较轻,则临床表现很不典型。

四、辅助检查

(一)实验室检查

血常规可出现白细胞、中性粒细胞升高,出现并发症如上消化道大出血时,则出现急性血红蛋白下降。亦可出现低钠、低钾血症等。

(二)影像学检查

1.X 线检查

立位胸腹部 X 线片可见左上腹有宽大液平的胃泡影,胃角向右上腹或向后固定,不随体位改变,左侧膈肌抬高或有膈疝表现,犹如胃泡位于下胸腔。

2.上消化道钡剂检查

在胃扭转早期可见十二指肠无钡剂充盈,典型表现为钡剂不能通过贲门。若经胃管减压成功,缓解急症状态后再行钡剂造影检查,纵轴型扭转可见胃上下颠倒,胃大弯位于胃小弯之上,胃底液平面不与胃体相连,胃体变形,幽门向下,胃黏膜皱襞可呈扭曲走行;横轴型扭转可见胃食管连接处位于膈下的异常低位,而远端胃位于头侧,胃体、胃窦重叠,贲门和幽门可在同一水平,食管下端梗阻,呈尖削阴影。

(三)内镜检查

急性胃扭转时行胃镜检查具有难度,可发现镜头插入受阻,胃内解剖关系失常,包括胃大弯侧纵行皱襞在上方,而胃小弯在下方,胃前后位置颠倒,胃形态改变或消失,无法看见幽门等。在有些患者可发现食管炎、胃肿瘤或胃溃疡。经内镜充气或旋转镜身等操作后部分胃扭转可复位,成为胃扭转良好的非手术治疗选择。

五、治疗

急性胃扭转少见于临床,且其临床表现与其他急腹症有混淆之处,容易发生误诊。发生急性胃扭转时应先试行放置胃管,若能抽出部分液体气体,可以缓解急性症状,为进一步检查和治疗创造条件。胃镜已成为诊断和治疗本病的主要手段。

胃镜复位方法:胃镜通过贲门后先注气扩张胃体腔,然后循腔进镜,以确定胃扭转的类型、部位、方向、程度,依胃扭转的类型采取不同方法复位。若胃腔潴留液过多,应首先吸出再注气循腔进镜,根据扭转方向逆时针或顺时针旋转镜身并向前推进,若能看见幽门,继续注气即可复位,有时需要旋转数次方能复位。若侧卧位胃镜不易进入胃腔,让患者变换为仰卧可能容易将胃镜置入。复位后可给患者腹部加压,进流质饮食3天。

急性胃扭转若胃管减压和内镜诊疗未成功,即应急诊手术治疗。胃扭转可能导致胃壁缺血坏死,但少见。多数情况下术前诊断难以明确,而是以急腹症诊断剖腹探查,在术中明确诊断。若胃扩张明显,应先抽除积气积液后再探查。若发现导致胃扭转的病因,如膈疝,胃肿瘤和溃疡,粘连带,周围韧带松弛等,应针对病因进行手术治疗,如膈疝修补和胃固定术等。若需行胃切除术或较复杂的手术,必须评估患者整体情况,在可耐受的情况下进行。否则应遵循损伤控制原则(DC),以最简单迅速的方式结束手术,病情好转后再行后期治疗。围术期需纠正水、电解质紊乱,给予液体和营养支持,术后应持续胃肠减压数天。

第三节　急性胃扩张

急性胃扩张是指短期内由于大量气体和液体积聚,胃和十二指肠上段高度扩张而致的一种综合征。通常为某些内外科疾病或麻醉手术的严重并发症,临床并不常见。

一、病因与发病机制

器质性疾病和功能性因素均可导致急性胃扩张,常见者归纳为四类。

(一)饮食过量或饮食不当

尤其是狂饮暴食,是引起急性胃扩张的最常见病因。短时间内大量进食使胃突然过度充盈,胃壁肌肉受到过度牵拉而发生反射性麻痹,食物积聚于胃内,胃持续扩大。

(二)麻醉和手术

尤其是腹盆腔手术及迷走神经切断术,均可直接刺激躯体或内脏神经,引起胃自主神经功能失调,胃壁反射性抑制,胃平滑肌弛缓,进而形成扩张。麻醉时气管插管,术后给氧和胃管鼻饲,亦可使大量气体进入胃内,形成扩张。

(三)疾病状态

胃扭转、嵌顿性食管裂孔疝、各种原因所致的十二指肠淤滞、十二指肠肿瘤、异物等均可引起胃潴留和急性胃扩张。幽门附近的病变,如脊柱畸形、环状胰腺、胰腺癌等偶可压迫胃的输出道引起急性胃扩张。躯体上石膏套后1～2天发生急性胃扩张,即"石膏管型综合征",可能是脊柱伸展过度,十二指肠受肠系膜上动脉压迫的结果。情绪紧张、精神抑郁、营养不良均可引起植物神经紊乱,使胃的张力减低和排空延迟,在有诱发因素时发生急性胃扩张。糖尿病神经血管病变,使用抗胆碱能药物,水、电解质平衡紊乱,严重感染均可影响胃的张力和排空,导致急性胃扩张。

(四)创伤应激

尤其是上腹部挫伤或严重复合伤,可引起胃的急性扩张。其发生与腹腔神经丛受强烈刺激有关。

发生急性胃扩张时,由于胃黏膜的表面积剧增,胃壁受压,血液循环受阻,加之食物发酵刺激胃黏膜发生炎症,使胃黏膜有大量液体渗出。同时,胃窦扩张和胃内容物刺激使胃窦分泌胃泌素增多,刺激胃液分泌。小肠受扩张胃的推移而使肠系膜受到牵拉,一方面影响腹腔神经丛而加重胃的麻痹,另一方面使十二指肠水平部受肠系膜上动脉压迫,空肠上部亦受到牵拉而出现梗阻。幽门松弛等因素使十二指肠液反流增多。胃扩张后与食管角度发生改变,使胃内容物难以经食管排出。这些因素互为因果,形成恶性循环,终使胃急性进行性扩大,形成急性胃扩张。如病情继续发展,胃壁血液循环状况将进一步恶化,胃、十二指肠腔可出现血性渗出,最终发生胃壁坏死穿孔。

二、临床表现

(一)症状和体征

术后患者常于术后开始进流质饮食后2～3天发病。初期仅进食后持续上腹饱胀和隐痛,可有阵发性加剧,少有剧烈腹痛。随后出现频繁呕吐,初为小口,以后量逐渐增加,呕吐物为混浊棕绿色或咖啡色液体,无粪臭味。呕吐为溢出性,不费力,吐后腹痛腹胀不缓解。腹部呈不对称性膨隆(以上腹为重),可见无蠕动的胃轮廓,局部有压痛,并可查见振水音。也可呈全腹膨隆。脐右侧偏上可出现局限性包块,外观隆起,触之光滑而有弹性,轻压痛,此为极度扩张的胃窦,称"巨胃窦征",是急性胃扩张的特有体征。腹软,可有位置不定的轻压痛,肠鸣音减弱。随病情进展患者全身情况进行性恶化,严重者可出现脱水、酸中毒或碱中毒,并表现为烦躁不安、呼吸急促、手足抽搐、血压下降和休克。晚期可突然出现剧烈腹痛和腹膜炎体征,提示胃穿孔。救治不及时将导致死亡。

(二)辅助检查

1.实验室检查

常规血液尿液实验室检查可发现血液浓缩,低钾、低钠、低氯血症和碱中毒,脱水严重致肾衰竭者,可出现血肌酐、尿素氮升高。白细胞多不升高。呕吐物隐血试验为强阳性。

2.X 线检查

立位腹部 X 线片可见左上腹巨大液平面和充满腹腔的特大胃影,左膈肌抬高。

3.B 超检查

胃肠道气体含量较多,一般不适合 B 超检查,但对于一些暴饮暴食导致的急性胃扩张,B 超是一项直接、简便的检查,可见胃内大量食物残留及无回声暗区。

4.CT

CT 可见极度扩大的胃腔及大量胃内容物,胃壁变薄。

三、诊断和鉴别诊断

根据病史、体征,结合实验室检查和影像学检查,诊断一般不难。手术患者进食后初期或过分饱食后,如出现多次溢出性呕吐,并发现上腹部膨隆,振水音,即应怀疑为急性胃扩张。置入胃管后如吸出大量混浊棕绿色或咖啡色液体,诊断即可成立,不应等到大量呕吐和虚脱症状出现后,才考虑本病可能。在严重创伤和感染的危重患者,如出现以上征象也应想到本病可能。

鉴别诊断主要包括幽门梗阻、肠梗阻和肠麻痹、胃瘫。幽门梗阻有胃窦及幽门部的器质性病变,如肿瘤、溃疡瘢痕狭窄等,可表现为上腹饱胀和呕吐,呕吐物为酸臭宿食,胃扩张程度及全身症状较轻。肠梗阻和肠麻痹主要累及小肠,腹胀以腹中部明显,胃内不会有大量积液积气,立位腹部 X 线片可见多个阶梯状液平。弥散性腹膜炎导致的肠麻痹具有腹膜炎体征。但需注意急性胃扩张穿孔导致弥散性腹膜炎的情况。胃瘫在外科主要发生在腹部大手术后,由胃动力缺乏所致,表现为恢复饮食后的上腹饱胀和呕吐,呕吐多在餐后 4～6 小时,呕吐物为食物或宿食,不含血液,腹胀较急性胃扩张轻,消化道稀钡造影可显示胃蠕动波消失,胃潴留,但多没有严重的胃腔扩张。

四、治疗

急性胃扩张若早期诊断和治疗,预后良好。及至已发生休克或胃坏死穿孔时,手术死亡率高,早年文献记载可达 75%。暴饮暴食导致的急性胃扩张病死率仍高,可达 20%,早期诊断和治疗是降低病死率的关键。

(一)对于手术后急性胃扩张的措施

1.留置鼻胃管

吸出胃内全部积液,用温等渗盐水洗胃,禁食,并持续胃管减压,至吸出液为正常性质为止,然后开始少量流质饮食,如无潴留,可逐渐增加。

2.调整体位

目的是解除十二指肠水平部的受压,应避免长时间仰卧位,如病情许可,可采用俯卧位,或将身体下部略垫高。

3.液体和营养支持

根据实验室检查经静脉液体治疗调整水、电解质和酸碱平衡。恢复流质饮食前进行全肠外营养支持,恢复进食后逐渐减少营养支持剂量。给予充分液体支持维持尿量正常。

(二)对于暴饮暴食所致的急性胃扩张的措施

胃内常有大量食物和黏稠液体,不易用一般胃管吸出,需要使用较粗胃管并反复洗胃才能清除,但应注意避免一次用水量过大或用力过猛而造成胃穿孔。若洗胃无效则需考虑手术治疗,切开胃壁清除内容物后缝合,术后应继续留置胃管减压,并予经静脉液体和营养支持,逐渐恢复流质饮食。

(三)并发症的治疗

对于已出现腹膜炎或疑有胃壁部分坏死的患者,应积极准备后尽早手术治疗。手术方法以简单有效为原则,如胃切开减压、穿孔修补、胃壁部分切除术等。术后应继续留置胃管减压,并予经静脉液体和营养支持,逐渐恢复流质饮食。

第四节　胃憩室

胃憩室可分类为真性和假性两类。对外科医师而言,在手术时区分这两类是非常明显的,但 X 线检查却会引起诊断困难。

假性胃憩室通常是由于良性溃疡造成深度穿透或局限性穿孔。其他因素包括坏死性肿瘤和粘连向外牵张等。这些胃憩室的壁可能不包含任何可辨认的胃壁。

真性的胃憩室较假性少见。可能会有多发性的,通常憩室壁由胃壁的所有层次组成。病因不确定,可能是先天性的。在所有的胃肠憩室病例报告中,真性胃憩室约占 3%。

一、发生率

有文献报道 412 例真性胃憩室,其中的 165 例是 380 000 例常规钡餐检查中发现,发生率为 0.04%。然而在 Meerhof 系列报道中,在 7500 例常规 X 线钡餐检查中,发现 30 例憩室,发生率为 0.4%。尽管两组发生率相差 10 倍,但不可能代表胃憩室发生率的真正差异,可能与小的病灶易被疏漏及检查者经验等因素有关。

二、病理

胃憩室以发生在右侧贲门的后壁为多见。在 meorof 的报道中,80% 的患者是属于近贲门的胃憩室,其余的多为近幽门的胃憩室。Patmer 报道所收集的 342 例胃憩室中,259 例在胃远端的后壁(73%),31 例在胃窦,29 例在胃体,15 例在幽门,8 例在胃底。

胃憩室大小差异很大,通常为直径 1～6 cm,呈囊状或管状。胃腔和憩室间孔大的可容纳 2 个指尖,最小的只能用极细的探针探及。多数孔径为 2～4 cm。开口的大小与并发症有关,宽颈开口憩室内容物不滞留,并发症发生率较低;腔颈较小者,食物残渣易滞留和细菌过度繁殖,可能引发炎症。另外,憩室开口小者钡剂难以进入憩室腔内,X 线钡餐检查不易发现。

三、临床表现与并发症

憩室可能发生在任何年龄,但最常发生在 20～60 岁的成年人。Palmer 组,成年人占

80％。儿童通常是真性憩室，且易发生并发症。大部分胃憩室是无症状的，有时在一些患者中，充满食物残渣的胃大憩室会引起上腹部胀感及不适，但在缺乏特殊的并发症者，手术切除憩室后很少能减缓症状。

胃憩室并发症罕见。由于内容物滞留和细菌过度繁殖可导致急性憩室炎，严重时会发生穿孔。炎症致局部憩室壁黏膜和血管糜烂，可引起出血和便血。穿孔伴出血则导致腹腔积血。有个案报告成年人胃憩室造成幽门梗阻。罕见的是，憩室内出现恶性肿瘤，异物和胃石。

四、诊断

除发生并发症外，大部分胃憩室无任何症状，故多系在上消化道疾病检查时偶然发现的。在没有其他病理情况时发现憩室较困难。

憩室在上部胃肠道钡餐检查中表现为胃腔的突出物，周围平整圆滑，对照剂有时聚集在囊袋底部，当患者站立时，囊内上部有空气。发生于胃前壁或胃后壁的憩室很容易被忽视，除非使用气钡双重对比造影技术，并取患者头低位或站立位进行检查。小憩室可被误认为穿透性胃溃疡，反之亦然。两者的区分取决于病变的部位，由于近贲门溃疡是少见的。其他运用钡餐进行鉴别诊断的包括：贲门癌、贲门裂隙疝、食管末端憩室和皮革样胃。

患者口服对照造影剂 CT 扫描通常能显示憩室。若不给予对照剂，或憩室没有对照物填充，CT 结果会与肾上腺肿瘤相似。

内镜对鉴别诊断是最有价值的。

五、治疗

仅显示有憩室存在并非手术切除的指征。经常显现模糊的消化不良症状，而无其他异常或憩室的并发症，则手术治疗不会减轻患者的症状。

手术仅适应于有并发症时，如发生憩室炎或出血，或合并其他病灶出现者。当诊断不能确定，剖腹探查是最后手段。

六、手术方法

手术由憩室部位和有无合并病灶而定。

若憩室近贲门，游离胃左侧大网膜，以显露近胃食管孔的后方，小心分离粘连、胃壁和胰腺，显露分离憩室，需要时可牵引憩室以利显露，切除憩室、残端双层缝合。

若剖腹探查时不易发现憩室时，可钳闭胃窦，经鼻胃管注入盐水充盈胃，可能易于发现。

胃小弯和大弯侧憩室做 V 形切除，缝合裂口。幽门窦的憩室可施行部分胃切除术治疗，若合并胃部病灶时尤其适合。

第五节　急性肠梗阻

肠内容物运行由于某些原因发生阻塞，继而引起全身一系列病理生理反应和临床症状。

一、分类

(一)机械性肠梗阻

临床最多见，由于机械性原因使肠内容物不能通过。多见于肠道肿瘤，肠管受压，肠腔狭窄和粘连引起的肠管成角、纠结成团等。肠道粪石梗阻主要见于老年人。

(二)动力性肠梗阻

分为麻痹性肠梗阻和痉挛性肠梗阻,肠道本身无器质性病变,前者由于肠道失去蠕动功能,以至肠内容物不能运行,如低钾血症时;后者则由于肠壁平滑肌过度收缩,造成急性肠管闭塞而发生梗阻,见于急性肠炎和慢性铅中毒等,较为少见。

(三)血运性肠梗阻

肠系膜血管栓塞或血栓形成,引起肠道血液循环障碍,肠管失去蠕动能力,肠内容物停止运行。

二、病因

主要原因依次为肠粘连、疝嵌顿、肠道肿瘤、肠套叠、肠道蛔虫症、肠扭转等。据大宗资料报告,肠粘连引起的肠梗阻占70%～80%。

三、病理生理

急性肠梗阻病因繁多,但肠腔阻塞后的病理生理变化主要概括为以下方面。

(一)肠腔积液积气

正常情况下,人体消化道内的少量气体,随肠蠕动向下推进,部分由肠道吸收,其余最后经肛门排出。消化道气体约70%来自经口吞入的空气,约30%来自肠腔内细菌的分解发酵。这些气体在肠梗阻时不能被吸收和排除,再加上肠道细菌大量繁殖和发酵作用,肠腔胀气会越来越重。肠梗阻时肠道和其他消化腺分泌的大量消化液正常吸收循环途径被阻断,梗阻近端肠腔内大量积液,病程晚期还有肠壁病变引起的渗出,再加上呕吐丢失,将造成严重的水、电解质平衡紊乱,循环血量不足和休克。严重膨胀扩张的小肠还引起腹腔压力增高,膈肌抬高,影响下腔静脉回流,加重心动过速和呼吸急促。

(二)细菌易位与毒素吸收

急性肠梗阻时肠道细菌迅速繁殖,产生大量有毒物质,并经损伤的肠黏膜屏障和通透性增高的末梢血管进入血液循环,肠腔内细菌也发生易位,进入血液、淋巴循环和腹腔,引起全身中毒反应和感染。

(三)肠壁血运障碍

急性完全性肠梗阻的近端肠管扩张逐渐加重,肠壁逐渐变薄,张力增高,进而引起肠壁血运障碍,即绞窄性肠梗阻,肠黏膜可发生溃疡和坏死,肠壁出现出血点和瘀斑,肠腔和腹腔内均有血性液体渗出。随着时间延长,过度扩张的肠壁会因缺血而坏死,继而肠管破裂,引起急性腹膜炎。

以上病理生理改变持续进展将最终导致MODS和死亡。

四、临床表现

急性肠梗阻的症状与梗阻部位和时间有明显关系,位置愈高则呕吐愈明显,容易出现水、电解质平衡紊乱;位置愈低则腹胀愈明显,容易出现中毒和感染;病情随时间逐渐加重。急性肠梗阻的共同症状包括腹痛、腹胀、呕吐和停止排气排便。

(一)腹痛

无血运障碍的单纯性肠梗阻为阵发性腹痛。肠管内容物下行受阻,其近端肠管会加强蠕动,因此出现阵发性绞痛,逐渐加剧。其特点是发作时呈波浪式由轻至重,可自行缓解,有间歇,部位不定。腹痛发作时在有些患者的腹壁可见肠型,听诊可闻及高调肠鸣音。腹痛发作频率随蠕动频率变化,早期较频繁,数分钟至数秒钟一次,至病程晚期肠管严重扩张或绞窄时则转为持续性胀痛。绞窄性肠梗阻腹痛多为持续性钝痛或胀痛,伴阵发性加剧,引起腹膜炎后腹痛最明显处多为绞窄肠管所在部位。麻痹性肠梗阻腹痛较轻,为持续性全腹胀痛,甚至没有明显腹痛,而主要表现为明显腹胀。

腹痛随病情发展而变化,阵发性绞痛转为持续性腹痛伴阵发性加剧提示病情加重,肠梗阻可能由不全性转为完全性,单纯性转为绞窄性。

(二)呕吐

急性肠梗阻时多数患者有呕吐症状,呕吐程度和呕吐物性质与梗阻部位及程度有关。高位小肠梗阻呕吐发生早而频繁,早期为反射性,吐出胃内食物和酸性胃液,随后为碱性胆汁。低位小肠梗阻呕吐发生晚,可吐出粪臭味肠内容物。结肠梗阻少有呕吐。呕吐和腹痛常呈相关性,病程早期呕吐后腹痛可暂时缓解。如呕吐物为棕褐色或血性时应考虑已发生绞窄性肠梗阻。麻痹性肠梗阻的呕吐为溢出性,量较少。

(三)腹胀

腹胀症状与梗阻部位有明显关系,高位梗阻因呕吐频繁,胃肠道积气积液较少,腹胀不明显。低位梗阻时腹胀明显。

(四)停止排气、排便

不完全性肠梗阻时肛门还可排出少量粪便和气体,完全性肠梗阻则完全停止排气排便。在高位完全性肠梗阻病例,梗阻以下肠道内的积气、积便在病程早期仍可排出,故有排气排便并不说明梗阻不存在。绞窄性肠梗阻时,可出现黏液血便。

(五)全身症状

急性肠梗阻早期全身情况变化不大,晚期则出现发热、脱水、水电解质酸碱平衡紊乱、休克,并发肠坏死穿孔时则出现腹膜炎体征。

(六)体征

腹部膨隆与梗阻部位有关,低位梗阻较明显,可为全腹均匀膨隆或不对称膨隆,随病程进展加重,在腹壁薄的患者可见肠型。腹部叩诊鼓音。未发生肠绞窄或穿孔时,腹肌软,但因肠道胀气膨隆导致腹壁张力升高,可干扰对腹肌紧张的判断。压痛定位不明确,可为广泛轻压痛。发生肠绞窄或穿孔后,压痛明显,定位在绞窄肠管部位或遍及全腹,并有反跳痛和肌紧张。在病程早期听诊可闻及高调金属声响样肠鸣音,至病程晚期近端肠道严重扩张,发生肠绞窄、穿孔或在麻痹性肠梗阻,肠鸣音消失。应注意在年老体弱患者,即使已发生肠绞窄或穿孔,腹部体征也可能表现不明确。

对肠梗阻患者的体检应注意腹股沟区,特别在肥胖患者,其嵌顿疝可能被掩埋于厚层脂肪中而被忽略。肛门指诊应作为常规检查,可发现直肠肿瘤、手术吻合口狭窄或盆腔肿瘤等。多数肠梗阻患者直肠空虚,若直肠内聚集多量质硬粪块,则梗阻可能为粪块堵塞引起,多见于老年人,勿轻易手术探查。

五、辅助检查

(一)立位腹部 X 线片

立位腹部 X 线片是诊断是否存在肠梗阻最常用亦最有效的检查,急性肠梗阻表现为肠道内多发液气平面,小肠梗阻表现为阶梯状液平面;若见鱼肋征,即扩大的肠管内密集排列线条状或弧线状皱襞影,则为空肠梗阻征象;结肠梗阻表现为扩大的结肠腔和宽大的液气平面,而小肠扩张程度较轻。无法直立的患者可拍侧卧位片,平卧位片可以体现肠腔大量积气,但无法体现液气平面。

(二)超声检查

简便快捷,可在床边进行。肠梗阻时超声可见梗阻近端肠管扩张伴肠腔内积液,而远端肠管空瘪。小肠梗阻近端肠道内径常大于 3 cm,结肠梗阻近端内径常大于 5 cm。根据扩张肠管的分布可大致判断梗阻部位,小肠高位梗阻时上腹部和左侧腹可见扩张的空肠回声,呈"琴键征";小肠低位梗阻时扩张肠管充满全腹腔,右下腹及盆腔内扩张肠管壁较光滑(回肠);结肠梗阻时形成袋状扩张,位于腹周。严重结肠梗阻时肠管明显扩张,小肠与结肠的形态难以区分,但回盲瓣常可显示。机械性肠梗阻时近端肠管蠕动增强,扩张肠管无回声区内的强回声斑点呈往返或漩涡状流动;而麻痹性肠梗阻时肠壁蠕动减弱或消失,肠管广泛扩张积气;绞窄性肠梗阻时肠管粘连坏死呈团块状,肠壁无血流信号。超声诊断肠梗阻的敏感性可达 89%～96%,而且对引起梗阻的病因,如肿瘤、嵌顿疝等也可提供重要线索。

(三)CT

平卧位 CT 横切面影像可显示肠管扩张和肠腔内多发气液平面。机械性肠梗阻有扩张肠管和塌陷肠管交界的"移行带征";麻痹性肠梗阻常表现为小肠、结肠均有扩张和积气积液,而常以积气为主,无明显"移行带征";血运障碍性肠梗阻除梗死或栓塞血管供血的相应肠管扩张、肠壁水肿增厚外,梗阻肠管对应血管可见高密度血栓,或增强扫描见血管内充盈缺损。CT还有助于发现引起肠梗阻的病因,如肿瘤、腹腔脓肿、腹膜炎、胰腺炎等。

(四)实验室检查

常规实验室检查常见水、电解质酸碱平衡紊乱,低钾低钠血症常见,白细胞升高,中性粒细胞比值升高等。

六、诊断

依据症状体征和影像学检查,急性肠梗阻的诊断不难确立。完整的急性肠梗阻诊断应包括以下要点。

(一)梗阻为完全性或不完全性

不完全性肠梗阻具有腹痛腹胀、呕吐等症状,但病情发展较慢,可有少量排气、排便,立位腹部 X 线片见肠道少量积气,可有少数短小液气平面。完全性肠梗阻病情发展快而重,早期可能有少量排气排便,但随病情进展,排气排便完全停止,立位腹部 X 线片见肠道扩张明显,可见多个宽大液气平面。

(二)梗阻部位高低

高位小肠梗阻,呕吐出现早而频繁,水、电解质与酸碱平衡紊乱严重,腹胀不明显,立位腹部 X 线片见液气面主要位于左上腹。低位小肠梗阻呕吐出现晚,一次呕吐量大,常有粪臭味,腹胀明显,腹痛较重,立位腹平片见宽大液气平面,主要位于右下腹或遍布全腹。

(三)梗阻性质

梗阻性质是机械性还是动力性肠梗阻,性质不同,处理方法也不同。机械性肠梗阻常伴有阵发性绞痛,可见肠型和蠕动波,肠鸣音高亢。而麻痹性肠梗阻则呈持续性腹胀,腹部膨隆均匀对称,无阵发性绞痛,肠鸣音减弱或消失,多有原发病因存在。痉挛性肠梗阻的特点是阵发性腹痛开始快,缓解也快,肠鸣音多不亢进,腹胀也不明显。机械性肠梗阻的立位腹部 X 线片见充气扩张肠管仅限于梗阻以上肠道,麻痹性肠梗阻则可见从胃、小肠至结肠普遍胀气,痉挛性肠梗阻时胀气多不明显。

(四)梗阻为单纯性还是绞窄性

绞窄性肠梗阻预后严重,须立即手术治疗,而单纯性肠梗阻可先保守治疗。出现下列临床表现者应考虑有绞窄性肠梗阻存在:①腹痛剧烈,在阵发性疼痛间歇仍有持续性疼痛;②出现难以纠正的休克;③腹膜刺激征明显,体温、脉搏、白细胞逐渐升高;④呕吐物或肠道排泄物中有血性液体,或腹腔穿刺抽出血性液体;⑤腹胀不对称,可触及压痛的肠袢,并有反跳痛。在临床实际中肠绞窄的表现可能并不典型,若延误手术可危及生命,外科医师应提高警惕,急性肠梗阻经积极保守治疗效果不明显,腹痛不减轻,即应考虑手术探查。

(五)梗阻病因

详细询问病史,结合临床资料全面分析。婴幼儿急性肠梗阻多见于肠套叠和腹股沟疝嵌顿,青壮年多见于腹外疝嵌顿,老年人常见于消化道和腹腔原发或转移肿瘤。有腹部损伤或手术史则粘连性肠梗阻可能性大,房颤、风湿性心瓣膜病等可引起肠系膜血管血栓,饱食后运动出现的急性肠梗阻多考虑肠扭转引起。

七、治疗

(一)非手术治疗

为患者入院后的紧急处置措施,可能使部分病例病情得到缓解,为进一步检查和择期手术创造条件,也作为急诊手术探查前的准备措施。

1.禁食和胃肠减压

禁止一切饮食,放置鼻胃管(长度 55～65 cm)并持续负压吸引。降低胃肠道积气积液和张力有利于改善肠壁血液循环,减轻腹胀和全身中毒症状,改善呼吸循环。

2.补充血容量和纠正水电解质、酸碱平衡失调

患者入院后立即建立静脉通道,给予充分的液体支持。对已有休克征象者可先快速输注5％葡萄糖盐水或林格氏液 1000 mL。高位小肠梗阻常有脱水,低钾、低钠、低氯血症和代谢性碱中毒,其中以低钾血症最为突出,可进一步导致肠麻痹,加重梗阻病情。尿量大于 40 mL/h可静脉滴注补钾。低钾、低钠纠正后代谢性碱中毒多能随之纠正。低位小肠梗阻多表现为脱水、低钠、低钾和代谢性酸中毒,其中以低钠更为突出。轻度低钠血症一般补充 5％葡萄糖盐水 1000 mL 后多可纠正,重度低钠患者则需根据实验室检查结果在补液中加入相应量的 10％氯化钠溶液。对急性肠梗阻患者的补液量应包括已累计丢失量、正常需要量和继续丢失量,其中丢失量还包括因组织水肿而移至组织间隙的循环液体量。应记录尿量、间断复查实验室指标,对重症患者还应监测中心静脉压(CVP),以酌情调整补液量和成分。对绞窄性肠梗阻患者可适当输血浆、清蛋白或其他胶体液,以维持循环胶体渗透压,有利于维持循环血量稳定,减轻组织水肿。

3.应用抗生素防治感染

急性肠梗阻时由于肠内容物瘀滞,肠道细菌大量繁殖,肠壁屏障功能受损容易发生细菌易位,出现绞窄性肠梗阻时感染将更加严重。故应用广谱抗生素为必要措施。

4.营养支持

禁食时间超过 48 小时应给予全肠外营养支持,经外周静脉输注最好不超过 7 天,而经深静脉导管可长期输注,但应注意防治导管感染等并发症。

5.抑制消化道分泌

应用生长抑素可有效抑制消化液分泌,减少肠道积液,降低梗阻肠段压力。

6.其他

输注血浆或清蛋白同时应用利尿剂,有助于减轻肠壁水肿。

(二)手术治疗

经非手术治疗无效,病情进展者,已出现绞窄性肠梗阻或预计将出现肠绞窄的患者应行急诊手术治疗。需根据梗阻病因、性质、部位及全身情况综合评估,选择术式。手术原则是在最短时间内用最简单有效的方法解除梗阻。若伴有休克,待休克纠正后手术较为安全。若估计肠管已坏死而休克短时间内难以纠正者,应在积极抗休克同时进行手术探查。

手术切口应考虑有利于暴露梗阻部位,多采用经腹正中线切口或经右腹直肌探查切口。应尽量在估计无粘连处进入腹腔,探查粘连区,锐性加钝性分离粘连,显露梗阻部位。已坏死的肠段、肿瘤、结核和狭窄部位应行肠段切除。若肠道高度膨胀影响手术操作,可先行肠腔减压,在肠壁开小口吸取肠内容物及气体,过程中尽量避免腹腔污染。

对肠道生机的判断是决定是否切除及切除范围的依据,主要从肠壁色泽、弹性、蠕动、血供、边缘动脉搏动等方面进行判断。遇判断有难度时,可用温热生理盐水湿敷肠袢,或以 0.5%～1% 的普鲁卡因 10～30 mL 在相应系膜根部注射,以缓解血管痉挛,并将此段肠管放回腹腔,15～20 分钟后再观察。若肠壁颜色转为正常,弹性和蠕动恢复,肠系膜边缘动脉搏动可见,则不必切除,若无好转则应切除。多数小肠部分切除后吻合较为安全。若绞窄肠段过长,患者情况危重,或切除范围涉及结肠,应在切除坏死肠段后做近远端肠造瘘,待病情稳定后二期行肠吻合术。

八、术后处理

手术后对患者应密切监护,老年、体弱及重症患者应进入 ICU 治疗。常见术后并发症包括以下三方面。

(一)腹腔和切口感染

肠管坏死已存在较严重的腹腔感染,肠管切开减压和肠段切除易污染腹腔和切口,故术后发生感染的风险较高。术中应尽量避免肠内容物污染,关腹前应用生理盐水、聚维酮碘溶液或甲硝唑充分清洗腹腔,留置有效的腹盆腔引流,切口建议采用全层减张缝合,以消除无效腔,即使有感染渗出也可向外或向腹腔排除,避免因感染而敞开切口。

（二）腹胀和肠麻痹

术后应继续监测和补充电解质，进行肠外营养支持，继续鼻胃管减压。可用少量生理盐水灌肠，促进肠蠕动，减少肠粘连。若广泛肠粘连在手术中未能完全分离，或机械性肠梗阻存在多个病因，而手术只解决了某个病因，应警惕术后再次出现机械性肠梗阻，必要时需再次手术。

（三）肠漏和吻合口漏

肠漏和吻合口漏是粘连性肠梗阻术后的常见并发症。急性肠梗阻时肠壁水肿变脆，分离粘连时容易损伤，且在术中容易忽略，而在术后出现肠内容物外漏，引起急性腹膜炎。急性肠梗阻手术切除梗阻部位，行肠吻合时，近端肠管扩张变粗，而远端肠管较细，大口对小口吻合有一定难度，加之肠壁的炎性水肿和腹膜炎，容易造成术后吻合口漏。术后肠漏和吻合口漏的预后取决于其部位、流量、类型等，轻者经通畅引流，加强支持治疗后可以愈合，重者需及时再次手术治疗。

第六节　肠结核

肠结核是由结核杆菌侵犯肠道引起的慢性特异性感染，绝大多数继发于肠外结核，过去在我国比较常见。由于人民生活水平的提高、卫生保健事业的发展及肺结核患病率的下降，本病已逐渐减少。据国内统计约占综合医院收治患者总数的 0.49%。

本病多见于青少年及壮年，年龄在 30 岁以下者占 71.5%，40 岁以下者占 91.7%，男女之比为 1∶1.85，男女分布的差别在 40 岁以下比较显著，而 40 岁以上大致相同。

一、病因和发病机制

肠结核多由人型结核杆菌引起，少数饮用未经消毒的带菌牛奶或乳制品，也可发生牛型结核杆菌所致的肠结核。

结核杆菌侵犯肠道主要是经口感染。患者多有开放性肺结核或喉结核，因经常吞下含结核杆菌的痰液，可引起本病。或经常和开放性肺结核患者共餐，忽视餐具消毒隔离，也可致病。此外，肠结核也可由血行播散引起，见于粟粒性结核；或由腹腔内结核病灶，如女性生殖器结核的直接蔓延引起。结核病的发生是人体和结核杆菌相互作用的结果。结核杆菌经各种途径进入人体，不一定致病。只有当入侵的结核杆菌数量较多，毒力较大，并有机体免疫功能异常，肠功能紊乱引起局部抵抗力削弱时，才会发病。

结核杆菌进入肠道后好发于回盲部，其次为升结肠，少见于空肠、横结肠、降结肠、十二指肠和乙状结肠等处，罕见于直肠。此与下列因素有关：①含结核杆菌的肠内容物在回盲部停留较久，结核杆菌有机会和肠黏膜密切接触，增加了肠黏膜的感染机会；②回盲部有丰富的淋巴组织，而结核杆菌容易侵犯淋巴组织，因此回盲部成为肠结核的好发部位，随着病变发展，感染可从回盲部向上、向下扩散。

二、病理

本病的病理变化随人体对结核杆菌的免疫力与变态反应的情况而定。如果人体的变态反应强，病变以渗出性为主；当感染菌量多、毒力大，可有干酪样坏死，形成溃疡，称为溃疡型肠结核。如果机体免疫状态良好，感染较轻，则表现为肉芽组织增生，进一步可纤维化，成为增生型肠结核。实际上，兼有这两种病变者并不少见，称为混合型或溃疡增生型肠结核，其病理所见是两型的综合。兹将溃疡型和增生型病理特征分述如下。

（一）溃疡型肠结核

在肠壁的集合淋巴组织和孤立淋巴滤泡呈充血、水肿等渗出性病变，进一步发展为干酪样坏死，随后形成溃疡，常围绕肠周径扩展，其边缘不规则，深浅不一，有时可深达肌层或浆膜层，并累及周围腹膜或邻近肠系膜淋巴结。溃疡边缘与基底多有闭塞性动脉内膜炎，故引起出血的机会较少。在慢性发展过程中，病变肠曲和附近肠外组织紧密粘连，所以溃疡一般不发生急性穿孔。晚期患者常有慢性穿孔，形成腹腔脓肿或肠瘘。在修复过程中，因大量纤维组织增生和瘢痕形成，可使肠段收缩变形，从而引起肠管环形狭窄。但引起肠梗阻者仅少数，由于动脉管壁增厚，内腔狭窄，甚至闭塞，因血管有闭塞性内膜炎，故因溃疡而致大出血者少见。

（二）增生型肠结核

病变多局限在盲肠，有时可涉及升结肠的近段或回肠末端，有大量结核肉芽肿和纤维组织增生，使肠壁有局限性增厚与变硬。往往可见瘤样肿块突入肠腔，使肠腔变窄，引起梗阻。

三、诊断

（一）临床表现

肠结核的临床表现在早期多不明显，多数起病缓慢，病程较长，如与肠外结核并存，其临床表现可被遮盖而被忽略。因此，活动性肠外结核病例如出现明显的消化道症状。应警惕肠结核存在的可能性。本病主要临床表现可归纳如下。

1. 腹痛

腹痛是本病常见症状之一，疼痛多位于右下腹，反映出肠结核好发于回盲部的病理特征；然而也可在中上腹或脐周，系回盲部病变引起的牵涉痛，经仔细检查可发现右下腹压痛点。疼痛性质一般为隐痛或钝痛，有时在进餐时诱发，由于回盲部病变使胃回肠反射或胃结肠反射亢进，进食促使病变肠曲痉挛或蠕动加强，从而出现疼痛与排便，便后可有不同程度的缓解。在增生型肠结核或并发肠梗阻时，有腹绞痛，常位于右下腹，伴有腹胀、肠鸣音亢进、肠型与蠕动波。

2. 大便习惯异常

由于病变肠曲的炎症和溃疡使肠蠕动加速，肠排空过快，以及由此造成的继发性吸收不良，因此腹泻是溃疡型肠结核的主要临床表现之一，腹泻常具有小肠性特征，粪便呈糊样或水样，不含黏液或脓血。不伴有里急后重。一般每天排便 2~4 次，如果病变严重，涉及范围较广，则腹泻次数增多，有达每天十余次者。溃疡涉及乙状结肠或横结肠时，大便可含黏液、脓液，但便血者少见。此外，间有便秘，大便呈羊粪状，腹泻与便秘交替。在增生型肠结核多以便秘为主要表现。

3. 腹部肿块

腹部肿块主要见于增生型肠结核，系极度增生的结核性肉芽肿使肠壁呈瘤样肿块。在少数溃疡型肠结核合并有局限性结核性腹膜炎者，因其病变肠曲和周围组织粘连，或包括有肠系膜淋巴结结核，也可出现腹部肿块。腹部肿块常位于右下腹，一般比较固定，中等质地，伴有轻重不等的压痛。

4.全身症状和肠外结核的表现

全身症状和肠外结核的表现常有结核毒血症,以溃疡型肠结核为多见,表现轻重不一,多数为午后低热或不规则热、弛张热或稽留热,伴有盗汗。患者倦怠、消瘦、苍白,随病程发展而出现维生素缺乏、脂肪肝、营养不良性水肿等表现。此外,也可同时有肠外结核,特别是肠系膜淋巴结结核、结核性腹膜炎、肺结核的有关表现。增生型肠结核一般病程较长,但全身情况较好,无发热或有时低热,多不伴有活动性肺结核或其他肠外结核证据。

5.腹部体征

无肠穿孔、肠梗阻或伴有腹膜结核或增生型肠结核的病例,除在右下腹部及脐周有压痛外,通常无其他特殊体征。

(二)实验室检查

1.血象与血沉常规化验

血象与血沉常规化验可有末梢血红细胞减少,血红蛋白下降,在无并发症的患者白细胞计数一般正常。红细胞沉降率多明显加速,可作为随访中评定结核病活动程度的指标之一。

2.结核菌素试验

结核菌素试验如为强阳性,说明有结核菌感染,可做诊断时的参考。一般成人皆受过结核菌感染,所以一般阳性对诊断帮助不大。本试验方法有多种,目前国内主要采用的是皮内注射法。常用的为1/2000稀释液,每毫升含50个结素单位(U),0.1 mL含5个单位,因皮内法技术易掌握,剂量准确,试验结果易判定。

检查方法及判定标准:①检验反应时间以72小时最适宜;②用手指轻轻抚摸注射局部,查知有无硬结,如有硬结,应用毫米刻度的透明尺测量之。③硬结大小记录反应的判断:硬结平均直径大小用毫米数记录之。如硬结平均直径≥5 mm为阳性反应,<5 mm为阴性反应,3岁以下≥15 mm为强阳性,成人≥20 mm为强阳性。④查验反应应在良好光线下进行,但需避免日光直接照射。反应分度:阴性,(一)只有针眼,硬结。阳性:(十)硬结平均直径为5~9 mm;(十十)硬结平均直径为10~19 mm;强阳性(十十十)硬结平均直径为≥20 mm,有水泡坏死或淋巴管炎。

3.粪便检查

溃疡型患者的大便多为糊样或水样,一般不含黏液或脓血,肉眼血便少见。常规镜检可见少量脓细胞和红细胞。在病变广泛涉及结肠远端者,可呈痢疾样大便,但属罕见,极易造成误诊。粪便浓缩法抗酸杆菌或粪便结核菌培养阳性率均不高。如果在排菌性肺结核患者粪便找到结核菌不能排除吞咽带结核菌痰液所致,故该项检查对诊断帮助不大。

(三)X 线检查

X线钡餐造影包括双重对比或钡剂灌肠检查对肠结核的诊断具有重要意义。鉴于钡餐检查除可明确胃肠的器质性病变外,还可了解其功能性障碍,故应属首选。对有并发肠梗阻者,最好进行钡剂灌肠,因为钡餐可以加重肠梗阻,往往促使部分性肠梗阻演变为完全性肠梗阻;对病变累及结肠的患者宜加用钡剂灌肠检查,常可更满意地显示结肠器质性病变。

在溃疡型肠结核,病变的肠段多有激惹现象,钡剂进入该处排空很快,充盈不佳,病变上下两端肠曲钡剂充盈良好,称为 X 线钡影跳跃征象。在回盲结核,由于盲肠和其邻近回肠有炎症、溃疡,该处往往不显影或显影极差,回肠末段则有钡剂潴留积滞。病变的肠段如能充盈,可因黏膜遭破坏而见皱襞粗乱,肠的边缘轮廓不规则,且由于溃疡,而显锯齿状征象。当病变发展过程中纤维组织增生,有时可见肠腔变窄,肠段收缩变形,回肠盲肠正常角度丧失,回盲瓣硬化并有盲肠内侧压迹。此外,伴有肠功能紊乱常使钡餐在胃肠道运动加快,于 12 小时内几乎全部排空,小肠有分节现象,并见钡影呈雪花样分布。病变广泛并涉及各段结肠者,其 X 线征象可酷似溃疡性结肠炎的表现,但结肠结核多同时累及回肠末端,病变则以结肠近段为主,下段即使累及,病变较轻。

增生型肠结核主要表现为盲肠或同时升结肠近段,回肠末段的增生性狭窄,收缩与畸形,可见钡影充盈缺损,黏膜皱襞紊乱,肠壁僵硬,结肠袋形消失,往往因部分梗阻而使近端肠曲明显扩张。

(四)乙状结肠镜和纤维结肠镜检查

一般肠结核患者不作为常规检查措施,但在重症患者病变涉及乙状结肠下段或直肠者,可借助乙状结肠镜检查和直视下采取活组织检查,以明确溃疡的性质与范围,对诊断与鉴别诊断有很大的帮助,用纤维结肠镜检查可察看升结肠、盲肠和回肠末段的病变,并可做活组织检查及照相等,对本病诊断有重要价值。病变部可见肠壁僵硬黏膜充血、水肿,触碰易出血,结节状或息肉样隆起,有时可见边缘不规则的潜行溃疡,黏膜活检可有结核结节及干酪样坏死或查到抗酸杆菌是确诊最有力的依据。

(五)腹腔镜检查

对腹腔无广泛粘连,而诊断又十分困难的病例,可以考虑做腹腔镜检查,病变肠段浆膜面可能有灰白色小结节,活检有典型的结核改变。

(六)聚合酶链式反应

聚合酶链式反应(PCR)又称 DNA 体外扩增技术。PCR 技术在基因水平上为结核病源学快速、敏感、特异诊断开辟了新的途径。

本病诊断一般可根据下列各点:①青壮年患者有肠外结核,主要是肺结核;②临床上有腹痛、腹泻、发热、盗汗等症状;③有右下腹压痛、肿块或原因不明的肠梗阻表现;④胃肠 X 线检查发现回盲部有激惹、钡剂充盈缺损或狭窄等征象。当肺结核患者的肺部病灶好转,但一般情况与结核病毒血症表现反见恶化时,应考虑本病。

在实际工作中,因早期症状多不明显,诊断常有困难,有时甚至 X 线钡餐检查也难肯定病变性质。在疑为肠结核的患者,可给抗结核药物试治 2 周,观察临床表现有无好转,有利于明确诊断。

四、鉴别诊断

(一)克罗恩(Crohn)病

本病的临床表现和 X 线钡餐表现有时可与肠结核相似,容易造成误诊,但两者仍有一些不同之处以资鉴别:①肠结核多伴随其他器官结核;②肠结核并发肠瘘、出血、肠壁或器官脓肿的机会比 Crohn 病少;③X 线检查结核造成肠道的缩短比 Crohn 病更明显,病变单纯累及回肠多见于 Crohn 病,而仅累及盲肠则多考虑为结核;④内镜检查肠结核的溃疡常呈环形,而

Crohn 病的溃疡多为纵行,裂隙状溃疡及铺路石征多见于 Crohn 病;⑤组织学(最重要的鉴别)肠结核可在肠壁或肠系膜淋巴结找到干酪坏死灶或结核杆菌而 Crohn 病则否;⑥抗结核治疗肠结核有效,但 Crohn 病效果差;⑦肠结核手术切除病变后的复发率比 Crohn 病低,Crohn 病术后复发率在 5 年内一般达 50%。

(二)结肠癌

本病因有腹痛、腹泻、腹块及进行性消瘦、苍白等表现,必须和肠结核加以鉴别。鉴别要点可包括以下几方面:①发病年龄一般比肠结核大,常在 40 岁以上,且无肠外结核病变证据;②病程有进行性发展趋势,一般无发热、盗汗等毒血症表现,而消瘦苍白等全身消耗症状比较明显;③腹块开始出现时往往可以推动,其粘连固定不如肠结核显著,压痛常缺如,但表面呈结节感,质地较坚硬;④X 线检查的主要发现是病变部位有钡剂充盈缺损,但涉及范围较局限,不累及回肠;⑤肠梗阻更为常见,且出现较早;⑥纤维结肠镜检查可窥见肿瘤,在直视下取活检及细胞刷涂片均可证实结肠癌诊断。

(三)肠淋巴瘤

肠淋巴瘤的一般状况,恶化比肠结核迅速,腹块出现较早,X 线显示扩张肠段黏膜皱襞有破坏,可伴有浅表淋巴结及肝脾大,肺门淋巴结肿大,抗结核治疗无效。如果病变在回盲部,结肠镜检查并活检往往会有阳性结果,倘若临床鉴别十分困难,应及早手术探查。

(四)阿米巴或血吸虫肉芽肿

肠阿米巴病或血吸虫病在其慢性期可以形成肉芽肿病变,特别是病变涉及回盲部者,常与肠结核的表现相似,应加鉴别。但是这些患者经追询病史均有流行病学和感染史,其脓血便均较肠结核为明显,大便检验可以查到阿米巴滋养体、包囊或血吸虫卵,必要时进行粪便孵化找血吸虫毛蚴,通过纤维结肠镜检查可窥见相应的病变,特异性治疗能够获得疗效。

(五)其他

一些少见的疾病,如肠道非典型分枝杆菌病(多见于 AIDS 患者)、性病性淋巴肉芽肿、梅毒侵犯肠道、肠放线菌病消化性溃疡与胆管感染等。根据病史、体征和有关实验室检查及其他相应的辅助检查等可与肠结核相鉴别。

五、并发症

肠结核在慢性演进过程中,可出现各种并发症。

(一)肠梗阻

肠梗阻是本病最常见的并发症,主要发生在增生型肠结核。溃疡型肠结核由于邻近腹膜粘连使肠曲遭受牵拉、束缚和压迫,或因肠溃疡愈合而有瘢痕收缩,可使肠腔狭窄引起梗阻。梗阻多系慢性进行性,常为部分性,程度轻重不等,迁延时间较长,可严重地影响患者营养状况。少数可发展到完全性肠梗阻。

(二)肠穿孔

肠穿孔发生率次于肠梗阻,居第 2 位,主要为亚急性或慢性穿孔,可在腹腔内形成脓肿,溃破后形成肠瘘。急性穿孔较少见,常发生在梗阻近端极度扩张的肠曲,或见于有多段肠狭窄造成的闭锁性肠梗阻。溃疡型肠结核虽有肠曲周围组织粘连,溃疡一般不穿破进入游离腹腔,但在病情发展快,机体反应差时,溃疡可向深部穿透,引起急性穿孔。

（三）其他

有腹膜炎、肠粘连、肠套叠和收缩性憩室等。

六、治疗

肠结核的治疗目的是消除症状,改善全身情况,促使病灶愈合及防止并发症发生,肠结核早期病变是可逆的,因此应强调早期治疗;如果病程已至后期,即使给予合理足时的抗结核药物治疗,也难免发生并发症。

（一）休息与营养

机体抵抗力的降低是结核发生、发展的重要因素,因此合理的休息与营养应作为治疗的基础,以增强机体的抵抗力。对活动性肠结核须卧床休息,积极改善营养,必要时宜给静脉内高营养治疗。

（二）抗结核化学药物治疗

抗结核药物多达十几种。一般认为,抗结核药物可分为杀菌药和抑菌药两大类。前者指在常规剂量下,药物在机体内外的浓度是试管内最低抑菌浓度 10 倍以上,否则是抑菌药物。有人也习惯于将抗菌作用较强而不良反应小的药物划为一线药,其余均划为二线药。1987 年全国结核病防治工作会议规定的一线药物有异烟肼、链霉素、对氨柳酸钠、氨硫脲。1992 年国际防痨协会/世界卫生组织研究小组主张将异烟肼、利福平、吡嗪酰胺、链霉素、氨硫脲和乙胺丁醇列为抗结核的主要药物。

药物临床运用应坚持早、联用、适量、规律和全程使用敏感药物的原则,化疗方案视病情轻重而定,过去一般以链霉素、异烟肼、对氨柳酸钠为首选,进行长程标准化疗,疗程在 0.5～1 年。目前为使患者早日康复,防止耐药性的产生,多采用短程化疗,疗程为 6～9 个月。一般用异烟肼与利福平两种杀菌药联合。在治疗开始 1～2 周即有症状改善,食欲增加,体温与粪便性状趋于正常。对严重肠结核,或伴有严重肠外结核者宜加链霉素或吡嗪酰胺或乙胺丁醇联合使用,疗程同前。

1.异烟肼（INH）

本药具有强杀灭结核菌作用,列为首选和基本的抗结核药物。

（1）制菌作用:其试管内最低的抑菌浓度为 $0.005～0.5\ \mu g/mL$,浓度稍高即有杀菌作用。其杀菌作用与细菌的生长繁殖有关。细菌的生长繁殖愈快,杀菌作用愈强,对静止期的细菌,作用则较差。由于INH 的分子穿透性强,能穿透细胞膜进入细胞内和病变组织中,所以对细胞内外的细菌均有杀灭作用。同时,其杀菌作用也不受环境酸碱度的影响。故称之为"全杀菌药物"。其作用机制主要是抑制结核菌的脱氧核糖核酸的合成。单一用本药时,易产生继发性耐药菌。细菌对 INH 产生耐药性后,由于其致病力降低,耐药菌又有不均一性(即部分细菌并不耐药)细菌的环境再发生改变(如还有其他药物环境或与其他细菌共存的情况),以及耐药菌生长繁殖时,就有可能恢复对药物的敏感性即所谓复归。故临床上多不因查出细菌已对 INH耐药而停用本药。

（2）体内代谢:口服本药后,在小肠内迅速吸收,1～2 小时血浆浓度达高峰,半衰期约 6 小时。INH 进入人体后,主要在肝内进行乙酰化代谢。在乙酰转化酶的催化下,与乙酰辅酶 A反应脱去氨基,生成乙酰异烟肼、异烟酸腙型化合物而失去活性,只有一部分保留的游离

INH 继续保持其抗菌作用。代谢物主要经肾脏排出。乙酰化的速度有明显的个体差异,可分为快型、中间型及慢型。白种人多为慢型,黄种人多为快型。快型较慢型者疗效稍差,但出现不良反应较少。

(3)不良反应:使用常规剂量时,很少出现不良反应。主要的不良反应有以下几种。①肝损害:常发生于老年人或大剂量服用时,一般可出现转氨酶升高,严重者发生肝细胞性黄疸;②周围神经炎:多见于男性,大剂量服用者。表现为四肢感觉异常,腱反射迟钝,肌肉轻瘫,形成原因是 INH 的氨基与维生素 B_6 的吡哆醛缩合成腙型化合物,致体内维生素 B_6 排出增加,造成维生素 B_6 的缺乏。对大剂量服用本药者加服维生素 B_6 可以预防周围神经炎的发生。其他不良反应有记忆力减退、头晕、精神兴奋或嗜睡等精神症状,故有癫痫病史者慎用,以免诱发。此外,偶可出现男性乳房发育。少见的变态反应有药疹、发热、白细胞减少等。

(4)用法、剂量:常规剂量为 300 mg/d(4~6 mg/kg),间歇法用量增至 15 mg/kg。已证明本药在血中高峰浓度较持续抑菌浓度杀菌效果更好,故采用顿服法。

2.链霉素(SM)

(1)制菌作用:对结核菌最低抑菌浓度为 0.5 μg/mL。在碱性环境中,对细胞外的生长代谢旺盛的结核菌有杀灭作用,但在酸性环境下,细胞内以及生长代谢低下的结核菌无作用,所以是"半杀菌药"。其作用机制主要是抑制细菌蛋白质的合成。

(2)体内代谢:肌内注射后 0.5~3 小时内血浓度达高峰,浓度可达 20 μg/mL,半衰期 2~3 小时。本药易渗入胸腔及腹腔中,不易渗入脑脊液,但可由胎盘进入胎儿循环。本药绝大部分肾脏排出,故肾功能障碍者慎用。

(3)不良反应:常见的变态反应有皮疹、发热,多发生在治疗后第 2~4 周。发生变态反应时,应立即停药,否则可继续加重,甚至发生严重的剥脱性皮炎。过敏性休克则少见,主要的毒性反应为第 8 对颅神经的损害,可出现头晕、恶心、呕吐、共济失调(前庭神经损害症状)、耳鸣、耳聋(听神经损害症状)。一旦发生应及时停药,否则可造成不可逆转的神经性耳聋。为避免毒性反应的发生,要严格限制使用剂量,疗程亦不宜过长。幼儿不会诉述听力减退,在使用时须特别注意。对前庭神经损害所出现的症状,可用泛酸钙、硫酸软骨素、三磷酸腺苷等治疗,SM 引起的常见毒性反应还有口唇周围麻木感,严重者头面部和四肢也有麻木感,局部肌肉抽搐。这些不良反应系因药物中所含杂质如甲醛链霉素、甲醛链霉胍等所致。如仅有一过性的口唇麻木感,可不必停药,症状严重时要考虑停药。SM 对肾脏的损害多表现为蛋白尿及管型尿。使尿由酸性变为碱性,可减少蛋白尿的发生,不妨碍治疗。但对肾功能不良者慎用。

(4)用法、剂量:本药只能肌内注射,剂量不超过 1 g,一般成人使用 0.75 g/d,间歇使用时 1 g/d。

3.利福平(RFP)

(1)制菌作用:对结核菌的最低浓度为 0.02~0.5 μg/mL。口服治疗剂量后血中浓度可为最低抑菌浓度的 100 倍。本药对细胞内外的细菌,对繁殖期或静止期的细菌都有杀菌作用,所以亦是"全杀菌药"。本药对非典型分枝杆菌也有良好的制菌作用。其作用机制是抑制结核菌的核糖核酸合成。单一用本药时,细菌极易产生耐药性。与其他抗结核药物无交叉耐药。

(2)体内代谢:口服后吸收迅速而完全,2 小时血中浓度可达高峰,半衰期 4 小时,有效浓度可维持8～12小时。在胆汁中浓度很高,可达血中浓度的5～20倍。本药进入肠中后,部分重行吸收,再从胆汁排出,形成肝肠循环,最后由粪便和尿中排出。进食后服RFP可减少或延缓药物的吸收,故宜在空腹时顿服。如同时服PAS、巴比妥类药物,亦可降低RFP的血浓度。本药可通过胎盘影响胎儿,故妊娠妇女不宜使用。

(3)不良反应:多发生在用药后1～3个月内。常见的不良反应为肝损害,多表现为一过性的转氨酶升高,同时伴有恶心、呕吐、厌食、腹胀或腹泻等胃肠道反应,一般在数周后可渐消失,必须停药者只占少数。老年人、肝病患者、嗜酒者用药时,应严密观察其肝功能变化。与INH、PZA并用可加重肝损害。其他不良反应如皮疹、发热、气促、休克等变态反应并不多见。本药在高剂量、间歇使用时,血液中可产生利福平抗体,因而产生的免疫反应和不良反应较多见。除上述的胃肠道与皮肤反应,还有"流感综合征",患者有头痛、嗜睡、乏力、低热等感冒样症状。一般剂量愈大,间歇时间愈长,机体产生抗体愈多,发生的不良反应也愈严重。

(4)用法、剂量:每天剂量450 mg(体重在50 kg以下)～600 mg(体重在50 kg以上),早饭前1小时顿服。间歇使用剂量600～900 mg,每周2～3次。

4.利福定(RFD)

利福定是利福霉素的衍生物,我国1976年研制成功。试管内制菌作用较RFP强10倍,对小白鼠的半数致死量仅为RFP的1/3。成人口服150～200 mg/d,与RFP有交叉耐药。不良反应很少发生。

5.吡嗪酰胺(PZA)

(1)制菌作用:最低抑菌浓度为12.5 $\mu g/mL$。在体内抗菌作用比在试管内作用强。本药在酸性环境中的抗菌作用较好,在中性和碱性环境中失去活性而无作用。并且,本药在细胞内抑制结核菌的浓度比在细胞外低10倍,对在巨噬细胞内处于静止状态的结核菌有杀菌效果。因本药对细胞外及在中性或碱性环境中的细菌无效,故也是"半杀菌药"。本药单一服药时,极易产生耐药菌。与其他抗结核药无交叉耐药,临床上吡嗪酰胺与异烟肼或链霉素合用时具有较好的疗效,可能是本品加强了后两者抑菌作用的结果。该药极易产生耐药性,一般只用于短程治疗。

(2)体内代谢:服药2小时后,血中药物浓度可达高峰,脑脊液中浓度可和血浓度相近。主要由尿中排出。

(3)不良反应:主要的不良反应为肝损害,有转氨酶升高及胃肠道反应等,有时发生关节痛,是由于本药可引起尿酸排出减少,引起高尿酸血症所致。变态反应有发热、皮疹、日光过敏性皮炎等。

(4)用法、剂量:25～30 mg/(kg·d),一般为1.5～2 g/d,间歇使用2～3 g/d,顿服或分2～3次服。

6.乙胺丁醇(EMB)

(1)制菌作用:最低抑菌浓度为1～5 $\mu g/mL$。与其他抗结核药物无交叉耐药。对已耐INH、SM的细菌仍有抑制作用。其作用机制是抑制细菌核糖核酸的合成。

(2)体内代谢:口服吸收良好,2～4小时血中药物浓度达高峰。自尿和粪中排出。肾功能不良时,可引起蓄积中毒。

(3)不良反应:很少见。大剂量服用可引起球后视神经炎而致视力减退、影像模糊、中心暗区及红绿色盲等。通常在停药后,视力可恢复。

(4)用法、剂量:15~25 mg/(kg·d),一般在开始时 25 mg/(kg·d)。可与 INH、RFP 同时 1 次顿服。

7.对氨柳酸钠(PAS)

(1)制菌作用:最低抑菌浓度为 1~10 μg/mL,由于其制菌力较差,一般只作为辅助药物,通常与 INH 与 SM 合用,既可增强药物的杀菌作用,又可延缓耐药菌的产生。其作用机制可能是干扰了结核菌的代谢过程。

(2)体内代谢:口服吸收快,1~2 小时在血液中浓度可达高峰,分布迅速,但不易进入脑脊液中。在肝内发生乙酰化代谢,与 INH 合用时,可发生乙酰化竞争,使 INH 乙酰化减少,而增加了游离 INH 的浓度,从而加强后者的疗效。本品主要经尿中排出。

(3)不良反应:主要为胃肠道刺激症状,患者常因不能耐受而停药。饭后服或同时用碱性药,可减少胃肠道反应。变态反应如皮疹、发热、白细胞减少、剥脱性皮炎,多在治疗后 3~5 周发生。对本药过敏者常可诱发对 INH、SM 也发生变态反应,临床处理中应予注意。本药尚可引起肝损害、甲状腺肿大,但均不多见。

(4)用法、剂量:常用剂量为 8~12 g/d,分次口服。本药针剂可溶于 5%葡萄糖液 500 mL中做静脉滴注,有利于病变的吸收和全身症状的改善。但必须注意本药的新鲜配制和避光,严格无菌操作,剂量从 4~6 g 开始,渐增到 12 g,每天或隔天 1 次。

8.氨硫脲(TBI)

(1)制菌作用:最低抑菌浓度为 1 μg/mL,半衰期 48 小时,其作用机制尚未明确。临床疗效与对氨柳酸钠相近。由于本药生产容易,价格低廉,可取代 PAS。单一服本药极易产生耐药菌,与乙(丙)硫异烟胺有单向交叉耐药性,即耐本药者对乙(丙)硫异烟胺仍敏感,而对后者耐药者则对本药不再敏感。

(2)体内代谢:口服后吸收较慢,4 小时血中浓度才达高峰。从肾脏排出也较缓慢,说明在体内有蓄积作用。

(3)不良反应:出现较多严重。常见有胃肠道反应,如恶心、呕吐、厌食等;对肝脏、造血系统均有损害,严重的可有肝功损害、黄疸、粒细胞减少、贫血等。变态反应有皮疹、发热、剥脱性皮炎。不良反应的发生频率与用药剂量有明显关系。故临床应用时要定期复查血、尿常规及肝肾功能。

(4)用法、剂量:每天口服剂量 100~500 mg,开始小量,渐增至足量。

9.乙(丙)硫因胺(1314Th,1321Th)

(1)制菌作用:两药的抗结核作用相同,其中 1321Th 的不良反应少,易耐受。最低抑菌浓度为0.6~2.5 μg/mL。两药相互可交叉耐药。对已耐 INH、SM、PAS 的结核菌本药仍有抑制作用。其作用机制均为抑制结核菌的蛋白质合成。

(2)体内代谢:服后吸收良好,3 小时血浓度达高峰。易渗透入胸、腹腔及脑脊液中。经肾脏排出。

(3)不良反应:常见的有胃肠道反应及肝损害,与 INH、RFP 并用时,应严格掌握用药剂量。少见的不良反应有口腔炎、头痛、痤疮及精神症状等。

（4）用法、剂量：0.5～1 g/d，一般不超过 0.6 g/d，分 2～3 次服，较易耐受。

10.卡那霉素（KM）

（1）制菌作用：最低抑菌浓度为 2.5～10 μg/mL。抗结核作用仅为 SM 的一半。其作用机制与 SM 同，可阻止结核菌蛋白质合成。

（2）体内代谢：口服不吸收，肌内注射后吸收快，1～2 小时达血浓度高峰。可分布于各组织，但不能渗入正常的血脑屏障，从尿中排出。

（3）不良反应：同 SM 的不良反应，发生频率更高，以往使用过 SM 者再用本药，更易发生听神经损害。

（4）用法、剂量：常规剂量为 1 g/d，肌内注射，高龄或肾功能不良者慎用。在静脉滴注或胸、腹腔注入时，由于吸收快可引起呼吸暂停，故应注意缓注。

11.卷曲霉菌（CPM）

（1）制菌作用：最低抑菌浓度为 1～8 μg/mL。抗结核菌的作用为 SM、EMB 的一半，为 INH 的 1/10，与 1314Th 相近。与 SM 无交叉耐药，与 KM、VM 有交叉耐药。其作用机制亦为阻止结核菌蛋白质合成。

（2）机体代谢：口服不吸收，肌内注射后吸收快，2 小时血中浓度达高峰。可分布于各组织，经肾脏排出。肾功能不全时，药物在血中含量较高，说明有蓄积作用。

（3）不良反应：与 SM 不良反应相似，并可有肝损害。嗜酸粒细胞增多也常见，曾有报告出现低钾血症和碱中毒。注射局部疼痛较重。

（4）用法、剂量：口服吸收不好，必须深部肌内注射，每天剂量 1 g。

12.其他

如紫霉素（VM）制菌作用弱，不良反应与 SM 同，日用量为 1 g，肌内注射，由于价高而效果差已不使用。又如环丝氨酸（CS），制菌作用弱，不良反应较重，且可引起精神紊乱、抑郁症等不良反应，现也已很少应用。

用药的选择，一般以第一线药物（链霉素、异烟肼、对氨柳酸钠）为首选，用于初治病例。为延缓或防止耐药性的产生，目前强调两药联合治疗。对肠结核病情严重者，或伴有严重的肠外结核患者宜 3 药联合应用，其中对氨柳酸钠可做静脉滴注。抗结核药物合理化疗的原则，目前应用的是"早期联合、全程、规律、适量"5 项原则。

近年来，在抗结核间歇治疗方面进行了大量研究，认为其优点在于效果好、毒性少，费用低。一般主张每周 2 次的间歇给药，效果良好。药物选择仍以联合治疗为原则，用药剂量比连续给药的单日剂量酌增加 1 倍，但链霉素、对氨柳酸钠、卡那霉素及乙硫异烟胺因其毒性反应较大，仍维持原单日量。也有主张先用每天连续疗法，0.5～1 个月后继以间歇疗法，可提高治疗效果。

（三）对症治疗

腹痛可用颠茄、阿托品或其他抗胆碱能药物。摄入不足或腹泻严重者应补充液体与钾盐，保持水、电解质与酸碱平衡。对不完全性肠梗阻的患者，除按上述对症治疗外，需进行胃肠减压，以缓解梗阻近段肠曲的膨胀与潴留。

（四）手术适应证

手术只限于并发症的治疗。包括以下各种情况：①结核溃疡发生穿孔；②局限性穿孔伴有脓肿形成或瘘管形成；③瘢痕引起肠狭窄或肠系膜缩短，造成肠扭曲；④局部的增生型结核引起部分肠梗阻；⑤肠道大量出血经积极抢救不能满意止血者。手术前及手术后均需进行抗结核药物治疗。

七、预后

在抗结核药出现之前，肠结核预后差，死亡率高。抗结核药在临床广泛应用以后，使肠结核的预后大为改观，特别是对黏膜结核，包括肠结核在内的疗效尤为显著。本病的预后取决于早期诊断及时治疗，当病变尚在渗出阶段，经治疗后可痊愈，预后良好。合理选用抗结核药物，保证充分剂量与足够疗程，是决定预后的关键。

八、预防

做好预防工作是防治结核病的根本办法，并着重对肠外结核的发现，特别是肺结核的早期诊断与积极的抗结核治疗，尽快使痰菌转阴，以免吞入含菌的痰而造成肠感染。必须强调有关结核病的卫生宣传教育。要教育患者不要吞咽痰液，应保持排便通畅，要加强卫生监督，提倡用公筷进餐，牛奶应经过灭菌消毒。

第七节　肠套叠

一段肠管套入其相连的肠管腔内称为肠套叠，多见于幼儿，成年人肠套叠在我国较为少见。大多数小儿肠套叠属急性原发性，肠管并无器质性病变，而成人肠套叠多由肠壁器质性病变引发，多为慢性反复发作，常见原因有憩室、息肉或肿瘤等，临床表现多不典型，且缺少特异性诊断技术，故术前较难确诊。跟随微创外科的发展，腹腔镜探查和手术的应用日益广泛，在明确肠套叠诊断的同时，还可进行治疗性手术，或为开腹手术设计切口，减小创伤，具有明显的微创优势。

一、成人肠套叠

（一）病因

成人肠套叠临床较少见，多为继发性。其中90％的病因是良性肿瘤、恶性肿瘤、炎性损伤或 Meckel 憩室。小肠发生肠套叠多于结肠，这可能与小肠较长，活动度较大，蠕动较频繁，蠕动方式改变机会较大有关。原因不明的肠套叠可能与饮食习惯改变、精神刺激、肠蠕动增强、药物或肠系膜过长有关。腹部外伤和手术后亦可发生不明原因的肠套叠。

肠套叠按套叠类型分为回肠-结肠型、回肠盲肠-结肠型、小肠-小肠型、结肠-结肠型。套叠肠管可分为头部、鞘部、套入部和颈部。

（二）病理生理

肠管套入相邻肠管腔将导致肠腔狭窄，可引起机械性梗阻。尤其当套入部肠段系膜亦套入时，将出现肠管血运障碍，使肠黏膜发生溃疡和坏死，如没得到及时处理，肠壁会因缺血而坏死，最终肠管破裂。由于急性腹膜炎，水和电解质严重丢失，感染和毒素吸收,将导致败血症和 MODS。

(三)辅助检查

1.超声检查

超声显示为中央套入部多层肠壁,造成多层次界面的高回声区,两侧为只有一层肠壁构成的低回声或不均质回声环,可表现为"假肾征"或"靶环征",套入部进入套鞘处呈舌状表现,远端呈低或不均质回声肿块。超声检查的缺点是在肠梗阻情况下,肠腔内气体较多,无法获得满意图像。

2.X 线检查

(1)单纯立位腹部 X 线片:可见不全性或完全性肠梗阻表现。

(2)钡灌肠检查:在有结肠套入的成人肠套叠中典型表现为杯口征,对单纯小肠套叠无确诊价值,且必须行肠道准备,在急性完全性肠梗阻时无法行此检查,现已逐渐被 B 超所取代。

3.CT 检查

对成人肠套叠诊断有较高应用价值。肠套叠部位与 CT 扫描线垂直时,表现为圆形或类似环形,称之为"靶征",是肠套叠最常见的特征性 CT 表现之一。套叠部位与 CT 扫描线平行时,则肿块呈椭圆形或圆柱形,附以线状的血管影,描述为"腊肠样"肿块。肠系膜血管及脂肪卷入套入部,也是较特异性的 CT 征象之一。

(四)诊断

1.临床表现

腹痛、腹部包块、呕吐、血便为肠套叠常见四大症状。成人肠套叠临床表现不典型,早期诊断困难,在急诊情况下更容易误诊。出现下列情况者应高度怀疑:①病程较长,亚急性起病,腹痛反复发作,症状可自行缓解或经保守治疗后好转,呈不完全性肠梗阻;②腹痛伴腹部包块,包块大小可随腹痛变化,位置不固定,常游走,可消失,消失后腹痛也随之消失;③有腹部包块的急腹症和腹痛伴血便者;④不明原因肠梗阻。

2.辅助检查

影像学检查特别是 B 超可作为首选。CT 检查在成人肠套叠的诊断上有重要价值。

3.腹腔镜探查

术前诊断困难时,剖腹探查或腹腔镜探查是最主要的确诊手段,按微创原则,患者条件允许时首选腹腔镜探查。

(五)治疗

成人肠套叠大多数原发病为肿瘤,通常应手术治疗。

1.不应手法复位的肠套叠

(1)术前或术中探查明确为恶性肿瘤引起肠套叠,应行包括肿瘤及区域淋巴结在内的根治性切除术,试图将肠管复位很可能造成恶性肿瘤细胞播散或血行转移,且在复位过程中,缺血肠段易发生穿孔,而在水肿肠壁处切除吻合易致术后吻合口并发症。

(2)结肠套叠原发于恶性肿瘤的占 50%~67%,因此结肠套叠不应手法复位,而应行规范肠切除并清扫淋巴结。

(3)套叠肠段有缺血坏死情况可直接手术切除。

（4）老年患者的肠套叠恶性肿瘤和缺血坏死发生率高，不应复位，可直接行肠段切除术。

2.可以手法复位的肠套叠

（1）肠管易复位且血供良好，可先行手法复位，再根据探查情况决定是否行肠切除手术。对于回肠-结肠型套叠，如肠管复位后未发现其他病变，以切除阑尾为宜，盲肠过长者应做盲肠固定术。

（2）小肠套叠多由良性病变引起，术中可考虑先将肠管手法复位，再行手术治疗。

（六）手术步骤

（1）探查：根据术前影像学评估，一般能明确套叠肠段位置。如梗阻不明显、有足够腹腔空间，可行腹腔镜探查。如腹胀明显、肿物巨大或有其他腹腔镜手术禁忌证时应行剖腹探查。

（2）手法复位：小肠-小肠型套叠较易复位，方法是通过缓慢轻柔挤压、牵拉两端小肠将套叠肠段拖出。回肠-结肠型套叠更容易出现回肠肠壁水肿、缺血、坏死，在复位时容易将肠壁撕裂或损伤，故建议在手法复位回肠-结肠型套叠时应格外小心。

（3）恶性肿瘤引起的肠套叠以不同部位的肿瘤根治原则行肿瘤根治术。

（4）小肠良性疾病引起的套叠在肠管复位后，酌情行单纯病变切除或套叠肠段切除。

（七）术后处理

术后根据不同肠段的手术和术式决定禁饮食时间，预防性应用抗生素。未恢复饮食前应予肠外营养支持。鼓励患者尽早下床活动，促进胃肠道功能恢复。肛门排气后可酌情拔除胃管及腹腔引流管，循序渐进恢复经口进食。

二、小儿肠套叠

小儿肠套叠是指各种原因引起的部分肠管及其附近的肠系膜套入邻近肠腔内，导致肠梗阻，是一种婴幼儿常见急腹症。肠套叠发病率为1.5‰～4‰，不同民族和地区发病率有差异，我国远较欧美国家多见，男孩发病多于女孩，为1.5∶1～3∶1。肠套叠偶尔可见于成人或新生儿，而主要见于1岁以内的婴儿，占60%以上，尤以4～10个月婴儿最多见，是发病高峰。2岁以后发病逐年减少，5岁以后发病罕见。

（一）病因

肠套叠分为原发性和继发性两种。

1.原发性肠套叠

90%的肠套叠属于原发性，套入肠段及周围组织无显著器质性病变。病因至今尚不清楚，可能与下列因素有关。

（1）饮食改变：由于婴儿肠道不能立即适应所改变食物的刺激，发生肠道功能紊乱而引起肠套叠。

（2）回盲部解剖因素：婴儿期回盲部游动性大，小肠系膜相对较长，回肠盲肠发育速度不同，成人回肠盲肠直径比为1∶2.5，而新生儿为1∶1.43，可能导致蠕动功能失调。婴儿回盲瓣过度肥厚且呈唇样凸入盲肠，加上该区淋巴组织丰富，受炎症或食物刺激后易引起充血、水肿、肥厚，肠蠕动易将回盲瓣向前推移，并牵拉肠管形成套叠。

（3）病毒感染：系列研究报道急性肠套叠与肠道内腺病毒、轮状病毒感染有关。病毒感染可能引起肠系膜淋巴结肿大和回肠末端集合淋巴结增殖肥厚，从而诱发肠套叠。

（4）肠痉挛及自主神经失调：各种原因的刺激，如食物、炎症、腹泻、细菌和寄生虫毒素等，使肠道发生痉挛、蠕动功能节律紊乱或逆蠕动而引起肠套叠。也有人提出由于婴幼儿交感神经发育迟缓，因自主神经系统功能失调而引起肠套叠。

（5）遗传因素：近年来有报道称，部分肠套叠患者有家族发病史。这种家族发病率高的原因尚不清楚，可能与遗传、体质、解剖学特点及对肠套叠诱因的易感性增高等有关。

2.继发性肠套叠

由肠道器质性病变引起，以 Meckel 憩室占首位，其次为息肉及肠重复畸形，此外还包括肿瘤、异物、结核、阑尾残端内翻、盲肠袋内翻及紫癜血肿等。患儿发病年龄越大，存在继发性肠套叠的可能性越大。

（二）病理生理

肠套叠在纵形切面上由三层肠壁组成称为单套：外层为肠套叠鞘部或外筒，套入部为内筒和中筒。肠套叠套入最远处为头部或顶端，肠管从外面卷入处为颈部。外筒与中筒以黏膜面相接触，中筒与内筒以浆膜面相接触。绝大多数肠套叠病例是单套。少数病例小肠肠套叠再套入远端结肠肠管内，称为复套，断面上有 5 层肠壁。肠套叠多为顺行性套叠，与肠蠕动方向一致，逆行套叠极少见。肠套叠一旦形成很少自动复位，套入部进入鞘部，并受到肠蠕动的推动向远端逐渐深入，同时其肠系膜也被牵入鞘内，颈部紧束使之不能自动退出。由于鞘部肠管持续痉挛紧缩而压迫套入部，致使套入部肠管发生循环障碍，初期静脉回流受阻，组织淤血水肿，套入部肠壁静脉怒张破裂出血，黏膜细胞分泌大量黏液，黏液进入肠腔后与血液、粪质混合呈果酱样胶冻状排出。肠壁水肿不断加重，静脉回流障碍加剧，致使动脉受压，供血不足，最终发生肠壁坏死。肠坏死根据发生的病理机制分为动脉性和静脉性坏死。动脉性坏死多发生于鞘部，因鞘部肠管长时间持续性痉挛，肠壁动脉痉挛，血供阻断，部分肠壁出现散在的斑点状坏死，又称缺血性坏死（白色坏死）。静脉性坏死多发生于套入部，是由于系膜血管受压，静脉回流受阻，造成淤血，最终肠管坏死（黑色坏死）。

（三）类型

根据套入部最近端和鞘部最远端肠段部位将肠套叠分为以下类型。

1.小肠型

小肠型包括空肠套入空肠型、回肠套入回肠型和空肠套入回肠型。

2.回盲型

以回盲瓣为起套点。

3.回结型

以回肠末端为起套点，阑尾不套入鞘内，此型最多，占 70%～80%。

4.结肠型

结肠套入结肠。

5.复杂型或复套型

常见为回回结型，占肠套叠的 10%～15%。

6.多发型

在肠管不同区域内有分开的 2 个、3 个或更多肠套叠。

（四）临床表现

小儿肠套叠分为婴儿肠套叠（2岁以内者）和儿童肠套叠，临床以前者多见。

1.婴儿肠套叠

多为原发性肠套叠，临床特点如下。

（1）腹痛：为最早症状，常常突然发作，婴儿表现为哭闹不安，伴有拒食出汗、面色苍白、手足乱动等异常痛苦表现。腹痛为阵发性，每次持续数分钟。每次发作后，患儿全身松弛、安静，甚至可以入睡，但间歇十余分钟后又重复发作，如此反复。这种腹痛与肠蠕动间期相一致，是由于肠蠕动将套入肠段向前推进，牵拉肠系膜，肠套叠鞘部产生强烈痉挛而引起的剧烈疼痛，当蠕动波过后，患儿即转为安静。肠套叠晚期合并肠坏死和腹膜炎后，患儿表现萎靡不振，反应低下。部分患儿体质较弱，或并发肠炎、痢疾等疾病时，哭闹不明显，而表现为烦躁不安。

（2）呕吐：呕吐是婴儿肠套叠早期症状之一，在阵发性哭闹开始不久，即出现呕吐，呕吐物初为奶汁及乳块或其他食物，以后转为胆汁样物，1～2天后转为带臭味的肠内容物，提示病情严重。

（3）血便：多在发病后6～12小时排血便，便血早者可在发病后3～4小时出现，为稀薄黏液或胶冻样果酱色血便，数小时后可重复排出。便血是由于肠套叠时套叠肠管的系膜嵌入在肠壁间，发生血液循环障碍而引起黏膜渗血，与肠黏液混合形成暗红色胶冻样液体。有些来诊较早患儿，虽无血便排出，但通过肛门指诊可见手套染血，对诊断肠套叠极有价值。

（4）腹部包块：在病儿安静时进行触诊，多数可在右上腹肝下触及腊肠样、稍活动、伴有轻压痛的肿块，肿块可沿结肠走行移动，右下腹一般有空虚感，严重者可在肛门指诊时，触到直肠内子宫颈样肿物，即为套叠头部。

（5）全身状况：依就诊早晚而异，早期除面色苍白，烦躁不安外，营养状况良好。晚期患儿可有脱水，电解质紊乱，精神萎靡不振、嗜睡、反应迟钝。发生肠坏死时，有腹膜炎表现，可出现全身中毒症状，脉搏细速，高热昏迷，休克，衰竭以至死亡。

2.儿童肠套叠

儿童肠套叠与婴儿肠套叠相比较，症状不典型。起病较为缓慢，多表现为不完全性肠梗阻，肠坏死发生时间相对较晚。患儿也有阵发性腹痛，但发作间歇期较婴儿长，呕吐、血便较少见。据统计儿童肠套叠发生便血者只有约40%，而且便血往往在套叠后几天才出现，或者仅在肛门指诊时指套上有少许血迹。儿童较合作时，腹部查体多能触及腊肠形包块，很少有严重脱水及休克表现。

（五）诊断

1.临床表现

阵发性腹痛或哭闹不安、呕吐、便血和腹部包块。

2.腹部查体

可触到腊肠样包块，右下腹有空虚感，肛门指诊可见指套血染。

3.腹部超声

为首选检查方法，可通过肠套叠特征性影像协助确诊。超声图像在肠套叠横切面上显示为"同心圆"或"靶环"征，纵切面表现为"套筒"征或"假肾"征。

4.腹部 X 线片或透视

可观察肠气分布、肠梗阻及腹腔渗液情况。

(六)鉴别诊断

小儿肠套叠临床症状和体征不典型时,易与下列疾病混淆:①细菌性痢疾;②消化不良及婴儿肠炎;③腹型过敏性紫癜;④Meckel 憩室出血;⑤蛔虫性肠梗阻;⑥直肠脱垂;⑦其他,如结肠息肉脱落出血,肠内外肿瘤等引起的出血或肠梗阻。

(七)治疗

1.非手术疗法

(1)适应证:适用于病程不超过 48 小时,全身情况良好,生命体征平稳,无明显脱水及电解质紊乱,无明显腹胀和腹膜炎表现者。

(2)禁忌证为:①病程超过 48 小时,全身情况不良,如有高热、脱水、精神萎靡、休克等症状;②高度腹胀,透视下可见肠腔内多个大液平;③已有腹膜刺激征或疑有肠坏死者;④多次复发性肠套叠而疑似有器质性病变;⑤小肠型肠套叠。

(3)空气灌肠:在空气灌肠前先做腹部正侧位全面透视检查,观察肠内充气及分布情况,注意膈下有无游离气体。采用自动控制压力的结肠注气机,向肛门内插入有气囊的注气管,注气后见气体阴影由直肠顺结肠上行达降结肠及横结肠,遇到套叠头端则阴影受阻,出现柱状、杯口状、螺旋状影像。继续注气时可见空气影向前推进,套头部逐渐向回盲部退缩,直至完全消失,此时可见大量气体进入右下腹小肠,然后迅速扩展到腹中部和左腹部,同时可闻及气过水声。透视下回盲部肿块影消失和小肠内进入大量气体,说明肠套叠已复位。

(4)B 超下生理盐水加压灌肠:腹部 B 超可在观察到肠套叠影像后,于超声实时监视下行水压灌肠复位,随着水压缓慢增加,B 超下可见套入部与鞘部之间无回声区加宽,纵切面上套叠头部由"靶环"样声像逐渐转变成典型的"宫颈"征,套叠肠管缓慢后退,当退至回盲瓣时,套头部表现为"半岛"征,此时肠管后退较困难,需缓慢加大水压,随水压增大,"半岛"逐渐变小,最后通过回盲瓣而突然消失。此时可见回盲瓣呈"蟹爪样"运动,同时注水阻力消失,证明肠套叠已复位。

(5)钡剂灌肠:流筒悬挂高出检查台 100 cm,将钡剂徐徐灌入直肠内,在荧光屏上追随钡剂进展,在见到肠套叠阴影后增加水柱压力,直至套叠影完全消失。

(6)复位成功的判定及观察:①拔出气囊肛管后患儿排出大量带有臭味的黏液血便和黄色粪水;②患儿很快入睡,无阵发性哭闹及呕吐;③腹部平软,已触不到原有包块;④口服活性炭0.5~1 g,如经6~8 小时由肛门排出黑色炭末,证明复位成功。

2.手术疗法

(1)手术适应证:①非手术疗法有禁忌证者;②应用非手术疗法复位失败或穿孔者;③小肠套叠;④继发性肠套叠。

(2)肠套叠手术复位。

1)术前准备:首先应纠正脱水和电解质紊乱,禁食水、胃肠减压、抗感染;必要时采用退热、吸氧、备血等措施。体温降至 38.5 ℃以下可以手术,否则易引起术后高热抽搐,导致死亡。麻醉多采用气管插管全身麻醉。

2）切口选择：依据套叠肿块部位，选择右上腹横切口、麦氏切口或右侧经腹直肌切口。较小婴儿多采用上腹部横切口，若经过灌肠得知肠套叠已达回盲部，也可采用麦氏切口。

3）手法整复：开腹后，术者以右手顺结肠走向探查套叠肿块，常可在右上腹、横结肠肝曲或中部触到。由于肠系膜固定较松，小肿块多可提出切口。如肿块较大宜将手伸入腹腔，在套叠部远端用右手示、中指先将肿块逆行推挤，当肿块退至升结肠或盲肠时即可将其托出切口。套叠肿块显露后，检查有无肠坏死。如无肠坏死，则于明视下用两手拇指及示指缓慢交替挤压直至完全复位。复位过程中切忌牵拉套入的近端肠段，以免造成套入肠壁撕裂。如复位困难时，可用温盐水纱布热敷后，再作复位。复位后要仔细检查肠管有无坏死，肠壁有无破裂，肠管本身有无器质性病变等，如无上述征象，将肠管纳入腹腔后逐层关腹。如为回盲型肠套叠复位后，阑尾挤压严重，应将阑尾切除。

4）肠切除术：对不能复位及肠坏死者，手法整复时肠破裂者，肠管有器质性病变者，疑似有继发性坏死者，在病情允许时可做肠切除一期吻合术。如病情严重，患儿不能耐受肠切除术，可暂行肠造瘘或肠外置术，病情好转后再关闭肠瘘。

5）腹腔镜下肠套叠复位术：腹腔镜手术探查和治疗肠套叠因其显著的优点而得到肯定：①腹腔镜手术创伤小、恢复快、并发症少；②某些空气灌肠提示复位失败或复位不确切者，麻醉后肠套叠可自行复位，腹腔镜手术探查可以发现上述情况而避免开腹手术的创伤；③对腹腔内脏器探查全面，可及时发现因器质性病变导致的继发性肠套叠；④术中可与空气灌肠相结合，提高复位率，由于腹腔内 CO_2 气腹压力和空气灌肠压力叠加作用于肠套叠头部，同时配合器械在腹腔内的牵拉作用，用较低的空气灌肠压力即能顺利将套叠肠管复位，安全性明显提高。

第八节　肠　瘘

肠瘘是指肠管之间、肠管与其他脏器或者体外出现病理性通道，造成肠内容物流出肠腔，引起感染、体液丢失、营养不良和器官功能障碍等一系列病理生理改变。肠瘘可分为内瘘和外瘘两类。肠内容物不流出腹壁称为内瘘，如小肠间内瘘、小肠结肠瘘、小肠胆囊瘘、小肠膀胱瘘等。肠管与体外相通则称肠外瘘。根据瘘口所在部位、经瘘口流出的肠液量、肠道瘘口的数目、肠道是否存在连续性以及引起肠瘘的病变性质等有关，可将肠瘘分为高位瘘与低位瘘、高流量瘘与低流量瘘、单个瘘与多发瘘、端瘘与侧瘘以及良性瘘与恶性瘘等。

一、病因

肠瘘的常见原因有手术、创伤、腹腔感染、恶性肿瘤、放射线损伤、化疗以及肠道炎症与感染性疾病。肠外瘘主要发生在腹部手术后，是一种严重的术后并发症，主要病因是术后腹腔感染，各种原因导致的吻合口漏。小肠炎症、结核、消化道憩室炎、恶性肿瘤以及外伤伤道感染、腹腔脓肿也可直接穿破肠壁引起肠瘘。有些为炎性肠病本身的并发症，如 Crohn 病引起的内瘘或外瘘。根据临床统计，以继发于腹腔脓肿、感染和手术后肠瘘最为多见，肠内瘘常见于恶性肿瘤。放射治疗和化疗也可导致肠瘘，比较少见。

二、临床表现

肠瘘的临床表现比较复杂,其病情轻重受多种因素影响,包括肠瘘的类型、原因、患者身体状况以及肠瘘发生的不同阶段等。肠间内瘘可无明显症状和生理紊乱。肠外瘘早期一般表现为局限性或弥散性腹膜炎症状,患者可出现发热、腹胀、腹痛、局部腹壁压痛反跳痛等,在手术后患者与原有疾病的症状、体征难以区别,临床医师对患者诉腹胀、没有排气排便缺乏重视而将此归结为术后肠蠕动差、肠粘连等,往往错过早期诊断时机。在瘘管形成、肠液溢出体外以后,则主要表现为感染、营养不良、水和电解质和酸碱平衡紊乱以及多器官功能障碍等。

(一)瘘口形成和肠内容物漏出

肠外瘘的特征性表现是在腹壁出现一个或多个瘘口,有肠液、胆汁、气体、粪便或食物流出。唇状瘘可在创面观察到外翻的肠黏膜,甚至破裂的肠管。瘘口周围的皮肤红肿、糜烂。十二指肠瘘和高位空肠瘘流出量大,可达 4000～5000 mL/d,含有大量胆汁和胰液,经口进食的食物很快以原形从瘘口排出。低位小肠瘘流出量仍较多,肠液较稠,主要为部分消化的食糜。结肠瘘一般流出量少,呈半成形的粪便,瘘口周围皮肤腐蚀较轻。肠间内瘘可表现为不同程度的腹泻,应用止泻剂无效。肠道与输尿管、膀胱或者子宫发生的瘘,则出现肠内容物随尿液或从阴道排出,或者尿液随大便排出。

(二)感染

是肠瘘发生和发展的重要因素,也是主要临床表现。腹腔感染,特别是腹腔脓肿可引起肠瘘。肠瘘初期肠液漏出会引起不同程度的腹腔感染、腹腔脓肿,污染蔓延可出现弥散性腹膜炎、脓毒血症等。

(三)营养不良

由于肠内容物特别是消化液的漏出,造成消化吸收障碍,加上感染、进食减少以及原发病影响,肠瘘患者大多出现不同程度的营养不良,表现为低蛋白血症、水肿、消瘦等。水、电解质和酸碱平衡紊乱依肠瘘的位置、类型和流量而不同,表现为程度不等的内稳态失衡,常见低钾、低钠血症和代谢性酸中毒。

(四)多器官功能障碍

肠瘘后期可出现多器官功能障碍,较易出现胃肠道出血、肝脏损害。此外,肠瘘患者还可能存在一些与瘘发生相关的疾病,如消化道肿瘤、肠粘连、炎性肠病、重症胰腺炎以及多发性创伤等,出现相应的临床表现。

(五)各种肠瘘的特点

十二指肠瘘发生后常表现为突然出现的持续性腹痛,以右上腹最明显,局部腹肌紧张、压痛、反跳痛,可伴有高热、脉速,白细胞升高。一般发生于胃切除术后十二指肠残端破裂、盲袢梗阻和内镜检查损伤等。症状的严重程度与漏出液的多少有关。瘘孔较小,漏出物仅是少量黏液和十二指肠液,症状较轻;若瘘口较大则有大量肠内容物漏出,形成外瘘则伤口附近皮肤很快发生糜烂,大量消化液流失很快导致水、电解质紊乱,甚至导致死亡。空-回肠内瘘常有腹泻,外瘘则有明显的肠液外溢,瘘口皮肤红肿、糜烂、疼痛,并常有腹腔感染。当肠腔与其他脏器,如泌尿道等相通时,常出现相应器官的感染。肠瘘远端常有部分或完全性梗阻。持久的感染、肠液丢失和营养摄入困难可造成营养不良,体重迅速下降。

三、病理生理

(一)病理生理分期

肠瘘的病理生理发展一般经历4个阶段,相继出现以下病理改变。

1.腹膜炎期

主要发生于创伤或手术后1周以内。由于肠内容物经肠壁缺损处漏入腹腔而引起腹膜炎。其严重程度依瘘口的位置、大小、漏出液的性质和量不同而异。高位、高流量的空肠瘘,漏出液中含有大量胆汁、胰液,具有强烈消化腐蚀作用,且流量大,常常形成急性弥散性腹膜炎。瘘口小、流量少的肠瘘则可形成局限性腹膜炎。

2.局限性脓肿期

多发生于肠瘘发病后7～10天。由于急性肠瘘引起腹腔感染,腹腔内纤维素渗出,大网膜包裹,周围器官粘连等,使渗漏液局限、包裹形成脓肿。

3.瘘管形成期

上述脓肿在没有及时引流情况下,可发生破溃,使脓腔通向体表或周围器官,从肠壁瘘口至腹壁或其他器官瘘口处,形成固定的异常通路,脓液与肠液经过此通道流出。

4.瘘管闭合期

随着全身情况的改善和有效治疗,瘘管内容物引流通畅,周围组织炎症反应消退以及纤维组织增生,瘘管将最后被肉芽组织充填并形成纤维瘢痕愈合。

(二)病理生理改变

肠瘘有一系列特有的病理生理改变,主要包括水、电解质和酸碱平衡紊乱、营养不良、消化酶腐蚀作用、感染以及器官功能障碍等。因瘘口位置、大小、流量以及原有疾病不同,对机体造成的影响也不同。瘘口小,位置低、流量少的肠瘘引起全身病理生理改变小,而高位、高流量的瘘则引起明显的全身症状,甚至出现多器官衰竭,导致死亡。

1.水、电解质和酸碱平衡紊乱

肠瘘按其流出量的多少,分为高流量瘘与低流量瘘。消化液丢失量的多少取决于肠瘘的部位,十二指肠、空肠瘘丢失肠液量大,也称高位肠瘘,而结肠及回肠瘘肠液损失少,也称低位肠瘘。大量肠液流失引起脱水、电解质和酸碱紊乱,甚至危及患者生命。因肠液丢失,肠液中营养物质和消化酶丢失,消化吸收功能发生障碍,加上感染等因素,导致和加重营养不良,其后果与短肠综合征相同。

2.消化液腐蚀作用

肠液腐蚀皮肤可发生糜烂、溃疡甚至坏死,消化液积聚在腹腔或瘘管内,可能腐蚀其他脏器,也可能腐蚀血管造成大出血和伤口难以愈合。

3.感染

肠瘘发生后,由于引流不畅而造成腹腔内脓肿形成。肠腔内细菌污染周围组织发生感染,又因消化酶腐蚀作用使感染难以局限。如肠瘘与胆管、膀胱相通则引起相应器官的感染,甚至发生败血症。

水、电解质和酸碱平衡紊乱,营养不良,感染,是肠瘘的三大基本病理生理改变,尤其是营养不良和感染,在肠瘘中往往比较突出,而且互为因果,形成恶性循环,可引起脓毒血症和

MODS,最后导致死亡。

四、诊断

根据临床表现、病史和有关检查,肠瘘的诊断多无困难,但为实施正确治疗,对肠瘘的诊断需明确以下重要问题:①肠瘘的位置与数目,即明确是高位瘘还是低位瘘,是单个瘘还是多发瘘;②瘘管的走行情况,包括瘘管的形状、长度、有无脓腔存在、是否与其他脏器相通;③肠道的通畅情况,是端瘘还是侧瘘,瘘的远端有无梗阻;④肠瘘的原因,是良性瘘还是恶性瘘;⑤有无腹腔脓肿和其他并发症,瘘管的引流情况等;⑥患者的营养状态和重要器官功能情况,是否存在水和电解质和酸碱平衡紊乱。

为明确上述情况,需进行实验室检查和影像学检查,特别是瘘管检查。瘘管检查可通过口服染料或炭粉,观察排出情况,或口服或直接向瘘管内注入碘造影剂行瘘管造影。口服经稀释的炭粉或亚甲蓝后,定时观察瘘口,记录炭粉或亚甲蓝排出的量和时间。如有炭粉或染料经创口排出则肠瘘诊断明确,根据排出时间可粗略估计瘘的部位,根据排出量可初步估计瘘口大小。瘘管造影有助于明确瘘的部位、大小、瘘管长短、走行以及脓腔范围,还可了解与肠瘘相关的部分肠袢情况。其他辅助检查包括以下几种。

(一)腹部 X 线片

通过腹部立、卧 X 线片了解有无肠梗阻,是否存在腹腔占位性病变。

(二)B 超

可以检查腹腔脓肿、胸部积液、腹部积液、腹腔占位病变等,还可行 B 超引导下经皮穿刺脓肿引流。

(三)消化道造影

消化道造影包括口服造影剂行全消化道造影和经腹壁瘘口造影,是诊断肠瘘的有效手段。常可明确是否存在肠瘘、肠瘘的部位与数量、瘘口大小、瘘口与皮肤距离、是否伴有脓腔以及瘘口引流情况等,同时还可明确瘘口远、近端肠管是否通畅。如果是唇状瘘,在明确瘘口近端肠管情况后,还可经瘘口向远端肠管注入造影剂进行检查。造影时应动态观察胃肠蠕动和造影剂分布情况,注意造影剂漏出的部位、量与速度、有无分支叉道和脓腔等。

对肠瘘患者进行消化道造影检查一般不宜使用钡剂,因为钡剂不能吸收或溶解,会造成钡剂存留在腹腔和瘘管内,形成异物,影响肠瘘自愈,且钡剂漏入腹腔或胸腔后引起的炎性反应也较剧烈。一般对早期肠外瘘患者多使用 76% 泛影葡胺,60~100 mL 口服或经胃管注入,多能清楚显示肠瘘情况。肠腔内和漏入腹腔的泛影葡胺均可很快吸收。

(四)CT

CT 是临床诊断肠瘘及其并发的腹盆腔脓肿的理想方法。特别是通过口服造影剂 CT 扫描,或 CT 瘘道造影,不仅可以明确肠道通畅情况和瘘管情况,还可协助进行术前评价,帮助确定手术时机。如炎症粘连明显的肠管 CT 表现为肠管粘连成团,肠壁增厚和肠腔积液。此时手术不但不能完全分离粘连,还可能造成肠管更多的继发损伤,产生更多的瘘,使手术彻底失败。

(五)其他检查

如对小肠胆管瘘、小肠膀胱瘘等进行胆管、泌尿道造影检查。

五、治疗

(一)治疗原则

肠瘘的治疗目的是设法闭合瘘管,恢复肠道连续性,纠正肠液外溢所致的各种病理生理改变。20世纪70年代以前,治疗肠瘘的首选方法是紧急手术修补肠瘘,当时公认的原则是"愈是高位的瘘,愈要尽早手术"。但由于对肠瘘的病理生理学了解不够,将肠瘘等同于十二指肠溃疡穿孔、外伤性肠穿孔等,希望能一次修补成功,而事实上由于腹腔内感染严重,肠袢组织不健康且愈合不良,早期手术失败率高达80%。20世纪70年代初期,随着全肠外营养(TPN)的发展,肠瘘患者的营养障碍问题可得到解决,加上新型广谱抗生素的应用,对肠瘘感染可有效控制,肠瘘的治疗策略出现了根本性转变,以采用各种非手术治疗促进肠瘘自行愈合为主,而确定性手术是最后的选择。

TPN不仅可以改善患者营养不良,而且可减少肠液分泌量50%～70%,有利于肠瘘愈合。20世纪80年代后期,生长抑素应用于肠瘘的治疗,使肠液分泌再减少50%～70%,可使24小时空腹肠液流出量由约2000 mL减少至200 mL左右。20世纪90年代以后,重组人生长激素应用于临床,可促进蛋白质合成与组织修复,使肠瘘非手术治疗的治愈率进一步提高。目前肠瘘的基本治疗原则是,根据肠瘘的不同类型和病理生理情况,采取营养支持、抗感染、减少肠液分泌、封堵瘘管、维持内环境稳定、促进瘘管愈合以及选择性手术等综合措施。一些研究正在探索在有效的营养支持和抗感染前提下,通过生长抑素和生长激素联合应用,对肠外瘘实施早期确定性手术以缩短疗程。

(二)治疗措施

1.纠正水、电解质和酸碱平衡紊乱

水、电解质和酸碱平衡紊乱是高流量肠瘘的严重并发症,也是肠瘘早期死亡的主要原因。其病因包括消化液的大量丢失,严重腹腔感染所致的高分解代谢(胰岛素拮抗,糖利用障碍,高血糖),难以纠正的酸中毒,以及不恰当的营养支持和补液等。因此肠瘘所致的水和电解质和酸碱平衡紊乱比较复杂,且贯穿整个病程。随瘘流量的改变,感染控制程度的不同,紊乱的程度也会发生改变。在肠瘘的治疗过程中,必须自始至终注意纠正水电解质和酸碱平衡紊乱,基本措施是保证足量补充,控制肠液漏出,实时监测调整。对肠瘘患者应注意监测24小时出入量、血电解质、血气分析、血细胞比容、血浆渗透压、尿量、尿比重、尿电解质等,特别要注意有无低钾血症、低钠血症和代谢性酸中毒。肠瘘治疗过程中既可出现高钾,也可出现低钾,而患者可无明显症状。由于细胞内外钾离子交换缓慢,并需消耗一定能量,因此血清钾并不能完全反映总体钾的量及变化。随着感染的控制,机体由分解代谢转向合成代谢,对钾离子的需求也会增加。在临床上补钾时应多作监测,不宜在短期内将所缺失的钾全部补充。补钾一般用10%氯化钾加入液体中,应严格掌握量和浓度限制(浓度不超过40 mmol/L,即氯化钾30 mL/L,速度不超过20～40 mmol/h,每天总量不超过氯化钾60～80 mL,尿量应超过40 mL/h),补充途径可经外周静脉、中心静脉或口服,因肠瘘患者多需长期营养支持,一般采用中心静脉给予,并应进行心电监测,监测心律失常。

2.营养支持

肠瘘患者营养支持的目的是改善营养状况和适当的胃肠功能休息。有效的营养支持不仅

促进合成代谢,而且增强机体免疫力,使感染易于控制,提高肠瘘的治愈率。营养支持基本方法包括肠外营养(PN)和肠内营养(EN)两种,但所用的营养成分组成和具体途径可以有多种。

PN用于肠瘘患者具有以下优点:营养素全部从静脉输入,胃肠液的分泌量明显减少,经瘘口溢出的肠液量也随之减少;调整补充水、电解质比较方便;部分肠瘘经过PN,溢出的肠液减少,感染控制,营养改善而可以自愈;围术期应用PN提高了手术成功率。肠瘘患者进行PN一般时间较长,其不足之处在于,PN导管败血症发生率较高;容易产生淤胆、PN性肝病等代谢并发症;长期PN还可引起肠黏膜萎缩,肠屏障功能受损和细菌易位;PN费用较昂贵。故应酌情尽量缩短PN时间,添加特殊营养素、药物等以减少并发症,条件允许时尽快过渡到EN。肠瘘患者PN的基本要求包括:针对每个患者具体计算热量和需氮量,一般轻度至中度应激者给予的非蛋白质热量分别为 104.6~125.5 kJ/(kg·d) 及 125.5~146.4 kJ/(kg·d),氮量分别为 0.16~0.2 g/(kg·d) 及 0.2~0.3 g/(kg·d);应同时应用葡萄糖液和脂肪乳剂作为能量供给,糖:脂比例为 1:1~2:1;根据患者氮平衡状态、营养状况和治疗目的选用适当的氨基酸制剂,并且按不同品牌的溶液含氮量,计算决定输注量,一般选用含氨基酸种类较多的制剂,应激较重者可选用含支链氨基酸(BCAA)较多的制剂;补充适当的电解质、维生素和微量元素,不仅要注意钾、钠、氯水平,还要注意补充钙、镁和磷,以及水溶性维生素、脂溶性维生素和微量元素。

肠内营养(EN)是将一些只需化学性消化或不需消化就能吸收的营养液通过消化道置管或造口注入胃肠道内,更符合胃肠道正常生理,能够维持胃肠道和肝脏正常功能,避免肠黏膜萎缩,保护肠道屏障,防止细菌易位,并发症少,费用较低,技术要求低,故应尽量创造条件以实现EN。肠瘘患者实施EN要注意时机,对于肠瘘急性期,并发严重的感染和水电解质酸碱平衡紊乱,或者存在肠梗阻,肠内容物漏出比较严重者,不能采取EN。对单纯的管状瘘,可在堵瘘后用鼻胃管实施EN。在瘘发生后,如行腹腔引流术,可尽量同时做肠造口备EN用。对于肠瘘造成短肠综合征或者肠道功能不良,宜选用易于吸收的氨基酸或短肽要素膳。当肠道功能基本正常,宜选用含蛋白水解物或全蛋白的制剂。应用EN应采取循序渐进原则,输入量逐渐增加,速度由慢至快,使肠道有充分的适应,实施EN时应注意保温,输入的肠内营养液应在 40 ℃左右,以减少腹胀、腹泻的发生。

另外,生长抑素可进一步减少胃肠液的分泌,有利于腹腔感染的控制,纠正水和电解质紊乱,促进管状瘘愈合。生长激素具有促进合成代谢、促进伤口和瘘口愈合的作用。谷氨酰胺是合成氨基酸、蛋白质、核酸及其他生物大分子的前体,是肠黏膜细胞、免疫细胞等生长迅速细胞的主要能源物质,在应激状态下相当于必需氨基酸,经静脉或肠道补充谷氨酰胺可促进蛋白质合成,促进肠黏膜细胞增殖,保护肠屏障功能。精氨酸具有营养和免疫调节双重作用,经肠外或肠内补充可促进蛋白质合成,增强机体免疫功能。ω-3多不饱和脂肪酸可改变细胞膜结构,影响细胞流动性、信号传递和受体功能,具有免疫调节作用。

3.控制感染

肠瘘患者的感染主要是肠液外溢至腹腔形成的腹腔感染,以及静脉导管和肠道细菌易位导致的感染,通常由多种病原菌引起,可反复发生,加上患者常常同时存在营养障碍,免疫功能低下等问题,感染控制比较困难。腹腔内感染是肠瘘最主要、最初的感染灶,容易形成脓肿,而且易被腹腔粘连形成许多分隔,不易定位与引流。治疗腹腔内感染的最主要措施是有效引流、适当应用抗感染药物和全身支持治疗。

引流是控制肠瘘腹腔感染的主要方法,也是管状瘘治疗的基本方法。在肠瘘形成初期,若腹腔已经安置引流管且通畅,可利用此引流管继续引流。如果无腹腔引流管或引流不畅,存在广泛多处腹腔感染、脓肿,可考虑剖腹探查,大量冲洗腹腔后放置有效引流。若感染或脓肿局限,B超或CT引导下穿刺引流可避免剖腹探查。肠瘘腹腔引流应使用单腔负压管、双套管及三腔管。单腔负压管容易发生堵塞,适于短期抽吸引流。双套管的优点是能预防组织堵塞引流管,但由于肠瘘患者的腹腔引流液中含有多量纤维素和组织碎屑,仍可引起管腔堵塞。三腔引流管是在双套管旁附加注水管,可以持续滴入灌洗液,可达到持续冲洗效果,推荐使用。用临时性关腹技术处理严重的腹腔感染和多发脓肿近年来越来越多地用于临床,即暂时用聚丙烯网片等材料遮盖敞开的腹腔,以减少再次剖腹的次数,腹腔内液体可透过网孔得到引流,引流物和肠造口可从网片上戳孔引出,待病情恢复后再行腹壁修复。该技术在肠外瘘的应用指征是腹腔感染严重且广泛;腹腔内有多发或多腔脓肿;腹壁感染严重,不能缝合关闭。应用生物网片更可以促进组织在网片上爬行生长,有利于远期的腹壁修复。因肠瘘患者通常治疗时间较长,而长期使用广谱抗生素将导致菌群失调或二重感染,故不可随意使用,应严格掌握适应证,并在病情允许时及时停药。肠瘘患者应用抗生素的主要适应证包括肠瘘早期存在严重的腹腔或全身感染;PN静脉导管感染;肠瘘患者全身情况较差,存在肠道细菌易位危险;肠瘘围术期。肠瘘患者在慢性期和恢复期,以及在腹腔感染局限,经过引流冲洗和营养支持瘘管开始愈合缩小等情况下,一般不需要抗生素治疗。

4.瘘口瘘管的处理

关闭瘘口是肠瘘治愈的目标,基本方法是吸引和封堵。吸引的目的是引流肠液、脓液和坏死组织,减少对瘘管和瘘口的进一步侵蚀,使瘘口瘘管缩小以便于封堵或者自愈。常用方法是从瘘口向近端肠腔插入一根直径0.5 cm的硅胶双套管,如置管困难,可采取介入技术,将双套管尖端尽量摆放在肠瘘内口附近,低引力持续吸引,用凡士林纱布把瘘口与腹壁隔开。也可应用三腔管引流,间断吸引冲洗。准确收集记录吸引量作为补液参考。

封堵适于管状瘘或者高流量瘘,以尽快控制肠液漏出以改善营养状况。封堵前应进行瘘管造影,明确瘘管瘘口位置和解剖关系,最好在影像引导下完成。传统的方法是用纱布、油纱条填塞,还有盲管堵塞法、水压法堵塞等。也有报道经瘘口将避孕套放入肠腔,向套内注入适量的空气或水,使其在肠腔内外形成哑铃状而堵塞瘘口的方法。瘘口较大或唇状瘘,可用硅胶片内堵。目前应用更多的是医用粘胶,包括各种生物胶。进行肠瘘封堵时必须先明确瘘口远端肠管无明显狭窄和梗阻,避免对多发瘘进行封堵,以免引起部分瘘管引流不畅。封堵肠瘘时应尽量首先堵住内口,对外口进行引流冲洗,局部应用抗生素和促进瘘管愈合的药物,使肠瘘自行愈合。瘘口周围皮肤可以涂抹氧化锌、氢氧化铝或其他抗生素软膏予以保护。

5.其他治疗

肠瘘的治疗还应注意对其他器官功能的维护和病变的治疗,由于肠瘘属胃肠科疑难病危重病,尤其是早期未能发现,导致腹腔严重感染和多发性脓肿形成的患者,可能存在不同程度的心、肺、肝、肾等器官功能障碍,在治疗过程中应注意监测和维护。

六、预后

肠瘘是多种疾病和损伤引起的一种复杂并发症,在原发病基础上又出现新的病理生理学改变,其治疗一直是临床难题。肠瘘的病死率在20世纪60年代高达40%～65%,70年代以来,由于治疗策略的改进,营养支持的进步,重视患者整体情况和有效抗感染等,肠瘘的病死率已明显下降,一般在5.3%～21.3%。

决定肠瘘预后的主要因素是发生部位、类型和原因,腹腔感染的严重程度以及治疗策略等,肠瘘的3大死亡原因是水电解质和酸碱平衡紊乱,营养不良和感染,肠瘘治疗失败的原因有:感染未能得到有效控制,所引发的MODS是治疗失败的主要因素,占死亡患者的90%;特殊病因引起的肠外瘘,如Crohn病,放射性损伤,恶性肿瘤等,缺乏有效治疗措施;并发其他重要脏器病变,如肿瘤,肝病和心血管病变。

第九节　坏死性结肠炎

本病为起于结肠黏膜,随后累及结肠全层的急性出血坏死性炎症。成年人多见,夏秋季发病较多,常为散在性发病。多数有不洁饮食史,早期症状为腹泻、腹痛和血水样大便,随后出现腹膜炎、感染脓毒症休克。发病急,来势凶,预后不良。本病少见。刘保池、王钟富等曾报道1973－1987年收治40例,均经手术,死亡36例。病因不清,可能与厌氧菌混合感染、非特异感染引起的变态反应有关。病变仅累及结肠,起于盲肠,经升结肠、乙状结肠,继续发展到全结肠。

一、症状与体征

根据病情发展和症状可分3期。

(一)一期

一期局限于黏膜和黏膜下层。结肠黏膜坏死、剥脱和明显变形,使钠和水分吸收减少,引起腹泻,大便次数增多,稀水样便,每便时黏膜下暴露的肉芽组织挤出大量血液,随后出现鲜红或暗红色血水样大便。肠道炎症刺激引起肠痉挛,出现腹痛,阵发性加重。少数伴有发热、恶心、呕吐,多为反射性呕吐胃内容物,其后因肠麻痹可有充溢性呕吐,呕吐物为有粪臭味的内容物。

(二)二期

二期病变向深部发展累及结肠全层,结肠黏膜散在病灶融合成片,基层的平滑肌纤维变性、坏死、断裂,肌间神经节细胞退变,甚至消失,结肠壁水肿增厚,肠腔扩张,结肠浆膜面可见点状、片状暗红色病灶,有炎性渗出液刺激腹膜而致局限性腹膜炎。左、右下腹有固定的压痛、轻度腹肌紧张和反跳痛。会阴部因腹泻多次擦拭而表皮脱落。肛周炎症。

(三)三期

三期结肠全层坏死,中心部位穿孔,肠内容物进入腹腔引起弥散性腹膜炎,腹痛加重,波及全腹,明显腹胀,高热或常温,全腹压痛及反跳痛,肠鸣音消失,全身中毒症状进行性加重,精神萎靡,烦躁,面色灰暗无光,并发脓毒症休克,多数死亡。

二、诊断

依据上述症状和体征,腹穿可抽出浑浊脓性或血性液体,腥臭,腹部透视可见肠不同程度的积气征象,便常规可见大量脓细胞和红细胞,血常规白细胞总数和中性粒细胞增多,核左移见中毒颗粒。须与中毒性菌痢、急性坏死性小肠炎、缺血性结肠炎、急性阑尾炎鉴别。

三、治疗

早期先用非手术疗法,即抢救休克,纠正水和电解紊乱,控制感染,禁食减轻消化道负担。无效应及时手术探查,如无明显肠段坏死,仅见结肠浆膜面局限性点片状暗红色病灶,可做病变肠段切除吻合术,术中若发现结肠浆膜面有多处散在点片状暗红色病灶,肠管壁有水肿、增厚时,应果断地做全结肠切除术、回肠造口、直肠远端关闭。

第十节　先天性巨结肠

一、概述

先天性巨结肠是一种较常见的消化道畸形,占新生儿胃肠畸形的第 2 位,在 2000～5000 名出生的婴儿中就有 1 例得病。男婴较女婴为多,男女之比为 3∶1～4∶1,且有家族性发病倾向。先天性巨结肠是由于胚胎发育期在病毒感染、代谢紊乱、胎儿局部血运障碍等因素作用下,造成肠壁神经节细胞减少或发育停顿,或神经节细胞变性,致使远端无神经节细胞的肠段呈痉挛、狭窄状,形成功能性肠梗阻。90％以上的病变发生在直肠和乙状结肠远端部分。病变的肠段经常处于痉挛状态,管腔狭窄,形成功能性梗阻,粪便不能通过病变肠段或通过困难而影响肠管的正常蠕动,大量积聚在上段结肠内。随着时间的推移,肠管狭窄段上方因粪便积聚而变得肥厚、粗大,这就形成了先天性巨结肠。

二、临床表现

(一)胎便排出延迟,顽固性便秘

正常新生儿几乎全部在出生后 24 小时内排出第一次胎粪,2～3 天内排尽。患儿由于胎粪不能通过狭窄肠道,首先出现的症状为胎粪性便秘,生后不排胎粪,胎粪开始排出及排空时间均推迟。约 90％的病例出生后 24 小时内无胎粪排出。一般在 2～6 天内即出现部分性甚至完全性低位肠梗阻症状,开始呕吐,次数逐渐增多,以至频繁不止,呕吐物含胆汁或粪便样液体。80％的病例表现为全腹胀,部分病例可极度膨胀,可见肠型,腹部皮肤发亮,静脉怒张,有时肠蠕动明显,听诊肠鸣音亢进。可压迫膈肌,出现呼吸困难。肛门指诊可觉出直肠内括约肌痉挛和直肠壶腹部空虚感。新生儿直肠的平均长度为 5.2 cm,因此食指常可达移行区,并能感到有一缩窄环。此外指诊时可激发排便反射,当手指退出时有大量粪便和气体随手指排出,压力极大,呈爆炸式排出。如用盐水灌肠也可排出大量粪便和气体,症状即缓解。缓解数天后便秘、呕吐、腹胀又复出现,又需洗肠才能排便。由于反复发作,患儿多出现体重不增、发育较差。少数病例可有几周的缓解期,有正常和少量的间隔排便,但以后最终出现顽固性便秘。

(二)营养不良、发育迟缓

长期腹胀、便秘可使患儿食欲下降,影响营养的吸收。粪便淤积使结肠肥厚扩张,腹部可出现宽大肠型,有时可触及充满粪便的肠袢及粪石。

(三)巨结肠伴发小肠结肠炎

巨结肠伴发小肠结肠炎是最常见和最严重的并发症,尤其是新生儿时期。其病因尚不明确,一般认为长期远端梗阻、近端结肠继发肥厚扩张、肠壁循环不良是基本的原因,在此基础上一些患儿机体免疫功能异常或过敏性变态反应体质而产生小肠结肠炎。也有人认为是细菌和病毒感染所引起,但大便培养多无致病菌生长。结肠为主要受累部位,黏膜水肿、溃疡、局限性坏死,炎症侵犯肌层后可表现为浆膜充血、水肿、增厚,腹腔内有渗出,形成渗出性腹膜炎。患儿全身情况突然恶化,腹胀严重,呕吐,有时腹泻,由于腹泻及扩大的肠管内大量肠液积存,产生脱水、酸中毒、高烧、血压下降,若不及时治疗,死亡率较高。

三、诊断要点

(一)病史及体征

90%以上的患儿出生后36～48小时内无胎便,以后即有顽固性便秘和腹胀,必须经过灌肠、服泻药或塞肛栓才能排便。常有营养不良、贫血和食欲缺乏。腹部高度膨胀并可见肠型,直肠指诊感到直肠壶腹部空虚不能触及粪便,超过痉挛段到扩张段内方触及大便。

(二)X线所见

腹部立位X线片多显示低位结肠梗阻。钡剂灌肠侧位和前后位照片中可见到典型的痉挛肠段和扩张肠段,排钡功能差,24小时后仍有钡剂存留,若不及时灌肠洗出钡剂,可形成钡石,合并肠炎时扩张肠段的肠壁呈锯齿状表现,新生儿时期扩张的肠管多于生后半个月方能对比见到。若仍不能确诊则进行以下检查。

(三)活体组织检查

取距肛门4 cm以上直肠壁黏膜下层及肌层一小块组织,检查神经节细胞的数量,巨结肠患儿缺乏节细胞。

(四)肛门直肠测压法

测定直肠和肛门括约肌的反射性压力变化,可诊断先天性巨结肠和鉴别其他原因引起的便秘。在正常小儿和功能性便秘,当直肠受膨胀性刺激后,内括约肌立即发生反射性放松,压力下降,先天性巨结肠患儿内括约肌非但不放松,而且发生明显的收缩,使压力增高。此法在10天以内的新生儿有时可出现假阳性结果。

(五)直肠黏膜组织化学检查法

此乃根据痉挛段黏膜下及肌层神经节细胞缺如处增生、肥大的副交感神经节前纤维不断释放大量乙酰胆碱,经化学方法可以测定出两者的数量和活性均较正常儿童高出5～6倍,有助于对先天性巨结肠的诊断,并可用于新生儿。

四、治疗方案及原则

主要根据病变肠管的范围和部位而定,一般分为内科保守治疗和外科手术治疗。

(一)保守疗法

保守疗法适用于短段型巨结肠,通常采用多种方法交替或联合使用。常用的方法有:口服润滑剂或缓泻剂,如蜂蜜、蓖麻油、液状石蜡、果导、大黄等,用量可根据粪便的性状及排便次数而定;塞肛通便可用甘油栓、开塞露;清洁洗肠;对于合并脱水及电解质紊乱者应静脉大量输液,纠正水、电解质紊乱,补充血容量;有全身中毒症状者应联合应用广谱抗生素,以控制感染;腹胀严重者应禁食,并给予胃肠减压。

(二)手术治疗

1.结肠造瘘术

对于已确诊的病例,在病情严重或不具备根治条件时,尤其是新生儿病例,宜尽早施行造瘘术,待患儿体重达到 10 kg 时再择期做根治手术。

2.巨结肠根治术

诊断明确,全身情况良好,无论任何年龄,均应尽早施行根治术,将无神经节细胞的痉挛肠段切除。传统的手术方式包括 Swenson、Duhamel 和 Soave 等式式,现在发展了腹腔镜辅助下直肠内结肠拖出术和单纯经肛门直肠内拖出术,此手术不但对患儿创伤小、切口美观,而且有切除痉挛段黏膜彻底、吻合口低且能同时处理肛门内括约肌病变等优点。

手术的关键技术如下。

(1)在齿状线水平环周切开直肠黏膜,缝 8～10 根牵引线牵引直肠黏膜,以便于辨认解剖层次。在黏膜下层向上游离直肠黏膜时,特别对于年长儿可采用电凝分离该层次,以减少出血。

(2)当游离黏膜至 10～15 cm 后,可见肌鞘套叠翻出,表明已达到腹膜返折以上水平,环周切断肌鞘,并于后正中切除 1 cm 宽的肌鞘。

(3)牵拉直肠,可显示直肠和乙状结肠系膜血管,然后一一予以结扎,直达乙状结肠近端正常肠管水平,并将其与肛周皮肤相吻合。采用单纯经肛门直肠内拖出术,一般适用于短段型和痉挛段位于直肠和乙状结肠的患儿(占 75％左右),对于长段型巨结肠需借助腹腔镜。腹腔镜辅助手术的优点是:松解直肠和结肠系膜容易,可行多处肠壁活检,确定无神经节细胞段准确等。

(三)全结肠无神经节细胞症的治疗趋势

全结肠无神经节细胞症患儿术后远期随访显示,残留的无神经节细胞肠段补片修复方法(Martin、Kimura术式),术后仍然呈肠炎改变。通过分子生物学检测发现,该段肠管黏膜层 Cdx 基因表达减低,提示先天性巨结肠相关性肠炎是无神经节细胞段肠壁黏膜层内在发育异常所致。目前许多学者主张,彻底切除痉挛段黏膜后行回肠肛门端端吻合术。尽管术后早期患儿会出现腹泻、污粪等现象,但随着时间的延长,待小肠结肠化后大便次数将会逐渐减少,能形成正常的排便习惯,远期效果优于结肠补片和回肠袋状成形手术。

第十一节　结肠阿米巴病

结肠阿米巴病是溶组织阿米巴原虫侵入结肠壁而引起的急性或慢性病变,最多见于盲肠,依次为升结肠、乙状结肠及直肠。临床上表现为急性或慢性痢疾症状。结肠阿米巴病与外科有关的问题除阿米巴肝脓肿外,还有结肠穿孔、阿米巴肉芽肿及阑尾炎等。

一、诊断依据

(一)临床表现

1.急性期

急性期可表现为肠炎或痢疾症状,有腹痛、腹泻、脓血便,可伴有头痛、乏力、低热,后期可有里急后重。

2.暴发型

部分患者可表现为暴发型,表现为起病急,高热、寒战、谵妄,肠麻痹等中毒症状。剧烈腹部绞痛与里急后重,腹部压痛明显、不同程度脱水与电解质紊乱,患者可极度衰竭、出现休克、腹膜炎、肠出血、肠穿孔。呕吐频繁,腹泻每天可达20～30次。

3.慢性期

通常为急性感染的延续,病情持续数月至数年,腹泻症状时轻时重。腹痛部位不定,常在下腹部或脐周;腹泻与便秘可交替出现。症状常因疲劳、受凉、暴饮、暴食、冷食、饮酒可引起复发。可有消瘦、贫血、营养不良,常易并发阑尾炎、肝脓肿。

4.肠内并发症

(1)阿米巴肉芽肿:较常见于盲肠、乙状结肠、降结肠及直肠。常见症状为局限性腹痛及压痛,局部有时可扪及肿块,可引起肠梗阻、肠穿孔、肠套叠、肠出血。

(2)肠穿孔:其发生率为1％～4％,多发生于暴发型及有深溃疡者。穿孔部位多位于盲肠、阑尾及升结肠下部,其次为直肠乙状结肠交界处。穿孔引起局限性或弥散性腹膜炎或腹腔脓肿,病情险恶,病死率达74％。慢性穿孔因先已形成肠粘连,穿孔后感染形成局部脓肿,或穿入附近器官,形成内瘘,如直肠膀胱瘘、结肠空肠瘘。

(3)阑尾炎与阑尾脓肿:临床上慢性阿米巴性阑尾炎较常见,表现为食欲减退,阑尾部位反复发作性疼痛及压痛,或在右髂窝有持续不适感。有时起病急,类似急性阑尾炎,此种病例多伴有化脓菌感染,未及时治疗者易穿孔或形成阑尾脓肿。

(4)肠道大出血:大出血可发生于阿米巴痢疾或肉芽肿患者。深溃疡可侵蚀黏膜下层及肠壁较大血管,出血量多,易发生休克,并可继续发展至肠穿孔。

(5)结肠癌或直肠癌:慢性阿米巴肠病与结肠癌或直肠癌可同时存在。肠道的慢性刺激及炎症性息肉均有利于癌变。

(二)辅助检查

1.大便检查

大便检查可见滋养体、脓血、包囊。

2.钡剂灌肠造影

钡剂灌肠造影见病变处肠腔狭窄,但局部肠壁仍可扩张而不僵硬,肿块部之肠黏膜比较规则。由于肿块附近细小阿米巴脓肿或肉芽组织突入肠腔,致有锯齿状阴影出现。对有恶变患者亦有一定参考价值。

3.纤维内镜检查

纤维内镜检查可见溃疡常较表浅,大小不一,附有黄色脓液,边缘略突出,稍充血,溃疡与溃疡间的黏膜多正常。正常黏膜上见到散在的典型溃疡,基本可以肯定诊断。典型的溃疡为散在的圆形或长圆形溃疡,边缘充血隆起,中央开口下陷,内含黄色或暗红色分泌物。

4.血清学检查

间接血凝试验比较敏感。此外,尚有乳胶试验,微量免疫电泳,间接免疫荧光试验等方法。对肠内阿米巴病和肠外阿米巴病,血清反应阳性率可达 90% 左右,且基本上无假阳性。

二、治疗方法

(一)非手术治疗

1.一般治疗

急性期应卧床休息,肠道隔离至症状消失、大便连续 3 次找不到滋养体及包囊。流质或半流质饮食,必要时输液。暴发型给予输血、输液等支持疗法。慢性患者应加强营养,增强体质。

2.病源治疗

病源治疗主要为抗阿米巴治疗。常用有如下药物。

(1)甲硝唑(灭滴灵):0.4~0.8 g,每天 3 次,口服,连服 5~10 天,儿童为每天每千克(公斤)体重50 mg:每天 3 次,口服,连服 7 天。

(2)甲硝磺胺咪唑:为甲硝唑的衍生物。剂量每天 2 g,儿童为每天每千克体重 50 mg,清晨 1 次服,连服 3~5 天。疗效与甲硝唑相似或更佳。

(3)吐根碱:对组织内滋养体有极高的杀灭作用,但对肠腔内阿米巴无效。剂量按每天每千克体重1 mg,成人每天不超过 60 mg,30 mg/次,每天 2 次,深部皮下或肌内注射,连续 6 天。

(二)手术治疗

手术治疗主要是肠道并发症的治疗。

1.阿米巴性肠穿孔

急性肠穿孔发生后,应急症进行开腹探查手术,小的穿孔可予以缝合,并对该部位的腹腔进行充分引流。如果穿孔大或肠壁有大片坏死,缝合后难以愈合,有发生肠瘘的可能,在这种情况下可行结肠切除及两断端造口,或做穿孔肠段外置术,以后再做 2 期肠吻合手术。

2.阿米巴性肉芽肿

确诊为阿米巴病后,即可进行药物治疗,肉芽肿有可能缩小,梗阻症状缓解。如经药物治疗后,梗阻症状不缓解,即需进行手术治疗,切除肉芽肿肠段。

3.阑尾炎

阿米巴性阑尾炎切除阑尾后,由于阿米巴病变的存在,阑尾残端可能愈合不良,形成局部脓肿,切开引流后常可发生阑尾残端瘘,经久不愈。瘘的分泌物内或肉芽组织的病理学检查可找到阿米巴滋养体,经抗阿米巴药物治疗后瘘可能愈合。

4.癌变

并发癌变者按大肠癌处理。

三、临床好转、治愈标准

(一)好转标准

非手术治疗后症状缓解。

(二)治愈标准

手术治疗后症状消失,切口愈合,无并发症。

第十二节　短肠综合征

短肠综合征是指因各种原因行广泛小肠切除、手术造成小肠短路或误将胃与回肠吻合后，小肠消化吸收面积不足，无法维持生理需要，而导致进行性营养不良、水电解质紊乱，继而出现器官功能衰退、代谢障碍、免疫功能下降的临床综合征。

一、病因

导致短肠综合征的原因有很多，成人短肠综合征多见于因小肠扭转或肠系膜血管栓塞或血栓形成，导致大部小肠坏死，被迫行大部分小肠切除后；也见于因 Crohn 病、放射性肠损伤、反复肠梗阻、肠外瘘而多次切除小肠，致剩余肠道过短；或因严重外伤致大面积小肠毁损或肠系膜上血管损伤，而被迫切除大量小肠；胃肠手术中误将胃与回肠吻合，或高位与低位小肠间短路术后亦造成短肠综合征。儿童短肠综合征多为先天性因素引起，如肠闭锁、坏死性小肠结肠炎等导致小肠长度不足或切除大量肠袢，无法维持足够营养吸收。

二、病理生理

短肠综合征的严重程度取决于切除肠管的范围及部位，是否保留回盲瓣，残留肠管及其他消化器官（如胰和肝）的功能状态，剩余小肠的代偿适应能力等。通常认为满足正常成人所需的小肠长度最低限度，在没有回盲瓣时为 1 m，而有回盲瓣时为至少 75 cm。大量小肠吸收面积的丢失将导致进行性营养不良、水电解质紊乱、代谢障碍等。另外，大量肠道激素（如胆囊收缩素、促胰液素、肠抑胃素等）的丢失，将导致肠道动力、转运能力等发生改变，幽门部胃泌素细胞增生（40%～50%的短肠综合征患者有胃酸分泌亢进）。回肠是吸收结合型胆盐及内因子结合性维生素 B_{12} 的部位，切除或短路后造成的代谢紊乱明显重于空肠。因胆盐吸收减少，未吸收的胆盐进入结肠将导致胆盐性腹泻，胆盐肠-肝循环减少将导致严重的胆盐代谢紊乱，因肝代偿合成胆盐的能力有限，将造成严重脂肪泻。切除较短回肠（<50 cm）时，患者通常能够吸收足够的内因子结合性维生素 B_{12}，而当切除回肠>50 cm 时，将导致明显的吸收障碍，引起巨幼红细胞贫血及外周神经炎，并最终导致亚急性脊髓退行性改变。

短肠综合征时剩余小肠会发生代偿性改变，食物刺激及胃肠激素的改变使小肠绒毛变长、肥大，肠腺陷凹加深，黏膜细胞 DNA 量增加，肠管增粗、延长，黏膜皱襞变多。随黏膜的高度增生，酶和代谢也发生相应变化，钠-钾泵依赖的三磷酸腺苷，水解酶，肠激酶，DNA 酶，嘧啶合成酶活性均增加，而细胞二糖酶活性降低，增生黏膜内经磷酸戊糖途径的葡萄糖代谢增加。

三、临床表现

主要表现为早期的腹泻和后期的严重营养障碍。短肠综合征的症状一般可分为失代偿期、代偿期、代偿后期 3 个阶段。

（1）失代偿期（急性期）为第 1 阶段，是指发生短肠状况后早期，残留的肠道仅能少量吸收三大营养素和水、电解质，患者可出现不同程度的腹泻，与保留肠管的长度相关，多数患者并不十分严重，少数患者每天腹泻量可高达 2 L，重者可达 5～10 L，因此出现脱水、血容量不足、电解质紊乱及酸碱平衡失调。因胃泌素增多，胃酸分泌亢进，不仅使腹泻加重，消化功能进一步恶化,还可出现吻合口溃疡,甚至导致上消化道出血。数天后腹泻次数逐渐减少,生命体征逐渐稳定,胃肠动力恢复。这一阶段多需 2 个月。

(2)代偿期(适应期)为第 2 阶段,经治疗后机体内稳态得以稳定,腹泻次数减少,小肠功能亦开始代偿,吸收功能有所增强,肠液丧失逐渐减少,肠黏膜出现增生。

(3)代偿后期(维持期)为第 3 阶段,肠功能经代偿后具有一定的消化吸收能力,此时营养支持的方式与量已定型,需要长期维持,并预防并发症。

短肠综合征患者若无合理的营养支持治疗,会逐渐出现营养不良,包括体重减轻、疲乏,肌萎缩、低蛋白血症、皮肤角化过度、肌肉痉挛、凝血功能差及骨痛等。由于胆盐吸收障碍,胆汁中胆盐浓度下降,加上肠激素分泌减少,使胆囊收缩变弱,易发生胆囊结石。钙、镁缺乏可使神经、肌肉兴奋性增强,发生手足搐搦,长期缺钙还可引起骨质疏松。由于草酸盐在肠道吸收增加,尿中草酸盐过多而易形成泌尿系结石。长期营养不良可最终导致多器官衰竭。

四、治疗

根据病因及不同病程阶段采取相应治疗措施。因手术误行吻合造成的短肠状态需急诊再次手术改正吻合。肠切除术后短肠综合征急性期以肠外营养支持,维持水和电解质和酸碱平衡为主,适应期以肠外营养与逐步增加肠内营养相结合,维持期使患者逐步过渡到肠内营养为主。

因短肠综合征早期治疗需大量补液,后期需长期肠外营养支持,应选择中心静脉补液。可采用隧道式锁骨下静脉穿刺置管、皮下埋藏植入注射盒的中心静脉置管或经外周静脉穿刺中心静脉置管(PICC)。据部分学者经验,隧道式锁骨下静脉穿刺置管的并发症发生率(尤其是感染率),明显小于另外两种置管,护理亦较方便,一般可保持 2~3 年不需换管。

(一)急性期治疗

应仔细记录 24 小时出入量,监测生命体征,定时复查血电解质、清蛋白、血糖、动脉血气分析,监测体重。术后 24~48 小时补充的液体应以生理盐水、葡萄糖溶液为主,亦可给予一定量氨基酸及水溶性维生素。原则上氮源的供给应从小量开始,逐步增加氨基酸输入量,使负氮平衡状态逐步得到纠正。每天约补充 6~8 L 液体,电解质补充量随监测结果酌情调整。此期因肠道不能适应吸收面积骤然减少,患者可出现严重腹泻,大量体液丧失,高胃酸分泌,营养状况迅速恶化,易出现水和电解质紊乱、感染和血糖波动。此阶段应以肠外营养支持为主,进食甚至饮水均可加重腹泻。由于多数短肠综合征患者需接受长期肠外营养支持,不合理肠外营养配方或反复中心静脉导管感染可在短时间内诱发肝功能损害,使肠外营养无法实施。因此在制订肠外营养配方时应避免过度使用高糖,因过量葡萄糖会转化为脂肪沉积在肝脏,长期会损害肝功能;选择具有护肝作用的氨基酸;脂肪乳剂使用量不宜过大,一般不超过总热量的 30%~40%,并采用中、长链脂肪乳;还应补充电解质、复合脂溶性维生素及水溶性维生素、微量元素等;所需热量和蛋白质要根据患者的实际情况进行个体化计算,热量主要由葡萄糖及脂肪提供。

由于长期肠外营养不仅费用昂贵,易出现并发症,而且不利于残留肠道的代偿。因此如有可能,即使在急性期,也应尽早过渡到肠内营养和口服进食。研究表明,肠内营养实施得越早,越能促进肠功能代偿。但短肠综合征患者能否从肠外营养过渡到肠内营养主要取决于残留肠管的长度和代偿程度,过早进食只会加重腹泻、脱水和电解质紊乱,因此从肠外营养过渡到肠内营养时应十分谨慎。开始肠内营养时先以单纯的盐溶液或糖溶液尝试,逐步增量,随肠代偿的过程,逐步过渡到高蛋白、低脂、适量碳水化合物的少渣饮食,少食多餐,也可选用专用于短肠综合征患者的短肽型肠内营养制剂。

(二)肠康复治疗

急性期后期应进行肠康复治疗,即联合应用生长激素(重组人生长激素)、谷氨酰胺与膳食纤维。生长激素能促进肠黏膜细胞增殖,谷氨酰胺是肠黏膜细胞等生长迅速细胞的主要能量物质,而膳食纤维经肠内细菌酵解后,能产生乙酸、丙酸和丁酸等短链脂肪酸,丁酸不仅可提供能量,还能促进肠黏膜细胞生长。使用方法为重组人生长激素皮下注射[0.05 mg/(kg·d)],谷氨酰胺静脉滴注[0.6 g/(kg·d)],口服含膳食纤维素丰富的食物或营养液,持续 3 周或更长。

(三)防治感染

当患者持续发热,应及时行各项检查以排查感染原因并早期治疗。针对肠源性感染的可能性,无细菌培养和药敏试验结果时,经验性用药应选择覆盖厌氧菌和需氧菌的抗生素。

(四)控制腹泻

禁食及肠外营养可抑制胃肠道蠕动和分泌,延缓胃肠道排空,从而减轻腹泻。可酌情应用肠动力抑制药,如口服洛哌丁胺、阿片酊或黄连素等。腹泻严重难以控制者,应用生长抑素或奥曲肽可明显抑制胃肠道分泌,减轻腹泻。生长抑素首次剂量 $300\ \mu g$ 静脉注射,以后每小时 $300\ \mu g$ 静脉滴注;或奥曲肽首次剂量 $50\ \mu g$ 静脉注射,以后每小时 $25\ \mu g$ 静脉滴注,连用 3～5 天,腹泻次数明显减少后停用。

(五)抑制胃酸过多

术后胃酸分泌过多可应用质子泵抑制剂,目前抑酸效果最强的种类为埃索美拉唑,40 mg 静脉注射,每天 2 次。

(六)手术治疗

一些探索用手术方法治疗短肠综合征的方法,如肠管倒置术等,并未形成治疗常规,效果仍待定论。

小肠移植目前已成为治疗短肠综合征的理想方式。随着外科技术和免疫抑制方案的进步,经过 20 余年发展,目前小肠移植在美国已被纳入联邦医疗保险范畴,在一些先进的移植中心,1 年和 5 年生存率可高达91％和75％。我国南京军区南京总医院于 1994 年成功完成国内首例成人单独小肠移植,目前已有南京、西安、广州等多家移植中心共完成数十例单独或与其他脏器联合小肠移植,但与世界水平相比,小肠移植在中国仍是极富挑战的领域。

五、预防

外科医师应认识到短肠综合征的严重性,在手术中尽量避免过多切除小肠,对于小肠缺血病变范围广的病例,不应草率决定大面积切除,而应经扩血管措施后观察小肠活力,或暂行肠外置术观察,尽量抢救和保留肠管。

第十三节　肝脓肿

一、细菌性肝脓肿

(一)流行病学

细菌性肝脓肿通常指由化脓性细菌引起的感染,故亦称化脓性肝脓肿。本病病原菌可来自胆管疾病(占 16%～40%),门静脉血行感染(占 8%～24%),经肝动脉血行感染报道不一,最多者为 45%,直接感染者少见,隐匿感染占 10%～15%。致病菌以革兰阴性菌最多见,其中2/3 为大肠埃希菌,粪链球菌和变形杆菌次之;革兰阳性球菌以金黄色葡萄球菌最常见。临床常见多种细菌的混合感染。细菌性肝脓肿 70%～83%发生于肝右叶,这与门静脉分支走行有关。左叶者占 10%～16%;左右叶均感染者为6%～14%。脓肿多为单发且大,多发者较少且小。少数细菌性肝脓肿患者的肺、肾、脑及脾等亦可有小脓肿。尽管目前对本病的认识、诊断和治疗方法都有所改进,但病死率仍为 30%～65%,其中多发性肝脓肿的病死率为 50%～88%,而孤立性肝脓肿的病死率为 12.5%～31%。本病多见于男性,男女比例约为2∶1。但目前的许多报道指出,本病的性别差异已不明显,这可能与女性胆管疾患发生率较高,而胆源性肝脓肿在化脓性肝脓肿发生中占主导地位有关。本病可发生于任何年龄,但中年以上者约占 70%。

(二)病因

肝由于接受肝动脉和门静脉双重血液供应,并通过胆管与肠道相通,发生感染的机会很多。但是在正常情况下由于肝的血液循环丰富和单核吞噬细胞系统的强大吞噬作用,可以杀伤入侵的细菌并且阻止其生长,不易形成肝脓肿。但是如各种原因导致机体抵抗力下降时,或当某些原因造成胆管梗阻时,入侵的细菌便可以在肝内重新生长引起感染,进一步发展形成脓肿。化脓性肝脓肿是一种继发性病变,病原菌可由下列途径进入肝。

1.胆管系统

这是目前最主要的侵入途径,也是细菌性肝脓肿最常见的原因。当各种原因导致急性梗阻性化脓性胆管炎,细菌可沿胆管逆行上行至肝,形成脓肿。胆管疾病引起的肝脓肿占肝脓肿发病率的21.6%～51.5%,其中肝胆管结石并发肝脓肿更多见。胆管疾病引起的肝脓肿常为多发性,以肝左叶多见。

2.门静脉系统

腹腔内的感染性疾病,如坏疽性阑尾炎、内痔感染、胰腺脓肿、溃疡性结肠炎及化脓性盆腔炎等均可引起门脉属支的化脓性门静脉炎,脱落的脓毒性栓子进入肝形成肝脓肿。近年来由于抗生素的应用,这种途径的感染已大为减少。

3.肝动脉

体内任何部位的化脓性疾患,如急性上呼吸道感染、亚急性细菌性心内膜炎、骨髓炎和痈等,病原菌由体循环经肝动脉侵入肝。当机体抵抗力低下时,细菌可在肝内繁殖形成多发性肝脓肿,多见于小儿败血症。

4.淋巴系统

与肝相邻部位的感染如化脓性胆囊炎、膈下脓肿、肾周围脓肿、胃及十二指肠穿孔等,病原菌可经淋巴系统进入肝,亦可直接侵及肝。

5.肝外伤后继发感染

开放性肝外伤时,细菌从创口进入肝或随异物直接从外界带入肝引发脓肿。闭合性肝外伤时,特别是中心型肝损伤患者,可在肝内形成血肿,易导致内源性细菌感染。尤其是合并肝内小胆管损伤,则感染的机会更高。

6.医源性感染

近年来,由于临床上开展了许多肝脏手术及侵入性诊疗技术,如肝穿刺活检术、经皮肝穿刺胆管造影术(PTC)、内镜逆行胰胆管造影术(ERCP)等,操作过程中有可能将病原菌带入肝形成肝的化脓性感染。肝脏手术时由于局部止血不彻底或术后引流不畅,形成肝内积血积液时均可引起肝脓肿。

7.其他

有一些原因不明的肝脓肿,如隐源性肝脓肿,可能肝内存在隐匿性病变。当机体抵抗力减弱时,隐匿病灶"复燃",病菌开始在肝内繁殖,导致肝的炎症和脓肿。Ranson指出,25%隐源性肝脓肿患者伴有糖尿病。

(三)临床表现

细菌性肝脓肿并无典型的临床表现,急性期常被原发性疾病的症状所掩盖,一般起病较急,全身脓毒性反应显著。

1.寒战和高热

寒战和高热多为最早也是最常见的症状。患者在发病初期骤感寒战,继而高热,热型呈弛张型,体温在38～40 ℃,最高可达41 ℃,伴有大量出汗,脉率增快,一日数次,反复发作。

2.肝区疼痛

由于肝增大和肝被膜急性膨胀,肝区出现持续性钝痛;出现的时间可在其他症状之前或之后,亦可与其他症状同时出现,疼痛剧烈者常提示单发性脓肿;疼痛早期为持续性钝痛,后期可呈剧烈锐痛,随呼吸加重者提示脓肿位于肝膈顶部;疼痛可向右肩部放射,左肝脓肿也可向左肩部放射。

3.乏力、食欲缺乏、恶心和呕吐

由于伴有全身毒性反应及持续消耗,患者可出现乏力、食欲缺乏、恶心、呕吐等消化道症状。少数患者还出现腹泻、腹胀以及顽固性呃逆等症状。

4.体征

肝区压痛和肝增大最常见。右下胸部和肝区叩击痛;若脓肿移行于肝表面,则其相应部位的皮肤呈红肿,且可触及波动性肿块。右上腹肌紧张,右季肋部饱满,肋间水肿并有触痛。左肝脓肿时上述症状出现于剑突下。并发于胆管梗阻的肝脓肿患者常出现黄疸。其他原因的肝脓肿,一旦出现黄疸,表示病情严重,预后不良。少数患者可出现右侧反应性胸膜炎和胸腔积液,可查及肺底呼吸音减弱、啰音和叩诊浊音等。晚期患者可出现腹水,这可能是由于门静脉炎以及周围脓肿的压迫影响门静脉循环及肝受损,长期消耗导致营养性低蛋白血症引起。

（四）诊断

1.病史及体征

在急性肠道或胆管感染的患者中，突然发生寒战、高热、肝区疼痛、压痛和叩击痛等，应高度怀疑本病的可能，做进一步详细检查。

2.实验室检查

白细胞计数明显升高，总数达 $1×10^{10}/L\sim2×10^{10}/L$ 或以上，中性粒细胞在 90% 以上，并可出现核左移或中毒颗粒，谷丙转氨酶、碱性磷酸酶升高，其他肝功能检查也可出现异常。

3.B超检查

B超检查是诊断肝脓肿最方便、简单又无痛苦的方法，可显示肝内液性暗区，区内有"絮状回声"并可显示脓肿部位、大小及距体表深度，并用以确定脓腔部位作为穿刺点和进针方向，或为手术引流提供进路。此外，还可供术后动态观察及追踪随访。能分辨肝内直径 2 cm 以上的脓肿病灶，可作为首选检查方法，其诊断阳性率可达 96% 以上。

4.X线片和CT检查

X线片检查可见肝阴影增大、右侧膈肌升高和活动受限，肋膈角模糊或胸腔少量积液，右下肺不张或有浸润，以及膈下有液气面等。肝脓肿在 CT 图像上均表现为密度减低区，吸收系数介于肝囊肿和肝肿瘤之间。CT 可直接显示肝脓肿的大小、范围、数目和位置，但费用昂贵。

5.其他

如放射性核素肝扫描（包括 ECT）、选择性腹腔动脉造影等对肝脓肿的诊断有一定价值。但这些检查复杂、费时，因此在急性期患者最好选用操作简便、安全、无创伤性的 B 超检查。

（五）鉴别诊断

1.阿米巴性肝脓肿

阿米巴性肝脓肿的临床症状和体征与细菌性肝脓肿有许多相似之处，但两者的治疗原则有本质上的差别，前者以抗阿米巴和穿刺抽脓为主，后者以控制感染和手术治疗为主，故在治疗前应明确诊断。阿米巴肝脓肿常有阿米巴肠炎和脓血便的病史，发生肝脓肿后病程较长，全身情况尚可，但贫血较明显。肝显著增大，肋间水肿，局部隆起和压痛较明显。若粪便中找到阿米巴原虫或滋养体，则更有助于诊断。此外，诊断性肝脓肿穿刺液为"巧克力"样，可找到阿米巴滋养体。

2.胆囊炎、胆石症

此类病有典型的右上部绞痛和反复发作的病史，疼痛放射至右肩或肩胛部，右上腹肌紧张，胆囊区压痛明显或触及增大的胆囊，X线检查无膈肌抬高，运动正常。B超检查有助于鉴别诊断。

3.肝囊肿合并感染

这些患者多数在未合并感染前已明确诊断。对既往未明确诊断的患者合并感染时，需详细询问病史和仔细检查，亦能加以鉴别。

4.膈下脓肿

膈下脓肿往往有腹膜炎或上腹部手术后感染史，脓毒血症和局部体征较化脓性肝脓肿为轻，主要表现为胸痛，深呼吸时疼痛加重。X线检查见膈肌抬高、僵硬、运动受限明显，或膈下出现气液平。B超可发现膈下有液性暗区。但当肝脓肿穿破合并膈下感染者，鉴别诊断就比较困难。

5.原发性肝癌

巨块型肝癌中心区液化坏死而继发感染时易与肝脓肿相混淆。但肝癌患者的病史、发病过程及体征等均与肝脓肿不同，如能结合病史、B超和AFP检测，一般不难鉴别。

6.胰腺脓肿

有急性胰腺炎病史，脓肿症状之外尚有胰腺功能不良的表现；肝无增大，无触痛；B超以及CT等影像学检查可辅助诊断并定位。

（六）并发症

细菌性肝脓肿如得不到及时、有效的治疗，脓肿破溃后向各个脏器穿破可引起严重并发症。右肝脓肿可向膈下间隙穿破形成膈下脓肿；亦可再穿破膈肌而形成脓肿；甚至能穿破肺组织至支气管，脓液从气管排出，形成支气管胸膜瘘；如脓肿同时穿破胆管则形成支气管胆瘘。左肝脓肿可穿破入心包，发生心包积脓，严重者可发生心脏压塞。脓肿可向下穿破入腹腔引起腹膜炎。有少数病例，脓肿穿破入胃、大肠，甚至门脉、下腔静脉等；若同时穿破门静脉或胆管，大量血液由胆管排出十二指肠，可表现为上消化道大出血。细菌性肝脓肿一旦出现并发症，病死率成倍增加。

（七）治疗

细菌性肝脓肿是一种继发疾病，如能及早重视治疗原发病灶可起到预防的作用。即便在肝脏感染的早期，如能及时给予大剂量抗生素治疗，加强全身支持疗法，也可防止病情进展。

1.药物治疗

对急性期，已形成而未局限的肝脓肿或多发性小脓肿，宜采用此法治疗。即在治疗原发病灶的同时，使用大剂量有效抗生素和全身支持治疗，以控制炎症，促使脓肿吸收自愈。全身支持疗法很重要，由于本病的患者中毒症状严重，全身状况较差，故在应用大剂量抗生素的同时应积极补液，纠正水、电解质紊乱，给予维生素B、维生素C、维生素K，反复多次输入少量新鲜血液和血浆以纠正低蛋白血症，改善肝功能和输注免疫球蛋白。目前多主张有计划地联合应用抗生素，如先选用对需氧菌和厌氧菌均有效的药物，待细菌培养和药敏结果明确再选用敏感抗生素。多数患者可望治愈，部分脓肿可局限化，为进一步治疗提供良好的前提。多发性小脓肿经全身抗生素治疗不能控制时，可考虑在肝动脉或门静脉内置管滴注抗生素。

2.B超引导下经皮穿刺抽脓或置管引流术

适用于单个较大的脓肿，在B超引导下以粗针穿刺脓腔，抽吸脓液后反复注入生理盐水冲洗，直至抽出液体清亮，拔出穿刺针。亦可在反复冲洗吸净脓液后，置入引流管，以备术后冲洗引流之用，至脓腔直径小于1.5 cm时拔除。这种方法简便，创伤小，疗效亦满意。特别适用于年老体虚及危重患者。操作时应注意：①选择脓肿距体表最近点穿刺，同时避开胆囊、胸腔或大血管。②穿刺的方向对准脓腔的最大径；③多发性脓肿应分别定位穿刺。但是这种方法并不能完全替代手术，因为脓液黏稠，会造成引流不畅，引流管过粗易导致组织或脓腔壁出血，对多分隔脓腔引流不彻底，不能同时处理原发病灶，厚壁脓肿经抽脓或引流后，脓壁不易塌陷。

3.手术疗法

(1)脓肿切开引流术:适用于脓肿较大或经非手术疗法治疗后全身中毒症状仍然较重或出现并发症者,如脓肿穿入腹腔引起腹膜炎或穿入胆管等。常用的手术途径有以下几种:①经腹腔切开引流术,取右肋缘下斜切口,进入腹腔后,明确脓肿部位,用湿盐水垫保护手术野四周以免脓液污染腹腔。先试穿刺抽得脓液后,沿针头方向用直血管钳插入脓腔,排出脓液,再用手指伸进脓腔,轻轻分离腔内间隔组织,用生理盐水反复冲洗脓腔。吸净后,脓腔内放置双套管负压吸引。脓腔内及引流管周围用大网膜覆盖,引流管自腹壁戳口引出。脓液送细菌培养。这种入路的优点是病灶定位准确,引流充分,可同时探查并处理原发病灶,是目前临床最常用的手术方式。②腹膜外脓肿切开引流术,位于肝右前叶和左外叶的肝脓肿,与前腹膜已发生紧密粘连,可采用前侧腹膜外入路引流脓液。方法是做右肋缘下斜切口或右腹直肌切口,在腹膜外间隙,用手指推开肌层直达脓肿部位。此处腹膜有明显的水肿,穿刺抽出脓液后处理方法同上。③后侧脓肿切开引流术:适用于肝右叶膈顶部或后侧脓肿。患者左侧卧位,左侧腰部垫一沙袋。沿右侧第12肋稍偏外侧做一切口,切除一段肋骨,在第1腰椎棘突水平的肋骨床区做一横切口,显露膈肌,有时需将膈肌切开到达肾后脂肪囊区。用手指沿肾后脂肪囊向上分离,显露肾上腺与肝下面的腹膜后间隙直达脓肿。将穿刺针沿手指方向刺入脓腔,抽得脓液后,用长弯血管钳顺穿刺方向插入脓腔,排出脓液。用手指扩大引流口,冲洗脓液后,置入双套管或多孔乳胶管引流,切口部分缝合。

(2)肝叶切除术适用于:①病期长的慢性厚壁脓肿,切开引流后脓肿壁不塌陷,长期留有无效腔,伤口经久不愈合者;②肝脓肿切开引流后,留有窦道长期不愈者。③合并某肝段胆管结石,因肝内反复感染、组织破坏、萎缩,失去正常生理功能者。④肝左外叶内多发脓肿致使肝组织严重破坏者。肝叶切除治疗肝脓肿应注意术中避免炎性感染扩散到术野或腹腔,特别对肝断面的处理要细致妥善,术野的引流要通畅,一旦局部感染,将导致肝断面的胆瘘、出血等并发症。肝脓肿急诊切除肝叶,有使炎症扩散的危险,应严格掌握手术指征。

(八)预后

本病的预后与年龄、身体素质、原发病、脓肿数目、治疗及时与合理以及有无并发症等密切相关。有人报道多发性肝脓肿的病死率明显高于单发性肝脓肿。年龄超过50岁者的病死率为79%,而50岁以下则为53%。手术病死率为10%～33%。全身情况较差,肝明显损害及合并严重并发症者预后较差。

二、阿米巴性肝脓肿

(一)流行病学

阿米巴性肝脓肿是肠阿米巴病最多见的主要并发症。本病常见于热带与亚热带地区。好发于20～50岁的中青年男性,男女比例约为10:1。脓肿以肝右后叶最多见,占90%以上,左叶不到10%,左右叶并发者亦不罕见。脓肿单腔者为多。国内临床资料统计,肠阿米巴病并发肝脓肿者占1.8%～20%,最高者可达67%。综合国内外报道4819例中,男性为90.1%,女性为9.9%。农村高于城市。

(二)病因

阿米巴性肝脓肿是由溶组织阿米巴原虫所引起,有的在阿米巴痢疾期间形成,有的发生于痢疾之后数周或数月。据统计,60％发生在阿米巴痢疾后4～12周,但也有在长达20～30年或之后发病者。溶组织阿米巴是人体唯一的致病型阿米巴,在其生活史中主要有滋养体型和虫卵型。前者为溶组织阿米巴的致病型,寄生于肠壁组织和肠腔内,通常可在急性阿米巴痢疾的粪便中查到,在体外自然环境中极易破坏死亡,不易引起传染;虫卵仅在肠腔内形成,可随粪便排出,对外界抵抗力较强,在潮湿低温环境中可存活12天,在水中可存活9～30天,在低温条件下其寿命可为6～7周。虽然没有侵袭力,但为重要的传染源。当人吞食阿米巴虫卵污染的食物或饮水后,在小肠下段,由于碱性肠液的作用,阿米巴原虫脱卵而出并大量繁殖成为滋养体,滋养体侵犯结肠黏膜形成溃疡,常见于盲肠、升结肠等处,少数侵犯乙状结肠和直肠。寄生于结肠黏膜的阿米巴原虫,分泌溶组织酶,消化溶解肠壁上的小静脉,阿米巴滋养体侵入静脉,随门静脉血流进入肝;也可穿过肠壁直接或经淋巴管到达肝内。进入肝的阿米巴原虫大多数被肝内单核-吞噬细胞消灭;仅当侵入的原虫数目多、毒力强而机体抵抗力降低时,其存活的原虫即可繁殖,引起肝组织充血炎症,继而原虫阻塞门静脉末梢,造成肝组织局部缺血坏死;又因原虫产生溶组织酶,破坏静脉壁,溶解肝组织而形成脓肿。

(三)临床表现

本病的发展过程一般比较缓慢,急性阿米巴肝炎期较短暂,如不能及时治疗,继之为较长时期的慢性期。其发病可在肠阿米巴病数周至数年之后,甚至可长达30年后才出现阿米巴性肝脓肿。

1.急性肝炎期

在肠阿米巴病过程中,出现肝区疼痛、肝增大、压痛明显,伴有体温升高(持续在38～39 ℃),脉速、大量出汗等症状亦可出现。此期如能及时、有效治疗,炎症可得到控制,避免脓肿形成。

2.肝脓肿期

临床表现取决于脓肿的大小、位置、病程长短及有无并发症等。但大多数患者起病比较缓慢,病程较长,此期间主要表现为发热、肝区疼痛及肝增大等。

(1)发热:大多起病缓慢,持续发热(38～39 ℃),常以弛张热或间歇热为主;在慢性肝脓肿患者体温可正常或仅为低热;如继发细菌感染或其他并发症时,体温可高达40 ℃以上;常伴有畏寒、寒战或多汗。体温大多晨起低,在午后上升,夜间热退时有大汗淋漓;患者多有食欲缺乏、腹胀、恶心、呕吐,甚至腹泻、痢疾等症状;体重减轻、虚弱乏力、消瘦、精神不振、贫血等亦常见。

(2)肝区疼痛:常为持续性疼痛,偶有刺痛或剧烈疼痛;疼痛可随深呼吸、咳嗽及体位变化而加剧。疼痛部位因脓肿部位而异,当脓肿位于右膈顶部时,疼痛可放射至右肩胛或右腰背部;也可因压迫或炎症刺激右膈肌及右下肺而导致右下肺肺炎、胸膜炎,产生气急、咳嗽、肺底湿啰音等。如脓肿位于肝的下部,可出现上腹部疼痛症状。

(3)局部水肿和压痛:较大的脓肿可出现右下胸、上腹部膨隆,肋间饱满,局部皮肤水肿发亮,肋间隙因皮肤水肿而消失或增宽,局部压痛或叩痛明显。右上腹部可有压痛、肌紧张,有时可扪及增大的肝脏或肿块。

(4)肝大:肝往往呈弥散性增大,病变所在部位有明显的局限性压痛及叩击痛。右肋缘下常可扪及增大的肝,下缘钝圆有充实感,质中坚,触痛明显,且多伴有腹肌紧张。部分患者的肝有局限性波动感,少数患者可出现胸腔积液。

(5)慢性病例:慢性期疾病可迁延数月甚至1～2年。患者呈消瘦、贫血和营养性不良性水肿甚至胸腔积液和腹水;如不继发细菌性感染,发热反应可不明显。上腹部可扪及增大坚硬的包块。少数患者由于巨大的肝脓肿压迫胆管或肝细胞损害而出现黄疸。

(四)并发症

1.继发细菌感染

继发细菌感染多见于慢性病例,致病菌以金黄色葡萄球菌和大肠埃希菌多见。患者表现为症状明显加重,体温上升至40℃以上,呈弛张热,白细胞计数升高,以中性粒细胞为主,抽出的脓液为黄色或黄绿色,有臭味,光镜下可见大量脓细胞。但用抗生素治疗难以奏效。

2.脓肿穿破

巨大脓肿或表面脓肿易向邻近组织或器官穿破。向上穿破膈下间隙形成膈下脓肿;穿破膈肌形成脓胸或肺脓肿;也有穿破支气管形成肝-支气管瘘,常突然咳出大量棕色痰,伴胸痛、气促,胸部X线检查可无异常,脓液自气管咳出后,增大的肝可缩小;肝右叶脓肿可穿破至心包,呈化脓性心包炎表现,严重时引起心脏压塞;穿破胃时,患者可呕吐出血液及褐色物;肝右下叶脓肿可与结肠粘连并穿入结肠,表现为突然排出大量棕褐色黏稠脓液,腹痛轻,无里急后重症状,肝迅速缩小,X线显示肝脓肿区有积气影;穿破至腹腔引起弥散性腹膜炎。Warling等报道1122例阿米巴性肝脓肿,破溃293例,其中穿入胸腔29%、肺27%、心包15.3%、腹腔11.9%、胃3%、结肠2.3%、下腔静脉2.3%、其他9.25%。国内资料显示,发生破溃的276例中,破入胸腔37.6%、肺27.5%、支气管10.5%、腹腔16.6%、其他7.6%。

3.阿米巴原虫血行播散

阿米巴原虫经肝静脉、下腔静脉到肺,也可经肠道至静脉或淋巴道入肺,双肺呈多发性小脓肿。在肝或肺脓肿的基础上易经血液循环至脑,形成阿米巴性脑脓肿,其病死率极高。

(五)辅助检查

1.实验室检查

(1)血液常规检查:急性期白细胞总数可达$10×10^9/L$～$20×10^9/L$,中性粒细胞在80%以上,明显升高者应怀疑合并有细菌感染。慢性期白细胞升高不明显。病程长者贫血较明显,血沉可增快。

(2)肝功能检查:肝功能多数在正常范围内,偶见谷丙转氨酶、碱性磷酸酶升高,清蛋白下降。少数患者血清胆红素可升高。

(3)粪便检查:仅供参考,因为阿米巴包囊或原虫阳性率不高,仅少数患者的新鲜粪便中可找到阿米巴原虫,国内报道阳性率约为14%。

(4)血清补体结合试验:对诊断阿米巴病有较大价值。有报道结肠阿米巴期的阳性率为15.5%,阿米巴肝炎期为83%,肝脓肿期可为92%～98%,且可发现隐匿性阿米巴肝病,治疗后即可转阴。但由于在流行区内无症状的带虫者和非阿米巴感染的患者也可为阳性,故诊断时应结合具体患者进行分析。

2.超声检查

B超检查对肝脓肿的诊断有肯定的价值,准确率在90％以上,能显示肝脓性暗区。同时B超定位有助于确定穿刺或手术引流部位。

3.X线检查

由于阿米巴性肝脓肿多位于肝右叶膈面,故在X线透视下可见到肝阴影增大,右膈肌抬高,运动受限或横膈呈半球形隆起等征象。有时还可见胸膜反应或积液,肺底有云雾状阴影等。此外,如在X线片上见到脓腔内有液气面,则对诊断有重要意义。

4.CT

CT可见脓肿部位呈低密度区,造影强化后脓肿周围呈环形密度增高带影,脓腔内可有气液平面。囊肿的密度与脓肿相似,但边缘光滑,周边无充血带;肝肿瘤的CT值明显高于肝脓肿。

5.放射性核素肝扫描

放射性核素肝扫描可发现肝内有占位性病变,即放射性缺损区,但直径小于2 cm的脓肿或多发性小脓肿易被漏诊或误诊,因此仅对定位诊断有帮助。

6.诊断性穿刺抽脓

这是确诊阿米巴肝脓肿的主要证据,可在B超引导下进行。典型的脓液呈巧克力色或咖啡色,黏稠无臭味。脓液中查滋养体的阳性率很低(为3％～4％),若将脓液按每毫升加入链激酶10 U,在37 ℃条件下孵育30分钟后检查,可提高阳性率。从脓肿壁刮下的组织中,几乎都可找到活动的阿米巴原虫。

7.诊断性治疗

如上述检查方法未能确定诊断,可试用抗阿米巴药物治疗。如果治疗后体温下降,肿块缩小,诊断即可确立。

(六)诊断及鉴别诊断

对中年男性患有长期不规则发热、出汗、食欲缺乏、体质虚弱、贫血、肝区疼痛、肝增大并有压痛或叩击痛,特别是伴有痢疾史时,应疑为阿米巴性肝脓肿。但缺乏痢疾史,也不能排除本病的可能性,因为40％阿米巴肝脓肿患者可无阿米巴痢疾史,应结合各种检查结果进行分析。应与以下疾病相鉴别。

1.原发性肝癌

同样有发热、右上腹痛和肝大等,但原发性肝癌常有传染性肝炎病史,并且合并肝硬化占80％以上,肝质地较坚硬,并有结节。结合B超检查、放射性核素肝扫描、CT、肝动脉造影及AFP检查等,不难鉴别。

2.细菌性肝脓肿

细菌性肝脓肿病程急骤,脓肿以多发性为主,且全身脓毒血症明显,一般不难鉴别(表2-1)。

表 2-1　　细菌性肝脓肿与阿米巴性肝脓肿的鉴别

	细菌性肝脓肿	阿米巴性肝脓肿
病史	常先有腹内或其他部位化脓性疾病,但近半数不明	40%～50%有阿米巴痢疾或"腹泻"史
发病时间	与原发病相连续或隔数天至 10 天	与阿米巴痢疾相隔 1～2 周,数月至数年
病程	发病急并突然,脓毒症状重,衰竭发生较快	发病较缓,症状较轻,病程较长
肝	肝增大一般不明显,触痛较轻,一般无局部隆起,脓肿多发者多	增大与触痛较明显,脓肿多为单发且大,常有局部隆起
血液检查	白细胞和中性粒细胞计数显著增高,少数血细菌培养阳性	血细胞计数增高不明显,血细菌培养阴性,阿米巴病血清试验阳性
粪便检查	无溶组织阿米巴包囊或滋养体	部分患者可查到溶组织内阿米巴滋养体
胆汁	无阿米巴滋养体	多数可查到阿米巴滋养体
肝穿刺	黄白或灰白色脓液能查到致病菌,肝组织为化脓性病变	棕褐色脓液可查到阿米巴滋养体,无细菌,肝组织可有阿米巴滋养体
试验治疗	抗阿米巴药无效	抗阿米巴药有效

3.膈下脓肿

膈下脓肿常继发于腹腔继发性感染,如溃疡病穿孔、阑尾炎穿孔或腹腔手术之后。本病全身症状明显,但腹部体征轻;X 线检查肝向下推移,横膈普遍抬高和活动受限,但无局限性隆起,可在膈下发现液气面;B 超提示膈下液性暗区而肝内则无液性区;放射性核素肝扫描不显示肝内有缺损区;MRI 检查在冠状切面上能显示位于膈下与肝间隙内有液性区,而肝内正常。

4.胰腺脓肿

本病早期为急性胰腺炎症状。脓毒症状之外可有胰腺功能不良,如糖尿、粪便中有未分解的脂肪和未消化的肌纤维。肝增大亦甚轻,无触痛。胰腺脓肿时膨胀的胃挡在病变部前面。B 超扫描无异常所见,CT 可帮助定位。

(七)治疗

本病的病程长,患者的全身情况较差,常有贫血和营养不良,故应加强营养和支持疗法,给予高糖类、高蛋白、高维生素和低脂肪饮食,必要时可补充血浆及蛋白,同时给予抗生素治疗,最主要的是应用抗阿米巴药物,并辅以穿刺排脓,必要时采用外科治疗。

1.药物治疗

(1)甲硝唑(灭滴灵):为首选治疗药物,视病情可给予口服或静脉滴注,该药疗效好,毒性小,疗程短,除妊娠早期均可适用,治愈率 70%～100%。

(2)依米丁(吐根碱):由于该药毒性大,目前已很少使用。对阿米巴滋养体有较强的杀灭作用,可根治肠内阿米巴慢性感染。本品毒性大,可引起心肌损害、血压下降、心律失常等。此外,还有胃肠道反应、肌无力、神经闪痛、吞咽和呼吸肌麻痹。故在应用期间,每天测量血压。若发现血压下降应停药。

(3)氯喹:本品对阿米巴滋养体有杀灭作用。口服后肝内浓度高于血液 200～700 倍,毒性小,疗效佳,适用于阿米巴性肝炎和肝脓肿。成人口服第 1、第 2 天每天 0.6 g,以后每天服 0.3 g,

3～4 周为 1 个疗程,偶有胃肠道反应、头痛和皮肤瘙痒。

2.穿刺抽脓

经药物治疗症状无明显改善者,或脓腔大或合并细菌感染病情严重者,应在抗阿米巴药物应用的同时,进行穿刺抽脓。穿刺应在 B 超检查定位引导下和局部麻醉后进行,取距脓腔最近部位进针,严格无菌操作。每次尽量吸尽脓液,每隔 3～5 天重复穿刺,穿刺术后应卧床休息。如合并细菌感染,穿刺抽脓后可于脓腔内注入抗生素。近年来也加用脓腔内放置塑料管引流,收到良好疗效。患者体温正常,脓腔缩小为 5～10 mL 后,可停止穿刺抽脓。

3.手术治疗

常用术式有 2 种。

(1)切开引流术:下列情况可考虑该术式。①经抗阿米巴药物治疗及穿刺抽脓后症状无改善者。②脓肿伴有细菌感染,经综合治疗后感染不能控制者。③脓肿穿破至胸腔或腹腔,并发脓胸或腹膜炎者。④脓肿深在或由于位置不好不宜穿刺排脓治疗者。⑤左外叶肝脓肿,抗阿米巴药物治疗不见效,穿刺易损伤腹腔脏器或污染腹腔者。在切开排脓后,脓腔内放置多孔乳胶引流管或双套管持续负压吸引。引流管一般在无脓液引出后拔除。

(2)肝叶切除术:对慢性厚壁脓肿,引流后腔壁不易塌陷者,遗留难以愈合的无效腔和窦道者,可考虑做肝叶切除术。手术应与抗阿米巴药物治疗同时进行,术后继续抗阿米巴药物治疗。

(八)预后

本病预后与病变的程度、脓肿大小、有无继发细菌感染或脓肿穿破以及治疗方法等密切相关。根据国内报道,抗阿米巴药物治疗加穿刺抽脓,病死率为 7.1%,但在兼有严重并发症时,病死率可增加 1 倍多。本病是可以预防的,主要在于防止阿米巴痢疾的感染。只要加强粪便管理,注意卫生,对阿米巴痢疾进行彻底治疗,阿米巴肝脓肿是可以预防;即使进展到阿米巴肝炎期,如能早期诊断、及时彻底治疗,也可预防肝脓肿的形成。

第十四节　肝囊肿

一、病因与病理

肝囊肿临床上较为常见,分先天性与后天性两大类,后天性多为创伤、炎症或肿瘤性因素所致,以寄生虫性如肝包虫感染所致最多见。先天性肝囊肿又称真性囊肿,最为多见,其发生原因不明,可由先天性因素所致,可能与肝内迷走胆管与淋巴管在胚胎期的发育障碍,或局部淋巴管因炎性上皮增生阻塞,导致管腔内分泌物滞留所致。可单发,亦可多发,女性多于男性,从统计学资料来看,多发性肝囊肿多有家族遗传因素。

肝囊肿多根据形态学或病因学进行分类,Debakey 根据病因将肝囊肿分为先天性和后天性两大类,其中先天性肝囊肿又可分为原发性肝实质肝囊肿和原发性胆管性肝囊肿,前者又可分为孤立性和多发性肝囊肿;后者则可分为局限性肝内主要胆管扩张和 Caroli 病。后天性肝囊肿可分为外伤性、炎症性和肿瘤性,炎症性肝囊肿可由胆管炎性或结石滞留引起,也可与肝包囊病有关。肿瘤性肝囊肿则可分为皮样囊肿、囊腺瘤或恶性肿瘤引起的继发性囊肿。

孤立性肝囊肿多发生于肝右叶,囊肿直径一般从数毫米至 30 cm,囊内容物多为清晰、水样黄色液体,呈中性或碱性反应,含液量一般在 500 mL 以上,囊液含有清蛋白、黏蛋白、胆固醇、白细胞、酪氨酸等,少数与胆管相通者可含有胆汁,若囊内出血可呈咖啡样。囊壁表面平滑反光,呈乳白色或灰蓝色,部分菲薄透明,可见血管走行。囊肿包膜通常较完整,囊壁组织学可分三层:①纤维结缔组织内层:往往衬以柱状或立方上皮细胞。②致密结缔组织中层:以致密结缔组织成分为主,细胞少。③外层为中等致密的结缔组织,内有大量的血管、胆管通过,并有肝细胞,偶可见肌肉组织成分。

多发性肝囊肿分两种情况,一种为散在的肝实质内很小的囊肿,另一种为多囊肝,累及整个肝脏,肝脏被无数大小不等的囊肿占据。显微镜下囊肿上皮可变性扁平或阙如;外层为胶原组织,囊壁之间可见为数较多的小胆管和肝细胞。多数情况下合并多囊肾、多囊脾,有的还可能同时合并其他脏器的先天性畸形。

二、临床表现

由于肝囊肿生长缓慢,多数囊肿较小且囊内压低,临床上可无任何症状。但随着病变的持续发展,囊肿逐渐增大,可出现邻近脏器压迫症状,如上腹饱胀不适,甚至隐痛、恶心、呕吐等,少数患者因囊肿破裂或囊内出血而出现急性腹痛。晚期可引起肝功能损害而出现腹水、黄疸、肝大及食管静脉曲张等表现,囊肿伴有继发感染时可出现畏寒、发热等症状。体检可发现上腹部包块,肝大,可随呼吸上下移动、表面光滑的囊性肿物以及脾肿大、腹水及黄疸等相应体征。

肝囊肿巨大时 X 线片可有膈肌抬高、胃肠受压移位等征象。

B 超检查见肝内一个或多个圆形、椭圆形无回声暗区,大小不等,囊壁菲薄,边缘光滑整齐,后方有增强效应。囊肿内如合并出血、感染,则液性暗区内可见细小点状回声漂浮,部分多房性囊肿可见分隔状光带。

CT 表现为外形光滑、境界清楚、密度均匀一致。平扫 CT 值在 0～20 Hu,增强扫描注射造影剂后囊肿的 CT 值不变,周围正常肝组织强化后使对比更清楚。

MRI 图像 T_1 加权呈极低信号,强度均匀,边界清楚;质子加权多数呈等信号,少数可呈略低信号;T_2 加权均呈高信号,边界清楚;增强后 T_1 加权囊肿不强化。

三、诊断

肝囊肿诊断多不困难,结合患者体征及 B 超、CT 等影像学检查资料多可做出明确诊断,但如要对囊肿的病因做出明确判断,需密切结合病史,应注意与下列疾病相鉴别。①肝包虫囊肿:有疫区居住史,嗜伊红细胞增多,Casoni 试验阳性,超声检查可在囊内显示少数漂浮移动点或多房性、较小囊状集合体图像。②肝脓肿:有炎症史,肝区有明显压痛、叩击痛,B 超检查在未液化的声像图上,多呈密集的点状、线状回声,脓肿液化时无回声区与肝囊肿相似,但肝脓肿呈不规则的透声区,无回声区内见杂乱强回声,长期慢性的肝脓肿,内层常有肉芽增生,回声极不规则,壁厚,有时可见伴声影的钙化强回声。③巨大肝癌中心液化:有肝硬化史以及进行性恶病质,B超、CT均可见肿瘤轮廓,病灶内为不规则液性占位。

四、治疗

对体检偶尔发现的小而无症状的肝囊肿可定期观察,无须特殊治疗,但需警惕其发生恶变。对于囊肿近期生长迅速,疑有恶变倾向者,宜及早手术治疗。

(一)孤立性肝囊肿的治疗

1.B超引导下囊肿穿刺抽液术

B超引导下囊肿穿刺抽液术适用于浅表的肝囊肿,或患者体质差,不能耐受手术,囊肿巨大有压迫症状者。抽液可缓解症状,但穿刺抽液后往往复发,需反复抽液,有继发出血和细菌感染的可能。近年有报道经穿刺抽液后向囊内注入无水酒精或其他硬化剂的治疗方法,但远期效果尚不肯定,有待进一步观察。

2.囊肿开窗术或次全切除术

囊肿开窗术或次全切除术适用于巨大的肝表面孤立性囊肿,在囊壁最菲薄、浅表的地方切除1/3左右的囊壁,充分引流囊液。

3.囊肿或肝叶切除术

囊肿在肝脏的周边部位或大部分突出肝外或带蒂悬垂者,可行囊肿切除。若术中发现肝囊肿较大或多个囊肿集中某叶或囊肿合并感染及出血,可行肝叶切除。此外,对疑有恶变的囊性病变,如肿瘤囊液为血性或黏液性或囊壁厚薄不一,有乳头状赘生物时,可即时送病理活检,一旦明确,则行完整肝叶切除。

4.囊肿内引流

术中探查如发现有胆汁成分则提示囊肿与肝内胆管相通,可行囊肿空肠 Roux-en-Y 吻合术。

(二)多发性肝囊肿的治疗

多发性肝囊肿一般不宜手术治疗,若因某个大囊肿或几处较大囊肿引起症状时,可考虑行一处或多处开窗术,晚期合并肝功能损害,有多囊肾、多囊膜等,可行肝移植或肝、肾、膜多脏器联合移植。

第三章　神经外科疾病

第一节　头皮损伤

一、应用解剖

(一)额顶枕部

头皮是被覆于头颅穹隆部的软组织,头皮是颅脑部防御外界暴力的表面屏障,具有较大的弹性和韧性,对压力和牵张力均有较强的抗力。故而暴力可以通过头皮及颅骨传入颅内,造成脑组织的损伤,而头皮却完整无损或只有轻微的损伤。头皮的结构与身体其他部位的皮肤有明显的不同,表层毛发浓密、血运丰富,皮下组织结构致密,有短纤维隔将表层、皮下组织层和帽状腱膜层连接在一起,三位一体不易分离,其间富含脂肪颗粒,有一定保护作用。帽状腱膜与颅骨骨膜之间有一疏松的结缔组织间隙,使头皮可赖以滑动,故有缓冲外界暴力的作用。当近于垂直的暴力作用在头皮上,由于有硬组织颅骨的衬垫,常致头皮挫伤或头皮血肿,严重时可引起挫裂伤;近于斜向的或切线的外力,因为头皮的滑动常导致头皮的裂伤、撕裂伤,但在一定程度上又能缓冲暴力作用在颅骨上的强度。解剖学上可分为5层。

(1)皮肤层较身体其他部位的厚而致密,含有大量毛囊、皮脂腺和汗腺。含有丰富的血管和淋巴管,外伤时出血多,但愈合较快。

(2)皮下组织层由脂肪和粗大而垂直的纤维束构成,皮肤层和帽状腱膜层均由短纤维紧密相连,是结合成头皮的关键,富含血管神经。

(3)帽状腱膜层覆盖于颅顶上部,为大片白色坚韧的腱膜结构,前连于额肌,后连于枕肌,侧方与颞浅筋膜融合,坚韧且有张力。该层与骨膜连接疏松,是易产生巨大帽状腱膜下血肿的原因。

(4)腱膜下层由纤细而疏松的结缔组织构成,其间有许多血管与颅内静脉窦相通。

(5)骨膜层紧贴于颅骨外板,在颅缝贴附紧密,其余部位贴附疏松,可自颅骨表面剥离。

(二)颞部

颞部头皮向上以颞上线与颞顶枕部相接,向下以颧弓上缘为界。组织结构可分下6层。

(1)皮肤颞后部皮肤与额顶枕部相同,前部皮肤较薄。

(2)皮下组织与皮肤结合不紧密,没有致密纤维性小梁,皮下组织内有耳颞神经、颞浅动、静脉经过。

(3)颞浅筋膜系帽状腱膜直接延续而成,在此处较薄弱。

(4)颞深筋膜被盖在颞肌表面,上起颞上线,向下分为深浅两层,分别附于颧弓的内外面,两层间合成一封闭间隙,内容脂肪组织。深层筋膜质地较硬,内含腱纤维,创伤撕裂后,手指触及裂缘,易误认为骨折。

（5）颞肌起自颞窝表面，向下以肌腱止于下颌骨喙突。颞肌表面与颞深筋膜之间有一间隙，内含脂肪，向下与颊脂体相延续。

（6）骨膜此处骨膜与骨紧密相结合，不易分开。

（三）颅顶软组织血管

1.动脉

颅顶软组织的血液供给非常丰富，动脉之间吻合极多，所以头皮损伤愈合较快，对于创伤治疗十分有利。但是另一方面因为血管丰富，头皮动脉在皮下组织内受其周围的纤维性小梁的限制，当头皮损伤时血管壁不易收缩，所以出血极多甚至导致休克，必须用特殊止血法止血。

供应颅顶头皮的动脉，除眼动脉的两个终支外，都是颈外动脉的分支。①眶上动脉和额动脉是眼动脉（发自颈内动脉）的终支。自眶内绕过眶上缘向上分布于额部皮肤。在内眦部，眼动脉的分支鼻背动脉与面动脉的终支内眦动脉相吻合。②颞浅动脉是颈外动脉的一个终支，越过颧弓根部后，行至皮下组织内（此处可以压迫止血），随即分成前、后两支。前支（额支）分布额部，与眶上动脉相吻合；后支（顶支）走向顶部与对侧同名动脉相吻合。③耳后动脉：自颈外动脉发出后，在耳郭后上行，分布于耳郭后部的肌肉皮肤。④枕动脉起自颈外动脉，沿乳突根部内侧向后上，在乳突后部分成许多小支，分布顶枕部肌肉皮肤。另有脑膜支经颈静脉孔和髁孔入颅，供应颅后窝的硬脑膜。

上述诸动脉的行走方向都是由下向上，呈放射状走向颅顶，故手术钻孔或开颅时，皆应以颅顶为中心做放射状切口，皮瓣蒂部朝下，以保留供应皮瓣的血管主干不受损伤。

2.静脉

头皮静脉与同名动脉伴行，各静脉相互交通，额部的静脉汇成内眦静脉，进而构成面前静脉；颞部的静脉汇成颞浅静脉；枕部的静脉汇入颈外浅静脉。

颅外静脉还借导血管和板障静脉与颅内的静脉窦相交通。头颅部的静脉没有静脉瓣，故头、面部的化脓性感染，常因肌肉收缩或挤压而经此路径引起颅骨或颅内感染。

常见的颅内、外静脉交通有以下几支。①内眦静脉经眼静脉与海绵窦交通在内眦至口角连线以内的区域发生化脓感染时，可通过此路径而造成感染性海绵窦栓塞，故此区有"危险三角区"之称。②顶部导血管位于顶骨前内侧部，联结头皮静脉与上矢状窦。顶部帽状腱膜下感染可引起上矢状窦感染性栓塞。③乳突部导血管经乳突孔联结乙状窦与耳后静脉或枕静脉。④枕部导血管联结枕静脉和横窦。项部的痈肿有引起横窦栓塞的危险。⑤经卵圆孔的导血管联结翼静脉丛和海绵窦，故面深部的感染引起海绵窦感染者也不少见。

正常情况下，板障静脉和导血管的静脉血流很不活跃，但当颅压增高时，颅内静脉血可经导血管流向颅外，所以在长期颅压增高的患者，板障静脉和导血管可以扩张变粗，儿童尚可见到头皮静脉怒张现象。

（四）淋巴

颅顶没有淋巴结，所有淋巴结均位于头颈交界处，头部浅淋巴管分别注入下述淋巴结。

（1）腮腺（耳前）淋巴结位于颧弓上下侧，咬肌筋膜外面，有颞部和部分额部的淋巴管注入。

（2）下颌下淋巴结在颌下腺附近，有额部的淋巴管注入。

（3）耳后淋巴结在枕部皮下斜方肌起始处，有颅顶后半部的淋巴管注入。

以上淋巴结最后注入颈浅淋巴结和颈深淋巴结。

(五)神经

除面神经分布于额肌、枕肌和耳周围肌外,颅顶部头皮的神经都是感觉神经。

额部皮肤主要是三叉神经第一支眼神经的眶上神经和滑车上神经分布。颞部皮肤主要由三叉神经第三支下颌神经的耳颞神经分布。耳郭后面皮肤由颈丛的分支耳大神经分布。枕部皮肤由第 2 颈神经的后支枕大神经和颈丛的分支枕小神经分布。枕大神经投影在枕外隆凸下 2 cm 距中线 2~4 cm 处,穿出斜方肌腱,分布枕部大部皮肤。枕大神经附近的瘢痕、粘连可引起枕部疼痛(枕大神经痛),常在其浅出处做枕大神经封闭治疗。

二、头皮损伤的类型及处理

颅脑损伤患者多有头皮损伤。头皮是一种特殊的皮肤,含有大量头发、毛囊、皮脂腺、汗腺及皮屑,往往隐藏污垢和细菌,一旦发生开放性损伤,容易引起感染,但头皮的血液循环十分丰富,仍有较好的抗感染能力。头皮损伤外科处理时的麻醉选择,要根据伤情及患者的合作程度而定。头皮裂伤清创缝合一般多采用局麻,对头皮损伤较重或范围较大者,仍以全身麻醉为佳。单纯头皮损伤通常不致引起严重后果,但有时也可因头皮损伤后大量出血导致休克,所以应妥善处理。另外,头皮损伤若处理不当,可诱发深部感染,因此对于头皮损伤应给予足够的重视。

(一)头皮擦伤

1.临床表现

(1)头皮表层不规则轻微损伤。

(2)有不同深度的表皮质脱落。

(3)有少量出血或血清渗出。

2.诊断要点

损伤仅累及头皮表层。

3.治疗原则

处理时一般不需要包扎,只需将擦伤区域及其周围头发剪去,用肥皂水及生理盐水洗净,拭干,涂以红汞或甲紫即可。

(二)头皮挫伤

1.临床表现

(1)头皮表面可见局限性的擦伤,擦伤处及其周围组织有肿胀、压痛。

(2)有时皮下可出现青紫、淤血。

(3)可同时伴有头皮下血肿。

2.诊断要点

损伤仅累及头皮表层及真皮层。

3.治疗原则

将损伤局部头皮消毒包扎即可,亦可在涂以红汞或甲紫后采用暴露疗法,注意保持伤口干燥。

（三）头皮血肿

头皮富含血管，遭受各种钝性打击后，可导致组织内血管破裂出血，从而形成各种血肿。头皮出血常发生在皮下组织、帽状腱膜下或骨膜下并易于形成血肿。其所在部位和类型有助于分析致伤机制，并能对颅骨和脑的损伤做出估计。

1.皮下血肿

头皮的皮下组织层是头皮血管、神经和淋巴汇集的部位，伤后易发生出血、水肿。

（1）临床表现。由于头皮下血肿位于头皮表层和帽状腱膜，受皮下纤维隔限制而有其特殊表现：①体积小、张力高。②疼痛十分显著。③扪诊时中心稍软，周边隆起较硬，往往误为凹陷骨折。

（2）诊断要点：采用X线切线位拍片的方法或在血肿缘加压排开组织内血液和水肿后，即可辨明有无凹陷骨折。有助于排除凹陷骨折，以明确皮下血肿的诊断。

（3）治疗原则：皮下血肿无须特殊治疗，早期给予冷敷以减少出血和疼痛，24～48小时后改为热敷以促进其吸收。

2.帽状腱膜下血肿

帽状腱膜下层是一疏松的结缔组织层，其间有连接头皮静脉和颅骨板障静脉以及对脑神经。原发性颅脑损伤静脉窦的导血管。当头部遭受斜向暴力时，头皮发生剧烈的滑动，可引起导血管撕裂，出血较易扩散，常形成巨大血肿。

（1）临床表现：①血肿范围宽广，严重时血肿边界与帽状腱膜附着缘一致，前至眉弓，后至枕外粗隆与上项线，两侧达颞弓部，恰似一顶帽子戴在患者头上。②血肿张力低，波动明显，疼痛较轻，有贫血外貌。③婴幼儿巨大帽状腱膜下血肿，可引起失血性休克。

（2）诊断要点：采用影像学检查结合外伤史及临床表现诊断。

（3）治疗原则：帽状腱膜下血肿的处理，对较小的血肿亦可采用早期冷敷、加压包扎，24～48小时后改为热敷，待其自行吸收。若血肿巨大，则应在严格皮肤准备和消毒下，分次穿刺抽吸积血后加压包扎，尤其对婴幼儿患者，须间隔1～2天穿刺1次，并根据情况给予抗生素，必要时尚需补充血容量的不足。多次穿刺仍复发的头皮血肿，应考虑是否合并全身出血性疾病，并做相应检查，有时需要切开止血或皮管持续引流。头皮血肿继发感染者，应立即切开排脓，放置引流，创口换药处理。

3.骨膜下血肿

颅骨骨膜下血肿，除婴儿可因产伤或胎头吸引助产所致者外，一般都伴有颅骨线形骨折。出血来源多为板障出血或因骨膜剥离而致，血液积聚在骨膜与颅骨表面。

（1）临床表现：血肿周界限于骨缝，这是因为颅骨在发育过程中，将骨膜夹嵌在骨缝之内，故很少有骨膜下血肿超过骨缝者，除非骨折线跨越两块颅骨，但血肿仍将止于另一块颅骨的骨缝。

（2）诊断要点：采用影像学检查结合临床表现诊断。

（3）治疗原则：骨膜下血肿的处理，早期仍以冷敷为宜，但忌用强力加压包扎，以防积血经骨折缝流入颅内，引起硬脑膜外血肿。血肿较大时，应在严格备皮和消毒情况下施行穿刺，抽吸积血1～2次即可恢复。对较小的骨膜下血肿，亦可采用先冷敷，后热敷待其自行吸收的方法。但婴幼儿骨膜下血肿易发生骨化形成骨性包壳,难以消散,对这种血肿宜及时行穿刺抽吸并加压包扎。

4.新生儿头皮血肿及其处理

(1)胎头水肿(产瘤):新生儿在分娩过程中,头皮受产道压迫,局部血液、淋巴循环障碍,血浆外渗,致使产生头皮血肿。表现为头顶部半圆形包块、表皮红肿,触之柔软,无波动感透光试验阴性。临床不需特殊处理,3～5天后可自行消失。

(2)帽状腱膜下血肿:出血量较大,血肿范围广。头颅明显肿胀变形,一般不做血肿穿刺而行保守治疗。血肿进行性增大,可试行压迫颞浅动脉,如果有效,可结扎该动脉。患儿如出现面色苍白、心率加快等血容量不足表现,应及时处理。

(3)骨膜下血肿(头血肿):由于骨外膜剥离所致。多见于初产妇和难产新生儿,约25%可伴有颅骨骨折。血肿多发于头顶部,表面皮肤正常,呈半圆形、光滑、边界清楚,触之张力高,可有波动感。以后由于部分血肿出现骨化,触之高低不平。常合并产瘤,早期不易发现。一般2～6周逐渐吸收,如未见明显吸收,应在严格无菌条件下行血肿穿刺抽出积血,以避免演变成骨囊肿。

5.并发症及其防治

(1)头皮感染:急性头皮感染多为伤后初期处理不当所致,常发生于皮下组织,局部有红、肿、热、痛,耳前、耳后或枕下淋巴结有肿大及压痛,由于头皮有纤维隔与帽状腱膜相连,故炎症区张力较高,患者常疼痛难忍,并伴全身畏寒、发热等中毒症状,严重时感染可通过导血管侵入颅骨及(或)颅内。治疗原则是早期给予抗菌药物及局部热敷,后期形成脓肿时,则应施行切开引流,持续全身抗感染治疗1～2周。

(2)帽状腱膜下脓肿:帽状腱膜下组织疏松,化脓性感染容易扩散,但常限定在帽状腱膜的附着缘。脓肿源于伤后头皮血肿感染或颅骨骨髓炎,在小儿偶尔可因头皮输液或穿刺引起。帽状腱膜下脓肿患者常表现头皮肿胀、疼痛、眼睑水肿,严重时可伴发全身性中毒反应。帽状腱膜下脓肿的治疗,除抗菌药物的应用外,均应及时切开引流。

(3)骨髓炎颅盖部位的急性骨髓炎:多表现为头皮水肿、疼痛、局部触痛,感染向颅骨外板骨膜下扩散时,可出现波特水肿包块。颅骨骨髓炎早期容易忽略,X线平片也只有在感染2～3周之后始能看到明显的脱钙和破坏征象。慢性颅骨骨髓炎则常表现为经久不愈的窦道,反复溃破流脓,有时可排出脱落的死骨碎片。此时X线平片较易显示虫蚀状密度不均的骨质破坏区,有时其间可见密度较高的片状死骨影像,为时过久的慢性颅骨骨髓炎,也可在破坏区周围出现骨质硬化和增生,通过X线平片可以确诊。颅骨骨髓炎的治疗,应在抗菌治疗的同时施行手术,切除已失去活力和没有血液供应的病骨。

(四)头皮裂伤

头皮裂伤后容易招致感染,但头皮血液循环十分丰富,虽然头皮发生裂伤,只要能够及时施行彻底的清创,感染并不多见。在头皮各层中,帽状腱膜是一层坚韧的致密结缔组织,它不仅是维持头皮张力的重要结构,也是防御浅表感染侵入颅内的屏障。当头皮裂伤较浅,未伤及帽状腱膜时,裂口不易张开,血管断端难以收缩止血,出血较多。若帽状腱膜断裂,则伤口明显裂开,损伤的血管断端易于随伤口收缩、自凝,反而较少出血。

1.头皮单纯裂伤

(1)临床表现:常因锐器的刺伤或切割伤,裂口较平直,创缘整齐无缺损,伤口的深浅多随致伤因素而异。除少数锐器直接穿戳或劈砍进入颅内,造成开放性颅脑损伤者外,大多数单纯裂伤仅限于头皮,有时可深达骨膜,但颅骨常完整无损,也不伴有脑损伤。

(2)诊断要点:详细询问伤情,并结合临床表现,必要时进行头颅影像学检查排除其他伤情。

(3)治疗原则:是尽早施行清创缝合,即使伤后逾 24 小时,只要没有明显的感染征象,仍可进行彻底清创一期缝合,同时应给予抗菌药物及 TAT 注射。

清创缝合方法:剃光裂口周围至少 8 cm 以内的头皮,在局麻或全麻下,用灭菌盐水冲洗伤口,然后用消毒软毛刷蘸肥皂水刷净创口和周围头皮,彻底清除可见的毛发、泥沙及异物等,再用生理盐水冲洗,冲净肥皂泡沫,继而用灭菌干纱布拭干以碘酒、乙醇消毒伤口周围皮肤,对活跃的出血点可用压迫或钳夹的方法暂时控制,待清创时再一一彻底止血。常规铺巾后由外及里分层清创,创缘修剪不可过多,以免增加缝合时的张力。残存的异物和失去活力的组织均应清除,术毕缝合帽状腱膜和皮肤。若直接缝合有困难时可将帽状腱膜下疏松组织层向周围潜行分离,施行松解后缝合;必要时亦可将裂口做 S 形或瓣形延长切口,以利缝合。一般不放皮下引流条。

2.头皮复杂裂伤

(1)临床表现:常为钝器损伤或因头部碰撞所致,裂口多不规则,创缘有挫伤痕迹,创口间尚有纤维组织相连,没有完全断离。伤口的形态常能反映致伤物的大小和形状。这类创伤往往伴有颅骨骨折或脑损伤,严重者可引起粉碎性凹陷骨折,故常有毛发或泥沙等异物嵌入,易致感染。

(2)诊断要点:详细询问伤情,并结合临床表现,必要时进行头颅 X 线片或 CT 检查排除其他伤情。

(3)治疗原则:清创缝合方法是术前准备和创口的冲洗清创方法已如上述。对复杂的头皮裂伤进行清创时,应做好输血的准备。机械性清洁、冲洗应在麻醉后进行,以免因剧烈疼痛刺激引起的心血管不良反应。对头皮裂口应按清创需要有计划地适当延长,或做附加切口,以便创口能够一期缝合或经修补后缝合。创缘修剪不可过多,但必须将已失去血供的挫伤皮缘切除,以确保伤口的愈合。对头皮残缺的部分,可采用转移皮瓣的方法,将创面闭合,供血区保留骨膜,以中厚皮片植皮。

3.头皮撕裂伤

(1)临床表现:大多为斜向或切线方向的暴力作用在头皮上所致,撕裂的头皮往往呈舌状或瓣状,常有一蒂部与头部相连。头皮撕裂伤一般不伴有颅骨和脑损伤,极少伴有颅骨骨折或颅内出血。这类患者失血较多,有时可达到休克的程度。

(2)诊断要点:详细询问伤情,并结合临床表现,头颅影像学检查可排除其他伤情。

(3)治疗原则:清创缝合方法是原则上除小心保护残蒂之外,应尽量减少缝合时的张力,可采用帽状腱膜下层分离,松解裂口周围头皮,然后予以分层缝合。由于撕裂的皮瓣并未完全撕脱,常能维持一定的血液供应,清创时切勿将相连的蒂部扯下或剪断。有时看来十分窄小的残蒂,难以提供足够的血供,但却能使整个皮瓣存活。若缝合时张力过大,应首先保证皮瓣基部的缝合,然后将皮瓣前端部分另行松弛切口或转移皮瓣加以修补。

(五)头皮撕脱伤

强大暴力拉扯头皮,将大片头皮自帽状腱膜下层或连同骨外膜撕脱,甚至将肌肉、一侧或双侧耳郭、上眼睑一并撕脱。

1.现场急救处理

(1)防止失血性休克,立即用大块无菌棉垫、纱布压迫创面,加压包扎。

(2)防止疼痛性休克,使用强镇痛剂。

(3)注射破伤风抗毒素。

(4)在无菌、无水和低温密封下保护撕脱头皮并随同伤者一起,送往有治疗条件的医院。

2.头皮撕脱伤的治疗

原则是根据创面条件和头皮撕脱的程度,选择显微外科技术等最佳手术方法,以达到消灭创面、恢复和重建头皮血运的目的,从而最大限度地提高头皮存活率。

(1)撕脱头皮未完全离体,有良好血液供应:剃发彻底清创、消毒后,将撕脱头皮直接与周围正常皮肤缝合,留置皮管负压引流,创面加压固定包扎。

(2)撕脱头皮完全离体,无血液供应:①撕脱头皮无严重挫伤,保护良好,创面干净,血管无严重扯拉损伤。此种情况,应立即行自体头皮再植术。撕脱头皮的头发尽量地剪短,不刮头皮,避免损伤头皮和遗留残发不易清除,消毒后放入冰肝素林格液中清洗,寻找头皮主要血管(眶上动静脉、滑车动静脉、颞浅动静脉、耳后动静脉)并做出标记,选择直径较大动静脉 1～2 条,在显微镜下行血管端端吻合。吻合动脉直径必须大于 1 mm,吻合部位必须是从正常头皮中分离而出,血管内膜无损伤,否则吻合成功率明显降低。为减少头皮热缺血时间,应争分夺秒先吻合 1 支头皮动脉,然后再逐一吻合其他血管。如果头皮静脉损伤严重,吻合困难,可采用自体大隐静脉移植,必须保证至少一条静脉吻合通畅。如果撕脱头皮颜色转红,创面出现渗血,说明吻合口通畅,头皮血液供应恢复。缝合固定头皮时,应避免吻合血管扭曲和牵拉。留置皮管负压引流,轻压包扎。应慎重选择吻合血管,以免吻合失败后,创面失去一期植皮的机会。②因各种原因无法进行头皮血管显微吻合术,头部创面无明显污染,骨膜完整。此种情况,可将撕脱头皮削成薄层或中厚皮片一期植皮。皮片与周围正常皮肤吻合固定,加压包扎以防止移位。皮片越薄,成活率越高,皮片越厚,成活率越低,但存活后皮片越接近正常皮肤。③头皮连同骨膜一起撕脱,颅骨暴露,血管显微吻合失败。在创面小的情况下,可利用旋转皮瓣或筋膜转移覆盖暴露的颅骨,同时供应区皮肤缺损行一期植皮。筋膜转移区创面择期行二期植皮。④颅骨暴露范围大而无法做皮瓣和筋膜转移者,可行大网膜移植联合植皮术。剖腹取自体大网膜,结扎切断左胃网膜动静脉,保留右胃网膜动静脉以备血管吻合。将离体大网膜置于利多卡因肝素液中,轻轻挤揉,然后铺盖颅骨表面,四周吻合固定。将右胃网膜动静脉与颞浅动静脉吻合,如果颞浅静脉损伤,取自体大隐静脉一条,长 8～10 cm,做右胃网膜静脉和颈外静脉搭桥。大网膜血液循环恢复后,立即取自体中厚皮片一块,覆盖大网膜表面,四周与正常皮肤吻合固定,轻压包扎。⑤对于上述诸种手术均失败,且伴大面积颅骨暴露者。切除颅骨外板或在颅骨表面每间隔 1 cm 钻孔直达板障层。待肉芽生长后二期植皮。

3.头皮、创面严重挫伤和污染

(1)撕脱头皮严重挫伤或污染,而头部创面条件较好者,可从股部和大腿内侧取薄层或中厚皮片,行创面一期植皮。

(2)头部创面严重挫伤或污染而无法植皮者,彻底清创消毒后可以利用周围正常头皮做旋转皮瓣覆盖创面,皮瓣下留置引流管。供皮区头皮缺损一期植皮。

(3)创面已感染者,应换药处理。待创面炎症控制,肉芽生长良好时行二期植皮。

(六)头皮缺损

1.小面积头皮缺损的处理

头皮缺损小于 1.0 cm,沿原创口两侧,潜行分离帽状腱膜下层各 4～5 cm,使皮肤向中心滑行靠拢,而能直接缝合伤口。

2.中等面积头皮缺损的处理

头皮缺损小于 6.0 cm,无法直接缝合,需做附加切口,以改变原缺损形态,减少缝合张力,以利缝合。

(1)椭圆形或菱形头皮缺损:利用"S"形切口,沿伤口轴线两极做反方向弧形延长切口后,分离伤口两侧帽状腱膜下层,再前后滑行皮瓣,分两层缝合伤口。

(2)三角形头皮缺损:利用三臂切口,沿伤口三个角做不同方向的弧形延长切口,长度根据缺损大小确定,充分分离切口范围的帽状腱膜下层,旋转滑行皮瓣,分两层缝合伤口。

3.大面积头皮缺损的处理

不规则和大面积头皮缺损,利用转移皮瓣修复。常用附加切口有弧形切口和长方形切口。切口长度和形态需要经过术前计算和设计。双侧平行切口因为影响伤口血液供应而目前已少用。术中通过皮瓣移位和旋转覆盖原头皮缺损区,供皮区出现的新鲜创面应有完整骨膜,可行一期植皮。皮瓣转移后,在基底部成角处多余皮肤形成"猫耳",不可立即切除,以免影响皮瓣血液供应,应留待二期处理。临床常用头皮瓣有:颞顶后或颞枕部皮瓣向前转移修复顶前部创面;枕动脉轴型皮瓣向前转移修复颞顶部创面;颞顶部和颞枕部皮瓣向后转移修复顶枕部创面。

第二节　脑损伤

脑损伤是指暴力作用于头部造成的脑组织器质性损伤。根据致伤物、受力程度等因素不同,将伤后脑组织是否与外界相通而分为开放性和闭合性脑损伤;前者多由锐器或火器直接造成,均伴有头皮裂伤,颅骨骨折、硬脑膜破裂和脑脊液漏;后者为头部受到钝性物体或间接暴力所致,往往头皮颅骨完整,或即便头皮、颅骨损伤,但硬脑膜完整,无脑脊液漏,为闭合性脑损伤。

根据脑损伤发生的时间,可将脑损伤分为原发性和继发性脑损伤,前者主要是指暴力作用在脑组织的一瞬间所造成损伤,即神经组织和脑血管的损伤,表现为神经纤维的断裂和传出功能障碍,不同类型的神经细胞功能障碍甚至细胞的死亡,包括脑震荡、脑挫裂伤等;后者指受伤一定时间后出现的脑损伤,包括脑缺血、颅内血肿、脑肿胀、脑水肿和颅内压升高等。

一、脑震荡

脑震荡又称轻度创伤性脑损害,头部受力后在临床上观察到有短暂性脑功能障碍,系由轻度脑损伤所引起的临床综合征,其特点是头部外伤后短暂意识丧失,旋即清醒,除有近事遗忘外,无任何神经系统缺损表现。脑的大体标本上无肉眼可见到的神经病理改变,显微病理可有毛细血管充血、神经元胞体肿大、线粒体和轴索肿胀。

(一)临床表现

1.意识改变

受伤当时立即出现短暂的意识障碍,对刺激无反应,可完全昏迷,常为数秒或数分钟,大多不超过半个小时。个别出现为期较长的昏迷,甚至死亡。

2.短暂性脑干症状

伤情较重者在意识改变期间可有面色苍白、出汗、四肢肌张力降低、血压下降、心动徐缓、呼吸浅慢和各生理反射消失。

4.语言和运动反应迟钝

回答问题或遵嘱运动减慢。

5.注意力易分散

不能集中精力,无法进行正常的活动。

6.定向力障碍

不能判断方向、日期、时间和地点。

7.语言改变

急促不清或语无伦次,内容脱节或陈述无法理解。

8.动作失调

步态不稳,不能保持连贯的行走。

9.情感夸张

不适当的哭泣,表情烦躁。

10.记忆缺损

逆行性遗忘,反复问已经回答过的同一问题,不能在5分钟之后回忆起刚提到的3个物体的名称。

11.恢复期表现

头痛、头昏、恶心、呕吐、耳鸣、失眠等症状。通常在数周至数月内逐渐消失,有的患者症状持续数月甚至数年,即称为脑震荡后综合征或脑外伤后综合征。

12.神经系统检查

可无阳性体征。

(二)辅助检查和神经影像检查

1.实验室检查

腰椎穿刺颅内压正常;脑脊液无色透明,不含血,白细胞正常。

2.神经影像检查

头颅 X 检查,有无骨折发现。

(三)诊断

主要以受伤史、伤后短暂意识障碍、近事遗忘,无神经系统阳性体征作为依据。目前尚缺乏客观诊断标准,常需参考各种辅助方法,如腰穿测压、颅骨平片。

(四)治疗

1.观察病情变化

伤后短时间内可在急诊科观察,密切注意意识、瞳孔、肢体运动和生命体征的变化。对于离院患者,嘱其家属在当日密切注意头痛、恶心、呕吐和意识障碍,如症状加重即来院检查。

2.无需特殊治疗

卧床休息,急性期头痛、头晕较重时,嘱其卧床休息,症状减轻后可离床活动。多数患者在2 周内恢复正常,预后良好。

3.对症治疗

头痛时可给予罗通定等镇痛剂。对有烦躁、忧虑、失眠者可给予地西泮,三溴合剂等药物。

二、弥漫性轴索损伤

弥漫性轴索损伤(DAI)是指头部遭受加速性旋转暴力时,在剪应力的作用下,脑白质发生的以神经轴索断裂为特征的一系列病理生理变化。

病理改变主要以位于脑的中轴部(胼胝体、脑白质、脑干上端背外侧及小脑上脚等处)的挫伤、出血或水肿为主。大体改变:组织间裂隙及血管撕裂性出血灶。镜下检查可见神经轴索断裂、轴浆溢出,并可见轴索断裂形成的圆形轴缩球及血细胞溶解后的含铁血黄素。

(一)临床表现

1.意识障碍

意识障碍是其典型的表现,通常 DAI 均有脑干损伤表现,且无颅内压增高。受伤当时立即出现昏迷,且昏迷时间较长。意识好转后,可因继发性脑水肿而再次昏迷。

2.瞳孔变化

如累及脑干,可有一侧或双侧瞳孔散大。对光反应消失,或同向性凝视。

(二)辅助检查

1.血常规检查

了解应激状况。

2.血生化检查

鉴别昏迷因素。

3.头颅 CT 扫描

可见大脑皮质与髓质交界处、胼胝体、脑干、内囊区或第三脑室周围有多个点或片状出血灶,常以脑挫伤改变作为诊断标准。

4.头颅 MRI 扫描

可精确反映出早期缺血灶、小出血灶和轴索损伤改变。

(三)诊断

(1)创伤后持续昏迷6小时以上。

(2)CT显示脑白质、第三脑室、胼胝体、脑干以及脑室内出血。

(3)颅内压正常但临床状况差。

(4)无颅脑明确结构异常的创伤后持续植物状态。

(5)创伤后弥漫性脑萎缩。

(6)尸检DAI可见的病理征象。

(四)治疗及预后

(1)对DAI的治疗仍沿用传统的综合治疗方式,无突破性进展。此病预后差,占颅脑损伤早期死亡的33%。

(2)脱水治疗。

(3)昏迷期间加强护理,防止继发感染。

三、脑挫裂伤

暴力作用于头部时,着力点处颅骨变形或发生骨折,同时脑组织在颅腔内大幅度运动,导致脑组织着力点或冲击点损伤,均可造成脑挫伤和脑裂伤,由于两种改变往往同时存在,故又统称脑挫裂伤。前者为脑皮质和软脑膜仍保持完整;而后者,有脑实质及血管破损、断裂,软脑膜撕裂。脑挫裂伤的显微病理表现为脑实质点片状出血,水肿和坏死。脑皮质分层结构不清或消失,灰质与白质分界不清。脑挫裂伤常伴有邻近的局限性血管源性脑水肿和弥漫性脑肿胀。

外伤性急性脑肿胀又称弥漫性脑肿胀(DBS),是指发生在严重的脑挫裂伤和广泛脑损伤之后的急性继发性脑损伤,以青少年多见。治疗以内科为主。

(一)临床表现

1.意识障碍

受伤当时立即出现,一般意识障碍时间均较长,短者半小时、数小时或数天,长者数周、数月,有的为持续昏迷或植物状态。

2.生命体征改变

常较明显,体温多在38℃左右,脉搏和呼吸增快,血压正常或偏高。如出现休克,应注意全身检查。

3.局灶症状与体征

受伤当时立即出现与伤灶相应的神经功能障碍或体征,如运动区损伤的锥体束征、肢体抽搐或瘫痪,语言中枢损伤后的失语以及昏迷患者脑干反应消失等。颅压增高:为继发脑水肿或颅内血肿所致。尚可有脑膜刺激征。

4.头痛、呕吐

患者清醒后有头痛、头晕,恶心呕吐、记忆力减退和定向力障碍。

(二)检查

1.实验室检查

(1)血常规:了解应激状况。

（2）血气分析：可有血氧低、高二氧化碳血症存在。

（3）脑脊液检查：脑脊液中有红细胞或血性脑脊液。

2.神经影像学检查

（1）头颅 X 平片：多数患者可发现有颅骨骨折。

（2）头颅 CT：了解有无骨折、有无中线移位及除外颅内血肿。

（3）头颅 MRI：不仅可以了解具体脑损伤部位、范围及其周围脑水肿情况，而且尚可推测预后。

（三）常规治疗

（1）轻型脑挫裂伤患者，通过急性期观察后，治疗与弥漫性轴索损伤相同。

（2）抗休克治疗：如合并有休克的患者首先寻找原因，积极抗休克治疗。

（3）重型脑挫裂伤患者，应送重症监护病房。

（4）对昏迷患者，应注意维持呼吸道通畅。

（5）对来院患者呼吸困难者，立即行气管插管连接人工呼吸机进行辅助呼吸。对呼吸道内分泌物多，影响气体交换，且估计昏迷时间较长者（3～5 天），应尽早行气管切开术。

（6）对伴有脑水肿的患者，应适当限制液体入量，并结合脱水治疗。

（7）脱水治疗颅内压仍在 40～60 mmHg（5.32～7.98 kPa）会导致严重脑缺血或诱发脑疝，可考虑行开颅去骨瓣减压和/或脑损伤灶清除术。

（8）手术指征：对于脑挫裂伤严重，局部脑组织坏死伴有脑水肿和颅内压增高的患者，经各种药物治疗无效，症状进行性加重者。具体方法：清除挫伤坏死的脑组织及小的出血灶，再根据脑水肿、脑肿胀的情况进行颞肌下减压或局部去骨瓣减压。

（四）其他治疗

（1）亚低温治疗，维持体温 33～34 ℃，多针对重型或特重型脑外伤患者。

（2）药物治疗：糖皮质激素、改善脑细胞代谢、止血剂等。

（3）高压氧疗法（HBO）。

四、脑干损伤

脑干原发损伤在头、颈部受到暴力后可以立即出现，多不伴有颅内压增高表现。病理变化有脑干神经组织结构紊乱、轴索断裂、挫伤和软化。由于脑干内除脑神经核团、躯体感觉运动传导束外，还有网状结构和呼吸、循环等生命中枢，故其致残率和死亡率均较高。

原发性脑干损伤的病理变化常为脑挫伤伴灶性出血和水肿，多见于中脑被盖区，脑桥及延髓被盖区次之。继发性脑干损伤常因严重颅内高压致脑疝形成，脑干受压移位，变形使血管断裂可引起出血和软化等继发病变。

（一）临床表现

1.典型表现

多为伤后立即陷入持续昏迷状态，生命体征多有早期紊乱，表现为呼吸节律紊乱，心跳及血压波动，双瞳大小多变，眼球斜视，四肢肌张力增高，去皮质强直状态，伴有锥体束征。多有高热、消化道出血、顽固性呃逆，甚至脑性肺水肿。

2.中脑损伤表现

意识障碍突出,瞳孔可时大时小双侧交替变化,去皮质强直。

3.脑桥损伤表现

除持久意识障碍外,双瞳常极度缩小,角膜反射及嚼肌反射消失,呼吸节律不整,呈现潮式呼吸或抽泣样呼吸。

4.延髓损伤表现

主要为呼吸抑制和循环紊乱,呼吸缓慢、间断,脉搏快弱、血压下降,心眼反射消失。

(二)辅助检查

1.腰椎穿刺

脑脊液多呈血性,压力多为正常或轻度升高,当压力明显升高时,应除外颅内血肿。

2.头颅 X 线平片

往往多伴有颅骨骨折。

3.头颅 CT 扫描

在伤后数小时内检查,可显示脑干有点片状高密度区,脑干肿大,脚间池、桥池,四叠体池及第四脑室受压或闭塞。

4.头颅及上颈段 MRI 扫描

有助于明确诊断,了解伤灶部位和范围。

5.脑干诱发电位

波峰潜伏期延长或分化不良。

(三)治疗

(1)一般治疗措施同脑挫裂伤。

(2)对一部分合并有颅内血肿者,应及时诊断和手术。对合并有脑水肿或弥漫性轴索损伤及脑肿胀者,应用脱水药物和激素等予以控制。

(3)伤后 1 周,病情较为稳定时,为保持患者营养,应由胃管进食。

(4)对昏迷时间较长的患者,应加强护理,防止各种并发症。

(5)有条件者,可行高压氧治疗,以助于康复。

五、下丘脑损伤

单纯下丘脑损伤少见,多伴有严重脑干损伤和/或脑挫裂伤,可引起神经-内分泌紊乱和机体代谢障碍。其损伤病理多为灶性出血、水肿、缺血、软化及神经细胞坏死,偶可见垂体柄断裂和垂体内出血。

(一)临床表现

(1)意识与睡眠障碍。

(2)循环及呼吸紊乱。

(3)体温调节障碍,中枢性高热,高达 41 ℃甚至 42 ℃。

(4)水电解质代谢紊乱,尿崩。

(5)糖代谢紊乱。

(6)消化系统障碍。

（7）间脑发作。

（二）诊断

通常只要有某些代表丘脑下部损伤的征象，即可考虑伴有此部位的损伤。

（三）治疗

与原发性脑干损伤基本相同。需加强监测。

第三节　高血压性脑出血

一、概述

高血压性脑出血是脑血管病患者中死亡率和致残率最高的一种疾病，3/4 以上存活者遗有不同程度的残疾。1983 年我国对六大城市进行脑血管病流行病学调查，高血压性脑出血的发病率为 80.7/10 万人口。高血压脑出血常发生于 45～65 岁，男性发病略多于女性。

我国 29 个省、自治区、直辖市脑出血危险因素研究结果表明，对男女都有害的因素有高血压、有高血压家族史和肥胖。有 TIA 史亦为脑出血的危险因素。喜咸食、吸烟仅对男性有害。食醋对男女都有保护作用。

高血压是自发性脑内出血的最常见原因。高血压患者约有 1/3 可发生脑内出血，而脑内出血患者93.1%有高血压病史。收缩压和舒张压升高会迅速增加脑出血的危险性。在高血压和脑血管病变的基础上，突然精神激动或体力活动增强，可使血压进一步增高，当增高的血压超过血管的承受能力时，即可引起血管破裂发生脑出血。

二、病因与病理

红细胞渗出血管外皆称为出血。出血一般分大片出血和点状出血两种。高血压性脑出血通常为大片出血。

（一）可能与脑出血有关的因素

1.脑软化后出血

大多数高血压患者伴有较重的脑动脉粥样硬化症。从这一病理基础来看，大片脑内出血可能系广泛的出血性梗死，或者系一种通过缺血性软化区的动脉因失去周围的支持而发生的出血。但是多数人认为脑血管周围存在着 Virchow-Robin 间隙，血压平常即高于颅压 10 倍，不存在脑血管是否失去支持的问题。即使如此，出血也应在蛛网膜下腔而不是在脑内。

2.脑血管受损出血

高血压可使小血管壁变得脆弱，特别是当平滑肌被纤维或坏死组织替代时。现已证明，长期高血压对脑实质内直径为 $100～300~\mu m$ 的小穿通动脉的内膜有损害作用，最后导致管壁脂肪玻璃样变或纤维样坏死。当血压或血流变化时容易发生破裂出血。

3.微小动脉瘤形成与破裂

1863 年，Charcot 和 Bouchard 对 84 例死后不久的脑出血患者进行了尸检，结果发现血肿壁上有粟粒样微小动脉瘤存在。此后，关于微小动脉瘤的临床意义一直有争议。1967 年，Cole 和 Yates 对健康人的和高血压患者的脑各 100 例进行了研究，发现后者 46% 有 0.05～

2 mm的微小动脉瘤,高血压性脑出血患者中86%存在微小动脉瘤,而在健康人脑中发现微小动脉瘤的仅占7%。这些微小动脉瘤主要位于基底核区,在大脑白质也可见到,少数还可在脑桥及小脑的血管上见到。微小动脉瘤的形成是由于高血压使小动脉的张力增大,血管平滑肌纤维改变,引起动脉壁的强度和弹性降低,这可使血管的薄弱部位向外隆起,形成微小动脉瘤或夹层动脉瘤。高血压患者血压进一步升高时,血管不能收缩以增大阻力而丧失了保护作用,微小动脉瘤可破裂出血。

(二)高血压性脑出血的病理变化

高血压性脑出血80%在幕上,20%在幕下。大脑半球的出血以基底核和视丘最常见,其次为脑干和小脑。脑出血后血肿多沿白质纤维方向扩展,出血后早期神经组织所受的影响主要是以受压、分离及移位为主。壳核出血多系豆纹动脉出血所致,其中以外侧豆纹动脉出血为常见,出血后血肿多向外囊方向发展;内侧豆纹动脉出血后往往向内囊方向扩延。豆状核出血,血肿往往较大,使大脑半球体积增大,该侧大脑半球肿胀,脑回扁平,脑沟狭窄,病侧尚有扣带回疝入大脑镰下及海马沟回疝入小脑幕切迹。海马沟回疝造成脑干及同侧大脑后动脉和动眼神经受压,同时中脑及脑桥的正中旁小动脉由于移位而断裂,引起中脑及脑桥出血。有时血肿从大脑半球向下内侧发展破入视丘及中脑。血肿也可破坏尾状核而进入侧脑室,再流入蛛网膜下腔,称为继发性蛛网膜下腔出血。这种继发性蛛网膜下腔出血多聚集于小脑腹侧的中部和外侧孔附近以及基底部的蛛网膜下腔。若出血在小脑半球则该半球增大,往往压迫脑干,亦容易破入蛛网膜下腔。丘脑出血多因大脑后动脉深支-丘脑膝状体动脉及丘脑穿通动脉破裂出血,出血后血液可向内囊及脑室侵入。丘脑出血血液侵入脑室的发生率可高达40%～70%。脑干出血最常见于脑桥,往往自中间向两侧扩大,或向上侵入中脑,亦常破入第四脑室。小脑出血多源于齿状核,主要是小脑上动脉出血,小脑后下动脉及小脑前动脉也可是出血来源;小脑半球出血后,可跨越中线累及对侧并侵入第四脑室,扩展到小脑脚者也不少见。通常,高血压性脑出血患者在发病后20～30分钟即可形成血肿,出血逐渐停止;出血后6～7小时,血肿周围开始出现血清渗出及脑水肿,随着时间的延长,这种继发性改变不断加重,甚至发生恶性循环。因此,血肿造成的不可逆性脑实质损害多在出血后6小时左右。

显微镜观察,可将脑出血分为三期。

1.出血期

可见大片出血。红细胞多完整,出血灶边缘往往出现软化的脑组织,神经细胞消失或呈局部缺血改变,星形细胞亦有树突破坏现象。常有多形核白细胞浸润,毛细血管充血及管壁肿胀,有时管壁破坏而有点状出血。有一点应值得注意,患者CT检查所见的高密度区外存在一圈低密度区,与肿瘤周围低密度区不同,不是水肿而是软化坏死组织。因脑出血多为动脉破裂,短期内血肿大到相当的体积,对周围脑组织压力很高,故很易造成脑组织坏死软化。

2.吸收期

出血后24～36小时即可出现胶质细胞增生,尤其是小胶质细胞及部分来自血管外膜的细胞形成格子细胞。除吞噬脂质外,少数格子细胞存积含铁血黄素,常聚集成片或于血肿周围。星形胶质细胞亦有增生及肥胖变性。

3.恢复期

血液及受损组织逐渐被清除后,缺损部分由胶质细胞、胶质纤维及胶原纤维代替,形成瘢痕。出血较小者可完全修复,若出血较大常遗留囊腔。这与软化结局相同,唯一特点是血红蛋白代谢产物长久残存于瘢痕组织中,使该组织呈现棕黄色。

三、临床表现

高血压性脑出血发病年龄多在 50 岁以上,男性略多于女性。通常是在白天,因情绪激动、过度兴奋、剧烈活动、用力大便而诱发。脑内出血者发病前常无预感,突然发病,往往在数分钟或数小时内达到高峰。临床表现视出血部位、出血量多少及机体反应而异。

(一)壳核出血

依出血量及病情进展,患者可有意识障碍或无意识障碍,并伴有不同程度的"三偏",即病变对侧中枢性面瘫及肢体瘫痪、感觉障碍和同向偏盲,双眼向病侧偏斜、头转向病侧。优势半球出血者还伴有语言障碍等。

(二)背侧丘脑出血

发病后多数患者出现昏迷及偏瘫。背侧丘脑内侧或下部出血者可出现典型的眼征,即垂直凝视麻痹,多为上视障碍,双眼内收下视鼻尖;眼球偏斜视,出血侧眼球向下内侧偏斜;瞳孔缩小,可不等大,对光反应迟钝;眼球不能聚合以及凝视障碍等。出血向外扩展,可影响内囊出现"三偏"征。背侧丘脑出血侵入脑室者可使病情加重,出现高热、四肢强直性抽搐,并可增加脑内脏综合征的发生率。

(三)皮质下出血(脑叶出血)

其发病率仅次于基底核出血,与丘脑出血相近。患者表现依原发出血部位不同而各异,多数学者认为脑叶出血好发于顶叶、颞叶与枕叶,即大脑后半部。脑叶出血的临床表现与基底核出血不同。脑叶出血后易破入邻近的蛛网膜下腔,因距中线较远而不易破入脑室系统,故脑膜刺激征重而意识障碍轻,预后总起来说比较良好。其临床表现特征为:①意识障碍少见而相对较轻;②偏瘫与同向凝视较少、程度较轻,这是因为脑叶出血不像基底核出血那样容易累及内囊的结果;③脑膜刺激征多见;④枕叶出血可有一过性黑蒙与皮层盲。顶颞叶出血可有同向偏盲及轻偏瘫,优势半球者可有失语。额叶出血可有智力障碍、尿失禁,偏瘫较轻。

(四)小脑出血

典型病例表现为突发眩晕、头痛、频繁呕吐,主要体征为躯干性共济失调、眼震及构音障碍。除非出血量过大,意识障碍多在发病后数小时或 1~2 天内出现,提示脑干受累,病情危重,查体可见双眼向出血对侧凝视、周围性面瘫、瞳孔缩小、去皮层状态等。延髓受累者,呼吸循环出现衰竭。

(五)脑桥出血

患者起病急并迅速陷入深昏迷,多在短时间内死亡,脑干出血时几乎均有眼球活动障碍。由于患者昏迷,可进行眼-头反射检查,即将头被动地作水平性转动,正常时眼球偏向转动方向的对侧;后仰时,双眼球向下;低头时,双眼球向上。脑桥出血时,双眼向出血对侧凝视、瞳孔缩小,对光反应迟钝;患者还常伴有高热,一些病情较轻的患者有时还可查到脑神经与肢体的交叉性麻痹、伸肌姿势异常等。

（六）脑室内出血

原发性脑室内出血者少见，常见者多为继发于丘脑出血或基底核出血。此类患者的临床表现与原发出血部位、血肿量以及脑室受累范围密切相关。原发出血部位越邻近脑室，出血向脑室扩延及侵入脑室的机会也就越多。因此，脑室内出血患者的病情多较严重，临床上除有原发病灶的症状、体征外，尚有脑干受累以及颅内压迅速增高的一系列表现，意识障碍多较重，生命体征变化明显，且常伴有高热、强直发作等。

四、诊断

高血压性脑出血的诊断要点是：①多见于50岁以上的高血压动脉硬化患者；②常在白天活动用力时突然发病；③病程进展迅速，很快出现意识障碍及偏瘫等完全性卒中的表现；④脑脊液为均匀血性；⑤得到CT或MRI扫描证实。

高血压性脑出血已有许多不同的分型。分型的目的是治疗和判断预后。目前，在应用CT及MRI的情况下，分型更趋于简化。其中金谷春之提出的CT分型简单，便于记忆和推广。需要注意的是，CT图像必须结合患者表现，才能有助于临床诊治。

五、治疗

（一）外科治疗

手术治疗的目的是清除血肿、降低颅内压、避免脑疝发生，以挽救患者的生命及减轻后遗症。在考虑是否施行手术时，被大家公认的最重要的因素是术前患者的意识状况。患者有无意识障碍或意识障碍的程度，可直接反映脑实质受累的情况，因此，与手术疗效密切相关。

1.手术适应证

依照高血压性脑出血的临床分级，一般认为Ⅰ级患者出血量不多（<30 mL），内科保守治疗效果良好，不需手术治疗。Ⅱ～Ⅳ级患者绝大多数适于手术治疗，其中以Ⅱ、Ⅲ级手术效果较佳。Ⅴ级患者病情危重，死亡率高，手术难以奏效，一般不宜手术治疗。

高血压性脑出血手术治疗指征的确定，需要综合考虑出血部位、出血量、病程进展、患者情况等多个因素。

（1）出血部位：壳核、大脑半球皮层下、脑叶浅部和小脑半球等较浅部位的出血，适于手术治疗。应特别注意的是小脑出血，由于血肿靠近脑干，且颅后窝容积代偿能力有限，除非出血量很少、症状轻微，一般应该积极考虑手术治疗。脑干内或丘脑出血，通常不是手术治疗的适应证。若存在脑室内出血或脑积水，可行脑室体外引流或分流术。

（2）出血量：幕上血肿量超过30 mL，占位效应明显，患侧脑室明显受压，中线结构明显向健侧移位；幕下血肿量大于10 mL，四脑室受压变形、移位，即有手术必要。

（3）病情进展：高血压性脑出血发生后病情稳定，患者意识清楚或轻度意识障碍，功能损害不明显，内科治疗效果良好，不需要行手术治疗。若经积极的内科药物治疗，病情仍无好转或不稳定，出血部位又比较表浅，应考虑手术治疗。尤其是对于病情好转或稳定后又发生恶化或出现脑疝征象者，更要争取时间，尽快手术。至于发病后进展急骤，很快进入深度昏迷，出现严重功能障碍、一侧或双侧瞳孔散大、生命体征不稳定者，手术治疗效果不佳，死亡率很高，不宜进行手术治疗。

（4）患者情况：患者若存在心、肺、肝、肾等脏器严重疾病或功能不全，血压控制不好，持续超过200/120 mmHg(26.66/15.99 kPa)、眼底出血、糖尿病、高龄等情况,应列为手术禁忌,但年龄并不是决定是否手术的主要因素。

2.手术时机的选择

高血压性脑出血的手术时机选择分为:①超早期手术,发病6~7小时内进行。②早期手术,发病后1~3天内手术。③延期手术,发病3天后进行。

目前国内外学者普遍认为高血压性脑出血需要手术治疗者,应尽量在发病后6~7小时内行超早期手术,超早期手术可以有效地防止或减缓这些病理变化的发生,及早降低颅内压,阻止脑疝发生,促进脑功能恢复,最大限度地减少脑组织损伤。另外,发病后6~7小时内脑水肿尚不明显,有利于手术操作的进行。对于起病平缓、处于临床病情分级Ⅰ级的患者,可先行非手术治疗,一旦病情进行性加重或恶化,出现明显功能障碍、意识障碍或脑疝征象时,必须紧急手术清除血肿,降低颅内压,以免耽误了抢救时机。

3.术前检查及准备

(1)CT 扫描:是诊断脑出血最安全、最可靠的手段,应列为首选。CT 扫描能辨别出血和梗死,准确显示血肿的部位、大小、形态、发展方向和脑水肿的范围,有助于手术方案的制订和预后的判断。对怀疑脑出血的患者,应尽早行颅脑 CT 扫描,必要时可复查,以便观察血肿及颅内情况的变化。

(2)脑血管造影:对于不能明确脑出血原因的或疑诊脑动脉瘤、脑血管畸形的患者,在病情允许的情况下,为避免手术的盲目性,降低手术风险,可考虑行脑血管造影。在无 CT 设备的地区或医院,脑血管造影仍是诊断高血压性脑出血的主要检查方法。

(3)MRI 扫描:费用较高,费时较长,一般不作为首选的检查方法,但 MRI 扫描对高血压性脑出血的诊断更精确,特别适用于脑干、小脑等部位出血的检查。

(4)按常规开颅手术的要求做好其他术前准备,尤其应注意适当控制血压,保持呼吸道通畅,合理使用脱水降颅压药物。

4.手术方法

(1)快速钻颅血肿碎吸术:操作简便,创伤小,可及时部分解除占位效应、减轻症状,特别适用于位置表浅、已大部分液化的血肿;也可作为急救手段,为开颅清除血肿争取时间。但是,清除血肿不彻底,不能止血,徒手穿刺准确性较差。

(2)脑室穿刺体外引流术:对于原发性脑室内出血或血肿破入脑室者,以及出现梗阻性脑积水的患者,行脑室穿刺体外引流术,可以立即缓解梗阻性脑积水,降低颅内压,也可以排出脑室内血肿的液化部分,减少血肿体积,缓解病情。

(3)尿激酶溶解血肿吸除术:许多患者在行血肿穿刺碎吸或脑室穿刺引流后,只是引流出了血肿的液化部分,仍有许多血凝块不能吸出或流出,此时可经引流管注入尿激酶将血块溶解再清除。常用量为尿激酶 6000 U/5 mL 盐水,自引流管缓慢注入血肿腔,夹闭引流管 2~3 小时后再开放引流管,每 12~24 小时重复一次。视血肿清除情况,保留引流管 2~5 天,每天重复注入尿激酶可促进血凝块溶解。但是,此法有引发新出血的可能。

(4)开颅脑内血肿清除术:对于脑疝早期或颅后窝血肿可以达到迅速减压的目的,特别是双极电凝器和显微外科技术的应用,使血肿清除更彻底、止血更可靠,具有确切的疗效。分为骨窗开颅和骨瓣开颅血肿清除术。

（5）立体定向脑内血肿清除术：1978 年 Back lund 和 Von Holst 设计了一种立体定向血肿排空装置，采用立体定向技术首先成功地进行了脑内血肿清除术。1984 年 Matsumoto 在立体定向血肿引流排空术的基础上，应用尿激酶进行溶凝治疗，取得了较好的疗效。随后不断有学者对立体定向手术进行改进，使脑内血肿立体定向清除术日趋成熟并逐渐得到广泛应用，这种手术适用于脑内各部位的出血，尤其适合脑干、丘脑等重要部位的局限性血肿。

（二）内科治疗

在急性期，主要是控制脑水肿，调整血压，防治内脏综合征及考虑是否采取手术清除血肿。

1.稳妥运送

首先考虑的是对确诊和治疗是否需要搬动，再考虑患者的情况是否允许搬动。急性期应保持安静，不宜长途运送或过多搬动，应将头位抬高 30°，注意呼吸道的通畅，随时清除口腔分泌物或呕吐物，适当吸氧。在发病初 4 小时内每小时测血压、脉搏一次。并观察意识、呼吸、瞳孔的变化。12 小时后可 2～3 小时观察以上项目一次，直到病情稳定。应卧床 3 周以上。

2.控制脑水肿降低颅内压

这是抢救能否成功的主要环节之一。常用药为甘露醇、呋塞米及皮质激素等。临床上为加强脱水效果，减少药物的不良反应，一般均采取上述药物联合应用。常采用甘露醇＋呋塞米、甘露醇＋呋塞米＋激素等方式，但用量及用药间隔时间均应视病情轻重及全身情况尤其是心脏功能及是否有高血糖等而定。20％甘露醇为高渗脱水剂，体内不易代谢、不能进入细胞，其降颅压作用迅速，一般成人用量为 1 g/(kg·次)，每 6 小时静脉速滴一次。甘露醇降颅压最好的时机是：①给甘露醇 1 小时前的颅内压较低。②应用甘露醇时颅内压水平较高。③第一次给甘露醇的剂量要大。④在用药前接受的甘露醇累积剂量越小，则下一个剂量的甘露醇的效果越明显。呋塞米有渗透性利尿作用，可减少循环血容量，对心功能不全者可改善后负荷，用量为20～40 mg/次，每天静脉注射 1～2 次。应用呋塞米期间注意补钾。皮质激素多采用地塞米松，用量 15～20 mg，静脉滴注，每天一次。由于脑出血发病早期颅内压增高的因素中脑水肿的比例较小，主要由脑内血肿占位效应引起。另外，脑出血患者常出现应激性溃疡，故使用激素是不利的。激素的应用可降低机体的免疫功能，一旦出现肺部感染征象，不利于病情的控制。因此，近年来对脑出血的患者多不主张使用激素控制脑水肿。在发病后几天的脱水治疗过程中，因颅内压可急速波动样上升，密切观察瞳孔变化及昏迷深度非常重要，遇有脑疝早期表现如一侧瞳孔散大或角膜反射突然消失，或脑干受压症状明显加剧，应及时静脉滴注一次甘露醇，一般静脉滴注后 20 分钟左右即可见效，故初期不可拘泥于常规时间用药。一般脑水肿于 3～7 天内达高峰，多持续 2 周～1 月之久才能完全消失，故脱水剂的应用要根据病情而逐渐减量，再行减少次数，最后停止。由于高渗葡萄糖溶液的降颅内压作用时间短，反跳现象重，且高血糖对缺血的脑组织有损害，故目前已不再使用。

3.调整血压

脑出血后血压常骤升。发病后血压过高或过低，均提示预后不良，故调整血压甚为重要。一般可将发病后的血压控制在发病前血压数值略高一些的水平。如原有高血压，发病后血压又上升更高水平者，所降低的数值可按上升数值的 30％左右控制。目前常用的降压药物有

25％硫酸镁 10～20 mL/次,肌内注射;或压宁定 50～100 mg/次,加入液体内静脉滴注。注意不应降血压太快和过低。血压过低者可适量用间羟胺或多巴胺静脉滴注使之缓慢回升。

4.止血剂的应用

高血压脑出血后是否应该应用止血剂至今尚有争议。主张用止血剂者认为脑出血早期纤维蛋白溶解系统功能亢进,血小板黏附和聚集性降低;不主张用者认为脑出血是由于血管破裂,凝血功能并无障碍,多种止血剂可以诱发心肌梗死,甚至弥散性血管内凝血。也有人主张短期应用几天。常用的抗纤溶药物有 6-氨基己酸和氨甲环酸。其他止血的药物有卡巴克洛、酚磺乙胺、巴曲酶等。应用这类药物最好有客观的出凝血实验室数据。如凝血、抗凝血及纤溶指标等。

5.急性脑出血致内脏综合征的处理

其包括脑心综合征、急性消化道出血、中枢性呼吸形式异常、中枢性肺水肿及中枢性呃逆等。这些综合征的出现,常常影响预后,严重者可导致死亡。这些综合征的发生原因,主要是由于脑干特别是下丘脑发生原发性或继发性损害之故。

(1)脑心综合征:发病后一周内心电图检查,可发现 S-T 段延长或下移,T 波低平或倒置,以及 Q-T 间期延长等缺血性变化。此外,也可出现室性期前收缩,窦性心动过缓、过速或心律不齐以及房室传导阻滞等改变。这种异常可以持续数周之久,有人称为"脑源性"心电图变化。其性质是功能性的还是器质性的,尚无统一的认识。临床上最好按器质性病变处理,应根据心电图变化,给予吸氧,服用吲哚美辛、合心爽、毛花苷 C 及利多卡因等治疗,同时密切观察心电图变化的动向,以便及时处理。

(2)急性消化道出血:经尸解和胃镜检查,半数以上出血来自胃部,其次为食管,少数为十二指肠。胃部病变呈现急性溃疡、多发性糜烂及黏膜或黏膜下点状出血。损害多见于发病后一周之内,重者可于发病后数小时内就发生大量呕血,呈咖啡样液体。为了解胃内情况,对昏迷患者应在发病后 24～48 小时安置胃管,每天定时观察胃液酸碱度及有无隐血。若胃液酸碱度在 5 以上,即给予氢氧化铝胶液 15～20 mL,使酸碱度保持在 6～7 之间,此外,给予西咪替丁鼻饲或静脉滴注,以减少胃酸分泌。应用奥美拉唑效果更好。如胃已出血,可局部应用卡巴克洛,每次 20～30 mL 加入生理盐水 50～80 mL,每天三次。此外云南白药、凝血酶也可胃内应用。大量出血者应及时输血或补液,防止贫血及休克。

(3)中枢性呼吸形式异常:多见于昏迷患者。呼吸呈快、浅、弱及不规则或潮式呼吸、中枢性过度换气和呼吸暂停。应及时给氧气吸入,人工呼吸器进行辅助呼吸。可适量给予呼吸兴奋剂如洛贝林或尼可刹米等,一般从小剂量开始静脉滴注。为观察有无酸碱平衡及电解质紊乱,应及时行血气分析检查,若有异常,即应纠正。

(4)中枢性肺水肿:多见于严重患者的急性期,在发病后 36 小时即可出现,少数发生较晚。肺水肿常随脑部的变化而加重或减轻,常为病情轻重的重要标志之一。应及时吸出呼吸道中的分泌物,甚至行气管切开,以便给氧和保持呼吸道通畅。部分患者可酌情给予强心药物。此类患者易继发呼吸道感染,故应预防性应用抗生素,并注意呼吸道的雾化和湿化。

(5)中枢性呃逆:呃逆常见于病程的急性期,轻者,偶尔发生几次,并可自行缓解;重者可呈顽固性持续性发作,可干扰患者的呼吸节律,消耗体力,以至于影响预后。一般可采用针灸处理,药物可肌内注射哌甲酯,每次 10～20 mg,也可试服氯硝西泮,1～2 mg/次,也有一定的作用,但可使睡眠加深或影响病情的观察。膈神经加压常对顽固性呃逆有缓解的作用。部分患者可试用中药柿蒂、丁香等。

6.维持营养

注意酸碱及水、电解质平衡及防治高渗性昏迷;初期脱水治疗就应考虑到这些问题。特别对昏迷患者,发病后 24～48 小时应放置鼻饲以便补充营养及液体,保持液体出入量基本平衡。初期每天热量至少为 1500 kcal,以后逐渐增至每天至少 2000 kcal,且脂肪、蛋白质、糖等比例应合理,故应及时补充复方氨基酸、人血清蛋白及冻干血浆等。对于高热者尚应适当提高补液量。多数严重患者皆出现酸碱及水电解质失调,常为酸中毒、低钾及高钠血症等,均应及时纠正。应用大量脱水剂,特别是对有糖尿病者应防止诱发高渗性昏迷;表现为意识障碍加重,血压下降,有不同程度的脱水征,可出现癫痫发作。高渗性昏迷的确诊需要实验室检查血浆渗透压增高提示血液浓缩。此外血糖、尿素氮和血清钠升高、尿比重增加也提示高渗性昏迷的可能。为防止高渗性昏迷的出现,有高血糖者应及早应用胰岛素,避免静脉注射高渗葡萄糖溶液。此外,应经常观察血浆渗透压及水电解质的变化。

7.加强护理与预防并发症

患者昏迷或有意识障碍时,必须采取积极措施维持呼吸道通畅、控制血压、适量输液、维持电解质平衡。应及时吸痰,必要时行气管切开,以防止呼吸道继发感染。应行持续导尿膀胱冲洗,防止膀胱过度充盈及尿潴留引起泌尿系感染。应定时翻身,加强皮肤和眼睛护理,防止压疮及角膜溃疡。患者意识清楚后常有严重头痛与颈项强直,烦躁不安,可给予适当镇静剂、止痛剂,如安定、阿尼利定等,严重者可给予磷酸可待因 30～60 mg,对头痛与烦躁不安效果良好。有便秘者可给缓泻剂或大便软化剂,如果导、双醋酚酊或开塞露等。

(三)康复治疗

急性脑血管病所致的残疾非常复杂,即有因中枢神经系统本身破坏所致的残疾(偏瘫、失语等),也有因急性期处理不当或不适当康复所造成的二次损伤(如废用综合征、误用综合征、压疮、肩手综合征等),还可引起心理、情感方面的障碍(抑郁症、焦虑症等)。

首先每位医师应明确一个概念,即急性脑血管病患者的康复不能被认为是在诊断、内科药物治疗之后而进行的与前两者完全脱节的阶段,而是在发病后,针对患者的不同情况所制订的个体化综合治疗方案中的一部分。

1.急性期康复

急性期是患者康复的关键阶段。此期的康复治疗是否恰当直接影响患者后期的康复效果和生活质量。由于发病时病情轻重不同,因而康复的目标和采取的康复手段也因人而异。轻型患者虽然残疾程度较轻,但大多数生活质量下降。针对这些患者应认真做好个体化的二级预防方案,对可干预的危险因素(如不良性格、不良生活习惯及饮食习惯、高血压等)进行控制;重视心理康复,密切注意患者的情绪变化,帮助患者克服不良情绪反应。对这些患者,急性期康复目标应该是恢复病前正常的社会职能和家庭职能。中型患者急性期过后会残留一定程度的神经功能缺损。对这部分患者除了要做好二级预防和心理康复外,应着重患肢的功能康复,预防能造成长期限制患肢活动的并发症如误用、废用综合征、肩手综合征等。保持患肢的功能位和进行适当的被动运动是关键。上肢的功能位是"敬礼位",即肩关节外展45°,内旋15°,使肘关节和胸部持平,拇指指向鼻子,并经常变换位置,以防止畸形。手中可握一个直径4～5 cm的长形轻质软物。下肢功能位是髋关节伸直,腿外侧可放置沙袋或枕头防止下肢外展外旋位畸形。膝关节伸直,防止屈曲畸形。脚要与小腿成90°,防止足下垂。随着体位的改变,髋关节也需要变换成屈曲或伸直的位置。此外要有序地进行被动运动。一般情况下,每天被动活动2～4次,每次同一动作可做5～6遍,开始做时动作要轻,幅度不宜过大,以患肢不痛为原则。重型患者除做好上述工作外,由于其卧床时间较长,身体较虚弱,还要特别注意防止压疮、坠积性肺炎、深静脉血栓形成及泌尿系统感染等一系列并发症。帮助患者进行深呼吸训练及拍背,经常给患者翻身及保持会阴部清洁等,这样能有效地防止上述并发症的发生。如果患者不能主动进食,应及时给予鼻饲,要保证每天摄入足够的营养和水分。

2.恢复期康复

恢复期康复以功能训练为主。此阶段开始的最佳时间尚无定论。Johnson认为,在患者准备好后开始比尽早开始更合适。总的原则是,一旦患者准备就绪,就应马上开始。训练内容包括坐位训练、站立、步行训练、轮椅训练等。功能训练是一项较为漫长的工作,需要医务人员与家属适当地诱导和鼓励,使患者在生理上、精神上、社会功能上的残疾尽可能康复到较好的水平。

在恢复期还可应用理疗、针灸、水浴疗法,可少量服用一些补血益气、调平阴阳、以扶为主的中成药物。要坚定康复信心,加强功能训练,结合气功导引,自身按摩等逐步扩大主动性功能训练范围,注重情绪调理和饮食治疗。

六、预防与预后

(一)高血压脑出血的预防

高血压是脑出血的病因和主要危险因素,在持续性高血压的基础上,过度用力、激动等诱因可致血压骤升而导致脑血管破裂出血。因此预防脑出血就要解除或控制这些使血压骤升的因素。对于持续性高血压的患者,要用卡托普利、硝苯地平等降压药;既要把血压控制在160/95 mmHg(21.33/12.66 kPa)以下,又不至于血脂、血糖、血黏度增高,亦不影响心肾功能为宜。对于初发高血压患者,可选用镇静、利尿药物,低盐饮食观察;如无效可用硝苯地平或卡托普利等药降压。并在35岁以上人群和高血压家族史人群中进行防治高血压和脑卒中的强化教育,提高人们的自我保健能力,对高血压患者施行定期随访检查和督促治疗等干预措施。中国七城市脑血管病危险因素干预实验证明,采用高血压干预措施不仅能够干预人群的血压水平,而且还能降低高血压和脑卒中的发病率。预防脑内出血,除积极治疗高血压外,还应生活规律、劳逸结合,心气平和、戒烟戒酒,以防诱发高血压性脑出血。

(二)预后

高血压性脑出血的预后不良,总死亡率超过50%。起病后2天内死亡者最多见。首次发病的死亡率随年龄增高而增高,40～60岁组死亡率为40%左右,60～70岁组为50%左右,71岁以上者为80%左右。起病2～3天内的死亡首要原因是高颅压所致的脑疝,其次是脑干受压移位与继发出血;起病5～7天后的死亡多系肺部感染等并发症所致。多数生存的患者,常遗留一些永久性后遗症,如偏瘫、不完全性失语等。

第四节　脑膜瘤

一、概述

脑膜瘤系起源于脑膜的中胚层肿瘤,目前普遍认为脑膜瘤主要来源于蛛网膜的帽细胞,尤其是那些形成蛛网膜绒毛的细胞,可以发生在任何含有蛛网膜成分的地方。

脑膜瘤曾有不同的命名,如蛛网膜纤维母细胞瘤,硬膜内皮瘤,脑膜纤维母细胞瘤,沙样瘤,血管内皮瘤,硬膜肉瘤,脑膜间皮瘤等。20世纪初,Cushing认为凡发生于蛛网膜颗粒的蛛网膜绒毛内皮细胞的肿瘤统称为脑膜瘤。

脑膜瘤切除术始于18世纪。1887年美国报道首次成功地切除颅内脑膜瘤。20世纪初,Cushing根据病理改变不同将脑膜瘤分为不同类型。

(一)发病率

脑膜瘤的人群发生率为2/10万,约占颅内肿瘤总数的20%,仅次于脑胶质瘤(占40%~45%),居第二位。发病高峰年龄为30~50岁,约占全部脑膜瘤的60%。脑膜瘤在儿童中少见。小的无症状的脑膜瘤常在老年人尸检中发现。近20年来随着CT及MRI技术的发展,脑膜瘤的发生率有所升高,许多无症状的脑膜瘤多为偶然发现。多发性脑膜瘤并非罕见,不少文献中报道有家族史,同时鲜有合并神经纤维瘤(病)、胶质瘤、动脉瘤等。

(二)病因

脑膜瘤的发生可能与颅脑外伤,病毒感染等因素有关,亦可能与体内特别是脑内内环境的改变和基因变异有关。这些因素的共同特点是使染色体突变,或使细胞加速分裂,致使通常认为细胞分裂速度很慢的蛛网膜细胞加快了细胞分裂速度。这可能是使细胞变性的早期阶段。

近年来研究证实,脑膜瘤的染色体异常最常见是第22对染色体缺乏一个基因片段。基因片段的缺失,影响细胞的增殖、分化和成熟,从而导致肿瘤的发生。

(三)病理学特点

脑膜瘤多呈不规则球形或扁平形生长。颅底部脑膜瘤多呈扁平形。有包膜表面光滑或呈分叶状,与脑组织边界清楚。瘤体剖面呈致密的灰白色或暗红色,多呈肉样,富有血管,偶有小的软化灶,有时瘤内含有钙化颗粒。其邻近的颅骨常受侵犯表现有增生,变薄或破坏甚至肿瘤组织侵蚀硬脑膜及颅骨,而突于皮下。肿瘤大小不一,瘤体多为球形、扁平形、锥形或哑铃形。

按显微镜下的组织结构和细胞形态的不同,目前将脑膜瘤分为7种亚型。

1.内皮型

肿瘤由蛛网膜上皮细胞组成。细胞的大小形态变异较大,有的细胞很小呈梭形,排列紧密;有的细胞很大,胞核圆形,染色质少,可有1~2个核仁,胞质丰富均匀,细胞向心形排列呈团状或条索状,无胶原纤维,细胞间血管很少,是临床上最常见的类型。

2.成纤维细胞型

瘤细胞呈纵排列,由成纤维细胞和胶原纤维组成,细胞间有大量粗大的胶原纤维,常见砂粒小体。

3.砂粒型

瘤组织内含有大量砂粒体,细胞排列呈漩涡状,血管内皮肿胀,呈玻璃样变性、钙化。

4.血管网状型

有丰富的血管及很多血窦,血管外壁的蛛网膜上皮细胞呈条索状排列,胶原纤维很少;肿瘤生长快时,血管内皮细胞较多,分化不成熟,常可导致血管管腔变小或闭塞。

5.异行型或混合型

此型脑膜瘤中含有上述四种成分,不能确定是以哪种成分为主。

6.恶性脑膜瘤

肿瘤开始可能属良性,而以后出现恶性特点,有时发生颅外转移,多向肺转移,亦可以经脑脊液在颅内种植转移。脑膜瘤生长较快,向周围组织内生长,常有核分裂象,易恶变成肉瘤。

7.脑膜肉瘤

临床上少见,多见于儿童,肿瘤位于脑组织中,形状不规则,边界不清,呈浸润生长,瘤内常有坏死出血及囊变。瘤细胞有三种类型,即多形细胞,纤维细胞,梭状细胞,其中以纤维型恶性程度最高。

(四)发病部位

脑膜瘤是典型的脑外生长的颅内肿瘤,其好发部位与蛛网膜绒毛分布情况相一致。总的可分为颅盖(大脑凸面、矢状窦旁、大脑镰旁),颅底(嗅沟、鞍结节、蝶骨嵴、颅中窝、横窦区和小脑脑桥角)和脑室内。据统计,大约50%的颅内脑膜瘤位于矢状窦旁,位于矢状窦前2/3者占大部分,多发性脑膜瘤占0.7%～5.4%。

(五)临床表现

脑膜瘤的临床表现是病程进展缓慢,自首发症状出现到手术,可达数年。有人报道脑膜瘤出现中期症状平均约2.5年。由于初期症状不明显,容易被忽略,所以肿瘤实际存在时间可能比估计的病程更长,甚至终生无临床症状,直到尸检时意外发现肿瘤存在。说明脑膜瘤的临床过程比较良性。

脑膜瘤的临床表现可归为两大类,即颅内压增高及肿瘤局部压迫的脑部症状。

1.颅内压增高症状

如头痛,呕吐,视力和眼底改变等,是脑膜瘤最常见的症状,可分为阵发性,持续性,局限性和弥散性等不同类型。一般早期为阵发性头痛,病程进展间隔时间变短,发病时间延长,最后演变为普遍性。有时患者眼底水肿已很严重,甚至出现继发性视神经萎缩,而头痛既不剧烈,又无呕吐,尤其在高龄患者,颅内压增高症状多不明显。

2.局部症状

取决于肿瘤生长部位。颅盖部脑膜瘤经常表现为癫痫,肢体运动障碍和精神症状。颅底部脑膜瘤以相应的脑神经损害为特点,如视野缺损,单侧或双侧嗅觉丧失,视盘原发萎缩,一侧眼球活动障碍,继发性三叉神经痛等。在老年人,以癫痫痫发作为首发症状多见。

3.脑膜瘤对颅骨的影响

脑膜瘤极易侵犯颅骨,进而向颅外生长。可表现为局部骨板变薄,破坏或增生,若穿破颅骨板侵蚀到帽状腱膜下,局部头皮可见隆起。

（六）特殊检查

1.头颅 X 线平片

由于脑膜瘤与颅骨的密切关系，极易引起颅骨的改变，头颅 X 线平片定位出现率可达35％，颅内压增高症可达 70％以上，局限性骨质破坏和增生同时存在是脑膜瘤特征性改变，其发生率约 100％。偶尔瘤内含砂粒体或钙化可见到斑点状或团块状致密影。肿瘤压迫颅骨内板，板障及外板可显示局部变薄和膨隆，有些颅底片可见蝶鞍的凹陷，骨质边缘的侵蚀、卵圆孔和视神经管扩大。肿瘤穿破颅骨可见骨质破坏、骨质硬化和局部肿块穿过颅骨外板可产生太阳光样骨针。多数脑膜瘤通过其与硬脑膜附着处获得脑外动脉的供血，当脑膜动脉供血增多，平片上可见颅骨内板上脑膜动脉的沟纹增粗、增深、迁曲；当肿瘤由脑膜中动脉供血且血流增多时，可见单侧棘孔扩大，脑膜中动脉远端分支增粗，与主干的径线相近，失去分支逐渐变细的特征；如脑膜瘤由较多的颅骨穿支动脉供血，可见增生的小动脉在颅骨形成多个小圆形透光区；脑膜瘤引起板障静脉异常增多时，可见板障内许多扭曲、增粗的透光区。

2.脑血管造影

在 CT 临床应用以前，脑血管造影是诊断脑膜瘤的主要方法。近几年来数字减影技术和超选择血管造影，对证实脑膜瘤血管结构，肿瘤血供程度，重要脑血管移位，以及肿瘤与重要的硬脑膜窦的关系，为术前检查提供了有利的条件，亦为减少术中出血提供了有力的帮助。

由于脑膜瘤为多中心肿瘤，坏死囊变者很少，脑血管造影能对多数较大的脑膜瘤作出肯定的诊断。脑膜瘤的脑血管造影表现如下。

（1）肿瘤中心血管影：脑的血供特点为动脉在肿瘤中心分支，经过丰富的毛细血管网，血液回流到包膜上的静脉。表现为动脉期瘤内出现较细的异常小血管网，可为帚状或放射状，位于瘤体中心，由硬脑膜附着处的脑膜动脉或颅外动脉的分支引入，以颈外动脉造影显示较佳；也可为半圆形网状血管影，分布于瘤体的外层，内由脑动脉分支供给。以颈内动脉造影显示较清楚。在微血管期至静脉期，肿瘤多表现为明显的染色，呈圆形或半圆形高密度肿块影，基底贴近颅骨，显示出肿瘤的位置、大小和范围。肿块的周围可见粗大迁曲的静脉环绕，此为肿瘤包膜的导出静脉，勾画出肿瘤的轮廓。

（2）来源于脑外的供血：脑膜瘤可为脑内供血，

也可为脑外供血，或脑内外双重供血。脑血管造影发现肿瘤脑外供血或脑内外双重供血是脑膜瘤的重要特征。脑内动脉供应肿瘤的外围，肿瘤的中心常由脑外动脉的分支、即颅内的脑膜动脉和颅外的颞浅动脉和枕动脉等供应。当疑为脑膜瘤时，应作颈总动脉造影或分别作颈内、颈外动脉造影，如肿瘤有颅外动脉供血，几乎都为脑膜瘤。

（3）肿瘤循环慢于脑循环：有 50％左右的脑膜瘤表现为瘤内有大量造影剂潴留，形成较长久的肿瘤染色，即为迟发染色（delayed blush）。瘤区脑皮质的引流静脉常晚于其他处皮质静脉显影。

（4）邻近脑血管受压移位：肿瘤所在的部位受压被推移，邻近的血管呈弧形聚拢、包绕，勾画出肿瘤的轮廓。

3.脑室造影

脑膜瘤由于本身肿块的占位及脑水肿改变，可压迫相应部位的脑室和蛛网膜下腔，使该部位受压变窄、移位变形;也可使脑脊液循环通路受阻,引起梗阻部位以上的脑室扩大,不同部位的肿瘤又有其不同的特点。①脑室受压变形。脑膜瘤愈接近脑室则压迫愈明显,甚至完全闭塞。若肿瘤已突入脑室,则表现为脑室内有充盈缺损。②脑室扩大:若肿瘤压迫、阻塞脑室,必然产生阻塞部位以上的脑室扩大,鞍区脑膜瘤向后上生长,可使室间孔狭窄甚至梗阻,使双侧侧脑室对称性扩大。③脑室移位:移位的程度与占位病变的大小、脑水肿的程度有相应关系。④蛛网膜下腔变形:由于脑膜瘤本身的占位效应,使脑池受压变窄、闭塞或移位,或由于脑外积水出现局部脑池的扩大。

4.CT

脑膜瘤平扫表现为一边缘清楚的肿块,圆形或卵圆形,少数为不规则形。多数为高密度,有时为等密度,偶尔为低密度。多数密度均匀,瘤体内可有大小不等的低密度区,这些低密度区多为肿瘤的囊变坏死区,少数为胶原纤维化区、陈旧出血或脂肪组织。瘤内钙化发生率大约为15%,表现为肿瘤边缘弧形或瘤内斑点状钙化,当肿瘤内含砂粒体很多且都发生钙化时可显示为整个肿瘤钙化,呈致密的钙化性肿块。注射造影剂后多数肿瘤明显强化,CT值常达60 Hu以上,少数轻微强化。平扫密度均匀者一般呈均匀性强化,平扫显示之低密度区无明显增强,一般平扫密度较高者强化较明显。增强后肿瘤的边界明显变清楚。少数肿瘤边缘有一环形的明显强化区,可能为肿瘤的包膜血供较丰富或肿瘤周围的静脉血管较多之故。

(1)肿瘤周围的低密度区:多数脑膜瘤周围出现环形低密度区,形成的主要原因是肿瘤周围脑组织的水肿,也可能为周围软化灶、扩大的蛛网膜下腔、包绕肿瘤的囊肿和脱髓鞘所致。通常将肿瘤周围的低密度区称为水肿区。脑膜瘤周围的水肿程度与肿瘤的部位和病理类型有关,而与肿瘤大小无关,矢状窦旁、大脑镰和大脑凸面的脑膜瘤水肿较明显,而近颅底及脑室内的脑膜瘤水肿较轻或无水肿。临床上一般将窄于2 cm的水肿称为轻度水肿,宽于2 cm的水肿为重度水肿。

(2)提示肿瘤位于脑外的征象:该征象对脑膜瘤的定性诊断有重要意义。①白质塌陷征:脑膜瘤生长在颅骨内板下方,并嵌入脑灰质,使灰质下方的白质受压而变平移位,白质与颅骨内板之间的距离加大,这一征象是病变位于脑外的可靠征象,称白质塌陷征。②广基与硬脑膜相连:脑膜瘤多以广基与硬脑膜相连,因此肿瘤外缘与硬脑膜连接处常为钝角,而脑内肿瘤邻近硬膜时,此角为锐角。③骨质增生:脑膜瘤附着部位的颅骨内板增厚、毛糙或颅骨全层均增厚,分不清内板板障及外板。颅骨改变一般发生在硬脑膜附着处,亦可离肿瘤一定距离,这可能与肿瘤造成局部血管扩张和血液淤滞刺激成骨细胞有关。④邻近脑沟、脑池的改变:肿瘤所在的脑沟脑池闭塞,而邻近的脑沟脑池扩大。⑤静脉窦阻塞:脑膜瘤可压迫、侵及邻近静脉窦,或形成血栓,致静脉窦不强化或出现充盈缺损。

(3)脑膜瘤的组织学类型与CT表现:如能根据其CT表现作出肿瘤亚型的判断,对肿瘤治疗方法的选择和预后的估计有着重要意义。但是目前尚不能肯定CT表现与组织学类型有特定的关系,部分学者认为CT表现与肿瘤类型有某种程度的联系,另一些学者认为两者联系不大。

(4)常见部位脑膜瘤的CT表现:脑膜瘤属脑外生长的肿瘤,多为单发,少数可多发。由于各部位结构和解剖不同,邻近结构不同,故除具备脑膜瘤一般特点外,有其各自特征性表现:如大脑凸面脑膜瘤,肿瘤基底与颅骨相连,局部骨质常有明显增生,可伴有骨质破坏。最常见于额、顶及颞枕区,周围常有轻中度水肿,占位效应明显,可引起脑室及中线移位。冠状位扫描有助于显示肿瘤与颅骨及邻近结构的关系。

5.磁共振头颅扫描

磁共振扫描(MRI)对脑膜瘤的定位定性诊断明显优于CT。MRI可显示脑膜瘤邻近结构的受压、变形与移位,位于颅底的肿瘤冠状位可清晰显示。通常,脑膜瘤在T_1加权像呈稍低或等信号;在T_2加权像呈稍高信号或等信号,约20%的脑膜瘤在T_2加权像呈低信号。肿瘤的MRI信号均匀性与肿瘤大小及组织学类型有关,若肿瘤较小,尤其是纤维型、上皮型脑膜瘤,其信号往往是均匀的。若肿瘤较大,属于砂粒型,血管网状型,尤其是肿瘤内发生囊变、坏死时,其信号强度不均匀。肿瘤内的囊变、坏死部分产生长T_1长T_2信号;纤维化、钙化部分出现低信号;富血管部分呈典型的流空现象。与脑血管造影所见相吻合,脑膜瘤引起的周围水肿在MRI呈长T_1长T_2表现,以T_2加权像最明显。有30%~40%的脑膜瘤被低信号环所包绕,其介于肿瘤与灶周水肿之间,被称为肿瘤包膜,在CT上显示为低密度晕,在MRI的T_1加权像呈低信号环,包绕瘤周围的小血管、薄层脑脊液、胶质增生等均是肿瘤包膜形成的原因。这是脑外肿瘤的特征性表现。对于小的无症状脑膜瘤水肿不明显,尤其是在靠近颅顶部者;多发性脑膜瘤的小肿瘤;有时增强MRI扫描也难以发现。但脑膜瘤极易增强,经注射(Gd-DTPA)造影剂,就可以充分显示。同时增强扫描不仅可区分肿瘤与水肿,而且可进一步识别肿瘤内部结构包括瘤体的灌注、血供以及有无囊变、坏死。MRI被列为首选检查方法。

(七)诊断

(1)根据病史长,病情进行缓慢的特点及查体出现的定位体征,进行CT或MRI检查。

(2)肿瘤在CT上的密度及MRI的信号强度,以及其增强后的表现,是脑膜瘤的诊断依据。

(3)典型的脑膜瘤CT表现为等密度或稍高密度,有占位效应。MRI T_1像上约2/3的肿瘤与大脑灰质信号相同,约1/3为低于灰质的信号。在T_2加权像上,约一半为等信号或高信号,余者为中度高信号,或混杂信号。肿瘤内坏死、出血或钙化等可出现异常信号。脑膜瘤边界清楚,呈圆形、类圆形或不规则分叶形,多数瘤周存在一环形或弧形的低信号区,强化或增强后呈均匀明显强化。

(八)治疗

1.手术治疗

脑膜瘤绝大部分位于脑外,有完整包膜,如能完全切除是最有效的治疗手段。随着显微手术技术的发展,手术器械如双极电凝,超声吸引器,及颅内导航定位及X刀、γ刀的应用和普及,脑膜瘤的手术效果不断提高,绝大多数患者得以治愈。

(1)术前准备:①由于脑膜瘤血运丰富,体积往往较大,有时黏附于邻近的重要结构,功能区及大血管,手术难度较大。因此术前影像检查是必不可少的。除CT扫描外,特殊部位的脑膜瘤进行MRI检查是必需的,术前对肿瘤与周围脑组织的毗邻关系做到充分了解,对术后可能发生的神经系统功能损害有所估计。对血供丰富的脑膜瘤,脑血管造影也是不可缺少的。②术前对患者的一般状态及主要脏器功能充分了解,若有异常术前应予尽快纠正,对于个别一时难以恢复正常者,可延缓手术。③肿瘤接近或位于重要功能区,或有癫痫发作,要在术前服用抗癫痫药物,有效地控制癫痫发作。④肿瘤较大伴有明显的脑组织水肿,术前适当应用脱水及激素类药物,对减轻术后反应是非常重要的。

(2)麻醉:采用气管内插管全身麻醉,控制呼吸,控制性低血压,对于血供丰富的脑膜瘤,可采用过度换气的办法,降低静脉压,使术中出血减少。

(3)手术原则。①体位:根据脑膜瘤的部位,侧卧位、仰卧位、俯卧位都是目前国内常采用的手术体位。头部应略抬高,以减少术中出血。许多医院采用坐位,特别是切除颅后窝的脑膜瘤,但易发生空气栓塞。②切口:切口设计,应使肿瘤恰好位于骨窗的中心,周边包绕肿瘤即可,过多地暴露肿瘤四周的脑组织是不必要的。③骨瓣:颅钻钻孔后以线锯或铣刀锯开颅骨,骨瓣翻向连接肌肉侧,翻转时需将内板与硬脑膜及肿瘤的粘连剥离。对于顶枕部凸面的脑膜瘤骨瓣翻转时可取下,手术结束关颅前再复位固定,可减少出血。④硬脑膜切口:可采用 U形、"十"字形或放射状切口。若硬脑膜已被肿瘤侵蚀,应以受侵蚀的硬脑膜为中心至正常边缘略向外 2~3 mm,将侵蚀及瘤化的硬脑膜切除,四周硬脑膜放射状切开,待肿瘤切除后,用人工脑膜或帽状腱膜修补硬脑膜。⑤对于表浅肿瘤,周围无重要血管或静脉窦,可沿肿瘤周边仔细分离,将肿瘤切除。对于体积较大的肿瘤,单纯沿肿瘤四周分离,有时比较困难,应先在瘤内反复分块切除,使瘤体缩小后再向四周分离。此时应用显微镜及超声吸引器是十分有益的,可减少不必要的牵拉,术中应用激光(CO_2 和 $Nd:YAG$ 激光)使脑膜瘤的全切或根除深部脑膜瘤得以实现。

(4)术后处理:①在一些有条件的医院,术后患者最好放在重症监护病房(ICU)。ICU 是医院内的特殊病房,配心电、呼吸以及颅内压各种监护装置,有人工呼吸机、除颤及各种插管抢救设备。在这样的环境下,脑膜瘤术后的患者会平稳地度过危险期,对患者的治疗及抢救是高质量的,病情稳定后,再转入普通病房。②合理选用抗生素,预防感染。③应用降低颅内压药物。脑膜瘤切除术后会出现不同程度的脑水肿。术后给予甘露醇、呋塞米、高渗葡萄糖和激素等对于减轻和消除脑水肿是十分必要的。④给予脑细胞代谢剂及能量合剂。⑤抗癫痫治疗。对于脑膜瘤患者,位于或靠近大脑中央前后区的患者,特别是对术前有癫痫发作的患者,术后应给予抗癫痫治疗,在术后麻醉清醒前给予肌内注射苯巴比妥钠,直至患者能口服抗癫痫药物为止。

2.放射治疗

良性脑膜瘤全切除效果最好,由于位置不同仍有一些脑膜瘤不能全切除。这种情况就需要手术后加放射治疗。1982 年 Carella 等对 43 例未分化的脑膜瘤放射治疗并随访 3 年未见肿瘤发展。Wara 等对未全切除的脑膜瘤进行放射治疗,5 年后的复发率为 29%,未经放射治疗者复发率为 74%。以上资料表明,手术未能全切除的脑膜瘤术后辅以放射治疗,对延长肿瘤的复发时间及提高患者的生存质量是有效的。放射治疗特别适合于恶性脑膜瘤术后和未行全切除的脑膜瘤。

伽马刀(γ刀)治疗:适用于直径小于 3 cm 的脑膜瘤。γ 刀与放射治疗一样,能够抑制肿瘤生长。γ 刀治疗后 3~6 个月开始出现脑水肿,6 个月至 2 年才能出现治疗结果。X 刀(等中心直线加速器)适用于位置深在的脑膜瘤,但直径一般也不宜大于 3 cm。

（九）脑膜瘤的复发

脑膜瘤复发的问题，迄今为止尚未得到解决。首次手术后，若在原发部位有肿瘤组织残留，有可能发生肿瘤复发。肿瘤残存原因有两方面：一是肿瘤局部浸润生长，肿瘤内或肿瘤的周围有重要的神经、血管，难以全部切除；二是靠近原发灶处或多或少残存一些肿瘤细胞。有人报告脑膜瘤复发需 5～10 年，恶性脑膜瘤可在术后几个月至 1 年内复发。Jaskelained 等随访 657 例脑膜瘤，20 年总复发数量为 195 例。处理复发性脑膜瘤目前首选方法仍然是手术治疗，要根据患者的身体素质、症状和体征以及肿瘤的部位，决定是否进行二次手术。术后仍不能根治，应辅以放射治疗等措施，延长肿瘤复发时间。

（十）预后

脑膜瘤预后总体上比较好，因为脑膜瘤绝大多数属于良性，即使肿瘤不能全切除，只要起到局部减压或降低颅内压的作用，患者仍可维持较长的生存时间，从而使之有再次或多次手术切除的可能。有人报告脑膜瘤术后 10 年生存率为 43％～78％。脑膜瘤的根治率取决于手术是否彻底，后者主要与肿瘤发生部位有关。如矢状窦和大脑镰旁脑膜瘤向窦腔内侵犯时，除非位于矢状窦前三分之一或肿瘤已完全阻塞窦腔，否则不易完全切除肿瘤。颅底部扁平生长的脑膜瘤，也会给肿瘤全切除带来实际困难。恶性脑膜瘤同其他系统恶性肿瘤一样易复发，虽然术后辅以放射治疗或 γ 刀及 X 刀治疗，其预后仍较差。总之影响脑膜瘤预后的因素是多方面的，如肿瘤大小、部位、肿瘤组织学、手术切除程度等。手术后死亡原因主要与术前患者全身状况差，未能全切除肿瘤，术中过分牵拉脑组织，结扎或损伤重要血管等均有关系。

二、矢状窦旁脑膜瘤

矢状窦旁脑膜瘤是指基底位于上矢状窦壁的脑膜瘤。其瘤体常突向一侧大脑半球，肿瘤以一侧多见，也可以向两侧发展。临床上常见的肿瘤生长方式有以下几种：①肿瘤基底位于一侧矢状窦壁，向大脑凸面生长，肿瘤主体嵌入大脑半球内侧；②肿瘤同时累及大脑镰，基底沿大脑镰延伸，肿瘤主体位于一侧纵裂池内；③肿瘤由矢状窦旁向两侧生长，跨过上矢状窦并包绕之。矢状窦旁脑膜瘤常能部分或全阻塞上矢状窦腔，肿瘤常侵蚀相邻部位的硬脑膜及颅骨，使颅骨显著增生，向外隆起。

（一）发病率

矢状窦旁脑膜瘤是临床上最常见的脑膜瘤类型之一，占颅内脑膜瘤的 17％～20％。国内外不同研究机构报道的矢状窦旁脑膜瘤的发生率相差较多，原因是有些学者将靠近上矢状窦的一部分大脑镰旁和大脑凸面脑膜瘤也归于矢状窦旁脑膜瘤。矢状窦旁脑膜瘤在窦的不同部位发生率也不尽相同，以矢状窦的前 1/3 和中 1/3 最为多见。国内的报道中，位于上矢状窦前 1/3 的肿瘤占 46.6％，中 1/3 占 35.4％，后 1/3 占 18.0％。发病高峰年龄在 31～50 岁之间，男性患者略多于女性。

（二）临床表现

矢状窦旁脑膜瘤生长缓慢，早期肿瘤体积很小时常不表现出任何症状或体征，只是偶然影像学检查时发现，或仅在尸检中发现。随着肿瘤体积增大，占位效应明显增强，并逐渐压迫邻近脑组织或上矢状窦，影响静脉回流，逐渐出现颅内压增高、癫痫和某些定位症状或体征。

癫痫是本病的最常见症状，临床上有半数以上的患者以此为首发症状。肿瘤的位置不同，癫痫发作的方式也略有不同。位于矢状窦前 1/3 的肿瘤患者常表现为癫痫大发作,中 1/3 的肿瘤患者常表现为局灶性发作,或先局灶性发作后全身性发作;后 1/3 的肿瘤患者癫痫发生率较低,可有视觉先兆后发作。

颅内压增高症状也很常见,多因肿瘤的占位效应以及阻塞上矢状窦和回流静脉引发静脉血回流障碍造成的,尤其是肿瘤发生囊变或伴有瘤周脑组织水肿时。表现为头痛、恶心、呕吐、精神不振,甚至出现视力下降,临床检查可见视盘水肿。

患者的局部症状虽然比较少见,但有一定的定位意义。位于矢状窦前 1/3 的肿瘤患者,常可表现为精神症状,如欣快,不拘礼节,淡漠不语,甚至痴呆,性格改变等。矢状窦中 1/3 的肿瘤患者可出现对侧肢体无力,感觉障碍等,多以足部及下肢为重,上肢及面部较轻。若肿瘤呈双侧生长,可出现典型的双下肢痉挛性瘫痪,肢体内收呈剪状,应与脊髓病变引发的双下肢痉挛性瘫痪相鉴别。后 1/3 的肿瘤患者常因累及枕叶距状裂,造成视野缺损或对侧同向偏盲。双侧发展后期可致失明。

有些患者还可见肿瘤部位颅骨突起。

(三)诊断

头颅 X 线平片在本病的诊断上有一定意义,在 CT/MRI 应用以前,颅骨平片可确定约 60% 的上矢状窦旁脑膜瘤。表现有局部骨质增生或内板变薄腐蚀,甚至虫蚀样破坏;血管变化可见患侧脑膜中动脉沟增深迂曲,板障静脉扩张,一些肿瘤可见钙化斑。

CT 或 MRI 扫描是本病诊断的主要手段。CT 扫描可显示出上矢状窦旁圆形、等密度或高密度影,增强扫描时可见密度均匀增高,基底与矢状窦相连。有些患者可见瘤周弧形低密度水肿带。另外,CT 扫描骨窗像可显示颅骨改变情况。MRI 与 CT 相比,在肿瘤定位和定性方面均有提高。肿瘤在 T_1 加权像上多为等信号,少数为低信号;在 T_2 加权像上则呈高信号、等信号或低信号;肿瘤内部信号可不均一;注射 Gd-DTPA 后,可见肿瘤明显强化。MRI 扫描还可清楚地反映肿瘤与矢状窦的关系。

脑血管造影可见特征性肿瘤染色和抱球状供血动脉影像。在 CT/MRI 广泛应用的今天,脑血管造影则更多地被用来显示肿瘤的供血情况。在造影的动脉期可见肿瘤的供血动脉,位于矢状窦前 1/3 和中 1/3 的肿瘤主要由大脑前动脉供血,后 1/3 肿瘤主要由大脑后动脉供血,还可见脑膜中动脉及颅外血管供血。在造影的静脉期和窦期,可见相关静脉移位,有时可见上矢状窦受阻塞变细或中断,这对于术前准备及术中如何处理矢状窦有很大帮助。

(四)手术治疗

矢状窦旁脑膜瘤的生长情况比较复杂,因此术前准备需要更加充分。术前行脑血管造影,了解肿瘤的供血情况及上矢状窦、回流静脉的通畅与否对手术有一定的指导作用。有些患者需同时行肿瘤主要供血动脉栓塞术,再手术切除肿瘤,以减少术中出血。另外,术前需详细了解肿瘤所在部位的解剖关系,了解肿瘤与上矢状窦,大脑镰和颅骨的关系。

一侧生长的矢状窦旁脑膜瘤可采用一侧开颅,切口及骨窗内缘均抵达中线。为避免锯开骨瓣或掀起骨瓣时矢状窦及周围血管撕裂引起大出血,尤其是肿瘤侵透硬脑膜和侵蚀颅骨并与之粘连紧密时,可在矢状窦一侧多钻数孔,用咬骨钳咬开骨槽的办法代替线锯锯开,并轻轻分离与颅骨的粘连,可以减少血管及矢状窦撕裂的机会。矢状窦旁脑膜瘤血供丰富,术中止血和补充血容量是手术成功的关键因素之一。除了术前可行供血动脉栓塞外,术中还可采取控制性低血压的方法。矢状窦表面出血可用吸收性明胶海绵压迫止血,硬脑膜上的出血可以用电凝或压迫的方法,也可开颅后先缝扎脑膜中动脉通向肿瘤的分支。双侧生长的肿瘤可采用以肿瘤较大一侧为主开颅,切口及骨瓣均过中线。肿瘤与硬脑膜无粘连或粘连比较疏松时,可将硬脑膜剪开翻向中线,如粘连紧密则要沿肿瘤周边剪开硬脑膜。对于体积较小的肿瘤,可仔细分离肿瘤与周围脑组织的粘连,在显微镜下沿肿瘤包膜和蛛网膜层面分离瘤体,由浅入深,逐一电凝渗入肿瘤供血的血管,并向内向上牵拉瘤体,找到肿瘤基底,予以分离切断,常可将肿瘤较完整地取出。

对于体积较大的肿瘤,尤其是将中央沟静脉包绕在内的肿瘤,为避免损伤中央沟静脉及邻近的大脑皮质功能区,可沿中央沟静脉两侧切开肿瘤并将之游离后,再分块切除肿瘤。术中应尽量保护中央沟静脉及其他回流静脉,只有在确实完全闭塞时方可切除。

对残存于矢状窦侧壁上的肿瘤组织有效而又简单易行的方法就是电灼,电灼可以破坏残留的肿瘤细胞,防止复发,但要注意电灼时不断用生理盐水冲洗,防止矢状窦内血栓形成。若肿瘤已浸透或包绕矢状窦,前 1/3 的上矢状窦一般可以结扎并切除,中、后 1/3 矢状窦则要根据其通畅与否决定如何处理。只有在术前造影证实矢状窦确已闭塞,或术中夹闭矢状窦 15 分钟不出现静脉淤血,才可考虑切除矢状窦,否则不能结扎或切除。也可以将受累及的窦壁切除后用大隐静脉或人工血管修补。也有学者认为窦旁脑膜瘤次全切除术后肿瘤复发率较低,尤其在老年患者中,肿瘤生长缓慢,即使复发后,肿瘤会将矢状窦慢慢闭塞,建立起有效的侧支循环,再行二次手术全切肿瘤的危险性要比第一次手术小得多。

肿瘤受累及的硬脑膜切除后需做修补,颅骨缺损可根据情况行一期或延期手术修补。

(五)预后

矢状窦旁脑膜瘤手术效果较好。术中大出血和术后严重的脑水肿是死亡的主要原因。只要术中避免大出血,保护重要脑皮质功能区及附近皮质静脉,就能降低手术死亡率和致残率。肿瘤全切后复发者很少,但累及上矢状窦又未能全切肿瘤的患者仍可能复发,复发率随时间延长而升高,术后辅以放疗可以减少肿瘤复发的机会。

近年来,采用显微外科技术,有效地防止了上矢状窦、中央沟静脉及其他重要脑结构的损伤,减少了手术死亡率和致残率,提高了肿瘤全切率。

三、大脑凸面脑膜瘤

大脑凸面脑膜瘤(convexity meningioma)系指大脑半球外侧面上的脑膜瘤,主要包括大脑半球额、顶、枕、颞各叶的脑膜瘤和外侧裂部位脑膜瘤,在肿瘤和矢状窦之间有正常脑组织。肿瘤多呈球形,与硬脑膜有广泛的粘连,并可向外发展侵犯颅骨,使骨质发生增生、吸收和破坏等改变。

(一)发病率

大脑凸面脑膜瘤在各部位脑膜瘤中发病率最高,约占全部脑膜瘤的 1/3(25.8%～38.4%)。大脑前半部的发病率比后半部高。

(二)临床表现

因肿瘤所在的部位不同而异,主要包括以下几个方面。

1. 颅内压增高症状

颅内压增高症状见于 80％的患者,由于肿瘤生长缓慢,颅内高压症状一般出现较晚。肿瘤若位于大脑"非功能区",如额极,较长时间内患者可只有间歇性头痛,头痛多位于额部和眶部,呈进行性加重,随之出现恶心、呕吐和视神经盘水肿,也可继发视神经萎缩。

2. 癫痫发作

额顶叶及中央沟区的凸面脑膜瘤可致局限性癫痫,或由局限性转为癫痫大发作。癫痫的发作多发生于病程的早期和中期,以癫痫为首发症状者较多。

3. 运动和感觉障碍

运动和感觉障碍多见于病程中晚期,随着肿瘤的不断生长,患者常出现对侧肢体麻木和无力,上肢常较下肢重,中枢性面瘫较为明显。颞叶的凸面脑膜瘤可出现以上肢为主的中枢性瘫痪。肿瘤位于优势半球者尚有运动性和感觉性失语。肿瘤位于枕叶可有同向偏盲。

4. 头部骨性包块

因肿瘤位置表浅,易侵犯颅骨,患者头部常出现骨性包块,同时伴有头皮血管扩张。

(三)诊断

颅骨 X 线平片常显示颅骨局限性骨质增生或破坏,脑膜中动脉沟增宽,颅底片可见棘孔也扩大。

1. 脑血管造影

脑血管造影可显示肿瘤由颈内、颈外动脉双重供血,动脉期可见颅内肿瘤区病理性血管,由于肿瘤血运丰富,静脉期肿瘤染色清楚,呈较浓的片状影,具有定位及定性诊断的意义。

2. CT 和 MRI 检查

CT 可见肿瘤区高密度影,因肿瘤血运丰富,强化后影像更加清楚,可作定位及定性诊断。MRI 图像上,肿瘤信号与脑灰质相似。T_1 加权像为低到等信号,T_2 加权像为等或高信号,肿瘤边界清楚,常可见到包膜和引流静脉,亦可见到颅骨改变。

(四)鉴别诊断

大脑凸面各不同部位的胶质瘤,一般生长速度较脑膜瘤为快。根据其所处大脑凸面部位的不同,症状各异,但其相应症状的出现,都早于而且严重于同部位的脑膜瘤。额极部的胶质瘤在早期很难与同部位的脑膜瘤相区别,但是一旦其临床症状出现,则进展速度快。颅骨平片检查颅骨一般无增生破坏情况,也无血管沟纹增多或变宽。脑血管造影显示相应部位的血管位移。

(五)治疗与预后

大脑凸面脑膜瘤一般都能手术完全切除,且效果较好。与肿瘤附着的硬脑膜及受侵犯的颅骨亦应切除,以防复发。但位于功能区的脑膜瘤,术后可能残留神经功能障碍。

第四章　胸外科疾病

第一节　食管狭窄

多数食管狭窄的患者为后天获得性,少数为先天性的。食管良性狭窄多是患者误服强酸、强碱造成食管腐蚀性损伤所致瘢痕性狭窄。这类损伤在临床中并不少见,儿童及成人均可发生。在儿童,主要是将家用化学剂误认为是饮料或药品而自服或由他人给予误服。但这种类型所致食管损伤多不甚严重。在成人常因企图自杀而吞服腐蚀剂,因而吞服量较多,治疗也很困难。我国对食管烧伤的发生率尚无精确统计,各地区均有病例报道,城市以吞服碱性腐蚀剂居多,而农村常因吞服酸性农药所致。其他原因有反流性食管炎及食管损伤合并感染。

一、病理生理

一般引起食管烧伤的腐蚀剂分为强酸和强碱两类,酸和碱浓度较高时均可造成食管及胃的严重损伤。强碱可使蛋白溶解、脂肪皂化、水分吸收而致脱水,并在溶解过程中产生大量热量对组织也有损伤。若灼伤面积广而深,容易发生食管壁坏死及穿孔。而酸性腐蚀剂则产生蛋白凝固性坏死,通常较为浅表。较少侵蚀肌层。但酸性腐蚀剂不像碱性腐蚀剂可被胃酸中和,因而可引起胃的严重损伤。腐蚀剂被吞服后可迅速引起食管的变化。引起病变的严重程度与吞入腐蚀剂的剂量、浓度和性质密切相关,固态物质易黏附于黏膜表面,烧伤面积较小,液态物质进入食管,接触面积广,破坏也严重。轻型病例仅是食管黏膜充血、水肿,数天即可消退。较严重的病例,表层组织坏死,形成类似白喉样的假膜,食管黏膜可能发生剥脱及溃疡形成,并有纤维素渗出。如果没有其他因素影响,这类病变可以逐渐愈合,严重食管烧伤则可引起波及食管全层的深部溃疡,甚至引起穿孔,形成纵隔炎,或穿入邻近的大血管引起致命性的大出血,这种深部溃疡愈合后形成的瘢痕,可引起不同程度的食管狭窄。临床上以胸中段瘢痕狭窄为最多见,其次为胸上段和下段。服化学剂量大者,可致全食管瘢痕狭窄甚至累及口咽部。一组 1682 例食管烧伤后瘢痕狭窄部位的统计中,上段占 36.9%,中段占 45.8%,下段占 15.1%,多发性狭窄为 20%～25%,全食管狭窄占 4%～5%。

二、诊断

根据患者有吞服腐蚀剂病史,口唇、舌、口腔及咽部有灼烧伤,主诉咽部、胸部等疼痛,吞咽痛或吞咽困难,诊断并不困难,但需要对烧灼伤的范围及严重程度进行了解。对吞服腐蚀剂的剂量、浓度、性质(酸或碱)及原因(误服或企图自杀)等的了解对诊断或治疗均有帮助,尤其应注意企图自杀的患者,吞服腐蚀剂的量较多,损伤较为广泛,病情也甚严重。应注意意识、呼吸、血压、脉搏及中毒可能出现的症状及体征,有液气胸及腹部的体征均为食管、胃烧伤最严重的表现。一般情况食管吞钡检查是安全的,检查时可见到黏膜不规整、局部痉挛、充盈缺损或狭窄,如有穿孔则可见钡剂外溢。纤维食管镜检查可以及早提供有价值的资料,同时尚可进行治疗。早期行食管镜检查尚有不同意见，但近来不少人认为，有经验的内镜专家进行这项检查并无多大危险，而且能早期明确损伤的严重程度，对处理做出比较正确的对策，主张24～28小时内甚至在3小时内就可行纤维食管镜检查。

三、病史

吞服强酸、强碱后，食管黏膜出现广泛充血、水肿，继之脱落坏死，腐蚀严重区域出现溃疡、肉芽组织形成、成纤维细胞沉积。此时患者疼痛甚重，不能进食，时间为3～4周。由于食管组织的反复脱落、感染及肉芽组织增生，成纤维细胞变为纤维细胞，食管组织渐被纤维结缔组织所替代，管腔变窄，但患者疼痛减轻，可进流质或半流质饮食，此时为食管灼伤后5～6周。随着食管组织的进一步修复，肉芽组织增生，瘢痕形成，管腔失去扩张功能，而变得挛缩，僵硬，严重狭窄，患者出现严重吞咽困难，有的连唾液都难以咽下，因而引起严重营养缺乏及脱水、酸中毒。食管狭窄的程度和范围需5～6个月才能稳定。因此，为维持患者的营养，应及早行空肠或胃造瘘术，以防患者消耗衰竭。

四、早期处理

此病一旦确诊，就应给予积极的早期处理，因早期处理的好坏可直接影响患者的预后。在食管化学灼伤的早期，首先应确定患者有无酸中毒、脱水、电解质紊乱及休克，是否合并有胃或食管穿孔及纵隔炎。此时应保证正常血容量，维持体内酸碱平衡。如患者无食管及胃穿孔，应行食管灌洗，并吞服与化学剂相反的药液以中和、稀释吞服的腐蚀剂，减少其对组织的损害。服用强酸者，可用肥皂水、氧化镁等弱碱性液体冲洗；服用强碱者，可给予稀乙酸或枸橼酸等弱酸中和。服用的药液不定者，可给予生理盐水冲洗。能吞咽者，可给予蛋白水、色拉油口服，以保护食管及胃黏膜，减轻灼伤程度。同时，静脉除给予胶体及晶体液外，还应给予高效抗生素，以减轻食管黏膜组织的坏死及感染，减轻食管腔瘢痕狭窄程度。能进食者，应口服氢氧化铝凝胶，以保护食管及胃黏膜。同时给予高热量、高蛋白饮食，口服抗生素盐水及0.5%丁卡因溶液，以减轻食管黏膜的刺激性疼痛。妥善的早期处理可显著减轻食管灼伤后的并发症，如食管胃穿孔、纵隔炎、败血症，减轻食管腔瘢痕狭窄，使一些患者可避免食管重建术。

五、手术适应证

(1)广泛性食管狭窄，广泛而坚硬的瘢痕狭窄，考虑扩张治疗危险较大而效果不好的。

(2)食管化学灼伤后短而硬的狭窄，经反复扩张治疗效果不佳者。

(3)有的学者认为，食管化学灼伤后2～4周即可行手术治疗，因此时患者消耗轻微，食管已开始瘢痕狭窄，是手术的最佳时机。而大多数学者认为，化学灼伤后2～4周其瘢痕范围尚未完全确定，瘢痕狭窄程度尚不稳定，术后残余食管有再狭窄的可能，并有术后再狭窄的经验教训，故认为灼伤后5～6个月是手术的最佳时机，此时病变已较稳定，便于判定切除和吻合的部位。

六、手术方法

除个别非常短的食管狭窄可采取纵切横缝的食管成形术外，绝大多数的患者需要进行食管重建。胃、结肠、空肠，甚至肌皮瓣均可用于食管重建。常用食管良性狭窄的手术方法有胃代食管术及结肠代食管术，但必须注意，行胃代食管术要求胃基本正常，如胃长度受限，就应行结肠代食管术。

第二节　食管烧伤

食管烧伤并不少见,儿童和成人均可发生,主要是吞服腐蚀剂如强酸或强碱引起的食管损伤及炎症,亦称为食管腐蚀伤。在丹麦食管烧伤每年的发生率为5/10万,而5岁以下的儿童达10.8%;在美国每年大约5000例5岁以下儿童误服清洁剂引起食管烧伤。尽管我国食管烧伤的发生率尚无确切的统计,但全国大多数地均有报道。

一、病因

食管烧伤主要是吞服强碱或强酸引起,以吞服碱性腐蚀剂最多见,是吞服酸性腐蚀剂引起食管烧伤的11倍。实验证实2%的氢氧化钠就可以引起食管的严重损伤,成年人吞服腐蚀剂的原因常是企图自杀,吞服量多,引起食管损伤严重,甚至引起食管广泛坏死及穿孔,导致患者早期死亡,儿童多为误服。欧美国家家用洗涤剂碱性较强,一般家庭放置在餐桌上,虽然20世纪70年代美国政府立法对家用洗涤剂的浓度及包装进行了严格规定,加强了警示标志,儿童仍然易当做饮料误服,但这种类型所致的食管损伤多不严重。一组743例吞服腐蚀剂的儿童中,85%小于3岁,仅20%证实有食管烧伤,仅5%产生瘢痕狭窄,3%需要食管扩张治疗。我国不少地区家庭备有烧碱,尤其重庆地区人们喜欢吃火锅,不少食物如毛肚、鱿鱼等食前需用碱水浸泡,常用白酒瓶或饮料瓶盛装,儿童易当饮料饮用,成人易当白酒饮用,这种碱液浓度较高,饮入一口即可造成食管严重损伤。近年来,由于电动玩具广泛使用小型高能电池,儿童可将纽扣电池取出放入口中,误咽下的纽扣电池常停滞在食管腔内,破碎后漏出浓度很高的KOH或NaOH能够在1小时内引起食管的严重损伤。

二、发病机制

食管烧伤的病理改变与吞服腐蚀剂的种类、浓度和性状有关。浓度较高的腐蚀剂,无论酸或碱均可引起食管的严重损伤。液体腐蚀剂可引起食管广泛的损害,而固形腐蚀剂常贴附于食管壁,灼伤较局限但损伤严重,甚至波及食管全层。碱性腐蚀剂对食管造成的损害比酸性腐蚀剂更为严重。强碱可使蛋白溶解,脂肪分化,水分吸收而致组织脱水,并于溶解时产生大量热量也可对组织造成损伤,而强酸则产生蛋白凝固造成坏死,通常较为浅表,但不像碱性腐蚀剂可被胃液中和,因而可引起胃的严重损伤。但如吞服强碱量多,也同样可引起胃的严重损伤。

食管烧伤的病理变化与皮肤烧伤非常类似,轻型病例表现为黏膜充血、水肿,数天即可消退,较严重的病例,表层组织坏死,形成类似白喉样的假膜,食管黏膜可发生剥脱及溃疡形成,如果没有其他因素影响,这类患者可以逐渐愈合。严重的食管烧伤可累及食管全层,并形成深度溃疡,甚至引起穿孔,形成纵隔炎及液气胸,或侵及邻近血管引起致命性的大出血。严重食管烧伤愈合后形成的瘢痕,必然引起不同程度的食管狭窄。

有人采用纤维食管镜对食管烧伤患者进行了动态观察,较严重病例完全愈合需要4个月左右。

吞服腐蚀剂后,口腔、咽、食管及胃均可引起损伤,特别严重的病例甚至引起十二指肠的损伤。由于吞咽后的反流，可累及声门。受损伤较严重的部位是食管的三个生理狭窄区，特别是食管胃连接部。由于腐蚀剂在幽门窦部停留时间较久；严重损伤后瘢痕愈合常导致幽门梗阻，因而对需要行胃造口饲食的患者，于胃造口时，应注意探查幽门部。

食管烧伤的程度按 Estrera（1986 年）推荐食管化学性烧伤的临床分级与内镜所见（表 4-1）可以分为 3 度。

表 4-1　食管和胃的腐蚀性烧伤的病理改变及内镜分度

分度	病理改变	内镜所见
Ⅰ度	黏膜受累	黏膜充血水肿（表面黏膜脱落）
Ⅱ度	穿透黏膜下层，深达肌层，食管或胃周围组织未受累	黏膜脱落、出血、渗出、溃疡形成，假膜（伪膜）形成，组织粗糙
Ⅲ度	全层损伤，伴有食管周围器官或胃周围纵隔组织受累	组织脱落伴有深度溃疡。由于严重水肿，食管腔完全闭塞；有碳化或焦痂形成；食管壁变薄、坏死并穿孔

Ⅰ度烧伤食管黏膜和黏膜下层充血、水肿和上皮脱落，未累及肌层，一般不造成瘢痕性食管狭窄。Ⅱ度烧伤穿透黏膜下层而深达肌层、黏膜充血、出现水疱、深度溃疡，因此食管失去弹性和蠕动，大多形成食管瘢痕狭窄。Ⅲ度烧伤累及食管全层和周围组织，甚至食管穿孔，引起纵隔炎，可因大出血、败血症、休克而死亡，幸存者可产生重度狭窄。

Andreoni（1997 年）介绍米兰一医院 20 世纪 90 年代内镜分级法，不仅有形态学，还有功能上的观察，如食管蠕动情况和括约肌的张力等，反映了食管壁坏死的深度（表 4-2）。

表 4-2　米兰 20 世纪 90 年代内镜分级法

分级	损伤程度
0	黏膜正常
1	黏膜充血、水肿
2	黏膜充血、水肿、浅表坏死（黏膜苍白）、腐烂
3	深度坏死、出血、黏膜腐脱、溃疡
4	深度坏死（黏膜变黑）、严重出血、全厚层溃疡（即将穿孔）

蠕动：0＝存在，1＝消失。贲门：0＝正常，1＝无张力

幽门：0＝开放，1＝痉挛，2＝无张力

根据这种分级法，1 级、2 级患者，或介于 2～3 级之间的患者，可以采取保守治疗方法。3 级、4 级患者应考虑急诊切除坏死食管和胃、颈段食管外置和空腹造瘘。再择期做消化道重建。

三、临床表现

食管烧伤的临床表现与吞服腐蚀剂的浓度、剂量、性状有关。Ⅰ度食管烧伤主要表现为咽部及胸部疼痛，有吞咽痛，进食时尤为明显。大多在数天之后就可恢复经口进食，而Ⅱ度以上者除有明显的胸痛、吞咽痛外，常有吞咽困难，亦可发生呕吐，呕吐物带有血性液体。吞服量多而浓度高的病例，可以出现中毒症状，如昏迷、虚脱等。喉部损伤尚可引起呼吸困难，甚至窒息。因食管穿孔引起纵隔炎，一侧或两侧液气胸而出现相应的症状。穿入气管引起食管气管

瘘,穿破主动脉引起大出血,这种大出血常发生在伤后 10 天左右。严重的胃烧伤常可引起胃坏死穿孔,出现腹痛、腹肌紧张、压痛及反跳痛等弥漫性胸膜炎表现。

吞咽困难是食管烧伤整个病程中突出的症状。早期由于烧伤后的炎症、水肿引起,大多数病例经治疗后随着炎症、水肿的逐渐消退,约 1 周以后吞咽困难逐渐好转。若损伤不严重,不形成瘢痕狭窄的病例,逐渐恢复正常饮食,但如食管烧伤严重,3~4 周后因纤维结缔组织增生,瘢痕挛缩而致狭窄,再度出现逐渐加重的吞咽苦难,最后甚至流质饮食亦不能咽下,引起患者消瘦,营养不良。

四、诊断

(一)病史及体查

(1)应向患者或陪同亲友仔细询问吞服腐蚀剂的剂量、浓度、性质(酸或碱)、性状(液体或固体)及原因(误服或企图自杀),这对诊断、损伤的严重程度及治疗均有帮助。

(2)注意神态、血压、脉搏、呼吸的变化及有无全身中毒的症状及体征。

(3)观察口唇、口腔及咽部有无烧伤,但应注意大约 20% 的患者没有口腔的烧伤而有食管的损伤,70% 有口腔损伤而无食管损伤。

(4)胸部及腹部检查:有明显胸痛及呼吸困难患者,应检查有无气胸或液气胸的征象,腹痛患者检查腹部有无腹膜刺激症状。

(二)影像学检查

1.胸部 X 线检查

可发现有无反流引起的肺部炎症及食管穿孔的表现。

2.食管造影检查

早期食管吞钡检查,可见钡剂通过缓慢,并可见局部痉挛。如疑有食管穿孔,可用碘油或水溶性碘剂造影,如碘剂溢出食管腔外即可明确诊断。

3.胸部 CT 和超声内镜

对食管烧伤的诊断亦有帮助,但临床应用较少。

(三)食管镜检查

对食管烧伤后食管镜检查的时间有争议,认为早期食管壁较脆弱,检查引起的穿孔危险性较大,因而多主张 1 周后进行检查。近年来大多数主张伤后 24~48 小时内施行,认为有经验的内镜专家进行了纤维食管镜检查,引起穿孔的危险性小,对早期明确损伤的严重程度,及时做出比较正确的处理对策很有帮助。

五、治疗

(一)早期处理

吞服腐蚀剂立即来院诊治的患者,应根据吞服腐蚀剂的浓度、剂量及病情严重程度进行处理。吞服量多而病情较严重的患者应禁食,给予静脉输液镇静、止痛,应用广谱抗生素防治感染。有喉部损伤出现呼吸困难者,应立即做气管切开,给患者饮用温开水或牛奶,饮用量不超过 15 mL/kg,量过多可诱发呕吐,加重食管损伤。目前多不主张吞服强碱者饮用弱酸性液体或强酸饮用弱碱性液体进行中和,认为中和可产生气体和热量,加重食管损伤。对是否灌洗亦有不同意见,虽然有人不主张灌洗,但对吞服量多、浓度高及有毒物质(如农药)等仍以灌洗为好,可反复多次洗胃,每次注入量不宜太多,以免胃有烧伤时引起穿孔。对较重的患者应放置胃管,作为饲食维持营养及给予药物,尚可起到支撑,防止食管前、后壁粘连的作用。

(二)急诊手术

对吞服腐蚀剂量多、浓度高的患者,特别是对企图自杀者,可有上消化道的广泛坏死、穿孔、严重出血,及时诊断及时手术治疗可望挽救部分患者的生命。除切除坏死食管或胃外,尚需行颈段食管外置及空肠造口,后期再行食管或胃重建。Vereezkei 等报道 24 例食管烧伤,10 例急诊手术中,4 例因损伤广泛未做进一步处理,均在 24 小时内死亡,余下 6 例中行食管胃切除或全胃切除及食管外置,3 例第一次手术后生存,择期行食管重建。

(三)食管瘢痕狭窄的预防方法

在食管烧伤的治疗中,应考虑到后期如何减轻和防止瘢痕狭窄的形成。目前研究或已用于临床的方法主要集中在药物和机械两方面。

1.采用药物控制瘢痕形成

类固醇早已用于食管烧伤后瘢痕狭窄的预防,但至目前对其疗效仍有争议,理论上类固醇可抑制炎症反应,减轻食管烧伤后瘢痕狭窄形成。动物实验研究亦证实有明显的效果,但一些临床对比研究中,未见到明显的差异,如一组 246 例经食管镜明确诊断的严重碱性腐蚀伤患者,97 例采用甲泼尼龙治疗,167 例作为对照组,结果发现两组狭窄的发生率无明显的差异($P>0.05$)。Uarnak 等的观察亦得出了类似的结果。但多数人认为早期应用皮质激素,对中等程度的食管腐蚀伤仍有良好效果,不少人仍认为抗生素、皮质激素和食管扩张仍是目前治疗食管烧伤的基本模式之一。

2.食管扩张治疗

食管扩张在预防和减轻食管烧伤后瘢痕狭窄的疗效已得到公认,对瘢痕组织形成早期行食管扩张的效果较好,但严重、多发及广泛狭窄则效果不佳。目前何时开始施行治疗扩张时仍有不同的看法,一些人认为过早施行扩张对有炎症、糜烂的食管创面会加重损伤,因而主张在食管再度上皮化后,开始进行扩张。有人用狗进行试验,长 10 cm 的食管黏膜剥脱后需要 8 周才能再次上皮化。一般情况多在食管烧伤后 10 天开始进行扩张,但近一些年来,不少人主张早期扩张,其效果更为显著,甚至有在烧伤后 24～48 小时开始扩张,扩张时应注意。扩张器探查由细而粗逐步扩大。每次扩张更换探子不得超过 3 条,探子应在狭窄部位停留数分钟后再更换下一型号探子,开始扩张间隔时间每周 1 次,逐步延长至每月 1 次,扩张至直径1.5 cm 而不再缩小才算成功。一般扩张时间需要半年至 1 年,为增强扩张治疗的效果。有作者于扩张时在病灶内注射皮质激素,经临床病例对比观察,可减少扩张的次数,提高治疗的效果。食管扩张的技术操作并不复杂,但要仔细操作,预防食管穿孔的并发症。食管扩张在欧美国家效果甚佳,大多数患者避免了复杂的重建手术,但国内常受多方面原因影响未能按时扩张,因而扩张治疗的效果并不理想。

除采用扩张器进行食管扩张外,亦可采用循环扩张法,这种方法是先做胃造口及放入牵拉用的丝线,食管扩张可在表面麻醉下进行,扩张时将口端之丝线缚于橄榄形之金属探头或梭形塑料探子,涂上或吞服少许石蜡油,探头另一端再缚上丝线,将探子从口腔经狭窄区拉入胃内,再由胃内拉出。扩张后将口端及胃端的丝线妥为固定,以免拖出,待下次扩张时使用。这种方法虽然早已用于临床,但最近国外仍有人采用,认为这种方法较为简单、方便、穿孔危险性较小,效果可靠,特别在我国一些经济不发达地区更为适用。

3.食管腔内置管

Rey 及 Mills 首先报道采用食管腔内置管预防食管烧伤后瘢痕狭窄。方法是在食管腔内置入长约40 cm、内径 0.95 cm 的医用硅胶管,下方有一抗反流活瓣,上端缚一小管,经口置入食管后,从鼻部引出,作为固定导管用。一般置管 3 周后拔出,同时应用抗生素和类固醇治疗,Mils 报道 4 例均获成功,但 Bremer 治疗 6 例,3 例仍然发生狭窄,失败原因认为是严重食管烧伤深达肌层及置管时间较短有关。最近 Mutaf 报道长时间的食管腔内置管 69 例,68% 治愈,而对照用传统的方法,如食管扩张和激素等治疗172 例,治愈率为 33%,两组治疗效果有非常显著的差异。食管腔内置管组失败的原因主要由患者不能耐受长时间的置管和食管瘢痕形成短食管导致胃食管反流所致。

(四)食管瘢痕狭窄的外科治疗

严重食管烧伤瘢痕愈合后必然引起狭窄。狭窄部位可以在咽部、食管各段甚至全食管,以食管下段最为多见,可能与食物通过食管上段较快,下段较慢,接触腐蚀剂时间长,造成食管损伤也较严重有关。吞服酸性腐蚀剂除引起食管灼伤产生狭窄外,尚可引起胃烧灼伤,产生胃挛缩或幽门梗阻。腐蚀剂在幽门窦部停留时间较长,可无胃体的严重损伤而引起幽门梗阻。除酸性腐蚀剂容易引起胃的烧灼伤外,如吞服浓度高、剂量多的碱性腐蚀剂亦可引起胃的烧灼伤。

最近研究表明由于末端食管括约肌受到损伤或食管瘫痪形成造成的短食管而致末端食管功能不全,可以产生胃食管反流,是加重已产生的狭窄或狭窄经扩张后很快复发的原因。因此,对食管烧伤的患者进行食管功能学检查及 24 小时 pH 监测,对末端食管括约肌了解是有意义的。亦有报道伤后 5 天进行食管测压,对损伤严重程度判定亦有帮助。

已形成瘢痕狭窄的病例,除部分可采用扩张治愈外,对扩张或其他方法治疗失败的食管狭窄病例,需要行外科手术治疗以解决患者的经口进食。

1.手术适应证

(1)广泛性食管狭窄:广泛而坚硬的瘢痕狭窄,企图扩张治疗是危险而无效的,常因扩张而导致食管穿孔。

(2)短而硬的狭窄:经扩张治疗效果不佳者。

(3)其他部位的狭窄,如幽门梗阻等。

2.手术方法

除个别非常短的食管狭窄可采取纵切横缝的食管成形术外,绝大多数的患者需要行食管重建。胃、结肠、空肠甚至肌皮瓣均可用于食管重建,但以结肠应用最多。除急性期有食管或胃坏死、穿孔、大出血等需要急诊手术外,已进入慢性狭窄期的病例多主张 6 个月后再行重建手术,此时病变已较稳定,便于判定切除和吻合的部位。食管瘢痕狭窄行食管重建是否切除瘢痕狭窄的食管仍有争议,主张切除者认为旷置的瘢痕食管,其食管癌的发生率比普通人群高1000 倍,并认为切除的危险性不如人们想象得大。多数人认为切除瘢痕狭窄甚为困难,出血较多,也容易损伤邻近的脏器,发生癌变的概率并不很高,多在 13～71 年后,而且恶变病例远处转移较少,预后较通常的食管癌好,因而主张旷置狭窄的病变行旁路手术。亦有人对病变波及中上段者行旁路手术,而对中下段者,则行病变食管切除,认为中下段食管解剖位置较松动,切除病变食管较容易,进行食管重建也较方便。

3.常用的食管重建方法

(1)胃代食管术:食管狭窄位于主动脉弓以下,可经左胸后外侧切口进胸,切开膈肌,游离胃,如旷置瘢痕食管,游离胃时,已将贲门离断者则将胃上提,在狭窄上方行食管胃侧侧吻合。如狭窄位置较低,胃足够大,未离断贲门者,最好在狭窄段食管上端切断,远端缝合关闭,近端与胃行端侧吻合。如切除病变食管,手术方法与食管癌切除的食管胃吻合方法相同。对中上段食管狭窄,如切除瘢痕食管,可经右胸前外侧切口进胸,再经腹将胃游离;将胃经食管床上拉到胸部(或颈部吻合)。虽然用胃重建食管具有操作简便,较安全的优点,但有时胃或幽门均遭受腐蚀损伤,难以用胃重建食管。

(2)倒置胃管或顺行胃管代食管术:切取胃大弯做成长管状代替食管,其优点是胃有丰富的血供,做成的胃管有足够的长度,可以与颈部食管,甚至咽部进行吻合,而且无需恐惧酸性胃液反流。但国内开展这一术式甚少。

(3)结肠代食管术:由于结肠系膜宽长,边缘血管较粗,其血液供应丰富,对酸有一定耐受力,口径与食管相仿,能切取的长度可以满足高位吻合的需要,采用结肠重建能较好地维持正常的胃肠功能。因而在广泛性食管狭窄的病例,只要既往未做过结肠手术,无广泛结肠病变或因炎症或手术造成腹腔广泛粘连,均可采用结肠重建食管。对计划切除瘢痕食管者,可采用右胸前外侧切口进胸,将整个胸段食管游离后,于膈肌上方2~3 cm处切断食管,用丝线贯穿缝合后,并通过颈部切口将其拉出。如不切除病变食管行旷置手术则不开胸,上腹正中切口进入腹腔后,必要时可将剑突切除,检查结肠边缘动脉的分布情况。选定使用的结肠段后,用无创伤血管钳阻断预计切断的血管,并用套有胶皮管的肠钳钳夹预计切断结肠段的两端,观察边缘动脉的搏动及肠管的色泽15分钟。如边缘动脉搏动良好,肠管色泽红润,说明血供良好;若无动脉搏动,色泽转为暗紫,说明该段血运不佳,应另选其他肠段或改行其他术式。

若用升结肠和回肠末端移植,则切断结肠右动脉,保留结肠中动脉供血,重建后为顺蠕动。若用横结肠顺蠕动方向移植,则保留结肠左动脉,切断结肠中动脉;若用横结肠逆蠕动方向移植则切断左结肠动脉,以结肠中动脉供血;若用升结肠代食管,则以结肠中动脉供血。上述各段结肠均可用于食管重建,具体应用可结合自己的经验和患者的具体情况,用升结肠和回肠末端重建,为顺蠕动,回盲瓣有一定的抗反流作用,在最近几年报告的文献中采用最多。左半结肠少有血管变异,肠腔口径大,肠壁较厚,容易吻合,术后早期因逆蠕动部分患者进食可出现少量反吐。

如患者全身情况较差,移植段结肠可不经胸骨后隧道而由前胸皮下提至颈部,分别在颈部切口下缘和腹部切口上缘皮下正中分离,上下贯通,形成宽约5 cm的皮下隧道。这种经皮下结肠重建的方法,进食不如胸骨后通畅,而且也不太美观。

结肠代食管术在多个解剖部位施行,创伤较大,并发症较多,除一般常见的并发症外,主要有以下几方面。①颈部吻合口瘘:发生原因多为移植结肠血供不良,吻合技术欠佳,局部感染和吻合有张力等。多发生在术后4~10天,主要表现为局部红肿,有硬块压痛,此时需要将缝线拆除数针,分开切口,可有泡沫状分泌物流出,口服亚甲蓝可有蓝色液体流出。只要不是移植肠段大块坏死,预后大都良好,经更换敷料很快治愈。②声带麻痹:患者表现有声嘶,进食发呛,特别在流质食物时更为明显,可嘱患者进食较黏稠食物,经过一段时间,大多能代偿而恢复正常饮食。③颈部吻合口狭窄:多发生在术后数周甚至数月,患者有吞咽困难,甚至反吐,严重病例流质饮食亦难咽下。吞钡造影可明确狭窄的严重程度及长度,治疗可采用食管扩张,对扩张治疗无明显效果的患者应行手术治疗。对较短的吻合口狭窄,可行纵切横缝的成形手术,也可将狭窄切除重新吻合;对较长的吻合口狭窄,虽然可以将狭窄段切除采用游离空肠间置,但需开腹及颈部手术操作及显微外科技术,尚有吻合血管形成栓塞之虞。有学者采用颈阔肌皮瓣修复结肠重建食管后颈部吻合口狭窄,效果甚佳。④结肠代食管空肠代胃术:少数严重病例,除食管瘢痕狭窄,胃亦受到严重烧伤而挛缩。这类病例可按上述方法行结肠代食管,移植结肠下端与距屈氏韧带 10 cm 空肠做端侧吻合,再在吻合口之下方空肠做 5 cm 长之侧侧吻合。这种手术吻合口多,创伤较大,术前应做好肠道准备及营养支持等,严防吻合口瘘的发生。⑤带蒂空肠间置术:空肠受系膜血管弓的影响,有时难以达到足够的长度,而且对胃液反流的耐受较差,因而临床上很少用于食管烧伤后瘢痕狭窄的重建。但对过去曾做过结肠切除手术或结肠本身有较广泛病变的病例,亦可采用空肠代食管术。

第三节 食管穿孔

食管穿孔常由于器械或异物损伤引起,近年来,随着内镜的广泛使用,其发生率有所上升,如不及时处理,几乎毫无例外地发生急性纵隔炎、食管胸膜瘘,并可能致死。正确的诊断和及时的治疗有赖于对食管穿孔临床特征的认识及正确选择影像学检查,治疗效果与引发因素、损伤部位、污染程度及穿孔至治疗的时间有关。据报道,食管穿孔的死亡率可达 20%,穿孔 24 小时后接受治疗死亡率甚至可高达 40%。外科手术治疗较其他治疗方法可减少 50%～70% 的死亡率。

一、病因及发病机制

食管可以被多种不同的原因引起穿孔。近年来,随着在食管腔内用仪器进行诊断和治疗的病例迅速增加,医源性食管穿孔在这类疾病中占的比例也不断增大,目前已达 59%;其次依次是食管内异物(12%)、创伤(9%)、手术损伤(2%)、肿瘤(1%)及其他(2%)。

食管由于没有浆膜层而不同于消化道的其他部位,更易受到损伤。食管的颈段后壁黏膜被覆一层很薄的纤维膜,中段仅被右侧胸膜覆盖,下段被左侧胸膜覆盖,周围没有软组织支持,加上正常胸腔内压力低于大气压,这些是食管易于穿孔的解剖因素。食管腔内检查和治疗引起的食管穿孔多位于食管的 3 个解剖狭窄段,最常见的部位是环咽肌和咽括约肌连接处颈部食管的 Killian's 三角,这个三角由咽括约肌和在颈椎 5、6 水平的环咽肌构成,这一区域的食管后侧没有肌层保护。其他易于发生食管穿孔的部位是食管的远端与胃连接处,还有梗阻病变的近段、食管癌延伸的部位以及进行检查活检或扩张的部位。发生食管穿孔的原因也与患者的体质、年龄以及患者是否合作有关。

医源性食管穿孔常见于食管镜检查、硬化治疗、曲张静脉结扎、球囊扩张、探条扩张及激光治疗。纤维食管镜的使用使因硬质食管镜检查导致的食管穿孔由 0.11％ 下降至 0.03％，同期行食管扩张则可使食管穿孔的发生率上升 0.09％。内镜下硬化剂治疗食管静脉曲张可使食管黏膜坏死性损伤而导致食管穿孔的发生率为 1％～6％，降低硬化剂的浓度和用量可使食管穿孔发生率下降。球囊扩张治疗贲门失弛缓症的食管穿孔发生率为 1％～5％，球囊压力过高、既往有球囊扩张史患者发生率上升。放置胃管、球囊压迫止血、食管支架放置、气管内插管等操作同样可引起食管穿孔。

手术过程中可因直接损伤或在食管周围的操作导致食管穿孔的发生。常见于肺切除术、迷走神经切断术、膈疝修补术、颈椎骨折手术、食管超声及主动脉手术等。

穿透性食管穿孔主要发生在颈部，其发生率和死亡率与合并伤相关。胸部钝性损伤导致的食管穿孔极少见，常见于车祸和 Heimlich 操作手法。异物和腐蚀性物质的摄入所导致的食管穿孔常发生于咽食管入口、主动脉弓、左主支气管及贲门等解剖狭窄处。自发性食管穿孔常见于剧烈呕吐、咳嗽、举重等原因使食管腔内压力突然升高，常发生于膈上升高左侧壁，呈全层纵行破裂，溢出的液体可进入左侧胸腔或腹膜腔。食管癌及转移性肿瘤、Barrett's 溃疡、食管周围感染、免疫缺陷性疾病等均可导致食管穿孔。

食管穿孔后口腔含有的大量细菌随唾液咽下，酸度很强的胃液、胃内容物在胸腔负压的作用下，较易经过穿孔的部位流入纵隔，导致纵隔的感染和消化液的腐蚀，并可穿破纵隔胸膜进入胸腔，引起胸腔内化脓性炎症。重者引起脓毒症休克。

二、临床表现

食管穿孔的临床表现与食管穿孔的原因、穿孔部位以及穿孔后到就诊的时间等因素有关。由于食管穿孔的临床表现常与心肌梗死、溃疡穿孔、胰腺炎、主动脉瘤撕裂、自发性气胸、肺炎等胸腹部疾病相混淆，因而临床诊断较困难。常见的临床表现主要有胸痛、呼吸困难、吞咽困难、皮下气肿、上腹部疼痛、发热、心率增快等。

颈部食管穿孔症状较轻，较之胸部和腹部食管穿孔更易于治疗。颈部食管穿孔后污染物经食管后间隙向纵隔的扩散比较慢，而且食管附着的椎前筋膜可以限制污染向侧方扩散。患者诉颈部疼痛、僵直，呕吐带血性的胃内容物和呼吸困难。颈部触诊可发现颈部僵硬和由于皮下气肿产生的捻发音。95％患者有影像学检查阳性。

胸部食管穿孔后污染物迅速污染纵隔，胸膜完整的患者，胃内容物进入纵隔形成纵隔气肿和纵隔炎，迅速发展为坏死性炎症。如胸膜破裂，可同时污染胸膜腔。由于胸膜腔为负压，胃液及胃内容物经破口反流到纵隔和胸膜腔，引起胸膜腔的污染和积液，形成纵隔和胸膜腔化脓性炎症。中上段食管穿孔常穿破右侧胸腔；下段食管穿孔则常穿破入左侧胸腔。食管穿孔后引起的这种炎症过程和体液的大量积蓄在临床上表现为一侧胸腔剧烈疼痛，同时伴有呼吸时加重。在穿孔部位有明确的吞咽困难，低血容量，体温升高，心率增快。全身感染中毒症状、呼吸困难的程度，根据胸腔污染的严重性、液气胸的量以及是否存在有气道压迫而有轻重不同。体格检查可发现患者有不同程度的中毒症状，不敢用力呼吸，肺底可听到啰音，当屏住呼吸时，可听到随着每次心跳发出的纵隔摩擦音或捻发音。颈根部或前胸壁触及皮下气体，当穿孔破入一侧胸腔胸膜腔时，出现不同程度的液气胸的体征。受累侧胸腔上部叩诊鼓音，下部叩诊为浊音,病侧呼吸音消失。少数病例可发展为伴有气管移位、纵隔受压的张力性气胸,纵隔及胸腔的炎症产生对膈肌的刺激可表现为腹痛、上腹部肌紧张、腹部压痛,应注意与急腹症鉴别。

腹腔食管穿孔较少见,胃的液体进入游离腹腔,引起腹腔污染,临床表现为急性腹膜炎的症状和体征,与胃、十二指肠穿孔很相似。有时污染仅局限在后腹膜,使诊断更加困难,由于腹腔段食管与膈肌相邻近,常有上腹部疼痛和胸骨后钝痛并放射到肩部的较典型的特征,患者常诉背部疼痛,不能平卧。和胸腔内穿孔一样,患者早期即可出现心率增快、呼吸困难、发热并迅速出现败血症和休克。

三、诊断

早期迅速诊断可减少食管穿孔死亡率和并发症发生率。50％患者由于症状不典型导致延误诊断和治疗。对所有行食管内器械操作后出现颈部、胸部或腹部疼痛的患者,均应想到发生食管穿孔的可能性。结合有关病史、症状、体征及必要的辅助检查多可做出及时正确诊断。少数病例早期未能及时诊断,直至后期出现脓胸,甚至在胸穿或胸腔引流液中发现食物方做出诊断。

(一)X 线检查

颈部穿孔行侧位 X 线检查可以发现颈椎前筋膜平面含有气体,这一征象早于胸部 X 线和临床症状。胸部食管穿孔时 90％患者胸部正侧位 X 片发现纵隔影增宽,纵隔内有气体或气液平、胸腔内气液平,但与摄片时间有关,软组织影和纵隔气肿一般于穿孔后 1 小时左右出现,而胸腔积液和纵隔增宽则需数小时。腹部食管穿孔时可发现膈下游离气体。

(二)食管造影

食管造影仍然是诊断食管穿孔的主要手段。对于怀疑食管穿孔而考虑行食管造影者首选口服泛影葡胺,其阳性率颈部为 50％、胸部 75％～80％,但一旦吸入肺内,其毒性可引起严重的坏死性肺炎。如泛影葡胺未能发现食管穿孔而临床仍高度怀疑,可使用薄钡进行造影,钡剂造影可显示穿孔瘘口的大小、部位及纵隔的污染程度,阳性率在颈部为 60％,胸部达到 90％。尽管使用造影剂作为常规诊断手段,但仍有 10％的假阴性,因此当造影阴性时也不能完全除外食管穿孔,可在造影后间隔数小时复查或进行 CT、纤维食管镜检查。

(三)纤维食管镜检查

纤维食管镜的食管穿孔诊断率可达到 100％,尤其对于微小穿孔、黏膜下穿孔的诊断。用纤维食管镜可直接看到食管穿孔的情况,并能提供准确的定位,了解污染的情况。但同时应该注意,当怀疑有微小穿孔时,禁忌通过食管镜注入空气。食管镜的结果也有助于治疗的选择。

(四)CT 检查

当今的胸腹部 CT 检查已应用得相当普遍。当临床怀疑有食管损伤而 X 线不能提示确切的诊断依据、食管造影无法进行时,可选择胸部或腹部 CT 检查。CT 影像有以下征象时应考虑食管穿孔的诊断:食管周围的纵隔软组织内有气体;食管壁增厚;充气的食管与一个临近纵隔或纵隔旁充液的腔相通;在纵隔或在胸腔的脓腔紧靠食管;左侧胸腔积液则更进一步提示食管穿孔的可能。经初步治疗患者症状无明显改善的可应用 CT 定位指导胸腔积液的抽取或胸腔引流的定位。

（五）其他检查

食管穿孔患者由于唾液、胃液和大量消化液进入胸腔，在做诊断性胸腔穿刺时，抽得胸腔液体内含有未消化的食物、pH 值低于 6.0，并且淀粉酶的含量升高，是一项简单而有诊断意义的方法。在怀疑有食管损伤的病例口服小量亚甲蓝后和可见引流物或胸腔穿刺液中有蓝色，同样有助于诊断。

四、治疗方法

食管穿孔的治疗选择取决于诱发食管穿孔的原因、部位、穿孔的严重程度以及穿孔至接受治疗的间隔时间。除年龄和患者的全身状态外，应同时考虑食管周围组织的损伤程度、伴随的食管病理及损伤。治疗的目标主要是防止来自穿孔的进一步污染，控制感染，恢复消化道的完整性，建立营养支持通道。因此，清除感染和坏死组织，精确的闭合穿孔，消除食管远端的梗阻，充分引流污染部位是治疗成功的关键。同时，必须应用胃肠外营养、抗生素。

（一）手术治疗

手术治疗包括一期缝合、加固缝合、食管切除、单纯引流、T 管引流食管外置和改道。手术方式及手术径路的选择与以下因素有关：损伤的原因；损伤的部位；是否同时存在其他食管疾病；从穿孔到诊断的时间；食管穿孔后污染的程度；炎症蔓延的情况；是否有邻近脏器损伤；患者年龄及全身情况；医院的医疗条件及医师的技术水平等。较小、污染程度轻的颈部至气管隆突的穿孔可经颈部切口行单纯的引流。胸部食管中上段穿孔选择右侧进胸切口，下段则选择左侧胸部进胸切口。上腹部正中切口则是治疗腹段食管穿孔的最好选择。

早期食管穿孔多采用一期缝合手术。术中应进一步切开肌层，充分暴露黏膜层的损伤，彻底清除无活力的组织，在良性病变大多数病例黏膜正常，手术时应将穿孔缘修剪成新鲜创缘，大的穿孔应探查纵隔，仔细找到穿孔的边缘，用 2-0 的可吸收缝线，也可以用不吸收的细线，间断缝合修补，同时灌注和引流污染区域。分层闭合黏膜和肌层是手术修复成功的关键。没有适当的暴露和严密的缝合是术后发生漏、增加死亡率和延长康复时间的主要原因。如果损伤时间较长，组织产生水肿时，可以仅闭合黏膜层，并同时彻底冲洗和清除污染的组织。用较大口径的闭式引流，7～10 天后行食管造影，如没有造影剂外溢，则可恢复经口进食。食管穿孔时间大于 24 小时或局部污染、炎症反应严重、组织有坏死时，应只做局部引流，不修补穿孔。一期缝合最好是在健康的食管组织，当有远端梗阻时，单纯一期缝合是无效的，必须同时解决梗阻，才能达到成功的修复。

由于一期缝合食管损伤有因组织继续坏死而发生裂开和瘘的可能性，因此有必要采用周围组织移植包垫加固缝合的方法闭合食管穿孔。Grillo 等首先报道胸部食管穿孔一期缝合后采用周围较厚、发生炎症反应的胸膜片进行加固。其他可利用的组织还有网膜、膈肌瓣、背阔肌、菱形肌、心包脂肪垫等。对于颈部食管穿孔，可选择胸骨舌骨肌、胸骨甲状肌、胸锁乳突肌等组织材料。膈肌瓣不易坏死，有一定的张力，弹性较好，再生能力强。取全层 12 cm 长、5～7 cm 宽，基底位于食管处，向上翻起，用于食管下段的修复。缺损的膈肌切口可直接缝合。在使用带蒂的肋间肌瓣时，其基底部在内侧、椎旁沟处，并要有足够的长度。不论用哪种组织修复加固，这种组织最好是用在修复的食管壁之中，而不是简单覆盖于修复上。

对部分有严重的食管坏死、食管病理性梗阻的患者可选择食管切除与重建术。除保持胃肠道的完整性外,食管切除术可消除造成污染的食管穿孔,治疗造成食管穿孔的基础食管病变。Orringer 等建议使用颈部胃食管吻合,该方法使吻合口远离污染处,即使发生吻合口漏,其治疗较胸腔内吻合更为简单。

因延误诊断造成严重污染和炎症的食管穿孔患者禁忌一期缝合。颈部穿孔可单纯行引流。而胸腹部食管穿孔由于污染物的继续污染使胸腹部感染持续存在,因而不能单纯行引流手术,可行 T 管引流,控制食管胃内容物继续污染胸腹部。

食管外置或旷置的手术方式有多种报道,其基本方法是关闭穿孔、广泛引流污染组织,同时行颈部食管外置造瘘术或胃造瘘减压术。但该方法近年来已很少使用,仅仅适应于营养状况极度不良的患者及无法用常规手术方法治疗的病例或手术失败的病例。

近年来有报道胸腔镜辅助治疗食管穿孔,疗效有待于进一步观察。

食管有梗阻性病变如食管狭窄、贲门失弛缓症或严重的胃肠道反流等病变的食管穿孔必须在手术治疗食管穿孔的同时加以处理。食管狭窄、贲门失弛缓症可采用食管扩张,Moghissi等报道显示,仅修补穿孔而未同期处理远端梗阻的食管穿孔患者死亡率达 100%,而同时处理食管穿孔和梗阻性病变的死亡率为 29%。胃肠道反流可采用临床常规应用的抗反流手术。食管穿孔合并食管恶性肿瘤患者必须行食管肿瘤切除术,广泛转移者可行食管内支架放置。

(二)保守治疗

食管穿孔患者行保守治疗必须经过严格的选择。1965 年,Mengold 等首先报道应用保守治疗成功治愈食管穿孔患者,18 例因腔内损伤且 24 小时内诊断明确的患者经保守治疗仅死亡1例。1975 年,Larrieu 报道成功治愈自发性食管穿孔。

经过多年临床经验的积累,Altorjay 等总结食管穿孔接受保守治疗的指征为:①器械引起的颈部食管穿孔;②早期诊断小的局限的穿孔;③食管狭窄行食管扩张或硬化剂治疗食管静脉曲张;④食管穿孔延误诊断但临床症状轻微;⑤食管穿孔后食管周围有纤维化形成,能限制纵隔的污染;⑥穿孔引起的污染限于纵隔或纵隔与壁层胸膜之间,没有造影剂溢入附近体腔;⑦穿孔的位置不在肿瘤部位、不在腹腔、不在梗阻的近端;⑧症状轻微,无全身感染迹象。

具体方法如下。①禁食:禁食 48～72 小时,如患者临床症状改善,可口服无渣流质。②应用广谱抗生素7～14 天。③完全胃肠外营养。④经 CT 引导下行穿刺或置管引流纵隔或胸腔积液。⑤食管镜引导下行食管灌洗。⑥胃肠减压:应该有选择性地应用胃肠减压,目前有学者认为放入胃肠减压管使食管下段括约肌不能完全关闭,加重胃反流,导致纵隔污染加重。⑦穿过癌症或非癌症部位在食管腔内置管或置入支架。

五、预后及治疗效果

Clayton 等总结 1990－2003 年文献报道的 726 例食管穿孔患者治疗效果显示食管穿孔患者死亡率为 18%。死亡率与导致食管穿孔的原因、穿孔部位、诊断是否及时、食管的原发病变及治疗方法相关。

病因影响食管穿孔患者的预后。自发性食管穿孔的死亡率为 36%,医源性食管穿孔为 19%,创伤性食管穿孔为 7%。自发性食管穿孔死亡率较高的原因在于临床症状常常与其他疾病相混淆而延误诊断,污染广泛并迅速发展至败血症。医源性食管穿孔多发生于食管腔内操作过程中,易于诊断和治疗。创伤性食管穿孔多发生于颈部,污染较局限,多死于其他脏器的损伤。

食管穿孔部位同样影响患者的转归。颈部食管穿孔患者死亡率 6%,胸部食管穿孔为 27%,腹部穿孔为 21%。造成差异的原因在于颈部污染物污染区域由于颈部筋膜的限制而局限,而胸部、腹部食管穿孔可造成胸腹部的二次污染,如延误诊断可迅速导致败血症。

尽管目前临床抗生素应用及临床监护的进步,24 小时后诊断的食管穿孔患者死亡率仍明显高于 24 小时内诊断的患者。White 等报道二者的死亡率分别为 31% 和 13%。在一组 390 例食管穿孔患者治疗报道中,死亡率分别为 27% 和 14%。

手术方式的选择对食管穿孔患者的死亡率有明显影响。一期缝合和加固缝合的死亡率为 0~31%,平均 12%。适当的暴露和严密的黏膜缝合、消除食管穿孔远端梗阻是降低死亡率的关键。24 小时后食管穿孔患者是否采取一期缝合或加固缝合目前尚有不同的观点,Wright 等报道一组食管穿孔采用一期缝合或加固缝合的患者中有 46% 为 24 小时后诊断明确。因而一期缝合或加固缝合适合没有恶性肿瘤、纵隔无弥漫性坏死、穿孔远端无梗阻患者。食管切除的死亡率为 17%,对于污染严重、合并肿瘤、穿孔远端狭窄患者行食管切除切除是合理的选择。食管外置或旷置患者死亡为 24%,单纯行引流患者死亡率为 37%,死亡率较高的原因可能与纵隔污染严重、患者全身情况差等因素相关。

在一组 154 例接受保守治疗患者的报道显示,保守治疗患者死亡率为 18%,甚至有报道接受保守治疗患者生存率达 100%。这一结果与严格控制保守治疗指征相关。但有报道约 20% 接受保守治疗的患者由于患者病情进展于 24 小时内改为手术治疗。

第四节　食管平滑肌瘤

一、流行病学

食管平滑肌瘤是最常见的食管良性肿瘤,占食管良性肿瘤的 60%~80%。上海胸科医院报道的大宗病例统计,食管平滑肌瘤的发病率为 84.3%。本病男性发病多于女性,二者之比约为 2:1。肿瘤可发生于食管的任何部位,国外报道以食管下段最常见,但国内报道多见于食管中段,下段次之,上段最少见。

二、病因学

食管平滑肌瘤的病因还不清楚,而食管平滑肌瘤病并发 X 染色体连锁的 Alport 综合征的病因已有深入的研究。编码 IV 型胶原 α_5 和 α_6 链的 $COL4A5$ 和 $COL4A6$ 基因 $5'$ 端缺失与其有关。Heidet 等 1998 年发现单发的食管平滑肌瘤也存在编码 IV 型胶原 α_5 和 α_6 链的 $COL4A5$ 和 $COL4A6$ 基因 $5'$ 端缺失。这意味着食管平滑肌瘤发生与胶原合成的基因学关联密切。

三、生物学特性

食管平滑肌瘤是源于食管平滑肌组织的良性肿瘤,极少恶变。其生长缓慢,临床症状出现晚或无症状。大多数为单发,少数为多发,也有少数报道病变可呈弥漫性生长,其整个食管壁内充满彼此孤立的肿物。这有别于食管内弥漫且融合生长的平滑肌瘤病,后者少见,是以多个融合的肌瘤样结节为特征的肿瘤样病变。

四、病理学

食管平滑肌瘤 97％为壁内型，1％为腔内型，2％为壁外型。食管平滑肌瘤可分为单发、多发食管平滑肌瘤和食管平滑肌瘤病 3 种，即以单一病灶出现的单发食管平滑肌瘤和以多个病灶出现的多发食管平滑肌瘤。多发食管平滑肌瘤不同于食管平滑肌瘤病，食管平滑肌瘤病是全身性平滑肌瘤病在食管的一种局部表现形式，除食管外其他器官如：胃、支气管、尿道等亦有平滑肌瘤的发生。但 2 者在食管局部的病理行为是一样的。食管平滑肌瘤半数以上发生在下段食管。大约 10％的几乎围绕整个食管壁，且导致食管梗阻。

食管平滑肌瘤大体标本多呈圆形、椭圆形、哑铃形或腊肠样。直径在 2～5 cm，重量多在 1 kg 以下，有少数巨大肿瘤的报道。典型的食管平滑肌瘤质地较硬，可呈圆形或椭圆形肿瘤可发生于固有肌层及黏膜肌层，以纵行肌多见，也有的起源于壁内血管肌层及迷走的胚胎组织。食管平滑肌瘤大多表现为食环形肌内偏向一侧的壁内实性肿瘤，突出于食管腔内，也可呈环形生长包绕食管腔造成狭窄。少数情况下，也可见到肿瘤突出于食管外壁向纵隔膨胀生长，需与纵隔肿瘤相鉴别。位于下段尤其是腹段食管者也可见到剑突下或上腹腔的肿块。肿瘤生长缓慢，其大小可多年不变。由于病变位于食管壁内且有黏膜覆盖。故而很少发生出血，短期内生长加快的报道较少，恶性变罕见，虽然也可见到食管平滑肌瘤恶性变的报道，但目前尚不能断定食管平滑肌肉瘤的发生与平滑肌瘤恶变之间有直接必然的关联。切面呈灰白色或带有黄色，一般可有不明显的包膜，表面光滑。瘤细胞呈旋涡状、栅栏状或束状交织，平滑肌束可呈纵横交错排列，其内混有一定量的纤维组织，也可包含有神经节细胞或神经成分，故而有时需要与神经纤维瘤等疾病相鉴别。细胞核的位置为偏心性。平滑肌瘤可以发生囊性变、钙化或玻璃样变。

近年来，随着免疫组织化学和分子生物学方法及电镜在病理诊断学上的广泛应用，胃肠道间质瘤（GISTs）的概念逐渐被临床接受。GISTs 起源于胃肠道肌壁间质的非上皮性及梭形细胞为主要成分的间叶性组织，多发于胃和小肠，发生在食管、结（直）肠的不到 10％。由于食管间质瘤与平滑肌瘤在临床病理学和分子生物学上有许多不同的特点，以往被普通 HE 染色和光镜诊断为"平滑肌瘤"的肿瘤，现在可以细分为平滑肌瘤、间质瘤、神经纤维瘤、雪旺瘤、自主神经瘤等。目前国际上对 GIST 有严格的定义，因此在诊断过程中必须采用免疫组化或其他方法才能准确区分食管间质瘤与其他类型的食管肿瘤。食管间质瘤通常有 CD117 和 CD34 的表达，而食管平滑肌瘤表达波形蛋白和肌动蛋白。王其彰等对 43 例普通病理学诊断的食管平滑肌瘤进行免疫组化检测；结果发现其中 11 例为食管间质瘤，31 例平滑肌瘤，1 例神经源性肿瘤。

五、临床表现

食管平滑肌瘤可发生于各个年龄段，多见于 30～60 岁患者，小儿少见。

食管平滑肌瘤的临床表现与肿瘤的大小及部位有关。肿瘤直径＜2 cm 可无任何自觉症状，肿瘤直径介于 2～5 cm 者也可无自觉症状，常常由于查体时意外发现。临床症状的产生多与肿瘤阻塞管腔或占位效应造成压迫所引起。多见症状可有进食不畅或吞咽困难。但病史往往较长，病情发展缓慢或间歇发生，食管梗阻症状往往并不严重，可与食管癌相鉴别。也有以胸骨后或上腹部疼痛、胀满为主诉者，此类患者往往病史很长，缓慢进展。其他如反酸、嗳气、食欲缺乏等均为一些非特异性主诉,肿瘤较大或邻近其他器官者也可产生相应压迫症状,如咳嗽、气促等。

六、诊断和鉴别诊断

诊断食管平滑肌瘤最常用的检查方法是食管钡剂 X 线检查。典型 X 线征象是在食管造影片上见到充盈缺损,但黏膜保持完整。食管呈现光滑的半月状压迹,轮廓清晰,肿物影与食管壁近端及远端呈现锐角。突入食管腔内的肿瘤表面黏膜皱襞消失,但其对侧的黏膜正常,被称为涂抹征或瀑布征。一定角度下,肿瘤的轮廓因其表面光滑钡剂缺失所完全显现出来,呈环形征。同时钡剂 X 线检查还可发现一些并发症,如食管憩室或食管裂孔疝等。

内镜下食管平滑肌瘤表现为圆形或椭圆形肿物突向腔内,其表面黏膜完整,有的肿物在黏膜下可活动,但较小的平滑肌瘤也可能被内镜忽略。内镜检查时如怀疑食管平滑肌瘤时应避免行黏膜活检,以免对可能进行的手术摘除造成不利影响。

超声内镜(EUS)对于平滑肌瘤的诊断有鉴别意义,可以探及肿物的位置、形态、密度、质地、内部结构、比邻关系等,从而与恶性肿瘤及其他良性肿瘤相鉴别。食管平滑肌瘤回声影像图:肿瘤呈均质低回声,与正常食管肌层相延续,黏膜及黏膜下层光滑完整,边界清楚,与周围组织无粘连,局部淋巴结无肿大。EUS 即可定位、又能显示病变的范围、形态,特别是能提供肿瘤内部结构和与周邻器官的关系和有无肿大淋巴结等信息。主动脉瘤压迫食管可表现出类似平滑肌瘤的影像,应用 EUS 技术相鉴别。

CT 及 MRI 检查可以帮助肿瘤的定位,尤其对于肿瘤的范围、偏向及走行判断有利,这对于外科手术选择、手术入路及手术术式很有帮助。在复杂病例时行 CT 或 MRI 可以帮助判断肿物的性质及与邻近器官的关系,鉴别良、恶性病变,以指导手术治疗。

与食管平滑肌瘤相鉴别的疾病主要有:食管恶性肿瘤,如食管癌、食管平滑肌肉瘤以及引起食管外压性改变的疾病,如纵隔肿大淋巴结、纵隔肿瘤、主动脉瘤等(表 4-3)。

表 4-3 食管平滑肌瘤的鉴别诊断

	食管平滑肌瘤	食管恶性肿瘤	邻近外压病变
发病年龄	30～60 岁	40～65 岁	各个年龄段
病史	长	较短	不定 除吞咽不适外可有原发病症状:
主要症状	吞咽困难或胸骨后不适	进行性吞咽困难、消瘦	发热、胸痛等
钡剂透视	瘤体表面黏膜无破坏,有典型的涂抹征等	黏膜破坏,食管僵硬,梗阻等	似平滑肌瘤的表现
食管镜检查	黏膜局限性隆起;黏膜光滑	黏膜破坏,可见溃疡,糜烂	似平滑肌瘤的表现
胸部 CT	质均食管壁内肿瘤,纵隔无肿大淋巴结	食管内占位,可见纵隔肿大淋巴结	可见纵隔内原发病的影像。如肿大淋巴结,纵隔肿瘤等
食管超声	均匀低回声黏膜完整	欠均匀低回声,黏膜破坏,局部淋巴结肿大	主动脉瘤可用多普勒技术鉴别,肿大淋巴结位于食管外

七、治疗

食管平滑肌瘤多采用手术治疗。但手术适应证的选择有所争议。传统观点认为,除直径在 2 cm 以下或身体条件不适宜手术者可以定期观察外,其余均适宜行手术治疗。但鉴于食管平滑肌瘤生长缓慢、发病年龄较食管癌年轻,发生恶性变概率很小,很多患者没有不适主诉,且手术治疗本身所造成的创伤较大,有人提出应慎重选择手术,认为肿瘤直径<5 cm 且无临床症状的患者可以定期观察,有临床症状出现或肿瘤出现增长加快征象时方考虑手术治疗。而有症状的平滑肌瘤无论大小均适宜手术。

手术前应做好充分的检查以明确病变的准确位置。内镜下确定肿瘤距门齿距离可以帮助初步定位。CT 检查有助于判定肿瘤的比邻关系及具体位置,对于手术入路及手术方式的选择均有帮助。术前置胃管可以帮助术中明确肿瘤与管腔间的关系。位于颈段食管的平滑肌瘤可经颈部切口;位于食管上中段者可选择右胸前切口;而位于食管下段者经左侧开胸较多。总之,手术入路应根据情况选择,以方便操作为原则。

除极少数起源于黏膜肌层、突出于管腔且直径较小(<2 cm)的病变有经内镜切除报道外,食管平滑肌瘤基本都常规采用手术治疗。手术方式的选择可以有平滑肌瘤摘除术、食管部分切除、食管重建术及经胸腔镜平滑肌瘤摘除术。开胸食管平滑肌瘤摘除术是最常被采用的术式。游离出食管后在肿瘤上方切开肌层,钝性分离多可摘除肿瘤。但要注意避免损伤黏膜层。如有损伤应即予以修补。肌层可松松缝合,缺损较大者可以周围组织予以修补。复杂、巨大、与黏膜紧密粘连或环形生长的平滑肌瘤无法行摘除的或黏膜损伤过多无法修补者可行食管部分切除食管重建术。近年经胸腔镜平滑肌瘤摘除屡有报道,该手术对患者损伤小,恢复快,但仅限于一些相对容易处理的病例,尚不能完全替代开胸手术。

八、预后

食管平滑肌瘤预后良好,彻底切除后极少复发。但位于膈肌裂孔处的食管平滑肌瘤术后,偶有反流性食管炎的报道。

第五节　气管、支气管异物

气管、支气管异物是一种常见的危急重症,多发生于小儿。当呼吸道吸入异物后,可以并发急性喉炎、哮喘、肺炎、肺脓肿、支气管扩张症、肺气肿、自发性气胸甚至脓胸。体积较大的异物,突然阻塞声门、气管或主支气管会引起呼吸困难,严重者会引起窒息死亡。本病一旦发生,多数病例需在支气管镜下将异物取出。对于一些异物形状特殊者,表面光滑、异物嵌入支气管腔内过深者,经气管镜难以取出,往往需要施行剖胸手术,切开支气管摘除异物,如阻塞远端肺组织已感染实质病变,需行肺叶或全肺切除术。

一、病因

吸入的异物按性质可分为三类:①金属类如缝针、大头针、安全别针、发夹、注射针头、鱼钩、硬币或钢珠等。②动植物类如花生米、黄豆、蚕豆、玉蜀黍、瓜子、核桃、骨片等。③塑料和玻璃类如塑料圆珠笔帽、瓶塞、玻璃串珠、纽扣等。

二、发病机制

(1)由于异物的大小、形状、性质以及阻塞部位不同,对患者产生的影响也不相同。小而光滑的金属性异物吸入支气管腔内,仅产生轻微的黏膜反应,不会引起呼吸道的阻塞,随着时间的推移,金属会氧化生锈,有时还会穿透支气管壁进入肺实质。但动、植物类异物可产生支气管部分性或完全性梗阻,并引起异物周围严重的局限性炎症。大的异物可以早期引起完全性的气管、支气管阻塞,产生呼吸困难、急性肺不张、纵隔移位,进一步发展为阻塞性肺炎、支气管扩张症及肺脓肿。值得注意的是,小儿气管、支气管异物绝大多数为食物壳仁或塑料玻璃类玩具,因此,小儿应避免玩这类物品,以免发生意外。

(2)异物存留的部位,可能在喉部、气管隆突处,但以进入左、右主支气管及其远端多见。右侧支气管异物的发生率较左侧高,这是由于右侧主支气管比左侧粗、短、直,偏斜度较小,而左侧主支气管较细、长、斜,加之隆突位于中线偏左,因此,异物容易落入右侧。异物停留的部位,多在主支气管和下叶支气管,落入上叶及中叶的机会极少。

(3)异物落入支气管,可以产生部分性或完全性阻塞,两者均可导致不同程度肺通气功能减退。部分性阻塞时,异物的阻塞或刺激产生的局部炎症反应肿胀导致形成活瓣机制,空气可以吸入气道远端,但无法呼出,引起阻塞性肺气肿,受累的肺组织过度膨胀,产生纵隔移位、呼吸困难,肺内压力增高甚至可以产生自发性气胸。完全性阻塞时,由于异物的嵌入,加之黏膜肿胀、炎症、腔内分泌物潴留,最终使支气管腔完全阻塞,导致阻塞性肺炎、肺不张、支气管扩张症及肺脓肿。

三、诊断

由于吸入异物种类、大小、形状不同,症状也不同,从无任何呼吸困难症状到严重缺氧、窒息而致死亡均有。本病发生可有明确的吸入异物病史,并出现相关临床症状,表现为呛咳、咳嗽、咳痰、呼吸困难、咯血、发热,严重者可很短时间内窒息死亡。有学者曾遇一例 6 岁患儿,因口含黄瓜蒂玩耍造成误吸死亡的病例。但无明确病史的患儿甚至成年患者也不少见。

(一)临床分期

根据异物停留时间的长短,临床上分为 3 期。

1.急性期(24 小时)

有黏膜刺激症状和呼吸困难,并伴有胸痛,少数患者出现发绀及发音困难。

2.亚急性期(2~4 周)

由于异物产生呼吸道局部炎症反应,伴随有支气管黏膜刺激症状,出现黏膜溃疡、软骨坏死及蜂窝组织炎等。

3.慢性期(1 个月以上)

此时异物反应轻的患者可无症状,如出现较大支气管的完全性或不完全性阻塞,则可出现与局限性肺气肿、肺不张或肺化脓症及脓胸相应的症状。

(二)临床症状

在临床工作中如果发现小儿在进食或口含物品玩耍时发生呛咳、哮喘甚至呼吸困难、发绀等,要考虑有吸入性异物的可能。对于儿童不明原因的肺炎、肺不张等与常见肺炎临床症状不符时应考虑支气管异物的可能性。

(三)放射诊断

气管、支气管异物最基本的检查方法是胸部正侧位平片,对于金属和不透 X 线的异物可以确定异物位置,对 X 线不能显示者可以发现异物堵塞区肺炎、肺不张等间接征象。对高度怀疑的患者应行纤维支气管镜检查以明确诊断并能给予及时治疗,少数病例尚需支气管造影、断层扫描、CT 检查等,均可显示支气管管腔充盈缺损。

四、治疗

(一)误吸异物家庭自救的方法

(1)立即以示指或拇指突然按压颈段(环状软骨以下至胸骨切迹处)气管,刺激患者咳嗽反射,将异物咳出。

(2)可立即抓住婴幼儿双踝部使倒立位,并行原地转圈,迅速加快,由于离心力作用即可使异物排出。

(二)经支气管镜检查和异物摘除

气管、支气管异物能自动咳出的占 1%～2%,因此应积极治疗,以免延误病情,发生并发症。气管、支气管吸入异物后,多数均可通过镜检顺利取出,但也有少数病例取出困难,或者出现窒息等并发症。特殊类型气管异物由于形状特殊、体积较大,一般应选择全身麻醉。全身麻醉可使患儿减少躁动、气管内平滑肌松弛,利于异物的取出。但全身麻醉应达到一定的深度,既保留患儿的自主呼吸,又尽量在置入气管镜和异物出声门时达到肌肉松弛、分泌物少和止痛的要求。

(三)剖胸手术适应证

剖胸手术仅适用于下列情况:①经支气管镜摘除困难或估计摘除过程中有很大危险。②异物已引起肺部明显化脓性感染。

(四)手术

应注意做好术前准备,确定异物形态、性质及停留部位,手术当天应复查胸片,以防止异物移位。对于球形、光滑的支气管异物,为预防由于体位变动或操作时异物滑入对侧支气管,可采用双腔管或单侧支气管插管。

手术方式有以下两种。

(1)行支气管膜部切开术时,切开胸膜,显露支气管膜部,在该处扪及异物,纵向切开膜部,取出异物,然后间断缝合膜部切口,并以胸膜覆盖。

(2)肺叶或全肺切除术适用于由于异物停留时间长,已引起严重的肺部不可逆感染或化脓,患部肺功能难以恢复者。

第六节　气管、支气管损伤

气管、支气管损伤是指环状软骨以下到肺段支气管分叉之前气道损伤,临床比较少见。国内报道占胸部伤的 1% 左右,国外报道则为 3%～6%,但伤情较重,多合并有严重创伤,发生率有增多趋势。Chesteman 等收集。闭合性气管、支气管伤 200 例文献报道中,病死率 30%,其中 50% 死于伤后 1 小时,65% 发生于 30 岁以下的青少年。低氧血症是造成伤员死亡最常见的原因。多数学者认为要降低病死率和预防并发症,必须早期诊断,并立即手术。

一、病因

根据气管所处的部位,其损伤的原因亦有所不同。

(一)颈段气管

颈段气管比较表浅,多为遭受直接暴力切割、刎颈损伤所致,例如乘坐摩托车、跑马等高速载体,颈部突然撞击电线、绳索而致伤。

(二)胸段气管

胸段气管多在交通车辆突然减速,乘客颈、胸部撞击扶手或方向盘时损伤,常合并颈胸部血管、食管或脊柱椎体等毗邻组织器官损伤,重者或因气管、支气管断裂、出血、错位、缩短、软组织嵌塞窒息立即死亡,轻者胸段气管撕裂,膜部破裂。如果轴线改变不大,除急性出血堵塞或压迫气管有危险外,一般预后较好。

二、发病机制

(一)颈段气管的损伤机制

颈段气管位置表浅,其前方仅有软组织覆盖,后方是颈椎,左右活动度较大。因此颈前锐器伤容易伤及气管,而颈前的突发钝性伤由于气管活动度小可造成气管裂伤。

(二)胸段气管、支气管损伤机制

(1)胸廓突然遭受严重撞击挤压,使胸腔压力剧增,同时伤员常作保护性反射,使声门紧闭、气管内压急剧增高,同时腹肌亦反射性收缩和屏气,使腹内压和膈肌同时升高,气管、支气管在这种内、外双重压力作用下,可导致破裂。

(2)胸廓受挤压时,前后径明显缩短,而左右径突然增大,双肺向两侧后分离,使一侧或另一侧主支气管向外侧过度分开,而气管分叉处(指隆突)较多固定,在这种动与不动剪切力的作用下,容易使一侧主支气管裂伤或横断。80%～86%发生在主支气管离隆突约2.5 cm处。右主支气管损伤较左侧的多见。

三、临床表现

患者有突然受撞击伤或挤压伤史,如汽车撞伤、坠落伤以及颈部刀刃刺伤病史。气管、支气管损伤的早期症状及体征取决于损伤的部位、程度、纵隔胸膜是否完整和血胸程度等因素。伤后早期出现呼吸困难,颈、胸部大量皮下积气,有张力性气胸者可见口唇发绀、端坐呼吸、极度呼吸困难,可以伴有多发性肋骨骨折及血气胸。陈旧伤者由于支气管断裂收缩、血凝块堵塞支气管断端,造成断裂支气管所属肺不张。胸部X线检查显示气胸、血气胸,纵隔、颈、胸部皮下气肿及肺不张,部分病例可出现典型的"肺坠落征",螺旋CT加三维重建和MRI可显示支气管断裂。纤维支气管镜检查见气管及支气管大小不等的裂口和裂伤,可伴有出血以及支气管腔内肉芽瘢痕组织堵塞管腔。

四、诊断要点

颈段开放性气管损伤的诊断并不困难。如听到气体进出破口的嘶嘶声或以导尿管试插进入气管后,可立即吸出血痰或出现咳嗽反射,即可确诊。而闭合性气管损伤,由于损伤程度和病理变化的差异,症状、体征、X线表现又无特异性,又多有严重合并伤的掩盖,导致闭合性颈胸段气管、支气管损伤的诊断则多较困难。有作者统计:伤后24小时内确诊不到1/3,1周内确诊率仅增加15%～25%,1个月内确诊率约50%,6个月以上尚有10%难以确诊,甚至有伤后15年在手术探查时才确诊的。

对于胸部外伤史如车祸、从高处跌下等病史者,应警惕胸内气管、支气管断裂的可能性。如表现为气胸经胸腔闭式引流有持续大量气体溢出而肺膨胀不良或X线检查表现为"肺坠落征",应考虑气管、支气管断裂可能。部分病例可以行CT或MRI诊断,必要时可以行支气管镜检查,如发现支气管裂口即可诊断。螺旋CT加三维重建对气管、支气管断裂的早期诊断价值非常大,因为均为无创检查,风险较小,特别适合于一般情况差的患者。陈旧伤者由于支气管断裂收缩、血凝块堵塞支气管断端,造成断裂支气管所属肺不张,纤维支气管镜检查可见断端支气管狭窄阻塞机化。

五、治疗

根据伤员就诊的早晚,临床诊断时常把气管、支气管损伤分为急性期(早期)和慢性期(晚期)损伤。

(一)急性期(早期)诊断和手术探查指征

(1)有严重颈、胸部外伤史和张力性气胸表现,经第1或第2肋间胸腔闭式引流,仍有持续大量漏气及低氧血症难以改善,或加负压吸引时,因对侧气道的有限气体也被吸出而呼吸困难加重,甚至发生窒息,断裂破口越大越易发生,应立即停止负压吸引,或经引流管注入亚甲蓝由气道咳出者,均应即作双腔健侧气管插管,行伤侧或正中切口急诊手术探查。

(2)早期纤维支气管镜检查,是诊断气管、支气管损伤最有效的方法。该方法既可了解损伤的部位、程度和管腔阻塞情况,决定术式、切口径路,又可提供止血、吸痰、排除健侧气管阻塞内容物,还可在内镜外套上气管插管,并在内镜引导下进行健侧麻醉插管,保证气道通畅,减少因头、颈过度后伸加重脊髓损伤的危险,了解声带功能,避免因盲目插管推移气管下断端扩大损伤。但纤维支气管镜检查有一定风险,最好在手术室中进行,以便随时作气管切开和紧急开胸手术。

(3)放射学检查是提示和补充诊断气管、支气管损伤的重要参考和依据。胸片、断层片可见有以下直接、间接征象:①颈深部、椎旁、纵隔气肿,单侧或双侧气胸,经闭式引流后难以消失。②气管、支气管壁影的延续突然中断或有含气或血凝块阴影。③伤侧肺萎陷、肺不张、咳嗽、深吸气,亦不能复张,并下垂于肺门以下,又称"肺坠落征",是诊断气管、支气管完全断裂的重要依据。结合有受伤史、难治性气胸,应当确诊和手术。尚难确定时,宜尽早作纤维支气管镜检查和手术探查。

严重胸部损伤中气管、支气管断裂,多合并胸部其他脏器和其他部位器官损伤,如不能及时明确诊断、早期手术治疗,常危及生命。外伤性支气管断裂早期行重建术在操作上无多大困难,因支气管断面新鲜、解剖结构清晰,清除周围血肿后,断端稍加修整即可吻合。早期接受支气管重建术患者有较好的远期治疗效果。

(二)慢性期(晚期)诊断及手术适应证

1.陈旧性气管、支气管损伤

多为急性期误诊所致,一般指受伤后7日以上,原因是伤后断端收缩移位,断裂口被软组织、血块或分泌物完全或部分堵塞,早期经胸腔闭式引流术症状明显改善,支气管断裂处为增生肉芽组织填充。

2.气管、支气管损伤的晚期手术适应证

（1）气管、支气管外伤后有吸气性呼吸困难或喘鸣，气管镜和 CT 断层片发现有肉芽、瘢痕或软组织狭窄，影响正常呼吸者。

（2）支气管外伤后，断端远端堵塞并发肺叶或全肺不张或感染实变完全失去肺功能者。前者即使时间久远，只要在直视下插入导尿管反复灌洗，彻底清创，绝大多数均可复张。将断端清创吻接，预后多较良好。对于感染严重者可行肺切除手术。

（3）胸外伤后出现进食尤其饮水呛咳，或口服亚甲蓝即有气管咳出蓝色痰液，又排除喉返神经损伤，应以内镜和造影确诊内瘘部位、方向、大小，一经确诊，必须考虑外伤性食管、气管、支气管瘘，行手术切除和食管、气管修补手术或行食管覆膜支架置入。

（三）手术时机选择

陈旧性气管、支气管断裂患者，手术目的是争取切除狭窄部分，重建气道，使肺复张。通常应在伤后 6 个月内手术为宜。也有支气管断裂后阻塞 15 年，术后肺功能尚可恢复的报道。作者曾诊治一例因砖窑倒塌致左侧支气管断裂后 6 个月来就诊，手术发现左主支气管根部断裂并肺实变合并感染者，行支气管吻合后肺复张的病例。这种情况少见，对严重肺部感染者应作切除。但一般而言，距外伤时间越近，肺复张的概率越高，肺功能恢复越好，故在病情允许的情况下应尽早手术。

（四）手术方式和技巧

陈旧性气管、支气管断裂的患者，由于胸腔粘连，两断端回缩，加之瘢痕组织形成，寻找断端困难。手术有以下要领。

（1）分离胸内粘连，剥除肺表面的纤维膜至肺门处。

（2）解剖暴露出肺动脉干，在其分支处找到支气管远端，切除狭窄部分及瘢痕组织。判定肺功能恢复与否依下述方法进行：把远端支气管游离后切开支气管，吸去管腔内胶冻状黏液，吸净后用生理盐水反复冲洗干净，用麻醉机气囊加压充气，若肺膨胀良好，说明肺功能可全部或部分恢复，重建气道后仍具有通气和换气功能。完全断裂的主支气管管口立即回缩入纵隔并被血块等堵塞，远侧端的肺完全萎缩，但很少发生感染。

（3）最后，沿肺动脉干找到近端支气管，切除瘢痕及狭窄，与远端吻合。寻找断端和肺功能的鉴定是手术难点及关键。

（五）吻合注意事项

对于陈旧性气管、支气管断裂，一般游离范围应距上下支气管断端 0.15 cm 以上。对于形成瘢痕狭窄的切除范围应超出瘢痕 0.12～0.14 cm，吻合时两端修剪整齐，口径大小接近，膜部稍长，以便吻合时调整，用 3-0 prolene 线缝合，吻合口处再缝 1～2 针减张丝线，同时游离下肺韧带，降低吻合口张力，经张肺试验吻合部位无明显漏气后，用附近带蒂胸膜覆盖吻合口。

由于伤员就诊较晚或急性期损伤较轻，裂口＜1 cm 或横断周径不超过 1/3，或气管远端、支气管两断端被血凝块、分泌物或周围组织封堵，远端为肺不张、肺炎、感染实变，断端局部瘢痕、狭窄，甚至支气管横断，两断端收缩，其间形成软组织隧道通气，也可在短时间内维持平静的呼吸，一旦活动量大，即可出现吸气性呼吸困难和喘鸣。

第七节 支气管扩张症

一、概述

1919 年,Laennec 首次描述了支气管扩张这一种疾病,并叙述了其特征为支气管永久性的损害,形态学表现为管壁结构的破坏及管腔的扩张。1929 年,Brunn 提出可以手术切除支气管扩张的病变部位,从此手术治疗逐渐成为支气管扩张的重要的治疗方法。1937 年后,Churchill、Belsey 发展了肺的手术技术,采用肺叶切除及肺段切除的方法治疗支气管扩张。随着对疾病认识的进展及手术技术的逐渐成熟,外科手术成为治疗支气管扩张的重要方式。

支气管扩张通常被定义为含有软骨的支气管分支结构的不可逆的永久性扩张,病变可以是局限或是广泛的。近年来,临床表现常为持续的咳嗽,每天大量排痰,反复肺内及胸腔内感染,症状长期存在,迁延不愈。感染反复发作,每天均有气道分泌物排出,气流的梗阻使呼吸做功增加,呼吸不畅,从而降低了生活质量。另一显著临床表现为不同程度的咯血,严重者可危及生命。病变可在任何年龄发生,年轻的患者存在支气管扩张,可能会合并先天性的疾病或免疫缺陷,在成人,相当多的患者具有支气管扩张的病理改变,但无自主症状。有症状的支气管扩张如果不进行处理的话,可引起持续性的气道损害,肺功能的不断丧失。对于支气管扩张的处理均以针对病因,减轻症状,延缓病变进展为目的,外科治疗以消除引起症状的不可逆支气管扩张病变为主。

二、流行病学

支气管扩张总的发病率较难统计,多数数据来自各级医疗中心、保健中心或保险公司。许多患者CT 显示有支气管扩张,但无明显自觉症状,多数的统计结果未包括这部分人群的数据。在一项 HRCT 用于人口普查并作为诊断证据的研究当中,支气管扩张而无症状的患者占支气管扩张患者总数的比例可高达 46%。估计实际的发病率要高于从医疗保健机构得到的统计数字。疾病疫苗对于呼吸道疾病防治具有较大作用。随着疾病疫苗的不断开发,越来越多的呼吸道疾病可以得到及早预防,百日咳等对于呼吸道产生破坏的疾病发病率逐渐降低,这一点尤其对于儿童有显著帮助,根据统计,儿童的支气管扩张在逐年下降。在发达国家,支气管扩张的发病率及患病率是比较低的。在新西兰,发病率达到 3.7 人每 10 万人/年。在美国,在成人当中,发病者可达 10 000 人/年。在 18～34 岁的年龄段,发病率为 4.2 人每 10 万人/年,在 75 岁或以上的人群中,可达 272 人每 10 万人/年。对比欧美国家,亚洲国家的患病率是比较高的。我国并无确切的统计数字,但从临床经验来看,近十年来,后天性支气管扩张患者数量在逐渐减少,这与人民生活水平提高,医疗卫生条件改善密不可分。

三、病因与发病机制

除少部分发病早的患者是先天性或遗传缺陷导致,绝大部分支气管扩张为获得性病变。无论自身机体有何种易患因素,大多数支气管扩张的形成都需经历肺部感染的阶段。这一点亦为文献上论及最多的病因,即大多数支气管扩张的形成是微生物与机体互相作用的结果。Angrill 等研究证实 60%～80%的稳定期患者气道内有潜在致病微生物定植,其中最常见的是流感嗜血杆菌、铜绿假单胞菌。有文献报道称一个急性的感染期即可使肺内支气管结构受到严重破坏，从而产生支气管扩张。目前多数学者认为，支气管扩张为多个因素互相作用的结果。支气管扩张存在的遗传性易感因素包括：先天性的纤毛运动障碍使气道清除能力下降；缺少 IgG、IgM、IgA 使支气管管腔内杀菌能力降低；α_1 抗胰蛋白酶缺乏、营养不良等。有学者总结支气管扩张病变形成的直接原因主要由于 3 个因素的互相影响，即支气管壁的损伤、支气管管腔的阻塞、周围的纤维瘢痕形成的牵拉作用。另有假说综合了遗传因素与环境因素的影响，提出由于基因易感性，引起宿主的纤毛运动障碍，支气管清除分泌物及脓液的功能减弱，残存的细菌及坏死物无法被清除，细菌更易定植在管壁上，气道炎症反应加重，形成支气管壁的薄弱，由于慢性炎症的迁延不愈，管腔反复被阻塞，形成恶性循环。阻塞的管腔远端分泌物潴留，管壁即存在一定的张力，如遇到薄弱的支气管壁，即可形成扩张。儿童时期正在发育过程当中的支气管壁更易受到破坏，支气管扩张发病早，肺支气管破坏可能越严重。在感染的慢性期，纤维瘢痕的收缩在支气管扩张的发生中占有重要的作用。随着症状的发展，慢性咳嗽使支气管内气体压力增加，亦可占一定因素。

患者具有某些基础疾病时，支气管扩张是基础疾病发展过程中肺部病变的一个表现。在这种情况下，更要注意潜在疾病的处理。这类疾病包括免疫缺陷、肺囊性纤维化、真菌病、结核、淋巴结肿大、异物、肿瘤、肺棘球蚴病等。其致病机制多与支气管部分阻塞相关。但单纯支气管阻塞不会引起支气管扩张，如伴发感染，引流不畅，则为形成支气管扩张制造条件。右肺中叶支气管有其独特的解剖学特点，管径较小，相对走行较长、分叉晚，与中间段支气管及下叶支气管夹角相对较垂直，周边环绕淋巴结，而较易管腔阻塞，引流不畅。当中叶感染，支气管周淋巴结肿大，支气管腔狭窄时，易形成远端的支气管扩张。右肺中叶支气管扩张可为"中叶综合征"的一种表现。上肺叶的支气管扩张通常继发于结核。结核愈合过程中纤维瘢痕收缩，可牵拉已破坏的支气管壁。支气管扩张与以前是否患过肺结核病显著相关，在结核病流行的泰国，结核病是支气管扩张发病最重要的因素。

四、病理及病理生理

支气管扩张病变主要位于中等大小的支气管。病变支气管腔内常无纤毛及柱状上皮等细胞特征，可有鳞状上皮化生，正在受侵及的支气管壁可见溃疡形成，管腔扩大，管腔可充满黏液或脓液，管壁增厚，纤维组织增生，仅残留少量平滑肌及软骨组织，从而失去弹性，远端细小支气管可见堵塞或消失。中性粒细胞等炎症细胞侵犯支气管壁是支气管扩张较为常见的一种表现。病变区域可见炎症反应表现，支气管管腔内中性粒细胞聚集及肺组织内中性粒细胞、单核细胞、CD4＋ T 淋巴细胞浸润。支气管扩张部位病肺常有肺感染、肺不张及支气管周纤维化，可见病肺实变、萎缩，部分出血的支气管扩张患者肺部可散有出血斑。在反复感染时期，肺泡毛细血管受破坏，动脉壁增厚，支气管动脉扩张。支气管动脉直径＞2 mm 即可被认为异常，支气管动脉增粗、迂曲扩张，支气管动脉瘤样扩张，或动脉瘤形成，或支气管动脉与肺动脉形成吻合血管网，动脉内血流丰富，一旦支气管动脉壁受感染侵蚀，易出现呼吸道出血。局限性的痰中带血主要来源于气管黏膜供血小血管的损伤，而大咯血主要来源于较大血管分支的侵蚀。随着病变进展，支气管动脉及肺动脉间的吻合支增多，形成广泛的侧支循环，体-肺分流严重，肺动脉阻力增加，从而加重心脏负担，导致右心衰竭及左心衰竭。

从解剖学角度来看,左主支气管较长,与气管角度较大,排痰相对困难,特别是左肺下叶基底段易存在引流不畅,左肺上叶舌段与下叶开口相距较近,易受感染。右肺下叶基底段支气管病变亦较多。但双下叶背段病变常较少,可能与体位相关,患者站立时即有助于引流双下叶背段支气管。结核性病变常发生于上叶,故结核相关支气管扩张常在上叶。

有三种不同的支气管扩张形态,即柱状、曲张状、囊状。柱状的支气管扩张标志为单独扩大的气道,囊状的支气管扩张为持续扩大的气道形成像串珠样的结构,曲张状支气管扩张为扩大的气道当中存在缩窄的结构。柱状病变重要位于肺段、肺亚段及其分支,囊状病变多侵犯小支气管,包括终末细支气管及呼吸性细支气管。支气管扩张很少侵及叶支气管。较大的支气管扩张,更可能由于周围纤维瘢痕牵拉所致,而细小的支气管扩张,引流不畅的因素具有重要作用。

有学者根据病变肺组织的血流灌注情况将支气管扩张分为非灌注型支气管扩张及灌注型支气管扩张。前者的主要特点为受累病肺的肺动脉缺少血流灌注,肺动脉通过体循环逆行充盈,支气管多呈囊状扩张。因此病肺毛细血管床遭到破坏,肺毛细血管的阻力增加,迫使体肺循环之间形成旁路,血液经肺动脉流向肺门。在肺血管造影时,患侧肺动脉表现为假性排空的征象。非灌注型的肺组织无呼吸功能和气体交换功能,并由于肺体循环旁路,有可能引起肺源性心脏病。支气管动脉充盈扩张,压力增高时,变薄的支气管血管可发生破裂,患者出现咯血症状。灌注型肺为柱状支气管扩张,仍有呼吸功能和气体交换功能。肺动脉造影时,病肺的肺动脉可见有充足的血流灌注。此型相对病情较轻,多见肺部感染症状。此种分型对支气管扩张病变的供血特点进行了阐述,有助于病情的评估及手术方式的决定。

五、临床表现

支气管扩张患者男性比例高,各年龄段均有发病病例。病程常较长,可迁延数年或数十年。患者可存在幼年呼吸道疾病史,或反复肺部感染病史。症状根据病情轻重,肺部感染加重及减轻,支气管管腔分泌物的多少,有无治疗而不同。呼吸系统的所有症状都可作为支气管扩张的临床表现,而部分患者可仅仅存在影像学表现而无症状。

慢性咳嗽、咳痰为一常见的症状。患者可有刺激性咳嗽,为长期慢性炎症刺激的后果,亦与气道的高反应性有关。仅咳嗽而无痰,称为"干性支气管扩张"。咳痰在晨起时最多,为夜间呼吸道潴留痰液。其次以晚间较多。痰量多者每天可达 400 mL。如痰液较多,咳痰无力,排痰困难,阻塞小支气管,则感胸闷气急。典型患者多为黄绿色脓样痰,如痰液有臭味则考虑存在厌氧菌感染。集大量痰液于玻璃瓶中,数小时后可分为 3 层:上层为泡沫,中层为黄绿色黏液,下层为脓块状物。咳痰的多少与感染程度、范围、机体抵抗力、病变支气管是否通畅、药物治疗是否有效等有密切关系。目前由于各类高效抗生素的普遍应用,大量脓痰的情况相对少见,但耐药病菌的存在相对增加。支气管扩张患者如抗生素有效,痰液引流通畅,症状可得到缓解,仅存在咳嗽或存在少量痰液,但因支气管结构发生改变,容易反复感染,症状可重复出现。

咯血为另一常见的症状,可从痰中带血至短时间内咯血数百毫升,程度不等,症状可反复发生。咯血量与病情轻重及病变范围不一定相关。有些患者的首发症状可能仅为咯血。对咯血程度的判定目前尚不统一。一般认为,24 小时内咯血量在 200 mL 以下者为少量咯血,200~600 mL称为中量咯血,超过600 mL则称为大咯血。也有人认为大咯血是指一次咯血300~500 mL,大咯血常常来势凶猛,病死率极高,可达60%~80%,故常引起医务人员的重视。de Gregorio等提供的一组在医院微创中心进行的统计,以咯血为主要症状的患者中,患支气管扩张的人数占首位,可以从侧面反映在发达国家的疾病现状。影响大咯血患者病死率的最主要因素为出血阻塞气管及支气管,影响正常肺组织的通气而导致窒息,部分患者可见血氧饱和度进行性下降,常低于90%,病情急重。结核性支气管扩张病变逐渐发展可发生咯血,病变多在上叶支气管。

因病肺组织长期慢性感染,常出现全身毒血症状,患者可有发热、乏力、食欲缺乏、消瘦、贫血等。症状重,病程长的患者常有营养不良,儿童患支气管扩张可影响生长发育。Kartagener综合征患者可具有支气管扩张的症状,同时具有内脏逆位及鼻窦炎。如感染侵及胸膜腔,患者常常发生胸痛、胸闷等胸膜炎、脓胸的表现。当出现代偿性或阻塞性肺气肿时,患者可有呼吸困难、发绀,活动耐力下降等表现。随病情进展,可出现肺源性心脏病的症状。

支气管扩张体征无特征性。早期支气管扩张患者仅有影像学改变,并无阳性体征。一般患者可发现肺部任何部位的持续性湿啰音,局部痰液排出后湿啰音可发生变化。湿啰音的范围随病变范围而不同。也可发现管状呼吸音或哮鸣音部分患者可有杵状指(趾),但目前,支气管扩张患者具有杵状指(趾)的比例明显变低。并发肺气肿、肺源性心脏病、全身营养不良时,可具有相应的体征。

六、支气管扩张的诊断

(一)症状及体征

如果患者具有下列症状,可怀疑其有支气管扩张。

(1)反复肺部感染,迁延不愈,发作次数频繁,存在少量或大量脓痰,痰液可分层,病程可持续数年;可具有胸痛或呼吸困难。

(2)非老年患者,反复咯血病史,可伴有或无支气管反复感染,有时咯血量偏大。

(3)结核病史产生较大量的咯血。

(4)局限的肺湿啰音,可有缓解期及持久存在,可伴管状呼吸音或哮鸣音。

支气管扩张的症状及体征相对具有非特异性,仅为临床进一步诊疗参考依据。怀疑具有支气管扩张的患者可进一步行其他检查。

(二)胸部影像学检查

胸部X线片为肺部疾病初步筛选的影像学方法,但对于支气管扩张诊断价值有限。X线片表现不典型,大部分见到的是肺纹理增多、紊乱,不能确定病变的程度和范围,病变轻微则表现无特殊。在过去,支气管造影是确诊支气管扩张较好的方法,但其为一创伤性的检查,操作复杂,有一定的并发症发生率,目前已基本被大部分医疗单位淘汰。普通螺旋CT对于支气管扩张的诊断具有一定作用,但敏感性仍不高。在普通螺旋CT扫描检查中,可表现为局部支气管血管束增粗、肺纹理紊乱、条索状影和局限性肺气肿等,经HRCT证实这些部位的异常影像为支气管扩张的不同表现。因支气管扩张的患者往往在急性期出现肺内炎症、咯血引起肺泡内积血等,螺旋CT仅表现为肺组织急性渗出性病变,容易掩盖支气管扩张形态学影像表现而不能确诊,HRCT(高分辨CT)具有准确、便捷、无创的特点,逐渐成为支气管扩张诊断的金标准。一般认为,HRCT 诊断支气管扩张的假阳性及假阴性为 2% 及 1%。主要的诊断依据包括:支气管的内径比相邻的动脉粗,支气管的走行没有逐渐变细,在肺外侧带靠近胸膜的 1～2 cm 内,可见到支气管。在几项研究当中,HRCT 上肺及支气管的形态学改变与肺功能的变化及肺动脉收缩压的改变是相近的。有条件的单位可做 CT 三维重建,从不同的角度证实支气管扩张,更具有形象性。

柱状扩张的支气管如平行于扫描方向,可显示支气管壁及管腔含气影,呈分支状"轨道征";在横断面 CT 扫描上,扩张的支气管壁即支气管内气体。与伴行的肺动脉的横断面组合形似印戒,称为"印戒征";扩张的支气管走行和扫描平面垂直或斜行时则呈壁较厚的圆形或卵圆形透亮影。囊状扩张表现为大小不等的囊状,多聚集成簇,囊内可见气液平面。混合型扩张兼有柱状扩张和囊状扩张的部分特点,形态蜿蜒多变,可呈静脉曲张样改变。

随着 CT 的广泛应用,我们可以随访支气管扩张的不可逆现象。Eastham 等人提出了一种新的支气管扩张的分级方式,共分三个级别。①支气管扩张前期:由于长期反复感染,HRCT 可以显示出非特异性的支气管管壁增厚的表现,但无管腔扩张。②HRCT 支气管扩张期:HRCT 可显示支气管扩张,但无囊状或柱状的典型改变。在这一期间进行随访。如果2年后仍然显示支气管扩张,则病变视为不可逆。③成熟支气管扩张:如 HRCT 影像在长时间没有缓解,则为成熟的支气管扩张。这时影像学显示典型的支气管扩张的改变。此分级关注了支气管扩张在发病初期的表现,具有一定价值。

随着应用增加,MRI 也获得了与 CT 相近的结果。但限于对比性不如 CT,MRI 在支气管扩张诊断中的应用较少。

(三)纤维支气管镜检查

纤维支气管镜为比较重要的一项检查,在支气管管腔阻塞的成因及病变定位方面具有较大的作用。具体包括下面几点。

(1)支气管镜可了解支气管管壁的损害程度,为手术方案提供参考依据。如支气管管壁明显受累,溃疡,瘢痕形成,则应选择较为正常的支气管作为手术切除及缝合的部位。

(2)如患者咳痰较多,引流欠佳,支气管镜可了解具体咳痰部位,确定合适的引流部位,并吸除痰液或痰痂,使肺通气好转。同时可留取痰液及分泌物标本,由于从深处采集样本,避免了口腔菌群污染,得到的细菌培养结果更加准确。

(3)可明确支气管阻塞原因。支气管镜可明确支气管内有无肿瘤、息肉、异物、肉芽肿形成、外压性狭窄。部分异物在 CT 上难以显影,通过支气管镜可直接发现。CT 显示部分支气管狭窄改变,应进一步进行纤维支气管镜检查。

(4)部分支气管腔内病变可通过支气管镜治疗。肉芽肿形成可通过支气管镜烧灼使管腔通畅,异物可通过支气管镜取出。可通过支气管镜注入药物,使药物在局部发挥更大作用。

(5)部分咯血的患者可明确出血部位,为支气管动脉栓塞术或肺部手术提供依据,便于栓塞出血血管或切除病变肺组织。支气管镜检可见管腔开口血迹,部分可见活动性出血。大咯血的患者可在咯血间歇期进行检查。栓塞术后或手术后行支气管镜可检验治疗的效果。

(四)其他检查

支气管扩张的肺功能通常表现为阻塞性通气功能障碍,并可能有气道高反应性的证据。

在术前,行肺功能可了解是否耐受手术,为手术方案提供依据。术后行肺功能可评估治疗的效果。部分咯血患者行肺功能时会使症状加重,不能或不敢尽力听从指令,致使检查不能进行或数据不真实。这部分患者可进一步应用血气分析辅助评估肺功能情况。

在咳痰较多的患者中,痰培养为应用抗生素提供了重要的依据。在脓性的痰中可能难以找到细菌。流感嗜血杆菌及铜绿假单胞菌是最常培养出的细菌。细菌的菌种变化可能与疾病的严重程度相关。在病情轻的患者,痰培养经常无细菌。在病情较重的患者痰液培养出流感嗜血杆菌,在病情最严重者则为铜绿假单胞菌。其他常见的菌属包括肺炎链球菌、金黄色葡萄球菌、副流感嗜血杆菌等。值得注意的是有时会培养出结核菌,非结核属分枝杆菌,以及真菌。针对病原菌应用有效的抗生素显得尤为重要。

肺通气/灌注检查有助于了解病肺血流灌注情况,对手术切除的范围评估有帮助,无血流灌注的病变肺组织切除有助于改善肺功能。

七、治疗

支气管扩张患者病因、症状各不相同,病情有轻有重,病变部位多变,部分患者亦可合并其他疾病。故支气管扩张患者的治疗需因人而异,充分考虑患者个体病情的前提下,制订合理的治疗计划。

(一)一般治疗

支气管扩张的患者因咳嗽咳痰症状较多,可影响饮食及睡眠,通常营养条件较差,积极改善营养可为内科及外科治疗创造自身条件。有吸烟习惯的患者必须戒烟。适量运动,呼吸功能锻炼对于支气管扩张患者延缓肺功能损失也具有一定的作用。居住及工作环境空气清新能够减少呼吸道刺激,可能会减轻症状,避免感染发生或加重。

(二)内科治疗

多数情况下内科治疗为支气管扩张患者首先进行的治疗方式。在支气管扩张的内科治疗中,总的目标是阻断感染-炎症反应的循环,阻止气道的进行性损伤,改善症状,阻止恶化,从而提高生活质量。除此之外,寻求并去除支气管扩张的病因也是非常重要的。部分病因如免疫缺陷、遗传病所致支气管扩张只能够保守治疗。

有效清除气道的分泌物是支气管扩张治疗的关键环节之一,可避免痰液滞留于气道,使黏液栓形成,从而引起细菌定植,反复感染和炎症。多年来发明了许多使分泌物排出的物理疗法,包括体位引流,震荡的正压呼气装置,高频率的胸廓敲击,在一定程度上对于气道分泌物清除有效。呼吸肌的锻炼能够改善患者运动耐量及排痰能力,从而改善生活质量。有研究证明利用生理盐水进行雾化对于稀化痰液、清除气道分泌物是有效的,虽然比较药物来说,作用相对较小。

许多患者具有气道阻塞、气道高反应性,并对支气管扩张剂具有较好的反应,临床上支气管扩张剂如β受体激动药,短时效的抗胆碱药经常用于支气管扩张的处理当中。大部分能够达到预期的效果,进一步需要相应的随机对照的临床试验支持。目前尚没有明确的证据证明应用类固醇激素抗炎对于支气管扩张有显著的疗效。最近的小样本的临床试验证明,在支气管扩张的患者中应用抗胆碱酯酶药,可有效改善咳嗽、脓痰及呼吸急促的症状。

抗生素不仅用于感染加重的时期,而且也用于抗感染后维持的治疗,我们应该了解不同的患者具有不同的细菌定植谱,同一患者在不同时期可感染不同的细菌,有的患者还具有多重感染,故根据情况需要应用不同类型的抗生素。痰培养及细菌药敏试验,对于抗生素的应用具有指导意义。应当指出让患者咳出深部的痰,并且重复培养结果,对于治疗的指导意义更大。在经验性治疗当中,应用针对铜绿假单胞菌、金黄色葡萄球菌、流感嗜血杆菌敏感的药物通常对于患者具有较好的疗效。研究证明 14 天一个疗程的静脉抗生素治疗改善了患者的症状,咳痰量,炎性指标,虽然没有改善一秒率及用力肺活量,但对生活质量改善帮助较大。有学者研究了应用雾化吸入抗生素的作用,证明在抗感染方面有一定的疗效,但是支气管痉挛也有一定的发生率。一般情况下,如痰为脓性且较黏稠,可应用针对致病菌的广谱抗生素联合稀释痰液的药物,最少 1~2 周,至痰液性状发生改变。痰呈黄绿色的考虑可能存在铜绿假单胞菌感染,抗生素需选择覆盖假单胞菌的药物。支气管扩张如未去除病变部位为终身疾病,易反复感染,一般主张治疗至痰液转清,症状基本消失,病变稳定即可,不必长期用药。

(三)外科治疗

循证医学方面的研究显示关于支气管扩张的外科治疗尚无随机对照临床研究证据。随着对疾病认识的不断加深及支气管扩张治疗内科的规范化,支气管扩张的内科疗效不断提高。从西方国家的统计数据可看出这种趋势。来自 Ruhrlandklinik 医院的统计,需要手术治疗的支气管扩张占总数的 18.3%,只占支气管扩张的一小部分;在 Mayo Clinic 医院,需手术治疗的比例为 3.9%。但从数十年的外科实践经验来看,手术能够明确消除病变部位,从而改善症状,控制病变进展,解除由于支气管扩张病变引起的生命威胁。因此,手术是支气管扩张的重要治疗方法。支气管扩张的病因不同,病变严重程度及部位各异,手术方式也不尽相同。以病变为导向,支气管扩张的手术治疗涵盖了肺外科手术的多种手术方式,包括各种肺段切除、肺叶切除乃至联合肺段切除、肺叶切除及肺移植。根据症状、病变部位、影像学表现而采取的外科治疗手段不尽相同。

1.手术适应证及禁忌证

外科手术的目的为消除病变,改善患者的生活质量,防治支气管病变可能导致的并发症。文献统计的手术适应证包括反复而局限的支气管扩张合并呼吸道感染,持续脓痰排出,长期慢性咳嗽,上述症状对于内科保守治疗无效,故通过外科途径消除病变。我们认为根据支气管扩张手术的目的分为以下 3 类手术。①为了消除症状进行的手术:支气管扩张常常合并呼吸系统的症状,如长期反复干性咳嗽,反复呼吸道感染,持续脓痰排出,对于内科治疗效果不佳或不愿长期服用药物的患者来说,如病变部位局限,外科手术是一个比较好的选择。手术可切除病变部位,达到根治的目的。②为了处理合并病变进行的手术:如存在明确的由支气管扩张引起的并发症,可判断合并疾病是否能通过手术解决。可见于下列情况:如支气管扩张合并局限性肺脓肿;支气管扩张产生反复肺部感染,可合并有脓胸;长期慢性感染者,肺组织破坏明显,局部存在肺不张、肺纤维化,肺通气减少,肺内分流增加,通气血流比改变,甚至形成毁损肺;支气管异物阻塞及肿瘤阻塞支气管可造成支气管扩张,支气管扩张患者肺内存在结核球、曲霉球。上述情况手术可通过消除病变达到治疗支气管扩张及合并病变的目的。③为了解除生命威胁进行的手术:支气管扩张重要的症状包括咯血。咯血量的多少与影像学或其他症状的病情并不平行。少量咯血后,血块阻塞较大的气道或出血弥散分布于各支气管,严重影响肺换气,有生命危险。一次性咯血量达 1500～2000 mL 可发生失血性休克。支气管的咯血常反复发生，常常引起患者的重视。手术可通过切除出血部位，解除生命威胁。有时咯血症状较重，其他治疗无效，需急诊切除病变部位。

手术禁忌证主要包括一般状况差，肺、肝、肾功能不全，合并疾病多，不能耐受手术；病变比较广泛，切除病肺后严重影响呼吸功能；合并肺气肿、严重哮喘、肺源性心脏病者。手术后病变仍有残留，考虑症状缓解不明显者，需慎重考虑是否行手术切除。

2.手术切除部位的设计

支气管扩张的外科治疗目的为尽量切除不可逆的支气管扩张病变，而尽量减少肺功能的损失。术前病变区域可见肺实变、损毁，对肺功能有影响，而健侧肺叶存在代偿作用，故切除病变肺组织，肺功能损失不大，并不影响患者术后日常活动。手术方式比较灵活，可根据病变决定手术部位，尽量切净病变。可按下列情况选择不同手术方式。

(1)有明显症状，肺部反复感染，肺组织不可逆损害，病变局限于一叶可行肺叶切除，局限于肺段者可行肺段切除。

(2)病变若位于一侧多叶或全肺，对侧的肺功能可满足机体需要，病肺呈明显萎缩、纤维化，肺功能丧失者，可作多叶甚至一侧全肺切除术。

(3)双侧病变者，在不损伤基本肺功能的前提下可切除所有或主要病灶。双侧多段病变者，两侧受累总肺容量不超过 50%，余肺无明显病变，一般情况好，考虑能够耐受手术，则可根据心肺功能一期或分期切除。先行病变较重的一侧，待症状缓解及全身情况改善后行二期手术。分期手术者中间间隔时间应不少于半年，为肺组织功能代偿提供时间。一般认为术后 10 个肺段应当被保留。亦有文献报道支气管扩张分期手术后双侧肺仅剩余 8 个肺段也能维持生活。非局限者手术后可能症状缓解不明显，双侧手术指征宜从严掌握。

(4)大咯血患者如咯血部位明确，为挽救生命，即使其他部位仍有病变，可行咯血部位的切除。术前应尽量明确手术的范围。因急诊手术的并发症及病死率较高，有条件尽量在咯血间歇期做手术或止血后行择期手术。

(5)双侧病变广泛，肺功能恶化较快，内科治疗无效，估计存活时间不超过 1～2 年，年龄在 55 岁以下者，可以考虑行双侧肺移植手术。

3.手术时机

因支气管扩张是一种渐进性疾病，只要诊断确立，考虑肺组织病变已不可逆，患者未出现严重症状时即可进行手术，而不要等到出现大咯血、肺部毁损时再进行手术治疗。早期的手术治疗收效明显，并发症也相对较少。近年来对疾病认识加深，针对病原菌的抗生素逐渐增加，痰液引流充分，支气管扩张患者病变进展较慢，症状不重，对日常生活影响小，患者手术需求减少。因此根据患者自身情况，对症状的耐受性，影像学所示病变部位进行评估，确定手术时机。

4.术前准备

(1)术前常规检查包括血常规、生化、凝血功能等，行肺功能检查，血气分析。对于咳痰的支气管扩张患者，行痰培养及药敏试验。有选择性地行支气管镜检查明确病因、病变范围、支气管病变程度。

(2)进行呼吸训练及物理治疗，以增强活动耐力，改善肺功能。根据病变位置进行体位引流,应用物理震荡方法促进痰排出。

（3）营养支持对于促进术后恢复有重要意义。病程长,反复感染或咯血的贫血患者应给予输血及止血治疗。行支持疗法可增强机体对于手术的耐受性,促进术后恢复。

（4）在手术进行之前,应该有充分的内科药物治疗。术前有脓性分泌物者,选用适当抗生素控制感染,尽可能使痰转为稀薄黏液性。雾化吸入支气管扩张药物及口服化痰药物对于痰液排出具有一定效果。指导患者体位引流,使痰量控制在每天 50 mL 之内。考虑有结核存在,术前需规律抗结核治疗。患者病情平稳,可考虑手术。

5.麻醉及手术的注意事项

麻醉时应尽量采用双腔气管插管,以隔离对侧肺组织,使其免受病侧肺脓性分泌物的污染或防止术中病肺出血引起健侧肺支气管堵塞窒息。双腔气管插管也可帮助咯血者定位。有条件者可行术中支气管镜,明确出血部位。部分患者右支气管已变形,如何双腔管插到位是一个考验。对于术中分泌物较多的患者,挤压病肺会在气管中涌出大量脓痰。术中可准备两套吸引器,一套用于手术台上,另一套用于麻醉师随时吸净气道分泌物。麻醉师与手术者配合,必要时停止手术步骤,先清理气道。手术可尽量先暴露钳夹或缝闭支气管,以免血或脓液内灌,然后处理各支血管。病变支气管钳夹后,气管中分泌物及出血大幅度减少,如持续分泌物或血排出,需注意其他部位病变。有时痰液比较黏稠不易吸除,术中气道堵塞,血氧饱和度下降幅度较大,手术风险加大。

由于存在肺部感染,病变常常累及胸膜,粘连紧密,存在体-肺血管交通支,分离粘连后胸壁上可见搏动性小血管出血,应注意止血彻底。术后可能渗血较多,应密切观察引流量。注意肺血管的解剖部位常发生异常,术中支气管动脉周淋巴结钙化,血管及支气管不易暴露。支气管扩张患者的支气管动脉一般都变得粗大甚至发生扭曲,直径可达 5~6 mm,所以应将其分离出来单独处理,或支气管旁的软组织全部缝扎。支气管扩张常有增生血管和异常血管,注意辨认。在剥离肺与胸腔粘连时,应尽量靠胸腔侧分离,以避免肺损伤,造成肺内脓性分泌物污染胸腔。导致胸腔感染和脓胸少见的肝顶棘球蚴囊肿破入支气管,引起胆管支气管瘘,而导致的支气管扩张,因胸腔广泛粘连,肺组织炎症反应重,手术难度大、出血多,可选择肝顶棘球蚴残腔引流术。

6.支气管扩张合并大咯血的手术处理

支气管扩张合并大咯血的出血来源动脉主要为支气管动脉。病变的血供比较复杂。解剖学研究表明右支气管动脉主要起源于右肋间动脉（48.85%）及降主动脉（47.48%）,左支气管动脉主要起源于降主动脉（97.84%）。左右支气管动脉主干起源于降主动脉,以前壁最多（74.03%）。支气管动脉起源亦存在较大变异,异位起源包括锁骨下动脉、膈下动脉、甲状颈干、胸廓内动脉等。其中异常起源的胸廓内动脉,可发出迷走支气管动脉及交通支向支气管供血。异常支气管动脉归纳为:①主干型。支气管动脉主干及分支均扩张增粗,周围分支稀少。可见造影剂注入后呈云雾状外溢,出血量大,支气管壁可附着造影剂而显影。②网状型。支气管动脉主干及分支均扩张增粗,有双支或多支支气管动脉向同一病灶供血,构成血管网,造影剂经不同的血管注入均有外渗现象。③多种动脉交通吻合型。肺外体循环参与病变区供血,并与肺内支气管动脉沟通。多见于病变时间长,胸膜粘连明显者。

支气管动脉来源于体循环,血流压力高,出血后不容易止血。大咯血的准确定位主要依靠术前的 HRCT 及支气管镜,HRCT 可见出血病肺广泛渗出,支气管镜可见出血痕迹,有时可直接看到血液自支气管某分支引出。如患者出血量大,各级支气管可能被血液掩盖,无法判断出血部位,虽在术中可见病肺存在出血斑、病肺淤血等情况,定位仍然欠准确。Baue 等认为:单侧肺支气管扩张病变超过 1 个肺叶时,如术中切除病变明显的 1 个或 2 个肺叶后,开放支气管残端检查该肺余肺支气管仍有出血来源,术前检查及术中探查不能判断出血来源于哪一具体肺叶时,可以做一侧全肺切除以挽救生命。有条件者尝试行术中支气管镜或可找出出血的部位。

大咯血时手术病死率及并发症明显提高,故越来越多的学者达成一致即手术应该在大咯血的间歇期进行,在咯血停止或病情稳定时手术。但若大咯血危及生命时应急诊手术。双腔气管插管能够隔离病变肺,保护正常肺组织,为下一步处理争取时间。但因隔离气囊压力偏低,出血量大时仍可进入对侧支气管,气道分泌物及出血潴留,对侧肺的通气仍受影响。有研究证据表明咯血时行支气管动脉栓塞为有效的治疗方法,施行快,并发症低。但在非活动性出血的时期出血血管被血凝块堵塞,有时造影无法明确具体的出血血管,影响栓塞的成功率。血管内栓塞术术者的操作水平、介入诊疗设备的好坏、栓塞材料的选择、血管栓塞的程度、病变的病理生理特点及栓塞术后的治疗对手术效果均存在不同程度的影响。结合我国国情,有条件且有经验开展支气管动脉栓塞的单位有限,主要集中在大中型城市的三甲医院,介入治疗的经验及水平不等,所以在咯血期间行手术治疗成为可选择的一种方案。

根据经验,当支气管扩张患者出现危及生命的大咯血,非手术治疗手段无法应用或无效时,可考虑急诊手术。行双腔气管插管,轮替行单肺通气,分别经开放侧气道吸除出血,仔细观察,如一侧刚吸净积血后仍然持续有血自气道涌出或可持续吸引出血液,而对侧吸净残血后不再有血吸出,则可确定该侧为出血侧,选择该侧进行开胸手术探查。进入胸腔后分别依次阻断各叶支气管,该侧气道持续吸引,如不再出血,可确定出血来自阻断支气管所在肺叶,由此可控制出血并进行肺叶切除。总之,支气管扩张合并大咯血病情凶猛,需要判断准确,迅速决策,如决定手术,需手术医师及麻醉师密切配合,才能提高抢救的成功率。

7.支气管剔除术治疗支气管扩张

20 世纪 90 年代中期,有学者开始进行支气管剔除术治疗支气管扩张,并取得了良好的效果。有研究表明,组织解剖学上,相邻肺泡隔上有 1～6 个肺泡孔(Cohn 孔),当年龄增大或支气管阻塞时,肺泡孔数目增多,借此肺泡孔建立旁路通气,此外,细支气管肺泡间 Lambert 通道和细支气管间的侧支通道也参与旁路通气的建立。所以,单纯剔除肺段支气管支而保留所属肺组织,只要有旁路通气来源,就可以部分地保存这部分肺组织的气体交换功能。支气管剔除术有以下优点:切除了病变不可逆的病理支气管,消除了产生症状的根源,保存了病变支气管区域的健康肺组织,通气功能损失少,最大限度地保存了肺功能。肺组织膨胀后基本无残腔,减少术后健肺代偿性肺过度充气。术中首要的问题是准确定位病变支气管。首先探查肺表面着色情况,着色差异不明显时应将肺充气膨胀后摆至正常解剖位置,可用手轻触摸,了解支气管走行,在拟定切除的肺段支气管的肺表面沿支气管走行方向切开肺胸膜,然后固定该支气管,钝性分离该支气管表面的肺组织,暴露该支气管。支气管暴露后,应予以探查以进一步证实,如果为柱状扩张,该支气管呈不均匀纤维化,触摸时支气管壁增厚,硬度增加,弹性下降,且不均匀呈节段性;如果为囊性扩张,则可见多个串状分布的支气管囊壁柔软呈葡萄状,囊腔内可见脓痰溢出,囊腔可与肺组织紧密粘连。对于囊性支气管扩张,注意术中吸引,保持术野清晰。可选择从肺段支气管中间部分开始,更利于定位的操作。遇较大的血管和神经跨越支气管时,可在中点处切断肺段支气管,将支气管由血管或神经后方穿出后继续钝性剥离。剥离至远端时,支气管自然离断,断缘不必处理。必要时可嘱麻醉师加压通气,见余肺段膨胀良好,切断病变肺段支气管,残端全层间断缝合。远端肺段支气管管腔内可置入细导尿管接吸引器吸净腔内分泌物,行管腔内消毒,然后用组织钳夹住并提起远侧支气管断端。沿支气管外壁钝性加锐性剥离,将支气管从肺组织内逐步剔除,当剥离到其分支无软骨成分的小支气管处时,钳夹切断小支气管。更远的细小支气管结扎后留于肺组织内。注意剔除支气管时应剥离至近端见正常支气管为止。整个剔除过程中注意保护好肺段肺动脉、肺静脉。手术完成后请麻醉师加压使肺复张,可见已剔除支气管的肺段膨胀。如部分肺段无法膨胀,应寻找原因,必要时进一步处理。最后缝合支气管残端,闭合切开的肺创缘。从理论上考虑,缺少支气管的肺组织仍可能引流不畅,根据实践经验,保留下来的肺组织仍有扩张和回缩的能力,无感染、化脓,具有肺的通气换气不受影响的优点。我们认为柱状支气管扩张较为适用于支气管剔除术,但这种手术在保证支气管附近的肺组织无病变的情况下,如肺组织纤维增生,损毁明显,不宜行支气管剔除术。

8.胸腔镜支气管扩张的治疗

电视辅助胸腔镜手术应用广泛、进展迅速,已有部分研究证明胸腔镜应用于支气管扩张会带来益处,其创伤小、恢复快、疼痛轻、并发症少及心肺肝肾功能影响小等明显优点得到一致的认可。目前,胸腔镜肺叶/肺段切除作为治疗支气管扩张的方法之一是安全的,由于粘连严重或肺门结构不清,解剖困难,部分患者不得已中转开胸进行手术治疗。如考虑感染不重,胸腔内粘连局限或无肺门淋巴结的粘连钙化,胸腔镜手术可作为一个选择。

如非广泛、致密的粘连,可耐心应用胸腔镜辅助,电凝或超声刀松解胸膜粘连。胸腔镜有放大作用,可以更细致地显示手术部位的解剖细节,通过吸引器的配合,较易发现在松解粘连后的胸壁出血或肺表面持续出血,从而及时处理;另外,胸腔镜的镜头在胸腔内可自由变动角度,视野覆盖全胸膜腔,对于胸膜顶或肋膈角等开胸手术不易分离的粘连松解有较大的帮助。如探查发现胸膜腔广泛粘连,肺与胸壁间血供交通支形成,或肺表面覆有明显的纤维板,各切口之间均无良好的空间供器械操作,或可能分离后出现肺的广泛漏气及出血,此时选择常规开胸手术较为合适。

慢性炎症反应导致肺门部淋巴结肿大,支气管动脉扩张增粗,肺门结构周围间隙不清,这些都会增加全胸腔镜手术的难度。此时要求术者了解支气管以及动静脉所在方位,正确进行解剖。对增粗的支气管动脉或变异增生的血管要及时处理,避免不必要的出血和视野由于出血而模糊。处理时可使用钛夹或超声刀,对于细小的血管可直接电凝。对于操作路径上的淋巴结,尤其是血管、支气管闭合部位的淋巴结必须去除,否则影响下一步操作,这些淋巴结或由于急性炎症反应,质地脆,易破并导致出血。或由于慢性反应机化,与血管、支气管粘连致密。可在肺根部从近心端游离淋巴结,并将淋巴结推向要切除的病肺。对周围有间隙的淋巴结采用电钩游离。对粘连致密的淋巴结从主操作孔伸入普通剥离剪进行锐性解剖。如遇到腔镜不易解决的困难应及时中转开胸,暴露充分,在直视下处理。

9.肺移植治疗支气管扩张

对于严重的支气管扩张,肺移植是一个可以考虑的选择。这种方法更适合肺囊状纤维化的患者,在非肺囊状纤维化的患者中,相关的研究资料较少。在一个描述性的研究当中,患有肺囊状纤维化及非囊状纤维化的患者的生存率及肺功能是相似的。对于咳痰较少的患者,病变不对称的非囊状纤维化的患者当中,行单肺移植可预期结果较佳。

八、预后

支气管扩张病情波动大,部分患者症状重,围术期的病死率是比较高的。根据大组研究的统计,围术期的病死率波动于 $1\% \sim 9\%$。在有低氧血症、高碳酸血症、范围较广病变的老年患者当中,对于手术的耐受性较差,病死率也相应增高。

在无抗生素的时代,支气管扩张的自然病死率大于 25%。在目前有了较好的抗生素治疗后,支气管扩张的预后有了明显改善。只有小部分患者的病情迅速进展。结核引起的支气管扩张预后稍好,而遗传的囊性纤维化,病死率最高。儿童时期所患支气管扩张,在目前的治疗条件下,能够存活很长时间。手术的效果各家报道不一,在无手术并发症的前提下,大部分患者能够从手术中获益。在一个病例对照研究当中,在随访的间期中,71% 的人无症状。术后1年肺功能与术前相比,FVC、FEV_1 无显著差异,尽管切除部分正常肺,因切除部分对肺功能影响很小,术后余肺易代偿,从而保证生活质量。在另一项回顾性的分析中,85.2% 的患者接受了病变的完全切除,67% 的患者症状完全缓解,25.7% 的患者症状有改善。即 92.7% 的患者从手术中获益。作者得出结论,外科治疗支气管扩张具有较好疗效。

外科治疗对于有选择的患者,通过充分的术前准备,详细地制订手术方案,可得到较好的收益。进一步改善预后需要对发病机制的深入了解,以及早期预防疾病的发生。

第八节　肺脓肿

一、概述

肺脓肿是肺组织因化脓菌感染引起组织炎症坏死,化脓性物质在坏死的空腔内积聚。这一定义需除外肺大疱或肺囊肿继发感染,但肺大疱或肺囊肿继发感染在诊断和处理上与真正的肺脓肿有共性。虽然,肺脓肿多数为单一的,但也可以见到在原发细菌感染和继发免疫缺陷的患者发生多发性脓肿。肺脓肿可以在任何年龄段发病,多发生于青壮年,男性多于女性。婴幼儿时期的肺脓肿大都继发于化脓性肺炎之后,特别是在耐药性金黄色葡萄球菌肺炎病程中最易发生,成为该病的特征之一。近年来,由于广谱抗生素的广泛应用,急性期肺脓肿逐渐减少,需要外科治疗的病例,也在逐年减少。但起病隐匿、临床症状不典型的肺脓肿发病者仍不少见。

临床上将 1.5 个月以内的肺脓肿划归为急性期肺脓肿,病程超过 1.5 个月而短于 3 个月为亚急性期肺脓肿,病程在 3 个月以上的为慢性肺脓肿。

1942年Brock及其同事详细描述了肺脓肿的临床特征,并假设其病源是由于吸入咽喉部感染性分泌物所致,他们观察到大多数肺脓肿发生在右肺上叶后段、右肺下叶背段和左下肺叶。1936年Neuhoff等就报道了采用外科引流方法治疗肺脓肿的临床经验,认为绝大多数肺脓肿需要外科手术处理。随着1938年磺胺和1941年青霉素的问世,彻底改变了临床医师治疗肺脓肿的思路。由于抗生素的应用,许多肺炎得到有效控制,肺部感染很少会发展到肺脓肿阶段,需要外科手术治疗的肺脓肿很少。近年来,癌症化疗、器官移植后应用免疫抑制剂、自身免疫病、HIV感染等使非寻常的条件致病菌引起的肺脓肿的发生有所增加。

二、病因及发病机制

急性期肺脓肿的病因常来自上呼吸道、口腔细菌或分泌物的感染。致病菌以厌氧菌为主,占85%～94%,而单纯厌氧菌感染者约58%,同时合并需氧及兼性厌氧菌者约42%,需氧菌中又以革兰氏阴性杆菌最多见。

根据感染途径肺脓肿分以下四种类型。

(一)吸入性肺脓肿

吸入性肺脓肿是最常见的类型,约占60%,病原体经口腔、上呼吸道吸入致病,误吸是常见病因。正常情况下,约50%健康成年人在睡眠时可将口咽部的分泌物吸入下呼吸道,但借咳嗽反射和其他呼吸道防御机制如支气管黏膜纤毛运动、肺泡巨噬细胞对细菌的吞噬作用而不致引起肺部感染。但在意识障碍、咽部神经功能障碍和吞咽障碍的患者,正常机械性屏障受破坏(气管切开或鼻饲者)易发生误吸。通常是由于扁桃体炎、鼻窦炎、齿槽脓溢或龋齿等脓性分泌物;口腔、鼻、咽部手术后的血块;齿垢或呕吐物等,在意识不清、全身麻醉等情况下,经气管被吸入肺内,造成细支气管阻塞,致病细菌繁殖形成化脓性炎症,小血管炎性栓塞,中心部位缺血,炎性坏死,液化后排出,脓腔形成。此外,有一些患者未能发现明显诱因,国内和国外报道的病例分别为29.3%和23%。可能由于受寒、极度疲劳等诱因的影响,全身免疫状态与呼吸道防御功能减低,在深睡时吸入口腔的污染分泌物而发病。

本型常为单发型。其发生与解剖结构及体位有关。由于右总支气管走行较陡直,且管径较粗,吸入性分泌物易吸入右肺,故右肺发病多于左肺。在仰卧时,好发于上叶后段或下叶背段;在坐位时,好发于下叶后基底段。右侧位时,好发于右上叶前段和后段。

(二)继发性肺脓肿

(1)细菌性肺炎、支气管扩张症、支气管囊肿、支气管肺癌、肺结核空洞等,常见细菌为克雷伯杆菌属、星形诺卡菌、结核分枝杆菌等。

(2)邻近部位化脓性病变穿破至肺,如膈下脓肿、肾周围脓肿、脊柱脓肿或食管病变穿破至肺,常见细菌为大肠埃希菌、粪链球菌等。

(3)支气管异物气道阻塞,是引起肺脓肿特别是小儿肺脓肿的重要因素。

(三)血源性肺脓肿

肺外部位感染病灶的细菌或脓毒性栓子经血行途径播散至肺部,导致小血管栓塞,肺组织化脓性炎症坏死而形成肺脓肿。病原菌以金黄色葡萄球菌多见,其肺外病灶多为皮肤创伤感染、疖肿、化脓性骨髓炎等。泌尿系统、腹腔或盆腔感染产生败血症所致肺脓肿的病原菌常为革兰氏阴性杆菌或少数为厌氧菌。病变常为多发性,无一定分布,常发生于两肺的外周边缘部。

(四)阿米巴肺脓肿

多继发于阿米巴肝脓肿。由于肝脓肿好发于肝右叶的顶部,易穿破膈肌至右肺下叶,形成阿米巴肺脓肿。

三、病理改变

早期细支气管阻塞,肺组织发炎,小血管栓塞,肺组织化脓、坏死,终至形成脓肿。急性期肺脓肿镜检示有大量中性粒细胞浸润,伴有不同程度的大单核细胞。病变可向周围扩展,甚至超越叶间裂侵犯邻接的肺段。菌栓使局部组织缺血,助长厌氧菌感染,加重组织坏死。液化的脓液,积聚在脓腔内引起张力增高,最后破溃到支气管内,咳出大量脓痰。若空气进入脓腔,脓肿内出现液平面。有时炎症向周围肺组织扩展,可形成一个至数个脓腔。若脓肿靠近胸膜,可发生局限性纤维蛋白性胸膜炎,引起胸膜粘连。位于肺脏边缘部的张力性脓肿,若破溃到胸膜腔,则可形成脓气胸。若支气管引流不畅,坏死组织残留在脓腔内,炎症持续存在,则转为慢性肺脓肿。脓腔周围纤维组织增生,脓腔壁增厚,周围的细支气管受累,致变形或扩张。

四、临床表现

(一)急性期肺脓肿

急性期肺脓肿占70%～90%,临床表现为高热、寒战、咳嗽、胸痛、气短、心跳加快、出汗、食欲缺乏。在脓肿破入支气管后,则有大量脓痰,每天可达数百毫升,咳出脓痰静置后分层,有时为血性痰,如为厌氧菌感染,则痰有臭味。

此时如支气管引流通畅,脓液顺利排除,加上药物治疗,病变可逐渐愈合,留下少量纤维组织。如细菌毒力强,治疗不适当,支气管引流不畅,则病变扩大,病变可侵及邻近肺段或肺叶,甚至侵及全肺。支气管内如有活瓣性堵塞,则可形成张力性空洞,且易破入胸膜腔。

体征:体征与病变大小有关,病变小,部位深,多无异常体征;病变较大,可有叩诊浊音、呼吸音减弱或湿啰音,如空洞较大、接近胸壁,则可闻及支气管呼吸音。因胸膜表面多有纤维渗出,常可听到胸膜摩擦音。如出现突发的气急、胸痛,提示脓肿破溃至胸腔,可查到液气胸体征。

(二)慢性肺脓肿

急性期肺脓肿未能及时控制,病程在6～12周后,则成为慢性肺脓肿。反复发热、咳嗽、咳脓血痰,常有中、大量咯血,甚至是致命性咯血;可伴贫血、消瘦、营养不良与水肿。有时发热、感染中毒性症状加重,排痰量却明显减少,提示引流支气管阻塞。

体检可见胸膜肥厚体征,杵状指(趾)较急性期者常见。一些患者可在患侧胸壁闻及血管杂音。

(三)血源性肺脓肿

多有原发病灶引起的畏寒、高热等全身脓毒血症症状明显,呼吸道症状相对较轻,极少咯血,肺一般无异常体征。多能查到皮肤创伤感染、疖痈等原发灶。

五、实验室和其他检查

（一）血象

急性期肺脓肿白细胞总数达 $20×10^9/L$～30，中性粒细胞达 90％以上。核左移明显，常见中毒颗粒；慢性者血白细胞数可稍升高或正常，红细胞和血红蛋白减少。

（二）X 线及 CT 检查

肺脓肿的 X 线及 CT 表现因病变类型疾病的不同时期而不同。

吸入性肺脓肿早期、急性期肺脓肿早期 X 线及 CT 表现为大片状实变，中心密度较浓，边缘模糊。坏死组织从支气管排出后，则在致密实变中出现含有液气平面的厚壁空洞，是急性期肺脓肿较为特征性的 X 线表现。病情严重者可侵犯胸膜导致脓胸或脓气胸。

慢性肺脓肿在急性期肺脓肿的基础上，为周围炎性浸润吸收、纤维组织增生所致 X 线表现为不规则厚壁空洞，伴有索条或片索状阴影，脓腔壁增厚内壁不整齐，常有周围纤维组织广泛增生和程度不同的支气管扩张，可有局部胸膜增厚和纵隔向患侧移位；病变范围较广泛者可形成多个脓腔，邻近健康肺易有代偿性肺过度充气。

血源性肺脓肿，早期多表现为两侧肺周围散在多发性周边模糊的炎症性云团样阴影或边缘较清楚的球形阴影，进而可见小脓腔及液平面，其特点为易形成张力性薄壁气囊肿，短期内阴影变化大，发展快和多变、易变。炎症吸收后可见局灶性纤维化或小气囊形成阴影。

继发性肺脓肿可见原发疾病的表现，如支气管扩张、支气管肺癌等阴影的基础上伴发肺脓肿的阴影。并发脓胸时，患侧胸部呈大片状密度增高的阴影，其上缘呈倒抛物线状的胸腔积液征象。

（三）细菌检查

有助于合理选择有效的抗生素。行痰培养时，为避免痰受口腔常存菌污染，应采合格痰标本送检，且可做痰细菌定量培养或经环甲膜穿刺，经纤支镜双塞保护法采痰进行检查。并发脓胸时，抽胸液培养，血源性肺脓肿则采血培养意义较大。

（四）纤支镜检查

有助于病因、病源学诊断和治疗。如为异物，可取出异物；疑为肿瘤阻塞，可作病理活检诊断；并可吸引脓液、解除阻塞、局部注药，提高疗效缩短疗程。

六、诊断与鉴别诊断

（一）诊断

1.急性期肺脓肿

在鼻咽、口腔手术，醉酒、昏迷、呕吐后，突发畏寒、高热、咳嗽、咳大量脓臭痰，白细胞总数和中性粒细胞数显著增高者即应考虑，X 线检查示炎性阴影中见伴有液平的空洞，即可确定。

2.血源性肺脓肿

有皮肤创口感染，疖、痈等化脓性病灶者，出现持续发热、咳嗽、咳痰，X 线见两肺有多发片影及空洞，即可诊断。

（二）鉴别诊断

1.细菌性肺炎

早期肺脓肿与细菌性肺炎在症状和胸部 X 线片上表现很相似，但常见肺炎球菌肺炎多伴有口唇疱疹、咳铁锈色痰、唇周疱疹，而无大量脓痰，大剂量抗生素治疗迅速出现良好反应，无空洞形成。胸部 X 线片上显示肺叶或段性病变,呈薄片状密度增高影,边缘不清,当应用抗生素治疗高热不退、咳嗽、咳痰加剧,并咳出大量脓痰时,应考虑为肺脓肿。

2.空洞性肺结核继发感染

当空洞性肺结核合并急性肺部感染时出现咳脓痰,痰中不易查见结核菌时极似肺脓肿。但空洞性肺结核通常伴有午后低热、乏力、盗汗等结核中毒症状,大部分患者有结核病史,胸部 X 线片可见在空洞周围有纤维化、硬结病变,或播散病灶;如一时难以分辨,则按肺脓肿积极抗感染治疗,待感染控制后,不但痰结核菌阳转,且 X 线重现结核原有特点,不难鉴别。

3.支气管肺癌

两种情况需要鉴别:一是肺癌阻塞引起远端肺化脓性感染,亦有脓痰与空洞形成;但若发病年龄在40 岁以上,起病缓慢、渐进,脓痰量较少,抗生素规则治疗效果不佳,即应疑诊肺癌致阻塞性肺炎;二是肺鳞癌当病灶较大时,中心部可因缺血坏死液化形成空洞,极似肺脓肿,但若注意病灶特点:空洞偏心,壁厚薄不均、内壁凹凸不平,空洞周围亦少炎性浸润,并伴有经常咯血、缺少脓痰与明显发热等症状,应疑肺癌,注意肺门淋巴结肿大情况,痰细胞学检查与 CT 检查,进而纤支镜检查可确诊。

4.肺囊肿继发感染

两者 X 线均见伴有液平面的空腔病变,但肺囊肿的囊壁较薄,并伴有液平面,囊肿周围无炎性病变或较轻,如与既往胸片对比更容易分辨;如经抗生素抗感染治疗后,复现光洁整齐的囊肿壁,即可明确诊断。临床表现上肺囊肿一般症状轻,中毒症状不明显。

七、治疗

(一)内科保守治疗

1.抗感染治疗

当高度怀疑肺脓肿时,早期选用广谱抗生素,待有痰培养结果时,可以根据培养结果选用敏感抗生素。停药指征:体温正常、脓痰消失、X 线和 CT 显示空洞和炎症消失或仅留少许纤维条索影。

2.纤维支气管镜局部冲洗治疗

由于血支气管屏障、组织包裹、脓液的理化性质及局部解剖结构的改变,黏膜水肿及脓性分泌物增加,脓腔外纤维组织形成,抗生素不易进入脓腔。同时由于炎症刺激肺脓肿所在支气管开口均有不同程度狭窄,脓栓阻塞支气管,使大量脓性分泌物引流不畅,即使体位引流,排脓效果仍差,再者由于耐药菌株的增加造成肺脓肿的治疗效果不满意,所以肺脓肿的局部治疗受到临床医师的重视,在纤维支气管镜直视下吸痰,可以起到非常有效而彻底的排痰,促进支气管内脓液分泌物排出,同时应用有效抗生素冲洗局部支气管内病灶,直接起到杀菌作用,取得了满意的疗效。

3.支持治疗

支持治疗包括营养支持、胸部物理治疗等。

(二)外科治疗

1.脓腔引流

外科施行的脓腔引流包括经皮穿刺置管引流和胸腔造口脓腔引流。其指征是:患者持续发热超过10天至2周,经内科保守治疗6～8周胸片上无改善的征象,或在治疗中出现某些并发症,如咯血、脓胸或支气管胸膜瘘,则需要外科引流处理。

经皮穿刺引流是一种微创的外科治疗方法,包括CT和超声引导下的穿刺引流,引流管为专用的胸腔引流管,前端呈弧状,不易发生堵塞,置管后可以彻底冲洗脓腔,还可向脓腔内注入敏感的抗生素。冲洗过程中注意注入量小于抽出量,注入生理盐水或抗生素时压力不宜过大,否则容易造成脓腔破裂引起感染扩散。临床经验显示:经皮穿刺引流一般不会造成脓胸,即便是在正压通气的情况下,经皮穿刺引流也可获得成功,而无并发症。

在7岁以下儿童患者对保守治疗反应很差,经皮穿刺引流应及早进行。巨大肺脓肿亦应进行早期引流。

外科胸壁造口直接进行肺脓肿引流,是治疗急性期肺脓肿的有效方法。在操作过程中要注意定位准确,可以采用正侧位胸部X线片、胸部CT和B超定位脓肿,找到胸壁距脓肿最近的部位;另外,需要确定脓肿近胸壁的肺组织与胸壁产生粘连,以免在造口引流过程中,造成脓液的胸膜腔播散。胸壁造口肺脓肿引流一般需在全麻下进行,双腔气管插管,在胸壁造口前,应先在预切开部位再次注射针穿刺抽出脓液,确定肺脓肿的位置和深度,并经脓液送检细菌培养和药物敏感试验,去除局部4～5 cm肋骨,经粘连的肺组织切入脓腔,用吸引器将脓液吸净,并置入粗口径引流管。引流后患者的感染中毒症状会迅速好转,胸管可能漏气,随着引流后脓腔的逐渐缩小,一般在数天至2周内漏气会停止,很少出现支气管胸膜瘘。出血、脓气胸和脑脓肿是胸壁造口肺脓肿引流的并发症。近年来,由于介入穿刺技术的提高,经胸壁造口直接肺脓肿引流已经很少采用。

2.手术治疗

(1)手术适应证:①慢性肺脓肿,经内科积极治疗,症状及X线表现未见明显改善者,则需手术治疗。需要注意的是有部分患者经内科治疗,症状改善或消失,X线片表现为一些纤维条状影,但CT检查仍可发现脓腔存在,须严密观察,如严格保守治疗2～5周后,脓腔继续存在、直径大于2 cm、壁厚,或间断出现症状,则仍需手术治疗。②慢性脓肿空洞形成不能除外癌性空洞者。③有大咯血史,为防止再次咯血窒息。④并发脓胸、支气管胸膜瘘或食管瘘反复出现气胸或脓气胸。

(2)术前准备:肺脓肿术前只有经过充分的术前准备才能保证手术的成功,降低术后并发症的发生。①术前应根据痰培养结果选用有效的抗生素控制肺部炎症;②手术前应积极体位排痰,使每天排痰量在50 mL左右,但不能过分强求,以免失去手术时机;③纠正贫血、低蛋白血症,最理想的术前状态应为中毒症状消失,体温基本恢复正常;④心、肺、肝、肾功能检查,全面了解患者重要脏器的状况,对凝血机制不正常者应予以治疗纠正;⑤对于张力较大的肺脓肿,可以在CT引导下穿刺置管,张力减小后再行手术治疗,可以降低手术中脓肿破裂污染胸腔的机会。

(3)术中注意事项:①肺脓肿患者一般病程长,术中多见肺、胸膜粘连严重,肺裂界限不清,一般均需行肺叶或全肺切除;外科肺叶切除一般来说有一定难度,由于反复炎症使血管和肺门淋巴结周围反应较重,控制肺门不易。手术中,对于水肿较重、肺门结构不清者,不要盲目游离肺门,从相对容易入手的部位游离,如叶间裂。②肺门粘连严重,支气管动脉增多、增粗,解剖结构常有改变,出血较多。手术中应先处理较容易游离的肺动脉分支,然后游离肺叶支气管予以切断缝合,再沿肺裂游离其余肺动脉分支并予以处理,即非规范性肺叶切除;肺门无法分离时,可切开心包,在心包内游离肺动、静脉干,套线,必要时用血管阻断钳控制血管,防止意外出血;这样即便在手术中损伤肺动脉,也可以阻断心包内的血管主干,从容地用 5-0 Prolene 线修补、缝合损伤的肺动脉;也可行"逆行切除",相对于肺动脉来说,肺静脉的游离可能会容易一些,故可先处理肺静脉,然后处理支气管,最后将粘连较重、结构不清的肺动脉把控在手中,进行处理,从而提高手术的安全系数。③术中最重要的是要考虑保护对侧肺,麻醉应用双腔气管插管、支气管堵塞器或将气管插管插入对侧主支气管,减少术中脓液进入健侧肺。特别是在大咯血的患者,需要快速、紧急控制气道。对无法行双腔气管内插管者,术中要注意吸痰,术中防止过度挤压肺组织,如有可能先夹闭支气管,术毕仰卧位,进一步充分吸尽气管内分泌物,防止并发症发生。

(三)结果

在前抗生素时代,肺脓肿的病死率为30%～50%,在现代,其病死率降至 5%～20%,其中75%～88%单纯应用抗生素治疗就能治愈。外科治疗的成功率为 90%左右,病死率为 1%～13%。经皮穿刺肺脓肿引流的成功率在 73%～100%,尚无死亡报道。近年来,由于免疫抑制而出现肺脓肿的患者增多,文献报道的这类人群患肺脓肿的病死率为 28%。

与肺脓肿病死率相关的因素有:多器官功能衰竭、COPD、肺炎、肿瘤、意识障碍、免疫抑制、全身运动障碍。肺的大脓肿会增加住院时间,也有较高的病死率。

第九节　肺大疱

肺大疱是由于肺泡组织破坏引起的肺实质内充满气体的空腔,其内有纤维壁和残余的肺泡间隔构成的分隔。往往由于引起自发性气胸或体积巨大需要外科手术以减轻气急症状,改善肺功能。但至今尚无一种术前检查可以精确评估手术对肺功能的改善程度。另外,未被切除的肺大疱的自然病程目前尚不明了,因为有些患者病情发展迅速,而有些患者可以长时间无变化。

一、病理分型

(一)肺小疱

小疱是在脏层胸膜下,由于肺泡破裂引起的胸膜下气体聚集,包裹在脏层胸膜中,气体通过间质进入到胸膜薄弱的纤维层中,逐渐扩大形成一个小疱,此种小疱在临床上很容易发生破裂导致气胸,手术中多见于肺脏层胸膜下小于 0.3 cm 甚至更小的疱性病变。肺小疱通常位于肺尖部,少数可发生在下叶上缘。肺小疱可融合成较大乃至巨大的肺大疱。

(二)肺大疱

肺大疱又称大泡性肺气肿,是由于肺泡组织破坏引起的肺实质内充满气体的空腔,其内有纤维壁和残余的肺泡间隔构成的分隔,几乎都是多发,但多局限在一个肺段或肺叶。肺大疱的病理结构分内外两层,内层由气肿的肺泡退变形成,外层则是脏层胸膜形成的纤维层。肺大疱里面有由残余肺泡及其间隔形成的纤维小梁,小血管贯穿其内,数根细支气管开口于其基部。

Davies 等建议将肺大疱分成三型,第 1 型为小部分肺过度膨胀所形成的肺大疱,特征是有一狭窄的颈部并与胸膜有明显界限;第 2 型肺大疱浅埋于薄层肺内;第 3 型肺大疱基底宽大并延伸到肺组织的深部。

然而,绝大多数学者倾向根据无大疱区肺组织有无明显阻塞性肺病对肺大疱进行分类,第 1 型约占 20%,肺组织正常或接近正常,此型患者基本无症状,肺功能接近正常。从病理学角度看,此型有不同程度间隔旁型肺气肿,巨大的肺大疱常常占据一侧胸腔至少 1/2 的容量。

第 2、3 型占 80%,肺组织有弥漫性肺气肿。第 2 型事实上是弥漫性全小叶型肺气肿的局限性加重,多为双侧多发,大小不一;第 3 型为毁损肺,肺间质被多发性小肺大疱所取代,常伴有严重的呼吸困难、呼吸衰竭和肺心病。

二、病因和发病机制

经典的对肺大疱的起因及其生物学行为的理解都基于 Baldwin 和 Cooke 的早期观察得出的球瓣学说,他们认为支气管的炎性损坏导致其远端肺泡内气体只进不出,肺大疱因其内压的不断增高而进行性增大并压迫其周围的肺组织使之萎陷,即病变组织压迫正常功能的肺组织。

Fitzgerald 进一步认为肺气肿引起的正常肺容量的减少及肺弹性回缩力的下降,将使其周围细小支气管受压变窄,而造成相对正常肺组织出现呼气性阻塞。

Morgan 通过动态 CT 扫描观察、大疱内压测定及手术标本的病理学研究否定了上述理论,他认为肺大疱周围的肺组织其顺应性低于肺大疱,即肺大疱所需的膨胀压低于其周围肺组织,因而在同等的胸腔负压下肺大疱常常比其周围的肺组织优先完全膨胀。因此当某一部位的薄弱肺间质达到一定大小时,其周围肺组织的弹性回缩力将使其形成肺大疱并使之逐渐增大。根据这一理论,外科治疗的目的应更注重于恢复肺组织的结构和弹性,而不是单纯切除肺大疱病变。

尽管有大量报道认为肺大疱的病因与吸烟和 α_1 抗胰蛋白酶缺陷有关,但目前引起大疱性肺气肿的确切病因尚不详。

此外,原发性肺癌伴发于肺大疱较为常见,可能的机制是:①肺癌好发于诱发肺大疱的瘢痕;②被肺大疱压缩的肺间质易于癌变;③肺大疱通气差,致癌物质滞留诱发肺癌。因此预防性肺大疱切除可能减少肺癌发生率。

三、临床表现

肺大疱可并发自发性气胸、感染、咯血、胸痛。

(一)自发性气胸

自发性气胸是大疱性肺气肿常见的并发症,由于限制性通气功能障碍,这类患者往往不能耐受少量的气胸,肺大疱引起的气胸复发率高达 50% 以上,明显高于肺小疱病变(12%~15%),而且这类气胸自然愈合时间长,易继发感染,因此常常需早期手术治疗。

(二)感染

事实上肺大疱本身的感染少见,多为大疱旁肺组织继发感染造成肺大疱内反应性积液,胸片显示液平,绝大多数的积液无菌,吸收后肺大疱可能自然消失。因而,肺大疱继发感染宜选择保守治疗。

(三)咯血

肺大疱继发咯血比感染少见,因此当肺大疱患者出现咯血时应排除伴发肿瘤及支气管扩张可能,术前对出血部位也应做出评估。

(四)胸痛

胸痛是肺大疱的主要临床症状之一,多在胸骨后且疼痛性质类似心绞痛,手术切除肺大疱后疼痛即缓解。

四、诊断要点

较小的单发肺大疱可无任何症状,体积较大或多发的肺大疱可有气急、胸痛、胸闷、呼吸困难等症状,与慢性阻塞性肺病难以鉴别。当出现并发症时可有相应的症状。

诊断肺大疱主要靠影像学检查。胸片显示无肺纹理的薄壁空腔,可占据一个肺叶或整个胸腔,有时难以与气胸鉴别。CT 检查有助于明确诊断。

五、治疗

(一)手术适应证

1.无症状的肺大疱

预防性手术可定义为切除无症状的肺大疱。尽管治疗并发症比预防手术难度要大,但由于肺大疱的自然转归的不确定性,导致目前对预防性手术尚存有争论。巨大的无症状肺大疱可因突发并发症如气胸(尤其是张力性气胸)、肺或大疱感染、呼吸衰竭及肺心病而导致患者死亡,绝大多数外科医师同意,当肺大疱占据胸腔容积 50% 或以上、正常肺组织受压或短期增大明显时应视为手术指征。

2.慢性呼吸困难及活动能力下降

慢性呼吸困难及活动能力下降是主要的肺大疱切除指征。切除肺大疱可减轻限制性通气功能障碍,使大疱旁肺组织的弹性回复力得以恢复,改善通气血流比,减少生理无效腔以达到减小呼吸做功的目的。另外,切除肺大疱使胸腔内压下降,将纠正因高胸腔内压对肺动脉和体静脉回流的影响(气体压塞综合征)所造成的血流动力学失常,而这也是呼吸困难的主要原因之一。切除肺大疱还可恢复重要呼吸肌如膈肌、肋间肌等的长度、张力及收缩力的关系以改善其功能。

(二)术前评估

由于大疱性肺气肿与慢性阻塞性肺病的特殊关系,目前尚无检查手段精确评估肺大疱对其临床症状所产生的比例,因此切除肺大疱对肺功能的改善程度是无法预见的。

手术前至少应对下述三方面进行仔细分析评估。

1.临床评估

临床上有明确慢性支气管炎、支气管痉挛或反复感染发作史的患者手术风险大而手术效果也差。极度呼吸困难者,不管有无缺氧和(或)低氧血症,都非手术禁忌,甚至有的学者认为是最佳手术适应证。是否对呼吸机支持的患者进行手术尚存争论。

有证据表明戒烟可增进手术疗效,而继续吸烟将加速肺大疱切除术后肺功能的恶化。术后体重的下降往往是手术效果良好的标志。

2.解剖学评估

影像学检查可以较准确反映肺大疱的大小、部位以及周边肺组织的受压情况。当单个肺大疱占据一侧胸腔容积的 40%~50%，与周边肺组织有明确界限，且短期增大明显或病情恶化时，手术效果好。而弥漫性肺气肿患者即使切除较小肺大疱也可使其肺功能和症状得到明显改善。而影像学检查显示肺大疱旁肺组织无明显受压受限时，手术切除肺大疱可能使肺功能进一步受损并形成新的肺大疱。尽管标准胸片可对肺大疱做出较准确的诊断，但胸部 CT可更为精确了解肺大疱情况。CT 可以对肺气肿进行分型，了解肺大疱数量、大小、位置、胸片不能显示的较小肺大疱以及肺部其他病变如肺癌等。

3.肺功能评估

肺功能检查可以了解肺大疱以外肺组织功能情况、判断肺气肿严重程度，用力肺活量和 FEV_1（一秒用力呼气容积）可以粗略估计肺大疱切除后的临床效果，因此尤为重要。当 FEV_1 低于预计值的 35%时手术效果明显下降；呼气流率下降，呼吸道阻力增高往往提示支气管树受肺大疱压迫，术后肺功能会明显改善。

慢性阻塞性肺病患者弥散功能障碍与肺气肿程度正相关，这类患者静息状态氧分压可能正常，运动耐量试验时氧分压将明显下降；有些重度肺动脉高压可能与肺大疱压迫血管床有关，因此这些患者并非绝对手术禁忌，应从多方面考虑。

（三）术前准备

这类患者术前准备极其重要，包括指导患者正确的咳嗽方法、深呼吸、呼吸功能锻炼器的正确使用、胸部理疗（CPT）等；戒烟；肺部感染的控制；停用阿司匹林及甾体激素；术前皮下注射小剂量肝素及10~15 日的营养支持。

（四）手术方法

肺大疱切除手术的术式选择应遵循的原则是保护所有的血管和尽可能地保留有功能的肺组织。肺大疱局部切除可最大限度地改善肺功能。胸膜下肺大疱可电凝去除，窄基底的肺大疱可于基底部结扎、切除、基底宽的肺大疱可缝扎或折叠缝合，基底宽而巨大的肺大疱，要切开肺大疱，沿其正常边缘切除肺大疱壁。因肺大疱并不局限于解剖段内，故段切除很少采用。因肺叶切除可导致严重的肺功能损害，所以很少行肺叶切除术。

（五）术后处理

术后处理包括 ICU 密切监护，及时发现并处理并发症，早期下床活动，胸部理疗，合理用药，新法镇痛（如硬膜外阻滞等），纤维支气管镜或环甲膜穿刺吸痰等。与肺大疱切除直接相关的并发症包括肺膨胀不全、长时间漏气、胸腔肺感染以及呼吸衰竭。如果病例选择得当，呼吸衰竭并发症并不常见，膨胀不全与漏气经过一段时间多能获痊愈。

第五章　心脏外科疾病

第一节　二尖瓣狭窄

一、病因与病理

(一)风湿热

虽然近几十年来风湿性心脏瓣膜病的发生率逐年降低,但仍是临床上二尖瓣狭窄(MS)的常见病因。风湿性心脏病患者中约 25% 为单纯二尖瓣狭窄,40% 为二尖瓣狭窄并二尖瓣关闭不全。其中女性患者占 2/3。一般而言,从急性风湿热发作到形成重度二尖瓣狭窄,至少需 2 年,在温带气候大多数患者能保持 10 年以上的无症状期。风湿热反复多次发作者易罹患二尖瓣狭窄。

风湿性二尖瓣损害,早期病理变化为瓣膜交界处和基底部发生水肿、炎症及赘生物形成,随后由于纤维蛋白的沉积和纤维性变,发生瓣叶交界处粘连、融合,瓣膜增粗、硬化、钙化,腱索缩短并相互粘连,限制瓣膜的活动与开放,致使瓣口狭窄,与鱼嘴或钮孔相似。一般后瓣病变程度较前瓣重,后瓣显著增厚、变硬、钙化、缩短,甚至完全丧失活动能力,而前瓣仍能上下活动者并不罕见。

(二)二尖瓣环及环下区钙化

常见于老年人退行性变。尸检发现,50 岁以上人群中约 10% 有二尖瓣环钙化,其中糖尿病患者尤为多见,女性比男性多 2~3 倍,超过 90 岁的女性患者二尖瓣环钙化率高达 40% 以上。偶见于年轻人,可能与合并 Maffan 氏综合征或钙代谢异常有关。

瓣环钙化可影响二尖瓣的正常启闭,引起狭窄和(或)关闭不全。钙化通常局限于二尖瓣的瓣环处,多累及后瓣。然而,最近研究表明,老年人二尖瓣环钙化,其钙质沉着主要发生于二尖瓣环的前方及后方,而非真正的瓣环处,钙化延伸至膜部室间隔或希氏束及束支时,可引起心脏传导功能障碍。

(三)先天性发育异常

单纯先天性二尖瓣狭窄甚为少见。

(四)其他罕见病因

如结缔组织疾病、恶性类癌瘤、多发性骨髓瘤等。

二、病理生理

正常人二尖瓣开放时瓣口面积为 4~6 cm²,当瓣口面积小于 2.5 cm² 时,才会出现不同程度的临床症状。临床上根据瓣口面积缩小程度不同,将二尖瓣狭窄分为轻度(2.5~1.5 cm²)、中度(1.5~1.0 cm²)、重度(<1.0 cm²)狭窄。

（一）左心房代偿期

轻度二尖瓣狭窄时，只需在心室快速充盈期、心房收缩期存在压力梯度，血液便可由左心房充盈左心室。因此左心房发生代偿性扩张及肥大以增强收缩力，延缓左心房压力的升高。此期内，临床上可在心尖区闻及典型的舒张中、晚期递减型杂音，收缩期前增强（左心房收缩引起）。患者无症状，心功能完全代偿，但有二尖瓣狭窄的体征（心尖区舒张期杂音）和超声心动图改变。

（二）左心房衰竭期

随着二尖瓣狭窄程度的加重，左心房代偿性扩张、肥大及收缩力增强难以克服瓣口狭窄所致血流动力学障碍时，房室压力梯度必须存在于整个心室舒张期，房室压力阶差在 2.7 kPa（20 mmHg）以上，才能维持安静时心排血量，因此左心房压力升高。由于左心房与肺静脉之间无瓣膜存在，当左心房压力升至3.3~4.0 kPa（25~30 mmHg）时，肺静脉与肺毛细血管压力亦升至 3.3~4.0 kPa（25~30 mmHg），超过血液胶体渗透压水平，引起肺毛细血管渗出。若肺毛细血管渗出速度超过肺淋巴管引流速度，可引起肺顺应性下降，发生呼吸功能障碍和低氧血症，同时，血浆及血细胞渗入肺泡内，可引起急性肺水肿，出现急性左心房衰竭表现。本期患者可出现劳力性呼吸困难，甚至端坐呼吸、夜间阵发性呼吸困难，听诊肺底可有湿啰音，胸部 X 线检查常有肺淤血和（或）肺水肿征象。

（三）右心衰竭期

长期肺淤血可使肺顺应性下降。早期，由于肺静脉压力升高，可反射性引起肺小动脉痉挛、收缩，肺动脉被动性充血而致动力性肺动脉高压，尚可逆转。晚期，因肺小动脉长期收缩、缺氧，致内膜增生、中层肥厚，肺血管阻力进一步增高，加重肺动脉高压。肺动脉高压虽然对肺毛细血管起着保护作用，但明显增加了右心负荷，使右心室壁肥大、右心腔扩大，最终引起右心衰竭。此时，肺淤血和左心房衰竭的症状反而减轻。

三、临床表现

（一）症状

1.呼吸困难和乏力

当二尖瓣狭窄进入左心房衰竭期时，可产生不同程度的呼吸困难和乏力，是二尖瓣狭窄的主要症状。前者为肺淤血所引起，后者是心排血量减少所致。早期仅在劳动、剧烈运动或用力时出现呼吸困难，休息即可缓解，常不引起患者注意。随狭窄程度的加重，日常生活甚至静息时也感气促，夜间喜高枕，甚至不能平卧，须采取半卧位或端坐呼吸，上述症状常因感染（尤其是呼吸道感染）、心动过速、情绪激动、心房颤动诱发或加剧。

2.心悸

心慌和心前区不适是二尖瓣狭窄的常见早期症状。早期与偶发的房性早搏有关，后期发生心房颤动时心慌常是患者就诊的主要原因。自律性或折返活动引起的房性早搏，可刺激左心房易损期而引起心房颤动，由阵发性逐渐发展为持续性。而心房颤动又可引起心房肌的弥漫性萎缩。导致心房增大及不应期、传导速度的更加不一致，最终导致不可逆心房颤动。快心室率心房颤动时，心室舒张期缩短，左心室充盈减少，左心房压力升高，可诱发急性肺水肿的发生。

3.胸痛

15％的患者主诉胸痛,其产生原因有:①心排血量下降,引起冠状动脉供血不足,或伴冠状动脉粥样硬化和(或)冠状动脉栓塞。②右心室压力升高,冠状动脉灌注受阻,致右心室缺血。③肺动脉栓塞,常见于右心衰竭患者。

4.咯血

咯血发生于10％患者。二尖瓣狭窄并发的咯血有如下几种。

(1)突然出血,出血量大,有时称为肺卒中,却很少危及生命。因为大出血后,静脉压下降,出血可自动停止。此种咯血是由于突然升高的左心房和肺静脉压,传至薄而扩张的支气管静脉壁使其破裂所致,一般发生于病程早期。晚期,因肺动脉压力升高,肺循环血流量有所减少,该出血情况反而少见。

(2)痰中带血,二尖瓣狭窄患者,因支气管水肿罹患支气管炎的机会增多,若支气管黏膜下层微血管破裂,则痰中带有血丝。

(3)粉红色泡沫痰,急性肺水肿的特征性表现,是肺泡毛细血管破裂,血液、血浆与空气互相混合的缘故。

(4)暗红色血液痰,病程晚期,周围静脉血栓脱落引起肺栓塞时的表现。

5.血栓栓塞

左心房附壁血栓脱落引起动脉栓塞,是二尖瓣狭窄常见的并发症。在抗凝治疗和手术治疗时代前,二尖瓣病变患者中,约1/4死亡继发于栓塞,其中80％见于心房颤动患者。若为窦性心律,则应考虑一过性心房颤动及潜在感染性心内膜炎的可能。35岁以上的患者合并心房颤动,尤其伴有心排血量减少和左心耳扩大时是形成栓子的最危险时期,主张接受预防性抗凝治疗。

6.吞咽困难、声嘶

增大的左心房压迫食管,扩张的左肺动脉压迫左喉返神经所致。

7.感染性心内膜炎

增厚、钙化的瓣膜少发。

8.其他

肝大、体静脉压增高、水肿、腹水,均为重度二尖瓣狭窄伴肺血管阻力增高及右心衰竭的症状。

(二)体征

重度二尖瓣狭窄患者常有"二尖瓣面容"——双颧呈绀红色。右心室肥大时,心前区可扪及抬举性搏动。

1.二尖瓣狭窄的心脏体征

(1)心尖冲动正常或不明显。

(2)心尖区 S_1 亢进是二尖瓣狭窄的重要特点之一,二尖瓣狭窄时,左心房压力升高,舒张末期左心房室压力阶差仍较大,且左心室舒张期充盈量减少,二尖瓣前叶处于心室腔较低位置,心室收缩时,瓣叶突然快速关闭,可产生亢进的拍击样 S_1。S_1 亢进且脆,说明二尖瓣前叶活动尚好,若 S_1 亢进且闷,则提示前叶活动受限。

（3）开瓣音亦称二尖瓣开放拍击音，由二尖瓣瓣尖完成开放动作后瓣叶突然绷紧而引起，发生在二尖瓣穹隆进入左心室的运动突然停止之际。

（4）心尖部舒张中、晚期递减型隆隆样杂音，收缩期前增强，是诊断二尖瓣狭窄的重要体征。心室舒张二尖瓣开放的瞬间，左心房室压力梯度最大，产生杂音最响，随着左心房血液充盈到左心室，房室压力梯度逐渐变小，杂音响度亦逐渐减轻，最后左心房收缩将 15%～25% 的血液灌注于左心室，产生杂音的收缩期前增强部分。心房颤动患者，杂音收缩期前增强部分消失。但据 Criley 氏报道，此时若左心房压力超过左心室压力 1.3 kPa(10 mmHg) 或更高，则可有收缩期前增强部分。

二尖瓣狭窄的舒张期杂音于左侧卧位最易听到，对于杂音较轻者，可嘱运动、咳嗽、用力呼气或吸入亚硝酸异戊酯等方法使杂音增强。拟诊二尖瓣狭窄而又听不到舒张期杂音时，可嘱患者轻微运动（仰卧起坐 10 次）后左侧卧位，或左侧卧位后再深呼吸或干咳数声，杂音可于最初 10 个心动周期内出现。杂音响度还与瓣口狭窄程度及通过瓣口的血流量和血流速度有关。在一定限度内，狭窄愈重，杂音愈响，但若狭窄超过某一范围，以致在左心室形成漩涡不明显或不引起漩涡，反而使杂音减轻或消失，后者即所谓的"无声性二尖瓣狭窄"。

2.肺动脉高压和右心室肥大的体征

（1）胸骨左缘扪及抬举性搏动。

（2）P_2 亢进、S_2 分裂，肺动脉高压可引起 S_2 的肺动脉瓣成分亢进，肺动脉压进一步升高时，右心室排血时间延长，S_2 分裂。

（3）肺动脉扩张，于胸骨左上缘可闻及短的收缩期喷射性杂音和递减型高调哈气性舒张早期杂音（Graham Steell 杂音）。

（4）右心室肥大伴三尖瓣关闭不全时，胸骨左缘四五肋间有全收缩期吹风样杂音，吸气时增强。

四、辅助检查

（一）心电图检查

中、重度二尖瓣狭窄，可显示特征性改变。左心房肥大（P 波时限大于 0.12 秒，并呈双峰波形，即所谓"二尖瓣型 P 波"，是二尖瓣狭窄的主要心电图特征，可见于 90% 的显著二尖瓣狭窄伴窦性心律者。心房颤动时，V_1 导联颤动波幅超过 0.1 mV，也提示存在心房肥大。

右心室收缩压低于 9.3 kPa(70 mmHg) 时右心室肥大少见；介于 9.3～13.3 kPa(70～100 mmHg) 之间时，约 50% 患者可有右心室肥大的心电图表现；超过 13.3 kPa(100 mmHg) 时，右心室肥大的心电图表现一定出现。

心律失常在二尖瓣狭窄患者早期可表现为房性早搏，频发和多源房性早搏往往是心房颤动的先兆，左心房肥大的患者容易出现心房颤动。

（二）X 线检查

轻度二尖瓣狭窄心影可正常。左心房肥大时，正位片可见增大的左心房在右心室影后面形成一密度增高的圆形阴影，使右心室心影内有双重影。食管吞钡检查，在正位和侧位分别可见食管向右向后移位。

肺动脉高压和右心室肥大时，正位片示心影呈"梨形"，即"二尖瓣型"心，尚可见左主支气管上抬。肺部表现主要为肺淤血,肺门阴影加深。由于肺静脉血流重新分布,常呈肺上部血管阴影增多而下部减少。肺淋巴管扩张,在正位及左前斜位可见右肺外下野及肋膈角附近有水平走向的纹状影,即 Kerley B 线,偶见 Kerley A 线(肺上叶向肺门斜行走行的纹状影)。此外,长期肺淤血尚可引起肺野内含铁血黄素沉积点状影。

严重二尖瓣狭窄和老年性瓣环及环下区钙化者,胸片相应部位可见钙化影。

(三)超声心动图(UCG)检查

UCG 是诊断二尖瓣狭窄较有价值的无创伤性检查方法,有助于了解二尖瓣的解剖和功能情况。

1.M 型 UCG

(1)直接征象:二尖瓣前叶活动曲线和 EF 斜率减慢,双峰消失,前后叶同向运动,形成所谓"城墙样"图形。

(2)间接征象:左心房肥大,肺动脉增宽,右心房、右心室肥大。

2.二维 UCG

(1)直接征象:二尖瓣叶增厚,回声增强,活动僵硬,甚至钙化,二尖瓣舒张期开放受限,瓣口狭窄,交界处粘连。

(2)间接征象:瓣下结构钙化,左心房附壁血栓。

3.多普勒 UCG

二尖瓣口可测及舒张期高速射流频谱,左心室内可有湍流频谱,测定跨二尖瓣压力阶差可判定狭窄的严重程度。彩色多普勒检查可显示舒张期二尖瓣口高速射流束及多色镶嵌的反流束。

4.经食管 UCG

采用高频探头,直接在左心房后方探查,此法在探查左心房血栓方面更敏感,可达 90% 以上。

(四)心导管检查

仅在决定是否行二尖瓣球囊扩张术或外科手术治疗前,需要精确测量二尖瓣口面积及跨瓣压差时才做心导管检查。

(五)其他检查

抗链球菌溶血素 O(ASO)滴度 1∶400 以上、血沉加快、C 反应蛋白阳性等,尤见于风湿活动患者。长期肝淤血患者可有肝功能指标异常。

二尖瓣狭窄的临床表现及实验室检查与血流动力学变化密切相关,血流动力学发展的每一阶段,均可引起相应的临床表现及实验室检查结果。

五、并发症

(一)心房颤动

见于晚期患者,左心房肥大是心房颤动持续存在的解剖学基础。出现心房颤动后,心尖区舒张期隆隆样杂音可减轻,且收缩期前增强消失。心房颤动早期可能是阵发性的,随着病程发展多转为持续性心房颤动。

（二）栓塞

多见于心房颤动患者，以脑梗死多见，栓子也可到达全身其他部位。

（三）急性肺水肿

这是重度二尖瓣狭窄严重而紧急的并发症，病死率高。往往由于剧烈体育活动、情绪激动、感染、妊娠或分娩、快心室率心房颤动等诱发，可导致左心室舒张充盈期缩短，左心房压升高，进一步引起肺毛细血管压升高，致使血浆渗透到组织间隙或肺泡，引起急性肺水肿。患者突发呼吸困难、不能平卧、发绀、大汗、咳嗽及咳粉红色泡沫样浆液痰，双肺布满湿啰音，严重者可昏迷或死亡。

（四）充血性心力衰竭

晚期 50％～75％ 患者发生右心充血性心力衰竭，是此病常见的并发症及主要致死原因。呼吸道感染为心力衰竭常见诱因，年轻女性妊娠、分娩常为主要诱因。临床上主要表现为肝区疼痛、食欲缺乏、黄疸、水肿、尿少等症状，体检有颈静脉怒张、肝大、腹水及下肢水肿等。

（五）呼吸道感染

二尖瓣狭窄患者，常有肺静脉高压、肺淤血，因此易合并支气管炎、肺炎。

（六）感染性心内膜炎

单纯二尖瓣狭窄较少发生。风湿性瓣膜病患者在行牙科手术或其他能引起菌血症的手术时，应行抗生素预防治疗。

六、诊断与鉴别诊断

根据临床表现，结合有关实验室检查，尤其是超声心动图检查多能做出诊断。但应与其他引起心尖部舒张期杂音的疾病相鉴别（见表 5-1）。

表 5-1　其他疾病引起的心尖部舒张期杂音特点

项目	特点
相对性二尖瓣狭窄	严重的二尖瓣关闭不全左向右分流的先天性心脏病，如 VSD，PDA 等此杂音的产生是由于血容量增加，致二尖瓣相对狭窄所致
Carey-Coombs 杂音	急性风湿热时活动性二尖瓣瓣膜炎征象该杂音柔和，发生于舒张早期，变化较大，比器质性二尖瓣狭窄的音调高可能由严重的二尖瓣反流通过非狭窄的二尖瓣口所致，也可能是一短的紧随 S_3 的
Austin-Flint 杂音	杂音主动脉瓣关闭不全等疾病该杂音历时短，性质柔和，吸入亚硝酸异戊酯后杂音减轻应用升压药后杂音可增强
三尖瓣狭窄	慢性肺心病患者，由于右心室肥大，心脏顺时针转位可在心尖部听到三尖瓣相对性狭窄所致的杂音
左心房黏液瘤	左心房黏液瘤部分堵塞二尖瓣口所致，与体位有关

七、治疗

狭窄程度轻无明显临床症状者，无须治疗，应适当避免剧烈运动，风湿热后遗症者应预防风湿热复发。有症状的二尖瓣患者，应予以积极治疗。

（一）内科治疗

1.一般治疗

（1）适当休息，限制钠盐入量（2 g/d），使用利尿剂，通过减轻心脏前负荷改善肺淤血症状。

（2）急性肺水肿的处理：洋地黄的应用需谨慎，因洋地黄可增强右心室收缩力，有可能使右心室射入肺动脉内的血量增多,导致肺水肿的加重,但可应用常规负荷量的1/2～2/3,其目的是减慢心率而非增加心肌收缩力,以延长舒张期,改善左心室充盈,提高左心室搏出量。适合于合并快心室率心房颤动和室上性心动过速者。

(3)栓塞性并发症的处理:有体循环栓塞而不能手术治疗的患者,可口服抗凝剂,如华法林等。对于有栓塞危险的患者,包括心房颤动、40岁以上伴巨大左心房者,也应接受口服抗凝药治疗。

(4)心律失常的处理:快心室率心房颤动应尽快设法减慢心室率,可使用洋地黄类药物,若疗效不满意,可联合应用地尔硫䓬、维拉帕米或β-受体阻滞剂。对于轻度二尖瓣狭窄患者不伴巨大左心房,心房颤动<6个月,可考虑药物复律或电复律治疗。

2.介入治疗

经皮球囊二尖瓣成形术(PBMV)是治疗二尖瓣狭窄划时代的进展,患者无须开胸手术,痛苦小,康复快,且具有成功率高、疗效好的特点。

(1)PBMV的适应证:①中、重度单纯二尖瓣狭窄,瓣叶柔软,无明显钙化,心功能Ⅱ、Ⅲ级是PBMV最理想的适应证;轻度二尖瓣狭窄有症状者亦可考虑;心功能Ⅳ级者需待病情改善,能平卧时才考虑。②瓣叶轻、中度钙化并非禁忌,但若严重钙化且与腱索、乳头肌融合者,易并发二尖瓣关闭不全,因此宜做瓣膜置换手术。③合并慢性心房颤动患者,心腔内必须无血栓。④合并重度肺动脉高压,不宜外科手术者。⑤合并轻度二尖瓣关闭不全,左心室无明显肥大者。⑥合并轻度主动脉瓣狭窄或关闭不全,左心室无明显肥大者。

(2)PBMV禁忌证:①合并中度以上二尖瓣关闭不全。②心腔内有血栓形成。③严重钙化,尤其瓣下装置病变者。④风湿活动。⑤合并感染性心内膜炎。⑥妊娠期,因放射线可影响胎儿,除非心功能Ⅳ级危及母子生命安全。⑦全身情况差或合并其他严重疾病。⑧合并中度以上的主动脉狭窄和(或)关闭不全。

(二)外科治疗

目的在于解除瓣口狭窄,增加左心搏出量,改善肺血液循环。

(1)手术指征:凡诊断明确,心功能Ⅱ级以上,瓣口面积小于1.2 cm² 而无明显禁忌证者,均适合手术治疗。严重二尖瓣狭窄并发急性肺水肿患者,如内科治疗效果不佳,可行急诊二尖瓣扩张术。

(2)手术方式:包括闭式二尖瓣分离术、直视二尖瓣分离术、瓣膜修补术或人工瓣膜替换术。

八、预后

疾病的进程差异很大,从数年至数十年不等。预后主要取决于狭窄程度及心脏肥大程度,是否多瓣膜损害及介入、手术治疗的可能性等。

一般而言,首次急性风湿热发作后,患者可保持10～20年无症状。然而,出现症状后如不积极进行治疗,其后5年内病情进展非常迅速。研究表明,有症状的二尖瓣狭窄患者5年死亡率为20%,10年死亡率为40%。

第二节　二尖瓣关闭不全

一、病因

二尖瓣关闭不全(mitral incompetence,MI)严格来说不是一种原发病而是一种临床综合征。任何引起二尖瓣复合装置包括二尖瓣环、瓣膜、腱索、乳头肌病变的因素都可导致二尖瓣关闭不全,其诊断容易但确定病因难。按病程进展的速度和病程的长短可分为急性和慢性。

(一)慢性病变

慢性二尖瓣关闭不全进展缓慢、病程较长,病因包括以下几点。

1.风湿性心脏病

在不发达国家风湿性心脏病引起者占首位,其中半数以上合并二尖瓣狭窄。

2.退行性病变

在发达国家,二尖瓣脱垂为最多见原因;二尖瓣黏液样退行性变、二尖瓣环及环下区钙化等退行性病变也是常见原因。

3.冠心病

常见于心肌梗死致乳头肌功能不全。

4.其他少见原因

先天性畸形、系统性红斑狼疮、风湿性关节炎、心内膜心肌纤维化等。

(二)急性病变

急性二尖瓣关闭不全进展快、病情严重、病程短,病因包括以下几点。

1.腱索断裂

可由感染性心内膜炎、二尖瓣脱垂、急性风湿热及外伤等原因引起。

2.乳头肌坏死或断裂

常见于急性心肌梗死致乳头肌缺血坏死而牵拉作用减弱。

3.瓣膜毁损或破裂

多见于感染性心内膜炎。

4.其他

心瓣膜替换术后人工瓣膜裂开

二、病理生理

由于风湿性炎症使二尖瓣瓣膜纤维化、增厚、萎缩、僵硬、畸形,甚至累及腱索和乳头肌使之变粗、粘连、融合缩短,致使瓣膜在心室收缩期不能正常关闭,血液由左心室向左心房反流,病程长者尚可见钙质沉着。

(一)慢性病变

慢性二尖瓣关闭不全者,依病程进展可分为左心室代偿期、左心室失代偿期和右心衰竭期3个阶段。

二尖瓣关闭不全时,在心室收缩期左心室内的血流存在两条去路,即通过主动脉瓣流向主动脉和通过关闭不全的二尖瓣流向左心房。这样,在左心房舒张期,左心房血液来源除通过四条肺静脉回流外,还包括左心室反流的血液而使其容量和压力负荷增加。由于左心房顺应性好,在反流血液的冲击下,左心房肥大,缓解了左心房压力的增加,且在心室舒张期,左心房血液迅速注入左心室而使容量负荷迅速下降,延缓了左心房压力的上升,这实际上是左心房的一种代偿机制,体积增大而压力正常,可使肺静脉与肺毛细血管压长期维持正常。与急性二尖瓣关闭不全相比,肺淤血发生晚、较轻,患者主述乏力而呼吸困难。

对于左心室,在心室收缩期由于反流,使得在舒张期时由左心房流入左心室的血液除了正常肺循环回流外还包括反流的部分,从而增加了左心室的容量负荷。早期左心室顺应性好,代偿性扩大而使左心室舒张末期压力上升不明显,且收缩时左心室压力迅速下降,减轻了室壁紧张度和能耗而有利于代偿。左心室这种完善的代偿机制,可在相当长时间(大于 20 年)无明显左心房肥大和肺淤血,左心排血量维持正常而无临床症状。但一旦出现临床症状说明病程已到一定阶段,心排血量迅速下降而致头昏、困倦、乏力,迅速出现左心衰竭、肺水肿、肺动脉高压和右心衰竭,心功能达Ⅳ级,成为难治性心力衰竭,病死率高,患者出现呼吸困难、体循环淤血症状。

(二)急性病变

急性二尖瓣关闭不全早期反流量大,进展迅速,左心房、左心室容量和压力负荷迅速增加,没有经过充分的代偿即出现急性左心衰竭,使得心排血量迅速下降,心室压力上升,左心房及肺静脉压迅速上升,导致肺淤血和肺间质水肿。患者早期即出现呼吸困难、咯血等左心衰竭和肺淤血症状,病程进展迅速,多较快死于急性左心衰竭。由于来不及代偿,左心房、左心室肥大不明显,X 线检查示左心房、左心室大小正常,反流严重者可见肺淤血和肺间质水肿征象。

三、临床表现

(一)症状

1.慢性病变

患者由于左心良好的代偿功能而使病情有无症状期长,有症状期短的特点。

(1)代偿期:左心代偿功能良好,心排血量维持正常,左心房压力及肺静脉压也无明显上升,患者可多年没有明显症状,偶有因左心室舒张末期容量增加而引起的心悸。

(2)失代偿期:患者无症状期长,通常情况下,从初次感染风湿热到出现明显二尖瓣关闭不全的症状,时间可长达 20 年之久。但一旦出现临床症状即说明已进入失代偿期。随着左心功能的失代偿,心排血量迅速下降,患者出现疲劳、头昏、乏力等症状。左心室舒张末期压力迅速上升,左心房、肺静脉及肺毛细血管压上升,引起肺淤血及间质水肿,出现劳力性呼吸困难,开始为重体力劳动或剧烈运动时出现,随着左心衰竭的加重,出现夜间阵发性呼吸困难及端坐呼吸等。

(3)右心衰竭期:肺淤血及肺水肿使肺小动脉痉挛硬化而出现肺动脉高压,继而引起右心衰竭,患者出现体循环淤血症状,如肝大、上腹胀痛、下肢水肿等。

2.急性病变

轻度二尖瓣反流仅有轻度劳力性呼吸困难。严重反流,病情常短期内迅速加重,患者出现呼吸困难,不能平卧,咳粉红色泡沫痰等急性肺水肿症状,随后可出现肺动脉高压及右心衰竭征象。处理不及时,则心排血量迅速下降出现休克,患者常迅速死亡。

(二)体征

1.慢性病变

(1)代偿期:心尖冲动呈高动力型,左心室肥大时向左下移位。

1)心音:①瓣叶缩短所致的重度关闭不全(如风湿性心脏病),S_1 常减弱。②S_2 分裂,代偿期无肺动脉高压时,由于左心室射血时间缩短,主动脉提前关闭,产生 S_2 分裂,吸气时明显;失代偿产生肺动脉高压后,肺动脉瓣延迟关闭可加重 S_2 分裂。③心尖区可闻及 S_3,大约出现在第二心音后 0.10～0.18 秒,是中重度二尖瓣关闭不全的特征性体征,卧位时明显,其产生是由于血液大量快速流入左心室使之充盈过度,引起肥大的左心室壁振动所致。

2)心脏杂音:心尖区全收缩期吹风样杂音,是二尖瓣关闭不全的典型体征。其强度取决于瓣膜损害程度、反流量及左心房、室压差,可以是整个收缩期强度均等,也可以是收缩中期最强,然后减弱。杂音在左心衰竭致反流量小时可减弱,在吸气时由于膈下降,心脏顺时针转位,回左心血流量减少,杂音相应减弱,呼气时相反。

杂音一般音调高、粗糙、呈吹风样、时限长,累及腱索或乳头肌时呈乐音样。其传导与前后瓣的解剖位置结构和血液反流方向有关,在前交界和前瓣损害时,血液反流至左心房的左后方,杂音可向左腋下和左肩胛间区传导;后交界区和后瓣损害时,血液冲击左心房的右前方,杂音可传导至肺动脉瓣区和主动脉瓣区;前后瓣均损害时,血液反流至左心房前方和左右侧,杂音向整个心前区和左肩胛间部传导。

心尖区舒张中期杂音,系由于发生相对性二尖瓣狭窄所致。通过变形的二尖瓣口血液的速度和流量增加,产生一短促、低调的舒张中期杂音,多在 S_3 之后,无舒张晚期增强,S_3 和它的出现提示二尖瓣关闭不全为中至重度。

(2)失代偿期(左心衰竭期):心前区可触及弥散性搏动,心尖区可闻及舒张期奔马律,全收缩期杂音减弱。

(3)右心衰竭期:三尖瓣区可闻及收缩期吹风样杂音。由于右心衰竭,体静脉血回流障碍产生体循环淤血,患者可有颈静脉怒张、搏动,肝大,肝颈静脉回流征阳性,腹水及下垂性水肿等。

2.急性病变

患者迅速出现左心衰竭,甚至出现肺水肿或心源性休克,常迅速死亡。

四、辅助检查

(一)心电图检查

病情轻者无明显异常,重者 P 波延长,可有双峰,同时左心室肥大、电轴左偏,病程长者心房颤动较常见。急性者,心电图可正常,窦性心动过速常见。

(二)X 线检查

慢性二尖瓣关闭不全早期,左心房、左心室形态正常,晚期左心房、左心室显著增大且与病变严重程度成比例,有不同程度肺淤血及间质水肿,严重者有巨大左心房,肺动脉高压和右心衰竭征象。偶可见瓣膜瓣环钙化,随心脏上下运动,透视可见收缩时左心房膨胀性扩大。

急性者心脏大小正常,反流严重者可有肺淤血及间质水肿征象,1～2 周内左心房、左心室开始扩大,一年还存活者,其左心房、左心室扩大已达慢性患者程度。

(三)超声心动图检查

(1)M型UCC:急性者心脏大小正常,慢性者可见左心房、左心室肥大,左心房后壁与室间隔运动幅度增强。

(2)二维UCG检查:可确定左心室容量负荷,评价左心室功能和确定大多数病因,可见瓣膜关闭不全,有裂隙,瓣膜增厚变形、回声增强,左心房、左心室肥厚,肺动脉增宽。

(3)多普勒UCG检查:可见收缩期血液反流,并可测定反流速度,估计反流量。

(四)心导管检查

一般没有必要,但可评估心功能和二尖瓣关闭不全的程度,确定大多数病因。

五、并发症

急性者较快出现急性左心衰竭,慢性者与二尖瓣狭窄相似,以左心衰竭为主,但出现晚,一旦出现则进展迅速。感染性心内膜炎较常发生(>20%),体循环栓塞少见,常由感染性心内膜炎引起,心房颤动发生率高达75%,此时栓塞较常见。

六、诊断与鉴别诊断

(一)诊断

根据典型的心尖区全收缩期吹风样杂音伴有左心房、左心室肥大,诊断应不困难。但应结合起病急缓、患者年龄、病情严重程度、房室肥大情况及相应辅助检查来确定诊断及明确病因。

(二)鉴别诊断

1.相对性二尖瓣关闭不全

由扩大的左心室及二尖瓣环所致,但瓣叶本身活动度好,无增厚、粘连等。杂音柔和,多出现在收缩中晚期。常有高血压、各种原因的主动脉关闭不全或扩张型心肌病、心肌炎、贫血等病因。

2.二尖瓣脱垂

可出现收缩中期喀喇音-收缩晚期杂音综合征。喀喇音是由于收缩中期,拉长的腱索在二尖瓣脱垂到极点时骤然拉紧,瓣膜活动突然停止所致。杂音是由于收缩晚期,瓣叶明显突向左心房,不能正常闭合所致。轻度脱垂时可仅有喀喇音,较重时喀喇音和杂音均有,严重时可只有杂音而无喀喇音。

3.生理性杂音

杂音一般为1~2级,柔和,短促,位于心尖和胸骨左缘。二尖瓣关闭不全的临床表现及实验室检查与血流动力学变化密切相关,血流动力学发展的每一阶段,均可引起相应的临床表现及实验室检查结果。

七、治疗

(一)内科治疗

急性者一旦确诊,经药物改善症状后应立即采取人工瓣膜置换术,以防止变为慢性而影响预后,积极的内科治疗仅为手术争取时间。

慢性患者由于长期无症状,一般仅需定期随访,避免过度的体力劳动及剧烈运动,限制钠盐摄入,保护心功能,对风心病患者积极预防链球菌感染与风湿活动及感染性心内膜炎。如出现心功能不全的症状,应合理应用利尿剂、ACE抑制剂、洋地黄、β-受体阻滞剂和醛固酮受体拮抗剂。血管扩张剂,特别是减轻后负荷的血管扩张剂,通过降低左心室射血阻力,可减少反流量,增加前向心排血量,从而产生有益的血流动力学作用。慢性患者可用 ACE 抑制剂,急性者可用硝普钠、硝酸甘油或酚妥拉明静脉滴注。洋地黄类药物宜用于心功能Ⅱ、Ⅲ、Ⅳ级的患者,对伴有快心室率心房颤动者更有效。晚期的心力衰竭患者可用抗凝药物防止血栓栓塞。

(二)外科治疗

人工瓣膜替换术是几乎所有二尖瓣关闭不全病例的首选治疗。对慢性患者,应在左心室功能尚未严重损害和不可逆改变之前考虑手术,过分推迟可增加手术死亡率和并发症。手术指征为:①心功能Ⅲ～Ⅳ级,Ⅲ级为理想指征,Ⅳ级死亡率高,预后差,内科疗法准备后应行手术。②心功能Ⅱ级或以下,缺乏症状者,若心脏进行性肥大,左心功能下降,应行手术。③EF>50%,左心室舒张末期直径<8.0 cm,收缩末期直径<5.0 cm,心排指数>2.0 L/(min·m²),左心室舒张末压<1.6 kPa(12 mmHg),收缩末容积指数<50 mL/m²患者,适于手术,效果好。④中度以上二尖瓣反流。

八、预后

慢性二尖瓣关闭不全患者代偿期较长,可达 20 年。一旦失代偿,病情进展迅速,心功能恶化,成为难治性心力衰竭。内科治疗后 5 年生存率为 80%,10 年生存率近 60%,而心功能Ⅳ级患者,内科治疗 5 年生存率仅 45%。急性二尖瓣关闭不全患者多较快死于急性左心衰竭。

第三节　三尖瓣狭窄

一、病因

三尖瓣狭窄病变较少见,几乎均由风湿病所致,小部分病因有三尖瓣闭锁、右心房肿瘤。临床特征为症状进展迅速,类癌综合征常同时伴有三尖瓣反流;偶尔,右心室流出道梗阻可由心包缩窄、心外肿瘤及赘生物引起。

风湿性三尖瓣狭窄几乎均同时伴有二尖瓣病变,在多数患者中主动脉瓣亦可受累。

二、病理生理

风湿性二尖瓣狭窄的病理变化与二尖瓣狭窄相似,腱索有融合和缩短,瓣叶尖端融合,形成一隔膜样孔隙。

当运动或吸气使三尖瓣血流量增加时及当呼气使三尖瓣血流减少时,右心房和右心室的舒张期压力阶差即增大。若平均舒张期压力阶差超过 0.7 kPa(5 mmHg)时,即足以使平均右心房压升高而引起体静脉淤血,表现为颈静脉充盈、肝大、腹水和水肿等体征。

三、临床表现

(一)症状

三尖瓣狭窄致低心排血量可引起疲乏,体静脉淤血可引起恶心呕吐、食欲缺乏等消化道症状及全身不适感,由于颈静脉搏动的巨大“a”波,使患者感到颈部有搏动感。

(二)体征

主要体征为胸骨左下缘低调隆隆样舒张中晚期杂音,也可伴舒张期震颤,可有开瓣拍击音。增加体静脉回流方法可使之更明显,呼气及 Valsalva 动作使之减弱。

四、辅助检查

(一)X 线检查

主要表现为右心房明显扩大,下腔静脉和奇静脉扩张,但无肺动脉扩张。

(二)心电图检查

示 II、V_1 导电压增高;由于多数二尖瓣狭窄患者同时合并有二尖瓣狭窄,故心电图亦常提示双侧心房肥大。

(三)超声心动图检查

其变化与二尖瓣狭窄时观察到的相似,M 型超声心动图常显示瓣叶增厚,前叶的 EF 斜率减慢,舒张期与隔瓣示矛盾运动、三尖瓣钙化和增厚;二维超声心动图对诊断三尖瓣狭窄较有帮助,其特征为舒张期瓣叶呈圆顶状,增厚、瓣叶活动受限。

五、诊断及鉴别诊断

根据典型杂音、心房扩大及体循环淤血的症状和体征,一般即可做出诊断,对诊断有困难者可行右心导管检查,若三尖瓣平均跨瓣舒张压差低于 0.3 kPa(2 mmHg),即可诊断为三尖瓣狭窄。应注意与右房黏液瘤、缩窄性心包炎等疾病相鉴别。

六、治疗

限制钠盐摄入及应用利尿剂,可改善体循环淤血的症状和体征;如狭窄显著,可行三尖瓣分离术或经皮球囊扩张瓣膜成形术。

第四节　三尖瓣关闭不全

一、病因

三尖瓣关闭不全多为功能性,常继发于左心瓣膜病变致肺动脉高压和右心室扩张,器质性病变者多见于风湿性心脏病,常为联合瓣膜病变。单纯性三尖瓣关闭不全非常少见,见于先天性三尖瓣发育不良、外伤、右心感染性心内膜炎等。

二、病理生理

先天性三尖瓣关闭不全可有以下病变:①瓣叶发育不全或阙如。②腱索、乳头肌发育不全、阙如或延长。③瓣叶、腱索发育尚可,瓣环过大。

后天性单独的三尖瓣关闭不全可发生于类癌综合征。

三尖瓣关闭不全引起的病理变化与二尖瓣关闭不全相似,但代偿期较长;病情若逐渐进展,最终可导致右心室、右心房肥大,右心室衰竭。如肺动脉高压显著,则病情发展较快。

三、临床表现

(一)症状

二尖瓣关闭不全合并肺动脉高压时,才出现心排血量减少和体循环淤血的症状。三尖瓣关闭不全合并二尖瓣疾患者,肺淤血的症状可由于三尖瓣关闭不全的发展而减轻,但乏力和其他心排血量减少的症状可更为加重。

（二）体征

主要体征为胸骨左下缘全收缩期杂音，吸气及压肝后可增强；如不伴肺动脉高压，杂音难以闻及。反流量很大时，有第三心音及三尖瓣区低调舒张中期杂音。颈静脉脉波图 V 波（又称回流波，为右心室收缩时，血液回到右心房及大静脉所致）增大；可扪及肝脏搏动。瓣膜脱垂时，在三尖瓣区可闻及非喷射性喀喇音。其淤血体征与右心衰竭相同。

四、辅助检查

（一）X 线检查

可见右心室、右心房增大。右房压升高者，可见奇静脉扩张和胸腔积液；有腹水者，横膈上抬。透视时可看到右心房收缩期搏动。

（二）心电图检查

无特征性改变。可示右心室肥厚、劳损右心房肥大；并常有右束支阻滞。

（三）超声心动图检查

可见右心室、右心房增大，上下腔静脉增宽及搏动；二维超声心动图声学造影可证实反流，多普勒可判断反流程度。

五、诊断及鉴别诊断

根据典型杂音，右心室、右心房增大及体循环淤血的症状及体征，一般不难做出诊断。应与二尖瓣关闭不全、低位室间隔缺损相鉴别。超声心动图声学造影及多普勒可确诊，并可帮助做出病因诊断。

六、治疗

（1）针对病因的治疗。

（2）由于右心压力低，三尖瓣口血流缓慢，易产生血栓，且三尖瓣置换有较高的手术病死率并且远期存活率低，一般尽量采用三尖瓣成形术来纠正三尖瓣关闭不全。如单纯瓣环扩大、瓣叶病变轻、外伤性乳头肌断裂等可行三尖瓣成形术治疗。成形方法包括瓣环成形术和瓣膜成形术。

第五节　主动脉瓣狭窄

一、病理生理

正常主动脉瓣口面积超过 3.5 cm²，当瓣口面积减小 1.5 cm² 时，为轻度狭窄；1.0 cm² 时为中度狭窄；<1.0 cm² 时为重度狭窄。主动脉瓣狭窄引起的基本血流动力学改变是收缩期左心室血液流出受阻，进而左心室压力增高，严重时左心房压、肺动脉压、肺毛细血管楔嵌压及右心室压均可上升，心排血量减少，造成心力衰竭和心肌缺血。

（一）左心室壁增厚

主动脉瓣严重狭窄时收缩期左心室血液流出受阻，左心室压力负荷增加，左心室代偿性通过进行性室壁向心性肥厚以平衡左心室收缩压升高，维持正常收缩期室壁应力和左心室心排血量。

(二)左心房肥厚

左心室舒张末压进行性升高后,左心房后负荷增加,左心房代偿性肥厚,肥厚的左心房在舒张末期的强有力收缩有利于左心室的充盈,使左心室舒张末容量增加,达到左心室有效收缩时所需水平,以维持心搏量正常。左心房有力收缩也可使肺静脉和肺毛细血管内压力避免持续性增高。

(三)左心室功能衰竭

主动脉瓣狭窄晚期,左心室壁增厚失代偿,左心室舒张末容量增加,最终由于室壁应力增高,心肌缺血和纤维化等导致左心室功能衰竭。

(四)心肌缺血

严重主动脉瓣狭窄引起心肌缺血,机制为:①左心室壁增厚、心室收缩压升高和射血时间延长,增加心肌耗氧。②左心室肥厚,心肌毛细血管密度相对减少。③舒张期心腔内压力增高,压迫心内膜下冠状动脉。④左心室舒张末压升高致舒张期主动脉-左心室压差降低,减少冠状动脉灌注压。

二、临床表现

(一)症状

主动脉瓣狭窄症状出现晚,由于左心室代偿能力较强,相当长的时间内患者可无明显症状,直至瓣口面积小于 1 cm² 才出现临床症状,主要表现为呼吸困难、心绞痛、晕厥三联征,有15%～20%发生猝死。

1.呼吸困难

劳力性呼吸困难为晚期肺淤血引起的常见首发症状,见于90%的有症状患者,主要由于左心室顺应性降低和左心室扩大,左心室舒张期末压力和左心房压力上升,引起肺毛细血管楔嵌压和肺动脉高压所致,以后随着病程发展,可发生夜间阵发性呼吸困难、端坐呼吸和急性肺水肿。

2.心绞痛

见于60%有症状患者,常由运动诱发,休息后缓解,多为劳力性心绞痛。主要由于瓣口严重狭窄,心排血量下降,平均动脉压降低,使冠状动脉血流量减少,活动时不足以代偿增加的耗氧量,造成心肌缺血缺氧。极少数由瓣膜的钙质栓塞冠状动脉引起。

3.晕厥

轻者为黑矇,可为首发症状。多发生于直立、运动中或运动后即刻,由于脑缺血引起。机制为:运动时周围血管扩张,而狭窄的主动脉瓣口限制心排血量的增加;运动致心肌缺血加重,使左心室收缩功能降低,心排血量减少;运动时左心室收缩压急剧上升,过度激活心室内压力感受器,通过迷走神经传入纤维兴奋血管减压反应,导致外周血管阻力降低;运动停止后回心血量减少,左心室充盈量及心排血量进一步减少;休息后由于心律失常导致心排血量骤减也可导致晕厥。

4.其他症状

主动脉瓣狭窄晚期可出现心排血量降低的各种表现,如明显的疲乏、虚弱、周围性发绀。血栓栓塞及胃肠道出血主要多见于老年退行性主动脉瓣钙化男性患者,妇女少见。

(二)体征

1.视诊

心尖冲动位置正常或在腋中线以内,为缓慢的抬举样心尖冲动,若心尖冲动很活跃,则提示同时合并有主动脉瓣或二尖瓣关闭不全。

2.触诊

心尖区可触及收缩期抬举样搏动,左侧卧位时可呈双重搏动,第1次为心房收缩以增加左心室充盈,第2次为心室收缩,持续而有力。心底部可触及收缩期震颤,在坐位、胸部前倾、深呼气后屏气时易触及,胸骨上窝、颈动脉和锁骨下动脉处也可触及。

脉搏较特殊,为细脉或迟脉,与强有力的心尖冲动不相称,脉率较低,在心力衰竭时可低于70次/分。

3.叩诊

心浊音界正常,心力衰竭时向左扩大。

4.听诊

(1)胸骨右缘第2肋间可听到低调、粗糙、响亮的喷射性收缩期杂音,呈递增、递减型,第一心音后出现,收缩中期达到最响,以后逐渐减弱,主动脉瓣关闭前终止。胸骨右缘第2肋间或胸骨左缘第3肋间最响,杂音向颈动脉及锁骨下动脉传导,有时向胸骨下端或心尖区传导。通常杂音越长、越响,收缩高峰出现越迟,主动脉瓣狭窄越严重。合并心力衰竭时,通过瓣口的血流速度减慢,杂音变轻而短促。主动脉瓣狭窄杂音在吸入亚硝酸异戊酯或平卧时增强,在应用升压药或站立时减轻。

(2)瓣膜活动受限或钙化明显时,主动脉瓣第二心音减弱或消失,也可出现第二心音逆分裂。

(3)左心室扩大和左心衰竭时可闻及第三心音(舒张期奔马律)。

(4)左心室肥厚和舒张期末压力升高时,肥厚的左心房强有力收缩产生心尖区明显的第四心音。

三、辅助检查

(一)X线检查

左心缘圆隆,心影不大。升主动脉根部发生狭窄后扩张,透视下可见主动脉瓣钙化。晚期心力衰竭时左心室明显扩大,左心房扩大,肺动脉主干突出,肺静脉增宽及肺淤血的征象。

1.左心室增大

心尖部下移和(或)左心室段圆隆是左心室增大的轻度早期征象。由于左心室增大,心脏向右呈顺钟向转位,心脏呈"主动脉"型。

2.升主动脉扩张

升主动脉根部因长期血流的急促喷射而发生狭窄后梭形扩张,使右上纵隔膨凸,侧位透视下可见主动脉钙化。

3.肺淤血征象

晚期心力衰竭可出现左心室明显扩大,左心房扩大,肺动脉主干突出,肺静脉增宽及肺淤血的征象,表现为肺纹理普遍增多、增粗,边缘模糊,以中下肺野明显;肺门影增大,上肺门影增宽明显;肺野透光度降低;肺内含铁血黄素沉着、钙化。

(二)心电图检查

大约85%患者有左心室肥厚的心电图表现,伴有继发性 ST-T 改变,左心房肥厚、房室阻滞、室内阻滞(左束支传导阻滞或左前分支阻滞)、心房颤动及室性心律失常。

多数患者左胸导联中 T 波倒置,并有轻度 ST 段压低,系左心室收缩期负荷过重的表现。左胸导联中的 ST 段压低超过 0.3 mV,提示存在严重的左心室肥厚。左心房肥厚心电图表现为 V_1 导联 P 波的负性部分明显延迟。其他心电图表现如房室阻滞主要是钙化浸润范围从主动脉瓣扩大到传导系统,在男性主动脉瓣钙化中较多见。

(三)超声心动图检查

M 型超声诊断此病不敏感和缺乏特异性。二维超声心动图探测主动脉瓣异常敏感,有助于显示瓣叶数目、大小、增厚、钙化、瓣环大小、瓣口大小和形状等。彩色多普勒测定通过主动脉瓣的最大血流速度,可计算平均和跨膜压差及瓣口面积,对瓣膜狭窄程度进行评价。

1.M 型超声检查

可见主动脉瓣叶增厚、钙化、开放受限,瓣膜开放幅度<15 mm,瓣叶回声增强提示瓣膜钙化。

2.二维超声检查

可观察左心室向心性肥厚,主动脉瓣收缩呈向心性穹形运动,并能明确先天性瓣膜畸形、鉴别瓣膜狭窄原因。

3.多普勒超声检查

多普勒超声可准确测定主动脉瓣口流速,计算跨瓣压力阶差,评价瓣膜狭窄程度。彩色多普勒超声可帮助区别二尖瓣反流和主动脉狭窄的血流。连续多普勒超声提示主动脉瓣流速超过 2 m/s,又无过瓣血流增加(如主动脉瓣反流、动脉导管未闭等)时,是诊断主动脉瓣狭窄的根据之一。

(四)心导管检查

当超声心动图不能确定狭窄程度并考虑人工瓣膜置换时,应行心导管检查。将导管经股动脉置于主动脉根部及左心室,可探测左心室腔与主动脉收缩期压力阶差,并可推算出主动脉瓣口面积,从而明确狭窄程度。但对于重度主动脉瓣狭窄患者,应将导管经股静脉送入右心,经房间隔穿刺进入左心室,测左心室-主动脉收缩期峰压差。如怀疑合并冠状动脉病变,应同时行冠脉造影。

四、诊断及鉴别诊断

发现主动脉瓣狭窄典型的心底部喷射样收缩期杂音及震颤,即可诊断主动脉瓣狭窄。超声心动图检查可明确诊断。

(1)主动脉瓣收缩期杂音与下列疾病相鉴别。①二尖瓣关闭不全:心尖区全收缩期吹风样杂音,向左腋下传导;吸入亚硝酸异戊酯后杂音减弱。第一心音减弱,主动脉瓣第二心音正常。②三尖瓣关闭不全:胸骨左缘下端闻及高调的全收缩期杂音,吸气时回心血量增加可使杂音增强,呼气时减弱。③肺动脉瓣狭窄:于胸骨左缘第 2 肋间可闻及粗糙响亮的收缩期杂音,常伴收缩期喀喇音,肺动脉瓣区第二心音减弱并分裂,主动脉瓣区第二心音正常。④主动脉扩张:

见于各种原因如高血压、梅毒所致的主动脉扩张。可在胸骨右缘第 2 肋间闻及短促的收缩期杂音,主动脉瓣区第二心音正常或亢进,无第二心音分裂。

(2)主动脉瓣狭窄还应与其他左心室流出道梗阻性疾病相鉴别。①先天性主动脉瓣上狭窄:杂音最响在右锁骨下,杂音和震颤明显传导至胸骨右上缘和右颈动脉,喷射音少见。②先天性主动脉瓣下狭窄:常合并轻度主动脉瓣关闭不全,无喷射音,第二心音非单一性。③肥厚梗阻性心肌病:杂音为收缩中晚期喷射性杂音,胸骨左缘最响,不向颈部传导。

五、并发症

(一)感染性心内膜炎

多见于先天性二叶式主动脉瓣狭窄,老年妇女钙化性主动脉瓣狭窄发病率较男性低,合并感染性心内膜炎危险性亦较低。

(二)心律失常

10%患者可发生心房颤动,致左心房压升高和心排血量明显减少,可致严重低血压、晕厥或肺水肿。左心室肥厚、心内膜下心肌缺血或冠状动脉栓塞可致室性心律失常。

(三)充血性心力衰竭

50%～70%的患者死于心力衰竭。发生左心衰竭后,自然病程明显缩短,因此终末期的右心衰竭少见。

(四)心脏性猝死

多发生于先前有症状者,无症状者发生猝死少见。

(五)胃肠道出血

15%～25%的患者有胃肠道血管发育不良,可合并胃肠道出血。多见于老年患者,出血为隐匿性或慢性。人工瓣膜置换术后出血停止。

六、治疗

无症状的轻度狭窄患者每 2 年复查一次,应包括超声心动图定量测定,中重度狭窄的患者应避免体力活动,每 6～12 个月复查一次。

(一)内科并发症治疗

1.心律失常

因左心房增大,约 10%患者可发生房性心律失常,如有频发房性期前收缩,应积极给予抗心律失常药物以预防心房颤动的发生。主动脉瓣狭窄的患者不能耐受心房颤动,一旦出现,病情会迅速恶化,发生低血压、心绞痛或心电图显示心肌缺血,故应及时用电转复或药物转复为窦性心律。其他有症状或影响血流动力学的心律失常也应积极治疗。

2.感染性心内膜炎

对于风湿性心脏病患者,应积极预防风湿热。如已合并亚急性或急性感染性心内膜炎,治疗同二尖瓣关闭不全。

3.心力衰竭

应限制钠盐摄入,使用洋地黄制剂和利尿药。利尿药使用需慎重,因过度利尿使血容量减少,降低主动脉瓣狭窄患者心排血量,导致严重的直立性低血压。扩张小动脉药物也应慎用,以防血压过低。

(二)介入治疗——经皮球囊主动脉瓣成形术(PBAV)

由于 PBAV 操作死亡率 3%,1 年死亡率 45%,故临床上应用远远不如 PBMV,它主要治疗对象为高龄、有心力衰竭和手术高危患者,对于不适于手术治疗的严重钙化性主动脉瓣狭窄的患者仍可改善左心室功能和症状。

适应证:①儿童和青年的先天性主动脉瓣狭窄。②不能耐受手术者。③重度狭窄危及生命。④明显狭窄伴严重左心功能衰竭的手术过渡。⑤手术禁忌的老年主动脉瓣狭窄钙化不重的患者。

常用方法是经皮股动脉穿刺后将球囊导管沿动脉逆行送至主动脉瓣,用生理盐水与造影剂各半的混合液体充盈球囊,裂解钙化结节,伸展主动脉瓣环和瓣叶,撕裂瓣叶和分离融合交界处,减轻狭窄和症状。成形术后主动脉瓣口面积一般可比术前增加 $0.2\sim0.4\ cm^2$,术后再狭窄率为 $42\%\sim83\%$。

(三)外科治疗

治疗关键是解除主动脉瓣狭窄,降低跨瓣压力阶差。常用有两种手术方法:一是人工瓣膜置换术;二是直视下主动脉瓣交界分离术。

1.人工瓣膜置换术

人工瓣膜置换术为治疗成人主动脉瓣狭窄的主要方法。重度狭窄(瓣口面积 $<0.75\ cm^2$ 或平均跨瓣压差 $>50\ mmHg$)伴心绞痛、晕厥或心力衰竭症状为手术的主要指征。无症状的重度狭窄患者,如伴有进行性心脏增大和明显左心室功能不全,也应考虑手术。术前多常规做冠状动脉造影,如合并冠心病,需同时做冠状动脉旁路移植术(CABG)。

手术适应证:①有症状,重度主动脉瓣狭窄,或跨瓣压差 $>6.7\ kPa(50\ mmHg)$。②重度主动脉瓣狭窄合并冠心病需冠状动脉旁路移植术治疗。③重度主动脉瓣狭窄,同时合并升主动脉或其他心脏瓣膜病变需手术治疗。④冠心病、升主动脉或心脏瓣膜病变需手术治疗,同时合并中度主动脉瓣狭窄[平均压差 $4.0\sim6.7\ kPa(30\sim50\ mmHg)$,或流速 $3\sim4\ m/s$](分级Ⅱa)。⑤无症状,重度主动脉瓣狭窄,同时有左心室收缩功能受损表现(分级Ⅱa)。⑥无症状,重度主动脉瓣狭窄,但活动后有异常表现,如低血压(分级Ⅱa)。

手术禁忌证:晚期合并重度右心衰竭,经内科治疗无效;心功能 4 级及 75 岁以上高龄患者;严重心力衰竭合并冠状动脉病变者。

手术死亡率小于 2%,主动脉瓣机械瓣替换术后,患者平均年龄 57 岁时,5 年生存率 80% 左右,10 年生存率在 60%。生物瓣替换术后,患者平均年龄 74 岁时,5 年生存率 70%,10 年生存率 35%。术后的远期预后优于二尖瓣疾病和主动脉瓣关闭不全的换瓣患者。

2.直视下主动脉瓣交界分离术

适用于儿童和青少年先天性主动脉瓣狭窄且无钙化者。妇女主动脉瓣狭窄患者多行介入治疗及换瓣术,行直视下主动脉瓣交界分离术者少见。

第六节　主动脉瓣关闭不全

一、病理生理

主动脉瓣关闭不全引起的基本血流动力学障碍是舒张期左心室内压力大大低于主动脉，故大量血液反流回左心室，使左心室舒张期负荷加重，左心室舒张期末容积逐渐增大，容量负荷过度。早期收缩期左心室每搏量增加，射血分数正常，晚期左心室进一步扩张，心肌肥厚，当左心室收缩减弱时，每搏量减少，左心室舒张期末压力升高，最后导致左心房、肺静脉和肺毛细血管压力升高，出现肺淤血。主动脉瓣反流明显时，主动脉舒张压明显下降，冠脉灌注压降低，心肌供血减少，进一步使心肌收缩力减弱。

（一）左心室容量负荷过度

主动脉瓣关闭不全时，左心室在舒张期除接纳从左心房流入的血液外，还接受从主动脉反流的血液，造成左心室舒张期充盈量过大，容量负荷过度。左心室的代偿能力是影响病理生理改变的重要因素，也决定了急、慢性主动脉瓣关闭不全血流动力学障碍的明显差异。

1.急性主动脉瓣关闭不全

左心室顺应性及心腔大小正常，面对舒张期急剧增加的充盈量，左心室来不及发生代偿性扩张和肥大，导致舒张期充盈压显著增高，迫使左心房压、肺静脉和肺毛细血管压力升高，引起呼吸困难和肺水肿，并导致肺动脉高压和右心功能障碍，此时患者表现出体循环静脉压升高和右心衰竭的症状和体征。

当左心室舒张末期压力超过 $4.0 \sim 5.3$ kPa（$30 \sim 40$ mmHg）时，可使二尖瓣提前关闭，对肺循环有一定的保护作用，但效力有限。由于急性者左心室舒张末容量仅能有限地增加，即使左心室收缩功能正常或增加，并有代偿性心动过速，心排血量仍减少。

2.慢性主动脉瓣关闭不全

主动脉反流量逐渐增大，左心室充分发挥代偿作用，通过 Frank-Starling 定律调节左心室容量-压力关系，使总的左心室心搏量增加。长期左心室舒张期充盈过度，使心肌纤维被动牵张，刺激左心室发生离心性心肌肥大，心脏重量明显增加，心腔明显扩大。

代偿期扩张肥大的心肌收缩力增强，能充分将心腔内血液排出，每搏量明显增加，前向血流量、射血分数及收缩末期容量正常。

由于主动脉反流血量过大及肥大心肌退行性变和纤维化，左心室舒张功能受损。当左心室容量负荷超过心肌的代偿能力时，进入失代偿期。此时，心肌顺应性降低，心室舒张速度减慢，左心室舒张末压升高，左心房压和肺循环压力升高，引起肺淤血和呼吸困难。同时，心肌收缩力减弱，每搏量减少，前向血流量及射血分数降低。左心室收缩末期容量增加是左心收缩功能障碍的敏感指标之一。

（二）脉压增宽

慢性主动脉瓣关闭不全时，因左心室充盈量增加，每搏量增加，主动脉收缩压升高，而舒张期血液向左心室反流又使主动脉舒张压降低，压差增大。当主动脉舒张压 <6.7 kPa（50 mmHg）

时,提示有严重的主动脉瓣关闭不全。急性主动脉瓣关闭不全时,因心肌收缩功能受损,主动脉收缩压不高甚至降低,而左心室舒张末压明显升高,主动脉舒张压正常或轻度降低,压差可接近正常。

(三)心肌供血减少

由于主动脉舒张压降低和左心室舒张压升高,冠状动脉灌注压降低;左心室壁张力增加压迫心肌内血管,使心肌供血减少。交感神经兴奋反射性引起心率加快及心肌肥大和室壁张力增加又再次增加心肌耗氧量,故主动脉瓣关闭不全患者可出现心肌缺血和心绞痛,多出现在主动脉瓣关闭不全的晚期。

二、临床表现

(一)症状

主动脉瓣关闭不全患者一旦出现症状(表5-2),往往有不可逆的左心功能不全。

表 5-2　重度主动脉瓣关闭不全典型体征

项目	体征
视诊及触诊	
de Musset's sign	伴随每次心搏的点头征,由于动脉搏动过强所致
Muller's sign	腭垂的搏动或摆动
Quincke's sign	陷落脉或水冲脉,即血管突然短暂的充盈及塌陷
听诊	
Hill's sign	袖带测压时,上下肢收缩压相差 8.0 kPa(60 mmHg),正常时<2.7 kPa(20 mmHg)
Traube's sign	股动脉收缩音及舒张音增强,即枪击音
Duroziez's sign	用听诊器轻压股动脉产生的杂音
De tambour 杂音	第二心音增强,带有铃声特点,常见于梅毒性主动脉瓣反流

1.心悸和头部搏动

心脏冲动的不适感可能是最早的主诉,由于左心室明显增大,左心室每搏量明显增加,患者常感受到强烈的心悸。情绪激动或体力活动引起心动过速时,每搏量增加明显,此时症状更加突出。由于脉压显著增大,患者常感身体各部有强烈的动脉搏动感,尤以头颈部为甚。

2.呼吸困难

劳力性呼吸困难出现表示心脏储备能力已经降低,以后随着病情进展,可出现端坐呼吸和夜间阵发性呼吸困难,在合并二尖瓣病变时此症状更加明显。

3.胸痛

由于冠脉灌注主要在舒张期,所以主动脉舒张压决定了冠脉流量。重度主动脉瓣关闭不全患者舒张压明显下降,特别是夜间睡眠时心率减慢,舒张压下降进一步加重,冠脉血流更加减少。此外,胸痛发作还可能与左心室射血时引起升主动脉过分牵张或心脏明显增大有关。

4.眩晕

当快速变换体位时,可出现头晕或眩晕,晕厥较少见。

5.其他

如疲乏、过度出汗,尤其在夜间心绞痛发作时出现,可能与自主神经系统改变有关。晚期右心衰竭时可出现食欲缺乏、腹胀、下肢水肿、胸腔积液、腹水等。

(二)体征

1.视诊

颜面较苍白,头部随心脏搏动频率上下摆动;指(趾)甲床可见毛细血管搏动征;心尖冲动向左下移位,范围较广,且可见有力的抬举样搏动;右心衰竭时可见颈静脉怒张。

2.触诊

(1)颈动脉搏动明显增强,并呈双重搏动。

(2)主动脉瓣区及心底部可触及收缩期震颤,并向颈部传导。胸骨左下缘可触及舒张期震颤。

(3)颈动脉、桡动脉可触及水冲脉,即脉搏呈现高容量并迅速下降的特点,尤其是将患者前臂突然高举时更为明显。

(4)肺动脉高压和右心衰竭时,可触及增大的肝脏,肝颈静脉回流征可阳性,下肢指凹性水肿。

3.叩诊

心界向左下扩大。

4.听诊

(1)主动脉舒张期杂音,为与第二心音同时开始的高调叹气样递减型舒张早期杂音,坐位并前倾和深呼气时明显。一般主动脉瓣关闭不全越严重,杂音的时间越长,响度越大。轻度反流时,杂音限于舒张早期,音调高。中度或重度反流时,杂音粗糙,为全舒张期。杂音为音乐时,提示瓣叶脱垂、撕裂或穿孔。

(2)心底部及主动脉瓣区常可闻及收缩期喷射性杂音,较粗糙,强度2/6～4/6级,可伴有震颤,向颈部及胸骨上凹传导,为极大的每搏量通过畸形的主动脉瓣膜所致,并非由器质性主动脉瓣狭窄所致。

(3)Austin-Flint杂音:心尖区常可闻及一柔和、低调的隆隆样舒张中期或收缩前期杂音,即Austin-Flint杂音,此乃由于主动脉瓣大量反流,冲击二尖瓣前叶,使其振动和移位,引起相对性二尖瓣狭窄;同时主动脉瓣反流与左心房回流血液发生冲击、混合,产生涡流所致。此杂音在用力握拳时增强,吸入亚硝酸异戊酯时减弱。

(4)当左心室明显扩大时,由于乳头肌外移引起功能性二尖瓣反流,可在心尖区闻及全收缩期吹风样杂音,向左腋下传导。

(5)心音:第一心音减弱,第二心音主动脉瓣成分减弱或阙如,但梅毒性主动脉炎时常亢进。由于舒张早期左心室快速充盈增加,心尖区常有第三心音。

(6)周围血管征听诊:股动脉枪击音;股动脉收缩期和舒张期双重杂音;脉压增大。

三、辅助检查

(一)X 线检查

急性期心影多正常,常有肺淤血或肺水肿征。慢性主动脉瓣关闭不全常有以下特点。

(1)左心室明显增大,心脏呈主动脉型。

(2)升主动脉普遍扩张,可以波及主动脉弓。

(3)透视下主动脉搏动明显增强,与左心室搏动配合呈"摇椅样"摆动。

（4）左心房可增大，肺动脉高压或右心衰竭时，右心室增大并可见肺静脉充血、肺间质水肿。

（二）心电图检查

轻度主动脉瓣关闭不全者心电图可正常。严重者可有左心室肥大和劳损，电轴左偏。Ⅰ、aVL、$V_{5\sim6}$ 导联 Q 波加深，ST 段压低和 T 波倒置；晚期左心房增大，也可有束支阻滞。

（三）超声心动图检查

对主动脉瓣关闭不全及左心室功能评价很有价值，还可显示二叶式主动脉瓣、瓣膜脱垂、破裂或赘生物形成及升主动脉夹层等，有助于病因的判断。

1.M 型超声检查

显示舒张期二尖瓣前叶和室间隔纤细扑动，为主动脉瓣关闭不全的可靠诊断征象。但敏感度低。

2.二维超声检查

可显示瓣膜和升主动脉根部的形态改变，可见主动脉瓣增厚，舒张期关闭对合不佳，有助于病因确定。

3.彩色多普勒超声

由于舒张早期主动脉压和左心室舒张压间的高压差，主动脉瓣反流导致很高流速（超过 4 m/s）的全舒张期湍流。彩色多普勒超声探头在主动脉瓣的心室侧可探及全舒张期高速血流，为最敏感的确定主动脉瓣反流方法，并可通过计算反流量与每搏量的比例，判断其严重程度。

（四）主动脉造影

当无创技术不能确定反流程度并且考虑外科治疗时，可行选择性主动脉造影，可半定量反流程度。

升主动脉造影提示：舒张期造影剂反流至左心室，可以显示左心室扩大。根据造影剂反流量可以估计关闭不全的程度。①Ⅰ度：造影剂反流仅限于主动脉口附近，一次收缩即可排出。②Ⅱ度：造影剂反流于左心室中部，一次收缩即可排出。③Ⅲ度：造影剂反流于左心室全部，一次收缩不能全部排出。

（五）磁共振显像

诊断主动脉疾病如主动脉夹层极准确。可目测主动脉瓣反流射流，可半定量反流程度，并能定量反流量和反流分数。

四、诊断和鉴别诊断

发现典型的主动脉瓣关闭不全的舒张期杂音伴周围血管征即可诊断，超声心动图可明确诊断。主动脉瓣舒张早期杂音应与下列杂音和疾病鉴别。

（1）Graham Steell 杂音：见于严重肺动脉高压伴肺动脉扩张所致肺动脉瓣关闭不全，常有肺动脉高压体征，如胸骨左缘抬举样搏动、第二心音肺动脉瓣成分亢进等。

（2）肺动脉瓣关闭不全：胸骨左缘舒张期杂音吸气时增强，用力握拳时无变化。颈动脉搏动正常，肺动脉瓣区第二心音亢进，心电图示右房和右心室肥大，X 线检查示肺动脉主干突出。多见于二尖瓣狭窄及房间隔缺损。

（3）冠状动静脉瘘：可闻及主动脉瓣区舒张期杂音，但心电图及 X 线检查多正常，主动脉造影可见主动脉与右心房、冠状窦或右心室之间有交通。

（4）主动脉窦瘤破裂：杂音与主动脉瓣关闭不全相似，但有突发性胸痛，进行性右心功能衰竭，主动脉造影及超声心动图检查可确诊。

五、并发症

（1）充血性心力衰竭：为主动脉瓣关闭不全的主要死亡原因。一旦出现心功能不全的症状，往往在2～3年内死亡。

（2）感染性心内膜炎：较常见。

（3）室性心律失常：较常见。

六、治疗

（一）内科治疗

1.预防感染性心内膜炎

避免上呼吸道感染及全身感染，防止发生心内膜炎。

2.控制充血性心力衰竭

避免过度的体力劳动及剧烈运动，限制钠盐摄入。无症状患者出现左心室扩大，特别是EF降低时，应给予地高辛。

3.控制高血压

控制高血压至关重要，因为它可加重反流程度。当伴发升主动脉根部扩张时，高血压也可促进主动脉夹层的发生。目前研究证实，应用血管扩张药特别是血管紧张素转换酶抑制药（ACEI）能防止或延缓左心扩大，逆转左心室肥厚，防止心肌重构。

（二）外科治疗

主动脉瓣关闭不全，一旦心脏失去代偿功能，病情将急转直下，多数在出现心力衰竭后2年内死亡。主动脉瓣关闭不全的彻底治疗方法是主动脉瓣置换术。最佳的手术时机为左心室功能衰竭刚刚开始即严重心力衰竭发生之前手术，或虽无症状，但左心室射血分数低于正常和左心室舒张末期内径＞60 mm，应进行手术治疗。

对于左心室功能正常而无症状的患者，心脏结构改变不明显的应密切随诊，每6个月复查超声心动图及时发现手术时机。一旦出现症状或出现左心室功能衰竭或左心室明显增大应及时手术。

1.人工瓣膜置换术

风湿性和绝大多数其他病因引起的主动脉瓣关闭不全均宜施行瓣膜置换术。分机械瓣和生物瓣两种。心脏明显扩大、长期左心功能不全的患者，手术死亡率约为10％，尽管如此，由于药物治疗的预后较差，即使有左心衰竭也应考虑手术治疗。

2.瓣膜修复术

较少用，通常不能完全消除主动脉瓣反流，仅适用于感染性心内膜炎主动脉瓣赘生物或穿孔、主动脉瓣与其瓣环撕裂。由于升主动脉动脉瘤使瓣环扩张所致的主动脉瓣关闭不全，可行瓣环紧缩成形术。

3.急性主动脉瓣关闭不全的治疗

严重急性主动脉瓣关闭不全迅速发生急性左心功能不全、肺水肿和低血压，极易导致死亡，故应在积极内科治疗的同时，及早采用手术治疗，以挽救患者的生命。术前应静脉滴注正性肌力药物如多巴胺或多巴酚丁胺和血管扩张药如硝普钠，以维持心功能和血压。

第六章　血管外科疾病

第一节　下肢动脉疾病

一、概述

动脉硬化闭塞症是一种全身性疾患。可以发生在全身的大、中动脉,但以腹主动脉下端和髂、股、腘动脉最为多见。由于动脉硬化斑块和继发血栓形成导致动脉管腔狭窄或闭塞,引起下肢慢性缺血的临床表现。本病多见于男性,男女比为 4∶1,发病年龄多在 50 岁以上。国外文献统计,55～70 岁年龄组中发病率达 5％,而 70 岁以上年龄组中可达 8％。随着国人饮食结构的改变、社会老龄化和影像诊断技术的发展,本病在我国的发生率有增高趋势。

(一)病因

引起下肢动脉硬化的原因和机制尚不完全清楚,但绝大多数观点认为病因是多源性的。高危因素按照相关性依次为性别、年龄、吸烟、高脂血症、糖尿病和高血压等。但要明确以上因素是单纯病因还是伴随情况目前还很困难。本病可能的发病机制主要有以下几种学说。

1.损伤和平滑肌增殖学说

在大、中动脉壁中平滑肌细胞与弹性蛋白和胶原蛋白构成了中膜的平滑肌细胞层,管腔表面由单层内皮细胞层覆盖。各种造成动脉内膜损伤的因素如高血压、血流动力学改变、激素、免疫复合物、细菌病毒、糖尿病及低氧血症等,可使内皮细胞层受到破坏,进而促使平滑肌细胞增殖。这些增殖的细胞形成大量细胞外基质和脂质聚积,最终形成动脉硬化斑块。

2.脂质浸润学说

脂质是通过血管内膜间隙渗入到内皮下,再经中层和外膜进入淋巴循环被清除。在动脉硬化过程中,低密度脂蛋白(LDL)主要聚积在动脉内膜。导致 LDL 在动脉内膜积聚的可能原因为:①动脉内膜通透性改变;②内膜的组织间隙增加;③血管细胞代谢 LDL 的能力降低;④从内膜运送 LDL 到中膜的过程受阻;⑤血浆中 LDL 的浓度增高;⑥在动脉内膜 LDL 与结缔组织复合物的特异性结合。因此,动脉壁内脂质代谢紊乱均可参与动脉硬化的病变过程。

3.血流动力学说

在动脉硬化的发病过程中,血流动力学改变及特殊的血管解剖部位是两种相互关联的致病因素。硬化斑块好发于动脉分叉处等血管床的特定部位。导致斑块形成的血流动力学因素包括剪切力、层流、湍流及高血压等。硬化斑块好发于动脉的低剪切力区域。在动脉分叉处,血流速度减慢并发生层流现象,长期作用下可使血管壁内膜受损导致硬化斑块形成。湍流发生于狭窄病变的远端,对硬化斑块的破裂和血栓形成有一定作用。另外,某些特殊的解剖部位(如股动脉的内收肌管裂口)可对动脉壁造成慢性机械性损伤,促进硬化斑块的形成。

（二）病理生理

本病的病理学变化主要是动脉壁内出现钙化和纤维化的粥样斑块,造成血管腔的不规则狭窄。随着斑块内脂质的不断积聚,还可发生斑块内出血和碎裂,并继发血栓形成,最终导致血管腔完全闭塞。病变呈进行性发展,范围常较广泛或呈多节段性,多见于股浅动脉和腹主动脉、髂总动脉和腘动脉的分叉处。当动脉发生狭窄或闭塞时,远端缺血组织可释放血管活性物质,导致小动脉和微血管扩张,代偿缺血组织的血流供应。病变进一步发展可使小动脉和微血管痉挛,内皮细胞肿胀,血小板聚集,白细胞黏附及局部免疫系统激活,微血栓形成,最终导致末梢微循环的灌注障碍。

下肢缺血可分为功能性缺血和严重肢体缺血两个阶段。功能性缺血是指在静息状态下肢体有足够的血流供应,但随着肢体运动血流供应不能增加。临床上表现为间歇性跛行,其特点是:①疼痛出现于运动的肌肉群;②疼痛出现于一定的运动量后;③运动停止后疼痛迅速缓解。

严重肢体缺血是指:①反复发作的静息痛持续 2 周以上,足或足趾出现溃疡和坏疽;②踝部动脉收缩压≤50 mmHg,或足趾动脉收缩压≤30 mmHg。

慢性下肢动脉缺血的临床症状不仅取决于病变的程度和范围,还取决于侧支循环的建立情况。侧支循环代偿越好则临床症状越轻。相反,如果在原有病变基础上出现急性血栓形成,可导致短时间内肢体组织缺血坏死。发生于下肢动脉不同部位的狭窄或闭塞可有以下几条侧支循环途径:①腹主动脉下端和髂总动脉闭塞时,可通过肋间动脉、腰动脉与髂腰动脉、臀动脉、旋髂深动脉和腹壁动脉建立侧支循环,另一条途径是通过肠系膜下动脉的左结肠分支及肠系膜周围动脉,经直肠血管进入腹壁下动脉;②髂外动脉和股总动脉闭塞时,可通过腹壁下动脉的臀支与股深动脉的旋股动脉分支建立侧支循环;③股浅动脉闭塞时,可通过股深动脉的穿通支与腘动脉的膝关节支建立侧支循环。

（三）临床表现和诊断

本病早期患者多无明显症状,或仅有患肢足部发凉和麻木感。

随着病变进展可逐渐出现间歇性跛行,其典型症状是行走一定距离后出现下肢肌肉酸痛、痉挛和乏力,必须停止行走。休息数分钟后症状即可缓解,继续行走相同的距离可使疼痛重复出现。疼痛多出现于小腿腓肠肌群,如果伴有主髂动脉闭塞时,可出现臀肌酸痛。部分男性患者可有阳痿。

随着下肢缺血加重,间歇性跛行距离会逐渐缩短,直至出现静息痛。与跛行的疼痛不同,静息痛多位于足趾或前半足。起初出现于夜间,逐渐演变为持续性的剧痛。患者常抱足而坐,彻夜不眠。患肢的足趾和足部皮色苍白或发绀,温度降低,皮肤变薄,感觉减退。此时轻微的创伤即可导致溃疡和坏疽,好发于趾间、趾尖和足跟等受压部位。如果同时合并有糖尿病,可继发感染导致湿性坏疽。

对于有上述症状而怀疑有下肢动脉硬化性闭塞的患者应行临床体检,包括以下几方面。

1.动脉搏动

在病变动脉段的远端会有不同程度的动脉搏动减弱甚至消失。检查部位包括股动脉、腘动脉、足背动脉和胫后动脉。

207

2.血管杂音和震颤

在主髂动脉和股总动脉存在狭窄性病变时,可在股动脉处闻及收缩期吹风样杂音,部分患者可扪及震颤。出现在脐周的血管杂音则提示腹主动脉分叉部和(或)髂总动脉存在狭窄性病变。

3.皮肤改变

在患侧足部可有皮温降低,抬高患肢可出现足底皮色变白。严重缺血的患者可出现足部皮色苍白或发绀,在趾间、趾尖和足跟等部位可存在皮损、溃疡甚至坏疽。另外有部分患者会因动脉斑块碎屑的脱落造成末梢小血管微栓塞,在足背或胫后动脉搏动存在的情况下呈现足趾的发绀现象,临床上称蓝趾综合征。

鉴于本病为全身性病变,临床上需行全面的实验室和辅助检查,包括血压、血脂和血糖检查、动态心电图以及颈动脉和肾动脉的超声检查。同时,为了明确下肢动脉病变的程度和范围,还需行相应的辅助检查。目前常用的检查手段包括以下几种。①下肢节段性测压和踝/肱指数测定:是血管无损伤检查中最常用的一种方法。通过测量大腿上部、大腿下部、小腿和踝部动脉的收缩压来初步判定闭塞性病变的部位和程度。如果两个节段之间的收缩压相差≥30 mmHg,则提示该处有闭塞性病变。通过测量踝部胫前或胫后动脉和肱动脉收缩压所得的比值称为踝/肱指数(ABI)。正常人在静息状态下踝/肱指数的范围为1.0~1.3,<0.9则提示有闭塞性病变。间歇性跛行患者的踝/肱指数多在0.5~0.9之间,而静息痛患者常低于0.3。在本病的早期,部分有症状的患者在静息状态下的踝/肱指数可在正常范围,此时可通过运动平板诱发症状后再进行测量。在一些糖尿病患者中,因为中小动脉严重硬化导致血管壁弹性丧失,踝/肱指数会高于实际值。单纯依据踝/肱指数来判断病变的严重程度会产生偏差,此时应该结合多普勒波形进行诊断。②双功超声检查:彩色多普勒超声可同时对动脉病变进行解剖学和血流动力学检查,对早期病变检出率高。缺点是检查费时且对检查者的专业要求高,对主髂动脉病变的检查容易受肠道气体影响。③CT 和磁共振血管造影:通过连续模拟成像系统得到的 CT 和磁共振血管造影(CTA 和 MRA)可清晰地显示下肢动脉的解剖形态,敏感性和特异性高,基本上可满足临床诊断的要求。④数字减影血管造影:数字减影血管造影(DSA)是诊断下肢动脉硬化闭塞症的金标准,但随着无损伤血管诊断技术的发展,作为一种创伤性的检查手段,DSA 已不被列为常规的诊断方法。目前,DSA 主要被应用于血管腔内治疗的术中诊断。

(四)鉴别诊断

下肢动脉硬化闭塞症需与其他引起下肢肌肉酸痛、乏力的疾病相鉴别。

1.血栓闭塞性脉管炎

多见于男性青壮年,好发年龄 20~40 岁。绝大多数有严重吸烟史。本病亦有典型的间歇性跛行,但病变多累及腘动脉、足背动脉和胫后动脉等中小动脉。部分患者可有小腿和足部的游走性静脉炎。血管造影可见动脉呈节段性狭窄或闭塞,病变段以外的动脉多正常显影。

2.神经源性和骨关节疾病

腰椎间盘突出、腰椎管狭窄等可表现为臀部和大腿肌肉酸痛,典型的疼痛为从下腰部向臀部、大腿后方、小腿外侧直到足部的放射痛。并不总与运动有关,站立时可加重,改变体位可使症状缓解。髋关节病变也可导致大腿疼痛,一般在行走时立即出现,休息后不能马上缓解,髋关节活动可能受限。通过相应的体格检查和影像学检查进行鉴别诊断并不困难。相反,在临床上将间歇性跛行误诊为神经源性或骨关节疾病的情况并不少见,应引起重视。

3.多发性大动脉炎

主要侵犯主动脉及其分支的起始部。当胸、腹主动脉出现严重狭窄时可出现间歇性跛行等下肢缺血症状。本病多见于年轻女性,活动期有发热和血沉增快等现象。多同时伴有颈动脉、锁骨下动脉和肾动脉的狭窄或闭塞。

4.下肢动脉栓塞

急性下肢动脉栓塞如果在短时间内有足够的侧支循环代偿可不出现肢体坏疽,急性期后可有不同程度的下肢缺血症状。患者多有房颤病史,起病急。起病时有患肢疼痛、苍白、动脉搏动消失和感觉运动障碍等表现。起病前无间歇性跛行。血管造影可发现下肢动脉显影呈突然中断而病变近端的动脉显影正常。

(五)治疗

动脉硬化闭塞症是一种全身性疾患,患者的生存预期明显低于同年龄的正常人群。间歇性跛行患者的 5 年、10 年和 15 年生存率分别为 70%、50% 和 30%。死亡原因中心血管事件占 60%,脑血管事件占 10%～15%。文献统计表明,仅有约 25% 的间歇性跛行患者的症状会出现进行性加重,只有 1%～3.3% 的患者最终需要行截肢手术。而手术治疗目前仍受到长期通畅率的困扰。因此,并非所有的患者都需要行手术治疗,对于早期的病变进行积极的外科干预是不必要的,有时还会因为治疗失败而加重症状。目前,明确的手术指征包括:①静息痛和肢体坏疽;②严重影响生活和工作的短距离间歇性跛行;③术后通畅率高的病变;④因斑块碎屑脱落而造成的蓝趾综合征。

下肢动脉硬化闭塞症的治疗分非手术治疗和手术治疗。

1.非手术治疗

非手术治疗的目的包括:①延缓动脉硬化病变的进展;②促进侧支循环的建立;③预防足部的创伤和感染。无论患者是否接受手术治疗,非手术治疗的大部分内容必须贯穿整个治疗过程。

(1)戒烟:有非常明确的证据表明吸烟与导致动脉粥样硬化有关,因此戒烟是治疗下肢动脉硬化闭塞症的第一步,是其他治疗手段得以成功实施的必要条件。

(2)其他危险因素的控制:通过改变饮食结构和生活方式以及药物治疗等控制血压、血糖、血脂和体重,不仅能延缓下肢动脉硬化闭塞症的进展,而且能有效降低心脑血管事件的发生率。

(3)行走锻炼:大量证据表明有规律的行走锻炼能改变下肢动脉硬化闭塞症的自然病程。其可能的作用机制为:①增加侧支血管的数量和直径;②提高肌肉组织的摄氧和耐受无氧代谢的能力。

对于除外运动禁忌的患者进行行走锻炼的要求为:①以正常速度行走直至出现症状;②休息直至症状消失后继续行走;③每天应保证至少 1 小时的锻炼时间。在出现症状后继续行走并不能增强锻炼的效果,相反会影响患者进行锻炼的积极性。

（4）足部护理：正确的足部护理能避免缺血的肢体因为不必要的损伤而导致溃疡和坏疽，其内容包括：①保持足部的清洁和干燥，对于皲裂的皮肤需使用护肤霜；②应由专业人员修剪趾甲和茧皮；③穿宽松的鞋；④避免各种可能导致足部受伤的活动，如赤足行走等；⑤禁止任何形式的热敷。

（5）药物治疗：所有下肢动脉硬化闭塞症的患者都必须接受药物治疗以控制各项危险因素，尤其是调脂药物已被证实有稳定动脉硬化斑块的作用。同时，患者还需要接受相应的药物治疗以预防血栓性病变和改善临床症状。有明确疗效的常用药物包括以下几种。①抗血小板药物：抗血小板药物能有效预防在动脉硬化基础上的急性血栓形成并明显提高术后动脉血管或移植血管的早期通畅率。目前常用的药物有阿司匹林和氯吡格雷，常用剂量是阿司匹林每天 1 次，每次 100 mg 或氯吡格雷每天 1 次，每次 75 mg。②西洛他唑：通过抑制血小板及血管平滑肌内磷酸二酯酶活性，从而增加血小板及平滑肌内 cAMP 浓度，发挥抗血小板作用及血管扩张作用。常用剂量是每天两次，每次 50 mg。③己酮可可碱：通过增强红细胞变形能力、降低血浆纤维蛋白原的含量及抑制血小板聚集来达到降低全血黏度。常用剂量是每天两次，每次 400 mg。④沙格雷酯：通过与 5-HT$_2$ 受体结合而选择性拮抗 5-羟色胺，以抑制被 5-羟色胺增强的血小板凝聚和血管收缩的作用。常用剂量是每天 3 次，每次 100 mg。⑤前列腺素 E$_1$：主要作用是保护血管内皮细胞，扩张血管，调整 TXA$_2$/PGI$_2$ 比值以及使 cAMP 增高来抑制血小板聚集作用。常用剂量是 20～60 μg 溶于 250 mL 或 500 mL 生理盐水或 5% 葡萄糖注射液中缓慢静脉滴注。

（6）基因治疗和自体干细胞移植：对无法行手术治疗的严重缺血肢体，促进新生血管形成是理想的治疗方法。目前临床上正在研究将具有促进新生血管生成的活性基因如血管内皮生长因子（VEGF）或自体干细胞通过定位转移途径导入缺血肢体，以促进侧支血管的形成而改善肢体的缺血状况，其近远期临床疗效还有待进一步观察。

2.手术治疗

1947 年 Santos 完成了第 1 例主髂动脉内膜剥脱术，开创了下肢动脉硬化闭塞症的手术治疗。由于下肢动脉硬化性病变多数比较广泛，动脉内膜剥脱的疗效并不满意。20 世纪 70 年代起随着涤纶和 ePTFE 人工血管的相继出现，各种动脉旁路手术开始广泛应用于临床，成为下肢动脉硬化闭塞症的经典治疗方法。但是如何保持移植血管的长期通畅始终无法得到满意的解决。

1964 年，Dotter 采用同轴导管技术行经皮腔内血管成形术（PTA），开创了血管腔内治疗的先河。1974 年，Gruntzig 发明了双腔球囊导管，使 PTA 技术发生了革命性的进步。对于大、中动脉单一的局限性病变，PTA 的临床疗效较为满意。但其面临的最大问题是血管内膜增生和弹性回缩导致的再狭窄、血栓形成和球囊扩张后碎裂的斑块脱落造成远端动脉栓塞。20 世纪 80 年代中期，随着血管内支架在临床上的应用，这些问题得到了很大程度的解决，血管腔内治疗重新受到关注并得到迅速发展。与传统的旁路手术相比，血管腔内治疗的中远期通畅率略低，但创伤小、可重复操作以及治疗失败后仍可行旁路手术的优点仍使其受到欢迎。随着材料学和血管内技术的不断发展，血管腔内治疗的临床地位正不断地得到提升。

由于下肢动脉在不同的部位有不同的解剖学和血流动力学特征，因此临床医师应根据病变的部位和特点采用合适的手术治疗方法。

二、主髂动脉疾病

根据 2007 年发表的《下肢动脉硬化闭塞症的治疗——跨大西洋国际血管外科协会共识报告》(TASCⅡ)，主髂动脉硬化闭塞症被分为四型。

(1)A 型：①位于单侧或双侧髂总动脉的狭窄；②位于单侧或双侧髂外动脉，长度≤3 cm 的单一性狭窄。

(2)B 型：①位于肾动脉下腹主动脉，长度≤3 cm 的狭窄；②单侧髂总动脉闭塞；③未累及股总动脉，总长度在 3～10 cm 的单一或多发性狭窄；④未累及股总动脉和髂内动脉开口的单侧髂外动脉闭塞。

(3)C 型：①双侧髂总动脉闭塞；②未累及股总动脉，长度在 3～10 cm 的双侧髂外动脉狭窄；③累及股总动脉的单侧髂外动脉狭窄；④累及股总动脉和(或)髂内动脉开口的单侧髂外动脉闭塞。

(4)D 型：①肾动脉下主动脉闭塞；②位于腹主动脉和双侧髂动脉的广泛性病变；③位于单侧髂总动脉、髂外动脉和股总动脉的广泛多发性狭窄；④位于髂总动脉和髂外动脉的单侧性闭塞；⑤双侧髂外动脉闭塞；⑥同时伴有无法行血管腔内治疗的腹主动脉瘤或其他需要行主动脉或髂动脉手术的病变。

一般认为，血管腔内治疗和旁路手术分别是 A 型和 D 型病变的首选治疗方法。B 型病变比较适合行血管腔内治疗，而 C 型病变行旁路手术的疗效优于血管腔内治疗。需要指出的是，治疗方法的选择不能仅依据病变的解剖学特点，必须同时考虑患者的全身状况是否适合行开放性的旁路手术。因此，术前必须进行心、肺等脏器功能的全面评估。对于有严重伴发疾病的部分 C 型和 D 型高危患者，仍应尽量考虑行血管腔内治疗。

(一)血管腔内治疗

手术适应证为 A 型和 B 型患者。入路多选择经皮患侧股动脉逆行穿刺。如果股动脉搏动消失，可在超声导引下穿刺或切开在直视下穿刺股动脉。对于累及髂外动脉远端的病变可采取对侧股动脉或肱动脉入路。

导引钢丝能通过动脉的狭窄闭塞段是治疗成功的先决条件，在局限性病变中成功率接近100％，在长段闭塞中可达 80％～85％。虽然 PTA 治疗主髂动脉闭塞有较高的远期通畅率，但大多数学者仍主张同时放置支架以避免血管弹性回缩和斑块碎裂脱落造成远端动脉栓塞。操作时原则上应先释放自膨式支架再行球囊扩张或选用球囊扩张式支架。对位于髂总动脉开口和腹主动脉分叉部的病变行 PTA 时，为了避免将斑块推向对侧髂动脉，可采用"亲吻式"支架置入术，可选择球囊扩张式支架以保证定位准确。部分长段的髂动脉闭塞可伴有管腔内的血栓形成，为了避免血管再通后导致远端动脉栓塞，可先置管溶栓或取栓后再行腔内治疗。

主髂动脉 PTA 的 1 年通畅率为 85％，5 年通畅率为 70％。支架置入术的 1 年通畅率为95％，5 年通畅率为 75％～80％。虽然血管腔内治疗的远期通畅率略低于主-双股动脉旁路移植术，但是手术创伤小和并发症率低的巨大优势仍使其广受青睐。目前，部分 C 型和 D 型病变已不再被视为血管腔内治疗的禁忌证。

（二）主-双股动脉旁路移植术

手术适应证为双侧髂动脉病变而全身状况能胜任旁路手术的 C 型和 D 型患者。

采取腹部正中切口经腹腔途径手术。理论上，经后腹膜途径手术可降低术后肺部并发症的发生率并有利于术后胃肠道功能的恢复，但是临床实践表明相对于手术难度而言，其优势并不明显。

移植物可选择口径为 16 mm×8 mm 或 14 mm×7 mm 的涤纶或 ePTFE 分叉型人工血管，两者在远期通畅率方面无明显差异。近端吻合口应尽量靠近肾动脉下方以避免术后因吻合口近端病变进展导致旁路血管血栓形成。对于肾动脉下腹主动脉闭塞的 D 型病变，可于肾动脉下腹主动脉行局部内膜剥脱后再行吻合。近端吻合方式有端-端吻合和端-侧吻合两种。端-端吻合的优点是：①符合血流动力学特点；②可避免因斑块或血栓脱落造成远端动脉栓塞；③可避免人工血管与十二指肠的长期摩擦造成主动脉肠瘘。

端-侧吻合的优点是：①可保留通畅的肠系膜下动脉；②对于仅累及髂外动脉的病变可保留髂内动脉的供血。两种吻合方式对于远期通畅率的影响并无差异。由于端-端吻合方式在旁路血管血栓形成后不利于侧支循环的建立，目前多数学者主张采取端-侧吻合方式。远端吻合口的建立对保持旁路血管的远期通畅更为重要，原则上应尽量将远端吻合口建立在股总动脉上以避免因吻合口远端病变进展导致旁路血管血栓形成。对于股深动脉开口的狭窄性病变应先行内膜剥脱后再行吻合。

对于伴有的股腘动脉硬化闭塞是否需要同时行旁路手术应视具体情况而定。一期行股腘动脉旁路术可更彻底地改善下肢的缺血症状，同时可避免腹股沟的手术瘢痕给二期手术带来不便，但是会增加手术的时间和创伤。对于大多数患者，单纯的主-双股动脉旁路术即可明显地改善症状。然而，对于股深动脉侧支代偿不充分的严重缺血患者应一期行股腘动脉旁路术。

主-双股动脉旁路移植术 5 年通畅率为 85％～90％，10 年通畅率为 70％～75％。

（三）股-股动脉旁路移植术

对于单侧髂动脉严重闭塞无法行腔内治疗的患者，如因全身状况无法胜任主-股动脉旁路手术，可行股-股动脉旁路移植术。

采取双侧腹股沟切口，移植物经耻骨上皮下隧道与股总动脉行端-侧吻合。移植物大多选择口径为 6～8 mm 的带环 ePTFE 人工血管。单侧髂动脉的血流量可满足双下肢供血，但前提是髂动脉必须保证通畅，如果存在狭窄性病变应同时行支架置入术。输出道的血流状况是决定移植血管远期通畅率的重要因素。对于股深动脉开口的狭窄性病变应先行内膜剥脱后再行吻合，对于股浅动脉闭塞的严重缺血患者应同时行股腘动脉旁路术。

股-股动脉旁路移植术 5 年通畅率为 75％，低于主-股动脉旁路移植术。但是由于该术式创伤小、并发症率低且操作简便，临床上仍得到广泛采用。

（四）腋-股动脉旁路移植术

对于双侧髂动脉严重闭塞无法行腔内治疗而全身状况不能耐受主-双股动脉旁路术的部分 C 型和 D 型患者，可行腋-股动脉旁路移植术。

选择下肢缺血症状严重的同侧腋动脉作为流入道血管，在症状相同的情况下，则选择右侧腋动脉，因为左锁骨下动脉发生狭窄的概率较高。采取自锁骨中点下 2 cm 起的斜切口，外侧达胸大肌外缘。沿肌纤维方向分离胸大肌,切开喙锁筋膜显露胸小肌,近喙突切断胸小肌,显露腋动脉。移植物可选择口径为8～10 mm的带环ePTFE或涤纶人工血管,于腋动脉的前下方行端-侧吻合。移植物通过皮下隧道从胸大肌外缘至腋中线下行,经髂前上棘内侧至腹股沟,与股总动脉行端-侧吻合。由于腋-单股动脉旁路的远期通畅率明显低于腋-双股动脉旁路,因此应尽量采用腋-双股动脉旁路移植术。股动脉吻合有多种方式供选择。

腋-单股和腋-双股动脉旁路移植术的5年通畅率分别为50%和70%。

三、腹股沟远端动脉病变

根据2007年发表的《下肢动脉硬化闭塞症的治疗——跨大西洋国际血管外科协会共识报告》(TASC Ⅱ),股腘动脉硬化闭塞症被分为四型。

(1)A型:①长度≤10 cm的单一性狭窄;②长度≤5 cm的单一性闭塞。

(2)B型:①多发性狭窄或闭塞,每处病变长度≤5 cm;②未累及膝下腘动脉,长度≤10 cm的单一性狭窄或闭塞;③胫腓动脉不通畅的单一性或多发性股腘动脉病变;④长度≤5 cm的严重钙化性闭塞;⑤单一性腘动脉狭窄。

(3)C型:①总长度>15 cm,伴有或不伴有严重钙化的多发性狭窄或闭塞;②经过两次腔内治疗后需再次手术的再狭窄或闭塞。

(4)D型:①累及腘动脉,总长度>20 cm的股总动脉或股浅动脉慢性闭塞;②腘动脉和近端分支的慢性闭塞。

动脉旁路移植术曾经是股腘动脉硬化闭塞症的传统治疗模式。但由于其远期通畅率不甚理想,目前大多数学者已不主张采用动脉旁路手术治疗间歇性跛行患者。虽然血管腔内治疗的中远期通畅率略低于旁路手术,但凭借其创伤小、可重复操作以及治疗失败后仍可行旁路手术的优点,现在已越来越多地应用于间歇性跛行和严重缺血患者的治疗。

(一)血管腔内治疗

血管腔内治疗是A型病变的首选治疗方法。随着导丝和导管的改进以及内膜下血管成形技术等的出现,一些B型、C型和D型病变也能进行血管腔内治疗。

入路可选择经皮同侧股动脉顺行穿刺,如果病变累及股浅动脉起始段,应选择对侧股动脉入路。对于狭窄性病变,PTA的成功率可达98%。在长度≤10 cm的闭塞性病变中,成功率为80%～85%。由于股腘动脉段的狭窄性病变多较广泛,积极的PTA治疗可增加血栓形成和远端动脉栓塞等并发症的发生,因此对于≤50%的狭窄性病变可不予处理。虽然支架置入术的中远期通畅率高于单纯PTA治疗,但鉴于股腘动脉段的解剖学特点仍应谨慎取舍。下肢的骨骼肌运动对动脉造成反复的挤压、牵拉和扭转作用可致血管内支架因金属疲劳而产生断裂并引起继发血栓形成,这种现象在近关节处尤为明显。因此,只有在PTA治疗后仍存在>30%的残留狭窄或斑块碎裂出现夹层等的情况下,才应考虑置入支架。选择的支架应为自膨式镍钛合金支架。近年来,药物涂层支架已在临床上尝试应用以期提高中远期通畅率,但目前尚无证据表明其有明显疗效。

单纯PTA的1年和3年通畅率分别为70%和55%,支架置入术的1年和3年通畅率分别为75%和65%。

(二)股腘动脉旁路移植术

对于长段的闭塞性病变或血管腔内治疗失败的严重缺血患者可行股腘动脉旁路移植术。

股腘动脉旁路移植术分膝上旁路和膝下旁路两种。近端吻合口必须建立在股总动脉上，如果建立在股浅动脉起始段上常会因病变进展而导致旁路血管血栓形成。选择远端吻合口部位时应确保旁路血管有较通畅的远端输出道。显露膝上腘动脉的切口位于股骨内侧髁上，平行于缝匠肌前缘，显露膝下腘动脉的切口位于膝下胫骨内侧缘。

移植物首选自体静脉，要求其口径不小于 4 mm 且没有曲张改变。一般选取患侧的大隐静脉，如果血管条件不符合要求，也可选取对侧大隐静脉、小隐静脉或上臂静脉。由于静脉内存在多对静脉瓣，通常采取将大隐静脉取下倒置后进行移植，但是该方法的缺点为大隐静脉倒置后与近、远端动脉的口径可能不匹配。大隐静脉原位移植可有效解决这一问题，方法是在结扎大隐静脉各属支后将其保留在血管床上，用瓣膜切除器切除静脉瓣后，完成近远端吻合。原位大隐静脉移植较适合于将远端吻合口建立在远端腘动脉或胫腓动脉等小口径血管的旁路手术。就长期通畅率而言，两种移植方法无明显差异。如果无法获取符合要求的自体静脉，可选择 ePTFE 人工血管进行旁路移植。人工血管的口径多选择 6 mm，行膝下旁路时，应选择带环人工血管以提高长期通畅率。

自体静脉旁路的 5 年通畅率约为 75%，人工血管膝上旁路和膝下旁路的 5 年通畅率分别为 50%～60% 和 35%～50%。

(三)胫腓动脉硬化闭塞的手术治疗

由于侧支循环代偿不充分且多数患者合并有糖尿病，胫腓动脉段的硬化闭塞往往会导致严重的缺血症状。由于远端血管口径小及流出道往往欠通畅，传统的旁路手术常无法实施，即使勉强为之，通畅率亦不高。因此，广泛胫腓动脉闭塞的严重缺血患者的保肢率较低。由于常规球囊扩张易造成血管内夹层以及缺乏合适的血管内支架，胫腓动脉硬化闭塞曾经一度被认为是血管腔内治疗的禁区。近年来，随着低顺应性小血管球囊的出现，胫腓动脉 PTA 在临床上得到迅速开展。只要遵循耐心操作、缓慢持续扩张的原则，发生血管内夹层等并发症的概率较低。虽然胫腓动脉 PTA 的远期通畅率不高，但是它能促进溃疡愈合，提高短期保肢率，在临床上仍有很高的实用价值。

第二节　下肢慢性静脉功能不全和静脉曲张

下肢静脉疾病是一古老而常见的疾病，除因静脉血栓形成引起外，很大一部分是静脉瓣膜关闭不全所致。20 世纪中叶人们对下肢静脉瓣膜进行深入研究并发现瓣膜关闭不全是引起下肢静脉疾病的重要原因。原发性下肢静脉瓣膜关闭不全包括单纯性下肢浅静脉曲张、原发性下肢深静脉瓣膜关闭不全和穿通静脉瓣膜关闭不全等一组疾病，其中以浅静脉曲张最为常见。

一、解剖生理

下肢静脉分为浅静脉和深静脉系统。浅静脉包括大隐静脉和小隐静脉。大隐静脉起自足背静脉弓内侧,经内踝前方沿小腿内侧上行,经胫骨与股骨内侧髁的后部至大腿内侧,向上于耻骨结节外下方 3～4 cm 处穿卵圆孔入股静脉。大隐静脉在卵圆孔附近有 5 条属支:腹壁浅静脉、旋髂浅静脉、股外侧浅静脉、股内侧浅静脉和阴部外静脉。小隐静脉起自足背静脉弓的外侧,经外踝后方上行至小腿后,于窝下角处穿深筋膜,经腓肠肌两头间上行入深静脉。深静脉系统是由小腿的胫后静脉和腓静脉合并成胫腓干后在肌下缘与胫前静脉汇合成腘静脉,穿收肌腱裂孔向上移行为股浅静脉,在大腿上部与股深静脉合并成股总静脉,经腹股沟韧带深面移行为髂外静脉。此外,在下肢深、浅静脉间还存在十余支穿通静脉,主要位于大腿下 1/3 至足背。在小腿后方还存在数支与肌间静脉窦相连的间接穿通静脉。在深静脉之间、大隐静脉和小隐静脉之间有许多交通静脉。在深、浅静脉和穿通静脉内都存在静脉瓣膜。静脉瓣膜由菲薄的纤维组织构成,但具有良好的韧性和弹性。绝大多数瓣膜为双瓣型,多呈前后排列。当血液回流时,瓣叶贴附于管壁而管腔开放;当血液倒流时,瓣叶膨出,从而使两个相对的游离瓣缘在管腔正中合拢,阻止血液反流。另有一些瓣膜呈单瓣叶型,瓣叶占管腔周长的 1/2,瓣叶膨出时能完全封闭管腔,均位于分支静脉汇入静脉主干的入口处。瓣膜在下肢静脉分布中浅静脉较深静脉少,越向近侧越少,但近端的瓣膜位置较恒定,抗逆向压力能力高。

二、病因

引起原发性下肢静脉瓣膜关闭不全的病因有:①瓣膜发育异常或缺如;②瓣膜结构薄弱,在长期逆向血流或血柱重力作用下,瓣膜游离缘松弛而不能紧密闭合;③静脉壁弹性下降,发生扩张,造成瓣膜相对性关闭不全。重体力劳动、长时间站立和各种原因引起的腹腔压力增高等,均可使瓣膜承受过度的静脉压力,在瓣膜结构不良的情况下,瓣叶会逐步松弛,游离缘伸长、脱垂,终致瓣膜关闭不全,产生血液反流。

三、病理生理

由于浅静脉管壁肌层薄且周围缺少结缔组织,血液反流可引起静脉增长增粗,出现静脉曲张。由于下肢静脉压的增高,在足靴区可出现大量毛细血管增生和通透性增加,产生色素沉着和脂质硬化。由于大量纤维蛋白原的堆积,阻碍了毛细血管与周围组织间的交换,可导致皮肤和皮下组织的营养性改变。踝上足靴区为静脉压较高的部位且有恒定的穿通静脉,皮肤营养状况差,一旦破溃会引起难愈性溃疡,常并发感染。深静脉瓣膜关闭不全时,可造成血液反流,产生静脉高压。当关闭不全的瓣膜平面位于小腿以上时,产生的血流动力学改变可被腓肠肌的肌泵作用所代偿,不致产生明显症状。当病变一旦越过小腿平面,因离心较远,血柱压力明显升高,同时腓肠肌收缩不但促使血液回流,而且也加强血液反流,从而加速小腿深静脉和穿通静脉瓣膜的破坏,产生明显症状。穿通静脉瓣膜关闭不全时,血液将由深静脉向浅静脉反流,产生继发性下肢浅静脉曲张和皮肤和皮下组织的营养性改变。

四、临床表现

单纯性下肢浅静脉曲张患者常出现进行性加重的下肢浅表静脉扩张、隆起和迂曲,尤以小腿内侧为明显。发病早期,患者多有下肢酸胀不适的感觉,同时伴肢体沉重乏力,久站或午后感觉加重,而在平卧或肢体抬高后明显减轻,有时可伴有小腿肌肉痉挛现象。部分患者则无明显不适。病程较长者,在小腿尤其是踝部可出现皮肤营养性改变,包括皮肤萎缩、脱屑、色素沉着、皮肤和皮下组织硬结、湿疹和难愈性溃疡,有时可并发血栓性静脉炎和急性淋巴管炎。由于曲张静脉管壁较薄,轻微外伤可致破裂出血且较难自行停止。原发性下肢深静脉瓣膜关闭不全患者常伴有浅静脉曲张,但下肢肿胀不适较单纯性浅静脉曲张者为重。绝大多数穿通静脉瓣膜关闭不全同时伴有下肢深、浅静脉瓣膜关闭不全。患者可有深、浅静脉瓣膜功能不全的相应表现,同时下肢皮肤营养性改变如皮肤萎缩、脱屑、色素沉着、皮肤和皮下组织硬结、湿疹和难愈性溃疡等常较严重。目前国际上较常使用下肢慢性静脉功能不全的 CEAP 分级,具体可见参考文献。

五、检查方法

(一)体格检查

1.浅静脉瓣膜功能试验(Trendelenburg 试验)

患者仰卧,抬高下肢使静脉排空,于腹股沟下方缚止血带压迫大隐静脉。嘱患者站立,释放止血带后 10 秒内如出现自上而下的静脉曲张则提示大隐静脉瓣膜功能不全。同样原理,在窝处缚止血带,可检测小隐静脉瓣膜功能。

2.深静脉通畅试验(Perthes 试验)

患者取站立位,于腹股沟下方缚止血带压迫大隐静脉,待静脉充盈后,嘱患者用力踢腿或下蹲 10 余次,如充盈的曲张静脉明显减轻或消失,则提示深静脉通畅。反之,则可能有深静脉阻塞。

3.穿通静脉瓣膜功能试验(Pratt 试验)

患者仰卧,抬高下肢,于腹股沟下方缚止血带,先从足趾向上至腘窝缠第一根弹力绷带,再从止血带处向下缠第二根弹力绷带。嘱患者站立,一边向下解开第一根绷带,一边继续向下缠第二根绷带,如果在两根绷带之间的间隙出现曲张静脉,则提示该处有功能不全的穿通静脉。

(二)无损伤检查

1.容积描记

容积描记有多种方法,临床上常用的是光电容积描记。它通过记录下肢静脉容积减少和静脉再充盈时间来反映静脉血容量的变化,判别深浅静脉和穿通静脉瓣膜功能情况和反流水平。

2.多普勒超声检查

多普勒超声显像仪可观察深静脉通畅程度、瓣膜关闭情况及有无血液反流。于近心端挤压或作 Valsalva 屏气动作可提高诊断准确性。由于多普勒超声检查操作简便、直观、无创,目前在临床应用最为广泛。

(三)CTV、MRV

CTV 是在下肢增强 CT 扫描静脉相的基础上进行三维重建,可以较清晰地显示下肢深浅静脉以及穿通静脉的通畅情况,如果主干静脉有堵塞,甚至可以显示侧支循环情况。MRV 是在下肢 MRI 扫描静脉相的基础上进行三维重建,同样可以显示下肢深浅静脉的通畅情况,清晰度不如 CTV,适用于肾功能不全的患者。

(四)下肢静脉造影

下肢深静脉造影虽然是一种创伤性检查,但是最可靠的诊断手段,可准确了解病变的性质、程度、范围和血流动力学变化,分为顺行和逆行造影。顺行造影主要用于观察下肢深静脉通畅度和穿通静脉瓣膜功能,而逆行造影主要用于观察下肢深静脉瓣膜功能。

1.顺行造影

患者取半直立位,踝部缚止血带,经足背浅静脉注入造影剂,可见深静脉全程通畅,管腔扩张,瓣膜影模糊或消失,失去正常的竹节形态。作 Valsalva 屏气动作后可见造影剂向瓣膜远端反流。

2.逆行造影

患者取半直立位,于腹股沟股静脉注入造影剂。视反流情况分为五级。0 级:无造影剂向远侧反流;Ⅰ级:少量造影剂反流,但不超过大腿近段;Ⅱ级:造影剂反流至腘窝水平;Ⅲ级:造影剂反流达小腿;Ⅳ级:造影剂反流直达踝部。0 级示瓣膜功能正常,Ⅰ~Ⅱ级结合临床加以判断,而Ⅲ~Ⅳ级提示瓣膜功能明显受损。

六、诊断和鉴别诊断

根据临床症状、体征和辅助检查,下肢静脉瓣膜关闭不全诊断并不困难,但尚需与以下疾病鉴别。

(一)下肢深静脉血栓形成后遗综合征

起病前多有患肢突发性肿胀等深静脉回流障碍表现,早期浅静脉曲张是代偿性症状。病程后期可因血栓机化再通,造成静脉瓣膜破坏,产生与原发性下肢深静脉瓣膜功能不全相似的临床表现。Perthes 试验、多普勒超声、容积描记和静脉造影有助于明确诊断。

(二)动静脉瘘

患肢局部可扪及震颤及闻及连续性血管杂音,皮温增高,远端肢体可有发凉等缺血表现。浅静脉压力高,抬高患肢不易排空。

(三)KlippelTrenaunay 综合征

本病为先天性血管畸形引起。静脉曲张较广泛,常累及大腿外侧和后侧,患肢较健侧增粗增长,且皮肤有大片"葡萄酒色"血管痣。据此三联症,鉴别较易。

七、治疗

(一)保守治疗

对于大部分患者保守治疗效果不满意,仅适用于早期轻度静脉曲张、妊娠期妇女及难以耐受手术的患者。可要求患者适当卧床休息,避免久站,休息时抬高患肢。在行走或站立时采用加压治疗,减轻下肢酸胀和水肿。根据病变范围选用合适的弹力袜,一般建议Ⅰ~Ⅱ级的压力梯度。另外服用一些静脉活性药物,如马栗种子提取物或者地奥司明可以增加静脉壁张力、促进静脉血液回流并减少毛细血管渗出,从而减轻静脉功能不全的症状。

(二)大隐静脉高位结扎加剥脱术

对于下肢浅静脉和穿通静脉瓣膜功能不全且深静脉通畅者,可行手术治疗。深静脉瓣膜功能不全者同样可以手术。手术主要是剥脱曲张浅静脉并消除引起下肢浅静脉高压的原因(股静脉或穿通静脉血液反流)。目前多提倡采用的是大隐静脉高位结扎+曲张静脉点式剥脱术。术前嘱患者站立,用记号笔标记曲张静脉。手术步骤:患者取仰卧位,自足背向上驱血,将驱血带缚于大腿中段。于腹股沟皮纹下方 0.5~1 cm 做平行切口 4~5 cm。切开浅筋膜,显露大隐静脉主干后结扎各属支,距隐股交界点约 0.5 cm 切断大隐静脉,近端结扎并缝扎。结扎大隐静脉应距股静脉 0.5 cm,过长可能残留属支导致复发,过短则可使股静脉狭窄。向远端大隐静脉内插入剥脱器至膝关节附近引出,将静脉残端缚于剥脱器头部,慢慢抽出。同法剥脱静脉主干至内踝。对术前标记的曲张静脉作长约 5 mm 的小切口,用纹式血管钳于皮下进行分段剥脱。对湿疹及溃疡部位,应剥脱位于其下的穿通静脉。剥脱曲张静脉时,应尽量避开伴行的隐神经,避免术后小腿及足内侧的感觉障碍。缝合切口,弹力绷带自足背向上加压包扎至腹股沟。术后鼓励患者尽早活动,一般术后第 2 天可下床行走,第 7 天拆线。术后穿弹力袜 2～4 周。

(三)大隐静脉高位结扎加电动刨切术

该术式是在大隐静脉高位结扎的基础上,采用微创手术器械,即动力静脉切除器以及灌注照明棒,配合充盈麻醉,对曲张浅静脉行微创刨吸切除术。目前手术器械主要采用美国 Smith-Nephew 公司的 TriVex 系统,由切除刨刀和带灌注的冷光源组成。术中首先完成大隐静脉高位结扎,在大腿部用剥脱器将大隐静脉主干剥出。然后在小腿曲张静脉的近端和远端各做一个切口,一个插入刨刀头,一个插入冷光源。经切口将冷光源插入静脉下至少 3～4 mm 处。液体由头端注入,以显现曲张静脉的范围和轮廓,同时将其与周围组织分离。刨刀头插入静脉周围的皮下组织内,沿着组织的侧方和下方轻轻滑动,力求将更多的静脉组织切除。切口可交替使用,以减少切口数目。该手术适用于下肢深静脉通畅的曲张静脉患者,但对于有血栓性浅静脉炎和溃疡的患者,效果欠佳。其优越性在于:①切口数少,美观;②在直视下进行曲张静脉刨吸术,③避免在皮肤存在病变区做切口,减少术后创口不愈的机会。

(四)静脉腔内激光治疗术(endovenous laser treatment,EVLT)、射频消融术(RFA)

EVLT 和 RFA 治疗下肢静脉曲张可在局麻下进行,具有不遗留手术瘢痕,恢复时间较短,并发症少,兼具美容效果等优点。两者均是通过光纤或导管,以脉冲式或持续向静脉腔内输入不同波长(810～1046 nm)红外线激光或射频,损伤内皮细胞和整层管壁,使受损管壁纤维化愈合和腔内少量血栓形成,最终导致大隐静脉永久性闭合。治疗适应证类同于大隐静脉高位结扎加剥脱术,但无法治疗穿通静脉瓣膜功能不全。术中最好先显露并高位结扎大隐静脉主干,然后由踝部穿刺大隐静脉向上将光纤、导管导入至隐-股静脉交界结扎处,连续脉冲或者间断脉冲方式,一边发射激光或者射频,一边将光纤缓慢持续后撤将静脉闭合。对大隐静脉的分支用多点穿刺方法导入光纤。术毕患肢用弹力绷带均匀加压包扎。综合文献资料,近期和中期疗效较满意,但术后有闭塞浅静脉再通引起症状复发的情况。

(五)硬化剂治疗

硬化剂治疗适用于浅静脉主干无明显反流或反流已得到纠正的静脉曲张。适应证包括:①毛细血管扩张症;②网状静脉曲张;③孤立的静脉曲张;④术后残留和复发的静脉曲张;⑤难以耐受手术的患者。治疗的原理是向曲张的静脉内注入硬化剂后加压包扎,使静脉壁发生炎性反应相互粘连而闭塞。传统硬化剂有鱼肝油酸钠、十四烷基硫酸钠和高渗生理盐水等,但是目前国内使用较多的为泡沫硬化剂,可在彩超定位下泡沫硬化剂注射治疗,短期疗效满意。治疗时患者先取站立位或斜卧位使静脉充盈,细针穿刺静脉后改平卧位,患肢 45°抬高以利排空静脉。每处注射完毕 1 分钟后,局部用纱布垫压迫。随后用弹力绷带自足背向上加压包扎至最高注射点上方 10 cm,并可加穿弹力袜。术后即应鼓励患者主动活动,避免持久站立。加压包扎时间争议较多,从 1～6 周不等。但目前硬化剂治疗复发率较高,而且有硬化剂过敏、局部炎症反应明显、硬化剂外渗局部皮肤坏死等并发症。

(六)深静脉瓣膜手术

对保守治疗无效且具有下肢皮肤营养性改变的深静脉瓣膜关闭不全患者,以及有Ⅲ~Ⅳ级严重反流的下肢肿胀患者,可考虑行深静脉瓣膜手术。但是此类手术效果总体不理想,因此对无胀痛且无皮肤营养性改变的患者,应慎行手术。术前应明确静脉反流的程度并除外深静脉血栓形成后遗症。

1.静脉瓣膜修复术

1975年Kistner首先报道股浅静脉瓣膜修复术治疗原发性下肢深静脉瓣膜关闭不全获得成功。手术取腹股沟股动脉搏动内侧纵切口或皮纹下斜切口。显露股总、股浅和股深静脉的汇合处,股浅静脉最高一对瓣膜常位于其远端1~1.5 cm处,测试证实反流后可行瓣膜修复。瓣膜修复分腔内修复、腔外修复、血管镜辅助腔外修复和静脉壁修复等多种方法。行腔内修复时需清楚辨别两瓣叶的会合处,于瓣膜会合处向近远端切开静脉壁各约3 cm行修复。行腔外修复时,不需切开静脉壁而直接于腔外自瓣叶会合处向下作一系列贯穿缝合,将两瓣叶的附着缘拉紧,从而使松弛的瓣叶游离缘拉直。腔外修复有一定盲目性,准确性不如腔内修复,但操作简便,可适用于小口径静脉。单纯修复股浅静脉第一对瓣膜即能取得一定的临床疗效,但仍有约20%的患者术后再次出现反流或溃疡复发。此时可修复股浅静脉第二对瓣膜、股浅静脉下段瓣膜甚至腘静脉瓣膜予以纠正。

2.股静脉瓣膜人造血管套袖术

在手术显露股静脉时,因操作可致静脉痉挛而使瓣膜处反流消失。此时,可选择长约2 cm的短段PTFE或Dacron人造血管包绕于股浅静脉最高一对瓣膜处,使静脉维持于痉挛状态下的口径,消除反流。此法不需切开静脉,操作简便,可适用于小口径静脉。但缩窄程度较难掌握,过度可导致静脉血栓形成。

3.静脉瓣膜移植术

移植段静脉可选取腋静脉、肱静脉、颈外静脉和健侧股浅静脉,而以腋静脉和肱静脉效果较理想。手术方法为:腹股沟切口显露股总、股浅和股深静脉,测试股浅静脉最高一对瓣膜证实反流后,于一侧上臂内侧近腋窝处作纵行切口,显露腋静脉和肱静脉。证实瓣膜功能良好后,切取长约2 cm带有瓣膜的静脉段,上肢静脉不需要重建。在股深静脉和股浅静脉汇合处以下,切除相应一段股浅静脉,用7-0无损伤缝线将自体带瓣静脉段移植其间。移植静脉段外应用PTFE或Dacron人造血管作套袖加强,以免日后移植静脉扩张。该术式近期效果较理想,但由于上肢静脉抗逆向压力较股浅静脉最高一对瓣膜为弱,远期效果受到影响。此外,因上肢静脉与股浅静脉口径常相差太大,该术式应用有一定限制。

4.静脉瓣膜移位术

该术式由Queral于1980年报道,目的是将瓣膜关闭不全的股浅静脉远端与瓣膜功能健全的大隐静脉或股深静脉相吻合,借助后者的正常瓣膜防止血液反流。如大隐静脉瓣膜关闭不全,可将股浅静脉远端与瓣膜功能良好的股深静脉吻合。由于临床上股浅、股深和大隐静脉瓣膜关闭不全多同时存在,适宜手术的患者不多。同时术后血栓形成率较高,较难普及。

5.肌襻代瓣膜术

1968 年 Psathakis 首创股薄肌-半腱肌肌襻代瓣膜术治疗下肢深静脉血栓形成后遗症。20 世纪 80 年代后适应证被推广至原发性下肢深静脉瓣膜关闭不全。该术式于 80 年代初被引入我国，经改良后成为股二头肌-半腱肌肌襻代瓣膜术。手术原理是在肌襻形成后，当腓肠肌收缩时肌襻放松，使静脉完全开放，以利深静脉回流；当腓肠肌放松时肌襻收缩，静脉即因肌襻收缩而产生的悬吊作用受压闭合，从而阻挡深静脉的血液反流。手术时患者健-侧卧，于腘窝处做 S 形切口或于腘窝两侧做纵切口，显露胫神经、腓总神经和动静脉。动静脉间只能游离 1 cm 的间隙，以免肌襻形成后上下移动。解剖股二头肌和半腱肌肌腱并于各自起点处切断，将两肌腱断端作重叠 1 cm 缝合形成肌襻，置于胫神经和腓总神经深面、动静脉之间。因肌襻的作用仅局限于下肢活动时，术后久站患肢仍有肿胀。同时，由于肌襻的长度较难掌握，使手术效果的确切性受到影响。

（七）穿通静脉手术

1.筋膜下穿通静脉结扎术

Linton 于 1938 年首创筋膜下穿通静脉结扎术。由于采用自膝至踝的小腿内侧切口，术后切口并发症多，不久即被改良。目前常见的是做数个平行于皮纹的短切口，于筋膜下结扎穿通静脉。此外，也可在术前多普勒超声定位下做点式切口剥脱穿通静脉。

2.内镜辅助筋膜下穿通静脉阻断术（subfacial endoscopic perforator surgery，SEPS）

内镜辅助筋膜下穿通静脉阻断术始于 1985 年，由 Hauer 首先采用。方法为经皮下隧道置入内镜，直接电凝或钳夹穿通静脉。近年来主要采用腹腔镜技术行穿通静脉阻断术。首先在筋膜下间隙充二氧化碳，做小切口置入内镜，经另一小切口置入操作器械，在内镜直视下钳夹穿通静脉。操作范围应包括胫骨内缘至后侧中线的小腿部分。随访表明 SEPS 手术疗效明确，术后下肢静脉血淤滞得到明显缓解，色素沉着减轻，溃疡愈合，目前在国内逐渐推广。

第三节　深静脉血栓后综合征

深静脉血栓后综合征（post-thrombotic syndrome，PTS）是深静脉血栓形成（DVT）后非常常见的并发症，可导致深静脉瓣膜功能受损而引起慢性静脉功能不全的一系列表现，严重者往往出现难愈的静脉性溃疡，严重影响患者的生活质量。有文献报道急性 DVT 患者 2 年内 23%～65% 的患者可发生 PTS。

一、发病机制

目前的观点认为 DVT 后可通过两种机制导致 PTS，一是完全或部分静脉阻塞，回流障碍，主要是中央型髂股静脉为主，而是静脉血栓后炎性反应活化、瓣叶纤维瘢痕形成破坏静脉瓣膜引起静脉瓣膜闭合不全性反流，其中以前者更为重要。两者均可导致下肢长期静脉高压，使得下肢尤其足靴区大量毛细血管增生和通透性增加，产生色素沉着和脂质硬化。由于大量纤维蛋白原的堆积，阻碍了毛细血管与周围组织间的交换，可导致皮肤和皮下组织的营养性改变、色素沉着最终发生溃疡。

二、临床表现

PTS 通常发生于 DVT 后 1～2 年,典型的症状类似原发性慢性静脉功能不全,包括受累肢体疼痛、沉重、肿胀、痉挛、色素沉着、皮肤和皮下组织硬结、湿疹,上述症状可单独或联合出现,一般在站立或长时间行走后加重,休息或抬高患肢则有所减轻。如果得不到及时治疗,最终会发展为持久难愈性溃疡。PTS 常见体征包括肢体可凹性水肿、足靴区皮肤硬结、色素沉着、淤滞性湿疹,继发性静脉曲张,严重者可出现慢性久治不愈的静脉性溃疡。

目前对于 PTS 的严重程度分级标准较多,除了类似下肢静脉功能不全的 CEAP 分级标准外,应用较多的是 Villalta 临床评分分级法,Villalta 评分主要评估内容包括五项主观静脉症状(疼痛、痉挛、沉重感、感觉异常和瘙痒)和六项客观静脉体征(胫骨前水肿、皮肤硬化、色素沉着、发红、静脉扩张和小腿按压痛痛)以及 DVT 患肢是否存在溃疡。每项指标按照从无到严重评为 0～4 分。总分若 0～4 分无 PTS,5～9 分为轻度 PTS,10～14 分为中度 PTS,>14 分或溃疡形成则是重度 PTS。这一评分可用于指导 PTS 的治疗,一般中重度 PTS 需要考虑外科治疗。

三、诊断与鉴别诊断

患者既往有 DVT 病史 1～2 年后并出现上述临床表现及体征就可以考虑诊断为 PTS。除了症状与体征外,PTS 常用的影像学检查和上一节慢性静脉功能不全的影像检查类似,包括:①无损伤检查中的容积描记和多普勒超声检查:其中多普勒超声显像仪可以较敏感观察深静脉通畅程度、瓣膜关闭情况及有无血液反流。操作简便、直观、无创,因此是诊断 PTS 的首选,在临床应用最为广泛。②CTV、MRV,两者都可以较清晰地显示下肢深浅静脉以及穿通静脉的通畅情况,如果主干静脉有堵塞,甚至可以显示侧支循环情况。但对于反流观察不足。其中 CTV 清晰度更高,MRV 适用于肾功能不全的患者。③下肢静脉造影:下肢深静脉造影虽然是一种创伤性检查,但是可准确了解病变的性质、程度、范围和血流动力学变化,分为顺行和逆行造影。顺行造影主要用于观察下肢深静脉通畅度和穿通静脉瓣膜功能,同时观察侧支静脉情况;而逆行造影主要用于观察下肢深静脉瓣膜功能,两者结合起来可以较全面诊断 PTS。但是缺点是对于髂静脉闭塞,造影往往只能看到广泛侧支,无法直接显示病变情况。④腔内超声:是在导丝导引下将腔内超声探头导入病变,显示血管病变的横断面情况,国外应用较多,国内刚刚开展。它的优点是可以较清晰显示髂静脉闭塞段的狭窄血栓情况,是对下肢静脉造影对髂静脉病变本身显影不足的重要补充。

需要指出的是,由于急性 DVT 导致的初始疼痛及肿胀需要在数月后消退,因此 PTS 的诊断应建立在急性 DVT 之后的慢性期。对于没有 PTS 的临床表现,而仅通过,也不能诊为 PTS。需要与 PTS 进行鉴别诊断的主要是原发性下肢静脉功能不全,一般通过既往有无 DVT 病史以及影像学检查下肢深静脉有无闭塞或者血栓就可以做出鉴别。

四、预防

对于已经发生 DVT 的患者,从病程一开始就要注意 PTS 的预防。①足量的长期抗凝:由于同侧肢体 DVT 复发 DVT 是 PTS 的重要危险因素之一,因此在初发 DVT 患者的治疗过程中,应给予足量的抗凝并保证足够的治疗疗程。②穿医用弹力袜:具有压力梯度的医用弹力袜在足靴区压力最高,然后压力逐步递减,由此可有效促进静脉回流,降低静脉高压、减轻水肿并发症。对于 PTS,一般建议Ⅱ级压力梯度。国外已经多项临床试验证实了长期使用弹力袜对于预防症状性 DVT 后 PTS 的有效性。最近的一项荟萃分析总结 5 项随机对照研究后得出结论,近端 DVT 患者长期穿弹力袜后可使 PTS 发生率由 46% 降至 26%。最新的美国胸科医师协会(ACCP)2012 年指南中推荐对于急性症状性近端 DVT 患者,应佩戴踝部压力 $30\sim40\ mmHg$ 的弹力袜至少 2 年,来预防 PTS。③急性期置管溶栓治疗急性 DVT:在急性 DVT 如果在最短的时间内快速恢复静脉通畅可以保存静脉瓣膜功能,从而预防 PTS。最新公布的 CaVenT 研究通过急性期经导管溶栓治疗技术(CDT),对于近端静脉 DVT(髂股静脉)CDT 治疗 24 个月的 PTS 发生率明显低于单纯抗凝治疗($41.1\%\ vs.55.6\%,P=0.047$)。

五、治疗

(一)物理治疗

PTS 的物理治疗包括一方面让患者,避免久站,休息时抬高患肢;另一方面就是压力治疗。压力治疗又包括两类:①穿弹力袜:在行走或站立时采用加压治疗,减轻下肢酸胀和水肿。根据病变范围选用合适的弹力袜,压力选择应因人而异,通常应用的压力为 $30\sim40\ mmHg$,长度通常到膝盖即可。②间歇式压力泵:它的工作原理是模拟人体小腿腓肠肌肌泵的作用,通过间歇式被动收缩小腿腓肠肌,让静脉血液回流。一般要求每天应用间歇性压力泵 2 次(每次 20 分钟,压力为 $50\ mmHg$),一个疗程后可有效减轻水肿及改善 PTS 症状。

(二)药物治疗

类似于慢性静脉功能不全,一些静脉活性药物,如马栗种子提取物或者地奥司明可以增加静脉壁张力、促进静脉血液回流并减少毛细血管渗出,从而减轻 PTS 的症状或者延缓 PTS 的进展。

(三)外科治疗

外科治疗通常适用于中重度 PTS 的患者。相对应于 PTS 的发病机制,外科治疗分为两大类:改善静脉回流障碍;修复损伤的深静脉瓣膜、纠正血液倒流。由于目前对于深静脉瓣膜关闭不全的术式虽然很多,但是效果均不理想,而且外科治疗 PTS 关键是要改善流出道,主要针对髂股静脉闭塞,所以目前的外科治疗重点在于通过各种开放手术或者腔内治疗改善使远心段的高压静脉顺利回流,以达到缓解静脉高压的目的。

1.传统开放手术

大隐静脉交叉转流术、原位大隐静脉-腘静脉转流术等。但是此类手术创伤较大,而且中远期通畅率不高,目前使用逐渐减少。

2.腔内治疗

由于髂静脉 PTS 往往同时存在髂静脉解剖学外压导致管腔狭窄的情况(Cocket 综合征),因此只要远端股浅或者股深静脉回流通畅,可以开通髂静脉闭塞段行支架置入来改善回流障碍,此类病变要求支架近端放入下腔静脉,远端放到股总静脉,图 6-1 显示了髂静脉 PTS 支架置入前的静脉造影情况,可见支架置入前髂静脉主干未见显影,只有大量盆腔侧支和腰升静脉,而图 6-2 支架置入后髂静脉主干基本通畅,盆腔侧支和腰升静脉消失。

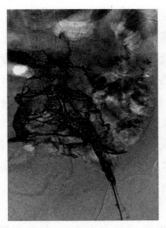

图 6-1 髂静脉 PTS 支架置入前的静脉造影情况（髂静脉主干未见显影，只有大量盆腔侧支和腰升静脉）

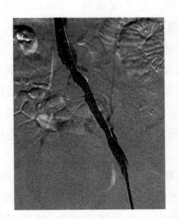

图 6-2 髂静脉 PTS 支架置入后髂静脉主干通畅，盆腔侧支和腰升静脉消失

第四节 髂静脉压迫综合征

髂静脉压迫综合征是髂静脉受压和（或）存在腔内异常粘连结构所引起的下肢和盆腔静脉回流障碍性疾病。1965 年 Cockett 和 Lea Thomas 通过静脉造影和手术，对具有髂-股静脉血栓病史和严重血栓后遗症的患者进行研究发现，在右髂总动脉跨越左髂总静脉的部位，静脉腔内容易血栓形成，并且已形成的血栓难以再通，从而引起下肢和盆腔的静脉回流障碍，产生一系列临床症状和体征。因此有人将此综合征称为 Cockett 综合征。髂静脉压迫不仅造成静脉回流障碍和下肢静脉高压，成为下肢静脉瓣膜功能不全和浅静脉曲张的原因之一，而且可继发髂-股静脉血栓形成，是静脉血栓好发于左下肢的潜在因素。

一、发病机制

（一）解剖学因素

髂动脉与髂静脉的解剖关系是髂静脉压迫综合征产生的基础。双侧髂总静脉于第 5 腰椎体中下部平面的右侧,汇合成下腔静脉而沿脊柱上行。右髂总静脉几乎成直线与下腔静脉连续,而左髂总静脉则自骨盆左侧横行向右,于腰骶椎之前与下腔静脉汇合时几乎成直角。腹主动脉则自脊柱左旁下行,于第四腰椎体下缘平面分为左、右髂总动脉,故右髂总动脉跨越左髂总静脉的前方,然后向骨盆右下延伸。有研究发现,在近 3/4 人体内,右髂总动脉于双侧髂总静脉汇合点水平跨越左髂总静脉;1/5 的人在这一点轻度偏上的水平,少数人在这一点的下方。这样,左髂总静脉或多或少被腰骶椎的生理性前凸推向前方,同时又被跨越于其前方的右髂总动脉压向后方,使其处于前压后挤的解剖位置。当人体直立而腰骶部高度前倾时,生理性前凸加剧使压迫更加明显;当人体处于坐位时,压迫得以缓解或消失。偶尔,左髂总静脉的压迫来源于低分叉的腹主动脉、扭曲的左髂总动脉、膀胱、肿瘤、异位肾脏等。

(二)静脉腔内异常结构

1956 年,May 和 Thurner 提出在尸解中有 22% 存在左髂总静脉腔内类似嵴状的结构,这种嵴状结构包含纤维细胞、胶原和大量毛细血管。Pinsolle 等细致观察 130 具尸体的腔-髂静脉连接点,其中 121 具尸体的左髂总静脉腔内存在异常结构。他将其分为五类:①嵴,双髂总静脉连接点处呈矢状位的三角形垂直突向腔内的细小结构;②瓣:髂总静脉侧缘的类似燕窝的结构;③粘连:静脉前后壁一定长度和宽度的融合;④桥:长条状结构将管腔分为 2~3 个不同口径和空间方向的部分;⑤束带:隔膜样结构使管腔形成类似筛状的多孔状改变。髂总静脉内异常结构来源和意义仍存在争论。目前更倾向于解释为右髂总动脉、腰骶椎与左髂总静脉的紧密接触,以及动脉搏动使静脉壁反复受刺激,引起静脉的慢性损伤和组织反应所致。

(三)继发血栓形成

在髂静脉受压和腔内异常结构存在的基础上,一旦合并外伤、手术、分娩、恶性肿瘤或长期卧床,使静脉回流缓慢或血液凝固性增高等情况,即可继发髂-股静脉血栓形成。一旦血栓形成,髂静脉压迫及粘连段即进一步发生炎症和纤维化,使髂静脉由部分阻塞发展为完全阻塞。由于压迫和腔内异常结构的存在,髂静脉血栓形成后很难再通,使左髂总静脉长期处于闭塞状态而难以治愈。

二、临床表现

髂总静脉受压综合征的临床表现,主要决定于下肢静脉回流障碍的程度。根据其血流动力学变化的轻重,将临床表现分为三期。①初期:下肢肿胀和乏力为最常见的早期症状。患肢仅有轻度的水肿,尤其长期站立和久坐时出现。女性腰骶生理性前突明显,左侧下肢会出现经期酷似青春性淋巴水肿。女性患者可有月经期延长和月经量增多,以及因月经期盆腔内脏充血、静脉内压升高而使下肢肿胀等症状加重。②中期:随着静脉回流障碍加重和静脉压持续升高,就会导致深静脉瓣膜关闭不全。一旦波及小腿和交通支静脉瓣膜,就会出现与原发性深静脉瓣膜关闭不全的相似症状。表现为下肢静脉曲张、下肢水肿、色素沉着、精索静脉曲张等。③晚期:出现重症深静脉瓣膜关闭不全的症状,诸如小腿溃疡等,或髂股静脉继发血栓形成。国内外报道的患者,绝大多数都是在治疗血栓形成时被发现的。对于非血栓性静脉阻塞现象和症状性静脉阻塞的患者尤应注意。由于髂静脉严重狭窄和阻塞病变局限,而且侧支静脉较好,所以出现相似但又不同于静脉血栓的临床表现。另外由于髂总静脉的原有狭窄,下肢深静脉的血栓并不容易发生脱落而发生肺栓塞。

三、辅助诊断检查

(一)空气容积描记和活动后静脉压测定

空气容积描记和活动后静脉压测定是髂静脉压迫综合征最好的筛选指标。该症患者下肢静脉最大流量在休息时正常,活动后较正常人下降,同时静脉再充盈时间缩短;活动后静脉压较正常人升高。但是本方法存在较高的假阳性率,明确诊断有赖于影像学检查。

(二)下肢顺行和(或)股静脉插管造影

下肢顺行和(或)股静脉插管造影是目前唯一特异性诊断方法,被称为髂总静脉受压综合征诊断的金标准。影像所见有受压静脉横径增宽,上粗下细喇叭状形态;局限性充盈残缺,纤维索条和粘连结构阴影;不同程度的狭窄,如髂外静脉受压则有嵌压阴影,静脉闭塞或受压移位等影像;出现不同程度的盆腔侧支静脉;可见侧支静脉内造影剂排空延迟现象,提示髂静脉回流不畅。髂静脉内粘连结构是髂总静脉受压综合征的主要原因之一,其形态各异,对此还缺乏影像学报告。

(三)动态性静脉测压法

在股静脉插管造影时进行狭窄段近、远侧静脉测压,如压差 0.20 kPa 就有诊断意义,但缺乏特异性。如平静时相差不明显,可以挤压小腿腓肠肌增加血流量以明确显示。

(四)彩色超声检查

1.二维超声

原发性髂总静脉受压综合征的超声表现:①左髂总静脉前方受到右髂总动脉压迫后方受到脊柱向前推挤使局部血管变细,特点是前后径变扁,左右径增宽可达 4 cm 左右;②左髂总静脉受压远端前后径逐渐增宽,形成喇叭口状改变。横径变窄＜2 cm;③该综合征常常伴有左侧髂静脉内血栓形成,栓塞后引起该侧下肢深静脉血管内径增宽,病程较长者会形成同侧下肢深静脉血栓,并形成大量侧支循环。

(2)继发性髂总静脉受压综合征超声表现:①髂静脉局限性受压变窄常有不同程度的移位受压静脉有较长段的狭窄其周围可见到实质性肿块回声;②髂静脉狭窄的程度与肿瘤压迫的程度有关,严重者可完全闭塞中断,同侧下肢深部静脉及浅静脉均有扩张征象;③有时也可探及腹股沟肿大的转移淋巴结。

2.彩色多普勒

原发性髂总静脉受压综合征的彩色多普勒表现:受压处狭窄区域呈五彩镶嵌持续性高速血流。受压完全闭塞时彩色血流中断,彩色血流中断处恰好与右髂总动脉骑跨压迫的部位一致。应用彩色多普勒对该症检查很有帮助容易识别髂总动脉与髂总静脉的关系,比二维超声检查方便。侧支循环最常见于左髂总静脉大多通过盆腔内丰富的吻合支逐渐扩张,并起代偿作用,盆腔内有多个圆形及带状液性暗区,其内可显示高速血流。由于侧支循环代偿血流加速彩色血流明亮,而髂外静脉侧支静脉形成甚少。继发性髂总静脉受压综合征的彩色多普勒表现:①在受压处髂静脉呈局限彩色血流变细,色彩明亮,边缘不整齐;②完全闭塞者无彩色血流显示,一般情况下髂动脉不易变扁,其彩色血流可穿过实质性肿块;③下肢静脉有血液回流障碍征象。

3.脉冲多普勒

原发性髂总静脉受压综合征的脉冲多普勒表现:受压处可测及高速持续性血流频谱,闭塞时,局部无血流信号,远端静脉血流速度减慢。在做 Valsalva 试验时,静脉血流速度变化不明显。继发性髂总静脉受压综合征的脉冲多普勒表现:在受压处狭窄的髂静脉可测及高速连续血流频谱,完全闭塞者不能测及血流信号。

(五)磁共振和 CT 静脉造影

在显示病变血管的同时还可以显示腔外结构(动脉、侧支血管、腰骶椎等),有助于该症的诊断。

四、治疗和预防

(一)非手术治疗

对于症状轻微的髂静脉压迫综合征,可在监测下行保守治疗。

(1)一般治疗:如抬高患肢、穿循序减压弹力袜以缓解症状。

(2)药物治疗:①口服阿司匹林、双嘧达莫等抗血小板药和华法林等抗凝药,以预防髂-股静脉血栓形成;②丹参注射液 10～20 mL,加入 5％葡萄糖注射液 500 mL 中,每天 1 次,静脉滴注,15 次为一个疗程;③曲克芦丁 1.0 g 加入 5％葡萄糖注射液或生理盐水,500 mL 中,静脉滴注,每 15 天为一个疗程;④七叶皂苷 10 mg 加入 0.9％生理盐水 250 mL 中,静脉滴注,每 15 天为一个疗程;⑤配合口服强力脉痔灵、地奥司明(爱脉朗)等药物。

(二)溶栓治疗

对于髂静脉压迫综合征合并左下肢急性静脉血栓的患者,一旦确诊后,应早期清除血栓,并针对髂静脉压迫综合征原发病变进行手术或介入治疗。原则上,快速再通可以通过取栓或溶栓的方法实行。全身药物溶栓治疗的效果一直存在争论,髂静脉压迫综合征的病变段周围常形成许多侧支,使药物不能进入血栓。随着近年来血管腔内技术的发展,对髂-股静脉血栓进行经导管直接溶栓和机械血栓消融术取得了较好的效果,并可通过球囊导管扩张以解除病变段的压迫和管腔狭窄,对于由纤维束带或动脉压迫等因素造成的弹性回缩,可以行支架置入加以避免。

(三)外科治疗

对于症状严重或髂静脉管腔狭窄超过 50％的患者应考虑外科干预。手术目的是解除髂静脉的压迫,恢复患肢正常的静脉回流。传统的外科手术方式有以下几种。

1.筋膜悬吊术

用缝线、筋膜或人造血管将髂总动脉移位固定(悬吊)到腰大肌,借以保护左髂总静脉,免受压迫。

2.静脉成形术

局限的髂总静脉阻塞可以行静脉切开、异常结构组织切除。通常关闭切口时,加一块自体的血管补片以避免管腔狭窄。这一类型手术的缺点是不能解除压迫,不能消除急性静脉血栓形成的危险因素。

3.静脉转流术

针对存在血栓和(或)严重并发症的患者,双股间的静脉交叉转流术有一定的作用。转流血管可以是自体的或人造的,术后还可以加做远侧暂时性动静脉瘘以增加血流量,减少移植物血栓发生的概率。经典的 Palma 手术是对侧大隐静脉切断后,其近侧段转至患肢闭塞段的远端;也有将左侧髂静脉转至右髂总静脉,该手术的优点可以避开病变区,但术后的移植物血栓一直是棘手的问题。

4.髂静脉松解和衬垫减压术

左髂总静脉受压而腔内正常的患者可以将骶骨磨平或在第 4 腰椎和远端腹主动脉之间垫入骨片等组织,也可以在动、静脉之间嵌入衬垫物,或者在病变段静脉周围包裹一圈膨体聚四氟乙烯血管片,以防止静脉再度受压。

5.髂动脉移位术

右髂总动脉移位是另一种解除压迫的方法,将右髂总动脉切断,其远端与左髂总动脉或腹主动脉吻合。该方法的缺点是需要间置一段人造血管。还有报道将右髂总动脉与左髂总动脉吻合。

(四)腔内治疗

1995 年,Berger 等首次报道采用介入疗法,即球囊扩张和支架置入的方法来治疗髂静脉压迫综合征,获得满意的近期疗效。以后陆续有该方面的文献报道,介入治疗也逐渐成为近年来取代外科手术治疗髂静脉压迫综合征的一种主要手段,其直接作用于病变段,既支持了静脉腔以避免被动脉和腰骶椎压迫,同时通过扩张管腔解除了腔内异常结构所引起的狭窄,并且创伤小、操作简便,因而显示出良好的应用前景。与髂静脉切开成形术、右髂动脉移位术、静脉旁路转流术等手术相比,介入疗法对该综合征在缓解率、改善率及通畅率方面具有更好的疗效,后者更符合人体正常点的解剖和生理,因而获得了较好的近期疗效,且并发症较少。对于并发急性下肢深静脉血栓者,导管介入溶栓治疗,通常在发病后 3 周内疗效较好。如在溶栓过程中或溶栓后发现髂静脉受压,可于最后静脉造影时置入支架,扩张静脉到正常大小,防止回缩。O'Sullivan 等报道髂静脉受压合并急性和慢性症状患者置入支架 1 年通畅率分别是 93.1% 和100%。球囊扩张和支架置入的操作较为简易,但针对该综合征的特殊性,操作过程中有以下几点值得注意:①病变髂静脉腔内异常结构的主要组织构成是胶原纤维和纤维细胞,因此其物理特性上缺少弹性和伸展性,故在介入治疗过程中管腔扩张较困难,且扩张的管壁极易回缩,因此球囊扩张后的支架置入十分必要。由于病变的髂静脉往往难以扩张至正常管径,过度的张力会导致管壁破裂,因此选择直径略大于球囊且张力较小的支架可使操作更安全,不必苛求将病变段扩张至正常管径。②髂静脉压迫综合征的左髂总静脉的病变段可分隔成多个通道,因此造影导管、球囊导管和支架输送装置应保持在同一位置的导丝上操作,以保证支架放置与球囊扩张为同一通道,同时也避免了反复输送导管、导丝对血管内膜的损伤。③左髂总静脉病变段与下腔静脉邻接,为更好地扩张病变段的近心端,可将支架近端 1~2 cm 置入下腔静脉。

第五节　血栓闭塞性血管炎

血栓闭塞性脉管炎(thrombo angiitis obliterans,TAO)是一种有别于动脉硬化,节段分布的血管炎症。病变主要累及四肢远段的中、小动静脉。病理上主要表现为特征性的炎症细胞浸润性血栓,而较少有血管壁的受累。1908 年 Burger 首先对 11 条截肢肢体的动、静脉进行研究,并发现其病理变化主要是病变血管的血栓形成和机化,不同于传统的动脉硬化。因此本病又称 Burger 病,国内简称脉管炎。

一、流行病学

血栓闭塞性脉管炎的发病虽为全球性分布,但亚洲地区的发病率明显高于欧美。我国各地均有发病,但以北方地区为主,可能与气候寒冷有关。就性别而言,患者绝大部分为中、青年男性。近年的流行病学调查表明,血栓闭塞性脉管炎总的发病率呈下降趋势,但女性发病有所上升。

二、病因和病理

目前有关血栓闭塞性脉管炎的确切发病机制尚不清楚。有大量的研究表明吸烟与 TAO 之间密切相关。患者中有吸烟史者(包括主动和被动吸烟)可高达 80%～95%,持续吸烟可显著加速病情进展和症状恶化。及时戒烟(尤其在肢体末端出现坏疽前)可明显减缓症状,甚至达到完全缓解。而再吸烟后,病情又会复发。至于吸烟在 TAO 发病过程中所参与的作用,目前尚不清楚。可能的机制有:烟碱能使血管收缩;对烟草内某些成分的变态反应导致小血管炎性、闭塞性变化;纯化的烟草糖蛋白可影响血管壁的反应性。其他可能参与血栓闭塞性脉管炎起病的因素还包括遗传易感性、寒冷刺激、性激素(由于本病多见于青壮年男性)、高凝倾向、内皮细胞功能受损以及免疫状态紊乱。

病理上血栓闭塞性脉管炎可分为急性期、进展期和终末期。血栓形成、大量炎症细胞浸润和增生是血栓闭塞性脉管炎特征性的病理改变。就病变的分布范围而言,血栓闭塞性脉管炎主要累及四肢的中小动静脉,并以动脉为主。如下肢的胫前、胫后、足背及跖动脉,上肢的桡、尺及掌动脉,有时近端的肱动脉或股动脉也会同时受累。但是以弹力纤维层为主的主、髂、肺、颈动脉以及内脏的血管则鲜有累及。血栓闭塞性脉管炎的病变呈节段性分布,病变之间的血管壁完全正常,而且两者间界限分明。

三、临床表现

血栓闭塞性脉管炎多见于男性吸烟者,一般在 40～50 岁以前开始起病,按照病程的进展以及病情的轻重,临床上可分为三期。①第一期:局部缺血期。主要表现为患肢的苍白、发凉、酸胀乏力和感觉异常(包括麻木、刺痛、烧灼感等)。然后可出现间歇性跛行,而且随着病情的进展,间跛距离会逐渐缩短。与动脉硬化导致肢体缺血有所不同,血栓闭塞性脉管炎的间跛往往起始于足背或足弓部,随着病情的进展,才会出现小腿腓肠肌的疼痛。体检则主要表现为患肢远端的动脉搏动减弱。此外,此期还可能表现为反复发作的游走性血栓性静脉炎,并有压痛,需对此引起重视。②第二期:营养障碍期。此期主要表现为随着间跛距离的日益缩短,患者最终在静息状态下出现持续的患肢疼痛,尤以夜间疼痛剧烈而无法入睡。同时患肢皮温明显下降,出现苍白、潮红或发绀,并伴有营养障碍,但尚未出现肢端溃疡或坏疽。交感神经阻滞后也会出现一定程度的皮温升高。③第三期:组织坏死期。为病情晚期,出现患肢肢端的发黑,干瘪,溃疡或坏疽。多为干性坏疽。先在一两个指(趾)的末端出现,然后逐渐波及整个指(趾),甚至周边的指(趾),最终与周围组织形成明显界线,坏疽的肢端可自行脱落。此时患者静息痛明显,整夜无法入睡,消耗症状明显。若同时并发感染,可转为湿性坏疽,严重者出现全身中毒症状而危及生命。值得一提的是血栓闭塞性脉管炎往往会先后或同时累及两个或两个以上肢体,可能症状出现不同步,在诊治时应引起注意。

四、诊断

(一)病史及体格检查

对于年龄在40~45岁以下(尤其是男性患者),既往有长期吸烟史,出现肢体远端的缺血表现,同时排除其他可能引起肢体远端缺血的病理因素时,则应考虑血栓闭塞性脉管炎的诊断。此外,下列三项体格检查也有助于进一步的明确诊断。

1.Burger 试验

患者取平卧位,下肢抬高45°,3分钟后观察。阳性者足部皮肤苍白,自觉麻木或疼痛。待患者坐起,下肢下垂后则足部肤色潮红或出现局部紫斑。该检查提示患肢存在严重的供血不足。

2.Allen 试验

本试验目的是了解血栓闭塞性脉管炎患者手部动脉的闭塞情况。即压住患者桡动脉,令其反复做松拳、握拳动作。若原手指缺血区皮色恢复,证明尺动脉来源的侧支健全,反之提示有远端动脉闭塞存在。同理,本试验也可检测桡动脉的侧支健全与否。

3.神经阻滞试验

即通过腰麻或硬膜外麻醉,阻滞腰交感神经。若患肢皮温明显升高,提示肢体远端缺血主要为动脉痉挛所致,反之则可能已有动脉闭塞。但本试验为有创操作,目前临床上很少应用。

(二)实验室检查

目前诊断血栓闭塞性脉管炎除了行病理切片观察外,尚缺乏有效的实验室检查手段。临床主要是行常规的血、尿及肝肾功能检查,了解患者全身情况,测定血脂、血糖及凝血指标,明确有无高凝倾向和其他危险因素。此外,还可行风湿免疫系统检查排除其他风湿系疾病可能,如 RF、CRP、抗核抗体、补体、免疫球蛋白等。

(三)特殊检查

1.无损伤血管检查

即通过电阻抗血流描记,了解患肢血流的通畅情况,通过测定上肢和下肢各个节段的血压,计算踝肱指数(ABI)评估患肢的缺血程度及血管闭塞的平面,正常 ABI 应大于或等于1,若 ABI<0.8 提示有缺血存在,若两个节段的 ABI 值下降0.2以上,则提示该段血管有狭窄或闭塞存在。此外,本检查还可以作为随访疗效的一个客观指标。

2.勒超声检查

可以直观地显示患肢血管,尤其是肢体远端动、静脉的病变范围及程度。结合彩色多普勒血流描记,还可测算血管的直径和流速,对选择治疗方案有一定的指导意义。

3.磁共振血管成像(magnetic resonance angiography,MRA)

这是近年来新发展起来的一种无损伤血管成像技术,在磁共振扫描的基础上,利用血管内的流空现象进行图像整合,从而整体上显示患肢动、静脉的病变节段及狭窄程度,其显像效果一定程度上可以替代血管造影(尤其是下肢股段的动脉)。但是 MRA 对四肢末梢血管的显像效果不佳,这一点限制了 MRA 在血栓闭塞性脉管炎患者中的应用。

4.CT 血管成像(computed tomographic angiography,CTA)

这也是近年来新发展起来的一种无损伤血管成像技术,在多排螺旋 CT 扫描的基础上,将横断面的增强 CT 图像进行三维整合,从而整体上显示患肢动、静脉的病变节段及狭窄程度,其显像效果与 MRA 相似。

5.数字减影血管造影(DSA)

目前为止,血管造影(主要是动脉造影)依旧是判断血栓闭塞性脉管炎血管病变情况的"黄金标准",虽然 DSA 为有创性检查,但是在必要的情况下,仍需通过造影来评估血管的闭塞情况,指导治疗方案。在 DSA 上,血栓闭塞性脉管炎主要表现为肢体远端动脉的节段性受累,即股、肱动脉以远的中、小动脉,但有时也可同时伴有近端动脉的节段性病变,但单纯的高位血栓闭塞性脉管炎较为罕见。病变的血管一般呈狭窄或闭塞,而受累血管之间的血管壁完全正常,光滑平整,这与动脉硬化闭塞症的动脉扭曲、钙化以及虫蚀样变不同,可以鉴别。此外,DSA检查还可显示闭塞血管周围有丰富的侧支循环建立,同时也能排除有无动脉栓塞的存在。

五、鉴别诊断

根据血栓闭塞性脉管炎的病史特点,在诊断中应与下列疾病进行鉴别。

(一)动脉硬化闭塞症

本病多见于 50 岁以上的老年人。患者往往同时伴有高血压、高脂血症及其他动脉硬化性心脑血管病史(冠心病、脑梗死等)。病变主要累及大、中动脉,如腹主动脉、髂动脉、股动脉等。X 线检查可见动脉壁的不规则钙化。血管造影显示有动脉狭窄、闭塞,伴扭曲、成角或虫蚀样改变。

(二)急性动脉栓塞

起病突然,既往多有风湿性心脏病伴房颤史。在短期内可出现远端肢体 5P 症状:苍白、疼痛、无脉、麻木、麻痹。血管造影可显示动脉连续性的突然中断。而未受累的动脉则光滑、平整。同时,心脏超声还可以明确近端栓子的来源。

(三)多发性大动脉炎

多见于青年女性,主要累及主动脉及其分支动脉,包括颈动脉、锁骨下动脉、肾动脉等。表现为动脉的狭窄或闭塞,并产生相应的缺血症状。同时在活动期可有红细胞沉降率增快,并有其他风湿指标异常。

(四)糖尿病性坏疽

应与血栓闭塞性脉管炎晚期出现肢端溃疡或坏疽进行鉴别。糖尿病者往往有相关病史,血糖、尿糖升高,而且多为湿性坏疽。

（五）雷诺综合征

多见于青年女性。主要表现为双上肢手指阵发性苍白、发紫和潮红，发作间期皮色正常。患肢远端动脉搏动正常，且鲜有坏疽发生。

（六）自身免疫性疾病

首先是与 CREST 综合征及硬皮病相鉴别。这两种疾病均可引起末梢血管病变，但同时有皮肤的病理改变。血清中 Scl70 及抗着丝点抗体呈阳性，结合指（趾）甲黏膜的微循环变化，可予以鉴别。其次是与 SLE、类风湿关节炎及其他全身性风湿系统疾病引起的血管炎相鉴别，主要通过病史采集，一些特征性实验室检查及组织活检来鉴别。

六、治疗

目前临床上对于血栓闭塞性脉管炎主要采取综合治疗，但总体效果不理想，相当一部分患者仍旧需要截肢。想要取得良好疗效，关键是戒烟。

（一）戒烟

研究表明即使每天抽烟仅 1～2 支，就足以使血栓闭塞性脉管炎的病变继续进展，使得原来通过多种治疗业已稳定的病情恶化。反之，若能在患肢末端发生溃疡或坏疽之前及时戒烟，虽然患者仍旧可能存在间歇性跛行或雷诺征的表现，但绝大多数可以避免截肢。因此对于血栓闭塞性脉管炎的患者一定要加强戒烟教育，同时避免各种类型的被动吸烟。

（二）保暖

由于血栓闭塞性脉管炎易在寒冷的条件下发病，因此患肢应当注意保暖，防止受寒。但也不可局部过度热敷，从而加重组织缺氧。

（三）加强运动锻炼

可促进患肢侧支循环的建立，缓解症状，保存肢体，但主要适用于较早期的患者。主要有两类运动方法。①缓步行走：但应在预计发生间歇性跛行性疼痛之前停步休息，如此每天可进行数次；②Burger 运动：即让患者平卧，先抬高患肢 45°，1～2 分钟后再下垂 2～3 分钟，再放平 2 分钟，并做伸屈或旋转运动 10 次，如此每次重复 5 次，每天数次。

（四）药物治疗

主要适用于早、中期患者，包括下列几类。

1.血管扩张剂

由于血栓闭塞性脉管炎存在明显血管痉挛，可使用血管 α 受体阻滞剂妥拉唑林，钙离子阻滞剂尼卡地平、佩尔地平、地巴唑、盐酸罂粟碱及烟酸等来缓解症状。

2.抗凝剂

理论上抗凝药物对血栓闭塞性脉管炎并无效。但有报道可减慢病情恶化，为建立足够的侧支循环创造时间。主要的抗凝药物是各类低分子肝素。

3.血小板抗聚剂

如阿司匹林、氯吡格雷、西洛他唑、双嘧达莫等，可防止血小板聚集、继发血栓形成。

4.改善微循环的药物

如西洛他唑、安步乐克以及诺保思泰，这些药物具有较明确的扩张微血管网的功能。主要用于间歇性跛行期的患者，对于静息痛的患者效果不理想。还有瑞潘通，可加强红细胞变形能力,促进毛细血管内的气体交换,改善组织氧供。

5.前列腺素

此类药物可抑制血小板聚集,并扩张局部微血管,可缓解静息痛,并促进溃疡愈合。目前在临床上使用较为广泛的是前列腺素 E_1(PGE_1)的针剂,主要有前列地尔(凯时和保达新)两个品种。同时临床上还有口服前列环素(德纳)可供选用。此外近来还尝试用 PGE_1 动脉插管局部渗透给药,处于临床试验阶段,也有一定效果。

6.止痛剂

为对症处理,可口服或肌内注射,甚至硬膜外置管给药。

(五)中医治疗

一方面可辨证施治,服用汤药。另一方面现有的成药有毛冬青、丹参、红花针剂等(后两者主要是活血化瘀)。

(六)手术治疗

手术治疗包括下列几种术式。

1.腰交感神经节切除术

本术式至今已有 70 年历史,主要适用于一、二期患者,尤其是神经阻滞试验阳性者,同时也可以作为动脉重建性手术的辅助术式。由于血栓闭塞性脉管炎大多累及小腿以下动脉,因此手术时主要切除患肢同侧第二、三、四腰交感神经节及神经链。近期内可解除血管痉挛,缓解疼痛,促进侧支形成。但对间歇性跛行无明显改善作用,而且远期疗效不确切,截肢率并无显著下降。对男性患者,手术时尤其要注意应避免切除双侧第一腰交感神经节,以免术后并发射精功能障碍。对于上肢血栓闭塞性脉管炎,可施行胸交感神经节切除术。传统的胸、腰交感神经节切除术手术切口长,创伤较大。近年来随着腔镜的发展,开展了腹腔镜后腹膜腰交感神经节切除或者胸腔镜下胸交感神经节切除。手术效果与传统手术相似,但创伤显著降低,患者术后恢复快,因此应用日益增多。

2.动脉旁路术

主要适用于动脉节段性闭塞,远端存在流出道者。移植物可采用 PTFE 或自体大隐静脉。但多因为肢体远端的动脉重建,故以大隐静脉为佳。平均通畅时间约为 2.8 年。由于大部分患者远端没有流出道,因此有条件行旁路的患者很少。

3.动静脉转流术

由于许多血栓闭塞性脉管炎患者患肢末梢动脉闭塞,缺乏流出道,因此有学者考虑通过动脉血向静脉逆灌来改善血栓闭塞性脉管炎的缺血症状。其第一次手术是通过端-端吻合或间置人造血管建立下肢的动静脉瘘。通过动脉血冲入静脉,一部分向心回流,另一部分向远端持续冲击,最终造成远端静脉瓣膜单向阀门关闭功能丧失。而后行第二次手术,结扎近端静脉,使所有动脉血均向静脉远端逆行灌注。根据吻合口位置的高低,动静脉转流术可分为下列三类术式。①高位深组:将髂外、股总或股浅动脉与股浅静脉建立动静脉瘘,4~6 个月后再行二期手术。本术式操作较为简便,但因吻合口位置较高,术后肢体肿胀较明显;②低位深组:将动脉与胫腓干之间建立动静脉转流,2~4 个月后行二期手术,静脉血主要通过胫前静脉回流;③浅组:将动脉与大隐静脉远侧端行动静脉吻合,一般不行二期手术,术后肢体肿胀较轻,但手术操作较复杂。目前的临床实践表明动静脉转流术可改善血栓闭塞性脉管炎患者的静息痛，但术后肢体肿胀明显，有湿性坏疽可能（尤其是同时合并糖尿病的患者）。因此并不降低截肢率，而且对于术后动脉血逆行灌注的微循环改变也有待进一步探讨。

4.大网膜移植术

也适用于动脉流出道不良者，可缓解疼痛，有利于溃疡愈合。但操作较复杂，远期效果也不肯定。

5.截肢术

对于晚期患者，溃疡无法愈合，坏疽无法控制，可予以截肢或截指（趾）。截肢术后可安装假肢，截指（趾）术后一般创面敞开换药，以利肉芽生长。

（七）介入治疗

介入治疗包括近年来新兴的膝下闭塞动脉长球囊扩张术以及介入插管溶栓，但由于血栓闭塞性脉管炎远端血管多为闭塞，而且血栓以炎性为主，因此疗效尚不确切。

（八）血管内皮生长因子基因治疗

由于血栓闭塞性脉管炎主要累及肢体远端的中、小动脉，很多情况下动脉流出道不佳，无法施行动脉架桥手术。随着分子生物学的发展，基因治疗性血管生成为血栓闭塞性脉管炎患者带来一种新的治疗手段。血管内皮生长因子（VEGF）可以特异性地与血管内皮细胞表面的VEGF受体结合，从而促进内皮细胞分裂，形成新生血管。Isner首先将这一技术应用于临床，他采用患肢注射 phVEGF165 的方法，共治疗了 9 例下肢动脉缺血伴溃疡的患者。随访表明，血流显著增加，溃疡愈合率超过 50%。当然 VEGF 本身也存在一定的不良反应，其中主要一点是它可以促进肿瘤生成并加速转移，同时远期疗效有待进一步研究。

（九）干细胞移植治疗

近年来新兴的干细胞和内皮祖细胞移植技术是血栓闭塞性脉管炎最新的治疗方法。干细胞是一群较原始的细胞，具有极强的自我更新能力及多项分化潜能。一部分干细胞可以分化为内皮祖细胞，而后者可以定向分化为血管内皮细胞甚至血管平滑肌细胞，参与血管新生。初步动物及人体试验证明自体骨髓干细胞、单个核细胞局部或静脉注射，在 VEGF 的动员下能够促进缺血部位侧支血管生成，有效改善症状，保全肢体。从而给动脉流出道不佳、无法施行手术的终末期血栓闭塞性脉管炎患者带来一种新的治疗选择。但是本技术尚处于实验研究和临床试验阶段，远期疗效和安全性有待密切随访。

第六节　多发性大动脉炎

一、概述

多发性大动脉炎（Takayasu arteritis,TA）是一种主要累及主动脉及其主要分支（包括冠状动脉及肺动脉）的非特异性炎性病变。发病者中以青年女性占多数，多发于 20～30 岁。病变以主动脉及其主要分支的阻塞性病变为主，少数出现主动脉瘤样扩张。

多发性大动脉炎最早的报道可追溯至 1830 年，Yamamoto 报道 1 例 45 岁男性患者持续发热后出现上肢和颈动脉搏动消失,同时伴有体重下降和呼吸困难的患者。1905 年日本眼科教授高安右人报道 25 岁的女性患者眼底有奇特的动静脉吻合现象。同年,Onishi 和 Kagoshima 分别报道两例眼部有相同病变并伴上肢无脉的患者。1848 年,Shimizu 和 Sano 对脑部缺血伴桡动脉搏动消失的患者称为无脉症。而 Kimoto 发现患有非典型性胸腹主动脉缩窄和(或)肾动脉狭窄的患者可出现上肢高血压。

本病被认为是一种较少见疾病,各种族均可患病,在亚洲发病率较高。大部分患者报道来自日本、韩国、中国、以色列、新加坡、泰国和南非黑人等。我国是主要发病区之一。国内外尚未见到系统的流行病学调查报告,只有根据尸检情况及每年住院患者中新增加的患者数估计其发病率。据日本尸体解剖调查研究和在日本大学附属医院进行本病调查,发病率为 1/3000,推测日本每年发病率 1/100 万人以上。而美国此病的发病率为 2.6/100 百万。1989 年哈尔滨医科大学附属第二医院为我国北方林区 2311 人进行风湿病流行病学调查时,发现本病 3 例,患病率为 0.33%。本病在我国全国各地均有发病,随着对本病认识的提高及诊断手段的完善,多发性大动脉炎患者有增加趋势,在我国北方尤为高发。

目前本病的分型方法尚不统一,主要分型法有早期 1977 年的 Lupi-Herrera,Ishikawa 的临床分型法。但目前比较多的学者采用是根据 1994 年东京会议上公布的根据动脉造影的新型分类的分型法。①Ⅰ型:累及主动脉弓及其分支。②Ⅱa 型:累及升主动脉,主动脉弓和分支。③Ⅱb 型:累及升主动脉,主动脉弓和分支,胸降主动脉。④Ⅲ型:累及胸降主动脉、腹主动脉,伴有或累及肾动脉。⑤Ⅳ型:累及腹主动脉和(或)肾动脉。⑥Ⅴ型:兼有Ⅱb 和Ⅳ型的特点(又称混合型、Inada 型)。

目前的分型法一般均根据血管的累及范围或手术治疗计划的方式制订,与病变的病程无关。我国以Ⅰ型和混合型为主要病变。

本病名称繁多,如:无脉症,不典型性主动脉缩窄症,主动脉弓综合征,高安氏病,现多称为多发性大动脉炎或大动脉炎。

本病患者中以女性多见,但具有地区差异,欧美学者报道男女之比 1:6～1:8),印度及中国学者报道男女比为 1:3～1:4)。大部分患者症状出现在 20～40 岁。上海中山医院报道 366 例患者中,男女之比为 1:4.15,发病年龄 5～44 岁,平均 25.1 岁,14～40 岁发病者占 93%。

本病以缓解、复发的渐进性病程为特点,可表现为发热、肌痛、食欲缺乏、脑、内脏和肢体缺血。在不同国家和地区疾病表现有所不同。美国、意大利、日本和墨西哥对本病报道的结果相似,以女性患者主动脉弓部病变多见,临床表现以无脉症和血管杂音为主。印度和中国的报道有异,男性发病比例稍高,病变主要在腹主动脉和肾动脉,临床表现以高血压为主。

二、病因和病理

本病发病源因迄今未明,但一般认为与下列因素有关。

(一)免疫学因素

许多学者认为本病是一种自身免疫性疾病,可能与链球菌、结核菌、病毒或立克次体等感染有关。以上微生物在体内感染的过程中,产生抗主动脉壁的自身抗体,导致自身免疫应答反应,引起动脉壁的炎症。在实验研究中,长期给兔补含高效价的抗主动脉壁抗原的患者血清,可诱发动物产生动脉炎症改变。认为本病是自身免疫病的临床依据：①相当一部分本病患者可有血沉加快、黏蛋白、IgG、IgM升高；②C反应蛋白、抗链球菌溶血素O及抗黏糖酶异常；③抗动脉内皮细胞抗体水平的增加被认为是本病的重要特点，可达正常人或其他免疫性疾病患者的20倍，急性期患者血清中可发现Coomb抗体并类风湿因子阳性；④肾上腺皮质激素治疗有效。尽管如此，目前尚未发现本病所特有的抗原。

一些研究证实，结核活动期的尸检报告约60%伴有主动脉非特异性炎症。还有文献也报道本病患者结核菌素试验阳性率高。从临床观察分析，大约22%的大动脉炎患者合并结核病，其中主要是颈及纵隔淋巴结结核及肺结核。但用各种抗结核药物治疗，对大动脉炎无效。说明本病并非由结核菌直接感染所致。

(二)内分泌异常

本病多见于年轻女性，有非常显著的性别易感差异。临床上，大剂量应用雌激素易损害血管壁，如前列腺癌患者服用雌激素可使血管疾病及脑卒中的发生率增加；长期服用避孕药可发生血栓并发症。研究者用己烯雌酚喂养大鼠后诱发了大鼠类似大动脉炎的改变。大鼠病变主动脉内皮细胞、平滑肌细胞等的雌激素受体表达增加。用放射免疫法测定健康妇女和患病者的雌二醇(E_2)、黄体酮(P)、卵泡刺激素(FSH)和黄体生成素(LH)的水平，或用免疫组织化学法检测正常人和患病者病变主动脉壁雌激素受体(ER)和孕激素受体(PR)。结果疾病组外周血E_2、P、FSH和LH水平明显高于健康组，疾病组ER、PR均阳性。

(三)遗传因素

本病多发于亚洲，有种族和地区发病倾向。1978年Numano报道一对孪生姐妹患本病，这引起人们对本病与遗传学关系的兴趣。20世纪70年代以来，在对人类白细胞抗原(HLA)的研究中发现一些疾病与HLA关联。1978年Naito报道日本本病患者与HLA-B5抗原密切相关。Isohisa随后证实日本患者B52频率显著高于正常人。此后多位学者得出同样结果。日本学者还发现B52基因还与本病的病变程度及预后有关。炎症明显、病变严重、并发症及死亡率高者，B52抗原频率也高。印度人、韩国人本病的发病也与B52基因相关。日本人发病还与B39基因关联。墨西哥人TA也与B39关联。HLA-Ⅱ类基因中，DRB1 * 1502、DQA1 * 0103、DQB1 * 0601与日本患者阳性关联。DR7/DQ2与韩国患者、DR4/DQ3与北美人、HLA-DRB1 * 1301与墨西哥人相关。具有单体型B52-DRB1 * 1502-DQA1 * 0103-DQB1 * 0601-DPA1 * 02-DPB1 * 0901的日本人对本病明显易感。而HLA-B54-DRB1 * 0405-DQA1 * 0301-DQB1 * 0401单体型者则有抵抗性。

从遗传学角度分析，本病属多基因遗传病，即本病由不同点位多个基因协同作用决定。

三、病理

据2005年Mwipatayi BP等经50年患者的统计报道：多发性大动脉炎93%的患者存在动脉阻塞，46%的动脉发生动脉瘤。主要累及主动脉及其主要分支。上海中山医院366例患者中，受累动脉的好发部位依次为：锁骨下动脉56.28%、颈总动脉39.34%、肾动脉38.52%、腹主动脉37.43%、降主动脉15.57%。其他可累及的动脉有：颈内动脉、椎动脉、大脑中动脉、无名动脉、腋动脉、升主动脉、腹腔干、肠系膜上动脉、髂动脉、股动脉、肺动脉及冠状动脉等。值得一提的是，近年来发现肺动脉受累可达45%，而冠状动脉受累也非罕见。

本病累及血管壁的三层结构,且沿血管呈跳跃性分布。病变包括急性期外膜及中膜的渗出性炎症反应、慢性期以内膜为主的动脉壁全层非特异性增殖性炎症以及不同类型的肉芽肿性改变。肉眼有时可见增生的滋养血管发生增厚或扩张,血管壁外常见有疏松结缔组织。镜下受累外膜有广泛的纤维性增厚和粘连,与中膜分界不清。受累动脉内膜厚度可达中膜的3~5倍,表面出现斑块状隆起或不同程度的糜烂坏死。腔内可有新鲜血栓或机化的血栓形成,管腔狭窄或闭塞,出现相应脏器的缺血表现。部分病变表现为动脉壁薄弱,向外扩张,形成动脉瘤。

增厚的内膜主要是广泛增生的结缔组织和粥样硬化斑块。间质常见有基质增多或水肿,并可见较广泛的黏液变性。内弹力板常见断裂或消失。内膜中有时有黏多糖大量堆积,形成黏液湖状。HE 染色呈淡粉色,PAS 染色呈红色,Alcian Blue 染色呈蓝色。增厚的内膜常见新生的毛细血管,部分患者内膜可见有钙化。中膜的弹力纤维和平滑肌组织常有广泛局灶性的断裂破坏或消失,甚至为分布不规则的纤维组织所代替,形成形状和大小不一的灶性纤维瘢痕。在坏死及炎性肉芽组织形成的部位,中膜常被破坏,组织疏松呈水肿样,PAS 及 Alcian Blue 染色证明为黏多糖。中膜发生变性或坏死部位,周围常有局灶性炎性肉芽肿形成,其中部常见有纤维素样坏死,周围有散在的淋巴细胞、单核细胞及多核巨噬细胞浸润。纤维素样坏死区周围常有以淋巴细胞和上皮样细胞为主的细胞浸润,偶尔形成多核巨细胞。有时在炎性肉芽增生较重的区域可出现类似于结核结节的肉芽肿,但从未查见有结核菌。外膜常有致密的结缔组织增生,使外膜明显增厚。由于结缔组织增生,使滋养血管狭窄甚至闭塞。从横切面可见洋葱头样断面的外观。滋养血管周围可见较多的淋巴细胞浸润。

四、临床表现

据多国对患者进行系统多年的统计报道:本病高发于 20~30 岁的女性,80％的患者病程持续 11~30 年。首发的主要临床症状是肢体无脉(84％~96％的患者)和出现血管杂音(80％~94％的患者),随着病变发展,可出现高血压,在多发性大动脉炎中 33％~85％的患者存在高血压,其中 28％~75％的患者是由于累及肾动脉所致。病变最常累及主动脉(90％以上)及其分支动脉,其中以锁骨下动脉和颈动脉受累最常见,病变发展至后期,有 20％~24％的患者因发生升主动脉扩张而造成主动脉反流所致心瓣膜功能受损;也可出现肺动脉瓣及三尖瓣关闭不全,主动脉瓣关闭不全的患者约半数存在主动脉根部扩张。高血压,主动脉反流和扩张型心肌病最终导致为心功能衰竭。

多发性大动脉因病变累及血管的部位不同,而出现不同的临床表现。其典型的临床表现分为症状、体征和实验室检查。

(一)症状和体征

本病临床表现因发病部位和病情轻重而不同,不典型患者可无任何症状。可将本病分为:早期(全身炎症期),表现为发热、头痛、体重减轻;中期(血管炎症反应期),表现为血管性疼痛、压痛及颈动脉疼痛;后期(闭塞或动脉瘤期),表现为靶器官的缺血症状或动脉瘤样症状。但各期可有交叉和重叠。除非出现高血压、血管杂音、不对称血压及早期缺血症状,该病早期确诊困难。以下分述各型临床表现。

1.Ⅰ型

病变多累及左锁骨下动脉、左颈总动脉及无名动脉起始部,可累及一根或多根动脉,以锁骨下动脉受累最常见。也可累及腋动脉、颈内动脉,个别累及颅内动脉(如大脑中动脉)。当颈总动脉、无名动脉或颈内动脉明显狭窄或闭塞时,可导致脑部的缺血症状。常见症状有头晕、耳鸣、视物模糊、记忆力减退、嗜睡或失眠,坐起或站立时晕倒。缺血严重者可出现 TIA,甚至晕厥、脑梗死、偏瘫。体检时发现颈动脉搏动减弱或消失,颈动脉行径压痛,可闻及血管杂音等。由于眼动脉供血不足导致视网膜缺血,患者可有一过性黑矇、单眼或双眼视力减退直至黑矇。视力模糊随体位由卧位变坐位而加重,特别是仰头或穿硬领或高领衣服时易诱发症状发作。

当无名动脉或锁骨下动脉近端阻塞时,可出现患肢发凉、麻木无力、桡动脉搏动减弱或消失。椎动脉的压力下降还可使颅内血液倒流入锁骨下动脉,出现所谓锁骨下动脉窃血综合征,患者出现患肢运动后诱发或加重脑部缺血的症状。

2.Ⅱ型

病变位于累及升主动脉,主动脉弓和分支,胸降主动脉可伴有相应分支受累。

3.Ⅲ型

病变广泛,既有主动脉弓三分支受累,又有胸腹主动脉和(或)其分支的病变。临床表现根据受累动脉的部位及数量、程度不同而不同,肾动脉同时受累最多见。该型患者大多有明显的高血压表现。

4.Ⅳ型

病变累及腹主动和(或)肾动脉可同时伴有其他动脉受累。

5.Ⅴ型

兼有Ⅱb和Ⅳ型的特点,临床表现呈多元化。

当主动脉和(或)肾动脉狭窄或闭塞后,患者往往以高血压为首发症状而就诊。高血压发生于33%～60%的大动脉炎患者。上肢血压可高达280～300 mmHg/150～180 mmHg。患者可出现头痛、头晕、头昏,如不及时治疗相当一部分患者可出现主动脉关闭不全甚至心力衰竭,部分患者还可发生脑出血。胸腹主动脉型患者除可发生主动脉及肾动脉狭窄外,累及腹腔干、肠系膜上动脉及肠系膜下动脉也不在少数。但即使腹腔干或肠系膜上动脉闭塞,由于可建立丰富的侧支循环(如 Riolan 弓),患者一般不出现胃肠道缺血表现。本病主动脉狭窄或闭塞后,由于下肢往往可建立足够的侧支循环,即便下肢动脉搏动消失,肢体也不会出现坏疽现象。

多发性大动脉炎患者中肺动脉受累者14%～100%,大部分肺动脉受累者伴有其他部位动脉的病变,尚未发现有单纯肺动脉受累者。轻度肺动脉狭窄可无明显临床症状,当肺动脉明显狭窄时,可出现肺动脉高压征。患者出现乏力、气急、右心室肥大等,少数患者出现咯血。肺动脉瓣区可闻及收缩期杂音和肺动脉瓣第二音亢进,肺动脉狭窄一侧呼吸音减弱。应与其他肺血管疾病,如肺动脉血栓栓塞及原发性肺动脉高压进行鉴别。肺动脉高压征约占Ⅳ型患者的1/4,大多为一种晚期并发症。

冠状动脉造影及病理学研究显示多发性大动脉炎患者9%～11%冠状动脉受累,主要为闭塞性病变,也有发生动脉瘤的报道。闭塞性病变的患者可出现胸闷不适、心绞痛及心肌梗死。

除阻塞性病变外本病还可引起动脉瘤形成,动脉瘤发生率为 2%～31.9%。各国报道动脉瘤的好发部位不同,印度为降主动脉,日本为腹主动脉。

(二)实验室检查

本病缺乏特异性的实验室检查指标,但可作为炎症活动的参考。多项研究发现:多发性动脉炎患者中,有一半以上的患者处于活动期时,出现血沉加快,血沉可达 130 mm/h。发病 10 年以内,多数患者血沉加快,长期、反复的血沉加快往往病情较重。但随着年龄的增加,血沉有下降趋势。需要注意的是,血沉的高低与本病的严重程度不一定成正比,病情复发时也可以表现为血沉增快。C 反应蛋白阳性为病变活动期指标,临床意义与血沉相似。抗链球菌溶血素 O 及黏糖酶反应,若抗体增高,说明近期曾有链球菌感染。血常规在活动期可有白细胞轻度增高,也常有轻度贫血。血清蛋白电泳 α_1、α_2 及 γ 球蛋白增加,清蛋白降低。血清抗主动脉抗体,滴度≥1:32 为阳性,本病阳性率为 91.5%。

(三)超声检查

超声检查是较易检测颅外血管壁病变的有效手段。多发性动脉炎患者的血管壁呈弥漫性或阶段性增厚,血管腔狭窄或完全闭塞。彩色多普勒见血管腔狭窄部有彩色镶嵌或单色明亮的湍流,狭窄口呈高速宽频流频谱。该检查无创,安全、方便,对腹主动脉、肾动脉、颈动脉、锁骨下动脉等可提供血管壁的具体病变程度和测量具体动脉的口径大小,可观察到动脉壁有无存在水肿和炎症反应,具有很高的诊断价值。

经食管超声心动图是一种利用食管作为声窗进行超声检查的方法。对本病二尖瓣、三尖瓣、主动脉瓣、肺动脉干、升主动脉近段等能提供清晰、细致的形态学信息。

(四)心电图检查

常有左心室肥厚、劳损或高电压,少数出现冠状动脉供血不足或心肌梗死图形;肺动脉高压时,可出现右心室肥厚。

(五)血管造影

主动脉分支的病变多侵犯开口处和近心端。有些狭窄的动脉边缘不规则或不同程度地扭曲延长,多系动脉外膜周围粘连和继发性动脉硬化所致。有的管腔不规则或呈波纹状,大部分病变管腔呈狭窄或闭塞。有些管腔扩张或形成动脉瘤;冠状动脉造影可见开口处或近段狭窄;肺动脉为多发性狭窄,以右上肺及左下肺动脉受累较多。

血管造影被公认为本病诊断的黄金标准。可评估血管病变的范围,并为手术提供依据、判断手术疗效及了解病程进展情况。

(六)CT 检查

随着计算机技术的不断完善,CT 检查越来越多地用于本病的诊断。尤其是高速螺旋 CT 及电子束 CT,对提高本病的诊断精确度提供了良好的手段。可显示活动期病变动脉壁的增厚,主动脉壁增厚可呈双环征。血管三维重建可更直观地了解病变血管的范围和程度。肺动脉受累时,可呈枯树枝样改变,表现为叶、段肺动脉变细小,管壁增厚及管腔狭窄。

(七)磁共振血管造影(MRA)

MRA 在显示本病早期病变的主动脉壁及近段颈动脉壁增厚有特别的早期诊断意义。对比强化的 MRI 对判断本病的静止期和活动期有帮助:增厚的主动脉壁及颈动脉壁显示强化影(等于或高于心肌信号密度)时提示为炎症活动期。

磁共振三维血管重建对主动脉及其分支的狭窄、闭塞及动脉瘤的诊断和随访有重要临床意义。和诊断的黄金标准动脉造影相比,仅 2% 的狭窄动脉在 MRA 中显示为闭塞。随着磁共振技术的完善和提高,对本病的诊断及随访,对比增强 MRI 及 MRA 检查有望替代常规的血管造影。

(八)核素肺灌注扫描

文献报道本病约 50% 的患者肺动脉受累,核素肺灌注扫描发现肺野放射性缺损区。

(九)核素肾扫描

肾动脉狭窄时可影响肾功能,肾图表现为低功能或无功能,血管段或分泌段降低。若已形成丰富的侧支循环,肾图可完全正常。但肾图只能反映肾功能改变,不能显示结构变化。如果肾动脉供血尚未影响肾功能,肾图可正常。

本病的主要并发症有:高血压、脑梗死、脑出血、心力衰竭、主动脉瓣关闭不全、失明、心绞痛及心肌梗死等。

五、诊断和鉴别诊断

本病因缺乏典型的临床症状,早期诊断困难。诊断往往延迟于首发症状的数月或数年。诊断主要依靠临床症状、体检结合实验室检查综合分析得出,往往缺乏组织学依据。本病发病早期因缺乏典型的症状和体征,确诊往往是在发病后数月或数年。诊断标准各国尚不统一。

(一)诊断

1990 年美国风湿免疫学会制订了大动脉炎诊断标准。①40 岁前出现症状。②单侧或双侧上/下肢体间歇性跛行。③肱动脉血压下降。④双上肢压差>10 mmHg。⑤锁骨下动脉或主动脉闻及杂音。⑥血管造影发现主动脉、一级分支或肢体大动脉狭窄或闭塞,通常为局部或节段性病变。并除外动脉硬化、肌纤维发育不良或其他原因的缺血性病变。

上述 6 个诊断标准中,满足 3 个标准的诊断敏感性为 90.5%,特异性为 97.8%。

次要标准包括:血沉升高、高血压、颈动脉压痛、主动脉瓣关闭不全、主动脉环扩张、肺动脉病变、左颈总动脉中段病变、头臂干远段病变、胸主动脉病变、腹主动脉病变及冠状动脉病变等。

(二)鉴别诊断

大动脉炎目前没有全球公认的诊断标准,但是普遍认为在诊断时应排除动脉硬化、其他血管炎症、血管感染、肌纤维发育不良及特发性综合征等其他疾病。

1.先天性主动脉缩窄

本病与多发性大动脉炎累及降主动脉并使其狭窄所致的高血压有时易混淆。前者多见于儿童、青年,男性多见。血管杂音位置较高,只限于心前区及背部,腹部听不到杂音。全身无炎症活动表现。胸主动脉造影可见特定部位缩窄。婴儿型位于主动脉峡部,成人型位于动脉导管相接处形成局限性缩窄。

2.肾动脉纤维肌性营养不良

发病者以女性青年为多。无全身炎症表现。主要累及肾动脉及其分支,主动脉很少受累。

造影呈典型的串珠样改变,肾动脉造影显示肾动脉远段 2/3 分支狭窄。该病多不引起动脉闭塞,病理检查血管壁中层发育不良,动脉壁无炎症改变。

3.血栓闭塞性脉管炎

为周围血管慢性闭塞性炎症病变。主要累及下肢中小动脉和静脉。好发于男性青壮年,多有吸烟史。表现为静息痛及肢端坏死。

4.胸廓出口综合征

由于胸廓出口解剖结构异常压迫锁骨下动、静脉及臂丛神经,引起患侧上肢发凉、无力,桡动脉搏动减弱同时有明显臂丛神经受压表现,如臂及手部放射痛、感觉异常等。还可因锁骨下静脉受压出现颈部和上肢静脉怒张。体检发现桡动脉搏动强弱可随颈部及上肢的转动而改变。颈部 X 线片有时可显示颈肋畸形。

5.动脉粥样硬化

发病年龄大多在 45 岁以上。无全身炎症表现。主要累及大中动脉,常伴有高血压、高血脂、糖尿病。

六、治疗

多发性大动脉炎的治疗,针对其病变的不同时期采用不同的治疗方法,并根据具体动脉的病变程度决定是否需要外科手术。

(一)药物治疗

1.激素治疗

激素治疗是活动期患者的基础治疗方法,可减轻炎症反应,降低血沉。可用泼尼松 1 mg/(kg·d),顿服或每天 3 次分服。维持治疗 1 个月后逐渐减量。每周减少 5 mg,减至 20 mg/d 后,再以每周逐渐减少 2.5 mg 剂量将服用泼尼松的剂量减至 10 mg/d。再每周减少 1 mg 剂量直至停用激素治疗。根据病情可维持 3~6 个月。如果病情出现复发,可以每周增加 15 mg 的剂量加大泼尼松的用量,并加叶酸 1 mg/d 和每周加强使用 3 次三甲双酮以预防发生间质性浆细胞肺炎。泼尼松的用量可每周加大 25 mg 以防病情复发。文献报道部分炎症重、血沉反复加快的患者可用 5 mg/d 维持 15~20 年,可使病情稳定而无明显不良反应。地塞米松的抗炎作用较泼尼松更显著。用法:地塞米松 5~10 mg/d,3 次分服。根据病情,服用 1~3 个月后逐渐减量至 0.75 mg/d。病情平稳后 2~4 周停药。也可用维持量 3~6 个月。

糖皮质激素长期大量使用时,可引起肥胖、多毛、水钠潴留、血糖升高、消化道溃疡等不良反应。而且长期大量应用激素有可能导致动脉壁变薄,故在选用激素治疗时应权衡利弊,全面考虑。

2.免疫抑制剂

炎症反应重、血沉明显高,特别是对激素治疗效果不佳的患者,应考虑加用免疫抑制剂。

如果患者出现耐受激素治疗或在激素治疗中出现反复复发,应在氨甲蝶呤(MTX:为叶酸拮抗剂,具有抑制免疫反应和抗炎效应)使用的基础上加用(硝基)咪唑硫嘌呤,以 2 mg/(kg·d)的起始剂量治疗。如病情还没得到有效控制,可选用环磷酰胺[具有抑制免疫及抗炎效应,最大剂量为 2 mg/(kg·d)]治疗 3 个月,直至控制病情的复发到达病情稳定后,再停用环磷酰胺,使用三甲双酮治疗。给患者抗肿瘤坏死因子的治疗能有效控制病情的复发。吗替麦考酚酯被用于传统治疗手段不能改善或稳定症状的患者,有报道可明显改善 ESR 及 CRP 水平。

使用免疫抑制剂时需要注意:①长期应用可诱发严重感染,并有致癌、致畸作用,环磷酰胺可导致不孕;②宜与激素合用以增强疗效,减轻不良反应;③一般情况下宜首选皮质激素,如果疗效不佳或不能耐受时则考虑合用或单用免疫抑制剂。

3.扩血管药及改善微循环药

妥拉唑林:25～50 mg,每天 3 次口服;硝苯地平:5～10 mg,每天 3 次口服;己酮可可碱:0.1～0.2 g,每天 3 次口服,或 0.1～0.2 g,每天两次静脉注射。川芎嗪具有扩张小动脉、抗血小板聚集等作用,用法:80 mg 加入 5％的葡萄糖液 250 mL 中每天 1 次静脉点滴,15 天为一个疗程。

4.抗凝剂

肠溶阿司匹林片,50 mg,每天 1 次口服;双嘧达莫,25 mg,每天 3 次口服。

5.降血压药的应用

本病对一般降血压药物反应不佳。虽然血管紧张素转换酶抑制剂降压有效,但有些学者不主张用它来治疗肾血管性高血压。特别是双侧肾动脉狭窄或单功能肾,对已有肾功能损害的患者不宜使用。由于肾动脉狭窄后,肾脏灌注压降低,通过血管紧张素Ⅱ使输出小动脉收缩来调节肾小球滤过率。若服用血管紧张素转换酶抑制剂则肾小球滤过率失去上述自身调节,可发生肾功能不全。若合并使用利尿剂则肾小球滤过率更下降,更促使肾功能不全。停用上述药物后,肾功能可恢复到治疗前水平。故对单侧肾动脉狭窄患者无手术及扩张适应证时,可用血管紧张素转换酶抑制剂,但应密切注意尿蛋白、血肌酐等肾功能指标变化。用法:卡托普利 12.5～25 mg,每天 3 次口服。如效果不佳,1～2 周后渐加至 50～100 mg,每天 3 次口服,每天剂量不宜超过 450 mg。依那普利:作用较卡托普利强 10 倍,初始剂量 10～20 mg,每天 1次口服,最大剂量每天 40 mg。

(二)手术治疗

多发性大动脉炎患者多为青年,肢体及内脏血管的阻塞可建立较丰富的侧支循环,一般不会发生肢体及内脏器官的缺血坏死。但颈动脉的广泛阻塞,可出现明显的脑部缺血症状,甚至出现脑梗死等并发症。主动脉及肾动脉阻塞的患者可出现高血压,降压药物治疗效果有限。这类高血压患者如不及时治疗,可导致严重的并发症,如脑出血、主动脉瓣膜关闭不全甚至心力衰竭等。本病手术治疗的主要目的是改善脑部供血不足及肢体缺血症状,治疗引起高血压的主动脉和肾动脉狭窄。本病动脉瘤形成是手术适应证之一。手术治疗的对象还包括主动脉关闭不全等并发症。手术患者和手术方式的选择应个体化。

手术方法可分以下几类:①主要针对脑缺血的动脉重建术;②主动脉旁路术;③肾血管重建术;④动脉瘤切除术;⑤其他手术。

1.颈动脉重建术

由于本病病理特点是动脉壁广泛炎症改变,动脉壁各层粘连无明确界限,动脉内膜剥脱术难以实施,比较常用的是动脉旁路搭桥术。具体手术适应证为:①颈部血管阻塞并出现明显的脑缺血症状,如头晕、晕厥、黑矇等影响生活、工作者;②因颈部血管阻塞,既往发生过脑梗死;③因锁骨下动脉窃血而出现肢体活动后脑部出现明显缺血症状者。

手术前需要做影像学检查,如彩色超声、血管造影、CT及磁共振等,以全面了解血管阻塞的部位、范围、程度及流入道和流出道情况。出现明显脑缺血的患者颈部血管往往病变广泛,颈部四血管常常全都受累,颈总动脉出现长段狭窄或闭塞。但95%的患者颈内动脉通畅。许多患者可选择颈动脉分叉部或颈内动脉起始部作为远段吻合口。彩色超声检查对了解颈部血管病变及选择远端吻合口具有重要的实用价值。颈动脉重建术有胸外途径及胸内途径两类。

胸外途径血管重建术不开胸,创伤小,并发症及手术死亡率少,流入道流出道吻合口的选择根据具体的患者而定。选用的移植物可以是人工血管或自体大隐静脉,膨体聚四氟乙烯人工血管应用较多。流入道吻合口可选择正常或病变较轻的锁骨下动脉或颈总动脉近段。

(1)锁骨下动脉-颈动脉旁路术。本术式主要适合于左右颈动脉狭窄或闭塞的患者。具体操作程序如下:①患者仰卧位,肩下垫高。锁骨中内段上一横指处做切口,切断颈阔肌,近锁骨切断胸锁乳突肌锁骨头。紧贴胸锁乳突肌下,确认颈内静脉,游离后向内侧牵开,注意勿损伤胸导管。下行颈淋巴在锁骨下静脉和颈内静脉的汇合处回流入胸导管,导管的走行,以颈内静脉和锁骨下静脉的后方,自后向前进入上述两静脉汇合处的上缘。胸导管一旦损伤,必须找出并结扎,以免造成淋巴漏。②解剖颈总动脉,剪开颈动脉鞘,探查颈总动脉管径大小及有无病变等。在颈动脉的后方有迷走神经和星状神经节,必须妥善保护以免损伤。③将斜角肌脂肪垫牵向外侧,在颈动脉外侧确认前斜角肌,膈神经走行于前斜角肌表面,必须辨认并保护。轻柔游离膈神经,在颈部无血管区下方,靠近第一肋起始横行切断前斜角肌。勿使用电刀,以免造成潜在性臂丛神经损伤。切断前斜角肌后,显露并解剖出下方的锁骨下动脉。在甲状颈干以远的锁骨下动脉上选择合适的部位做吻合。充分显露游离3~5 cm,绕控制带备用。④搭桥材料可选择近段大隐静脉或直径8 mm的人工血管。切取合适长度的大隐静脉,以肝素盐水注入其中,以细线结扎所有分支。将远心端修剪成斜面。⑤静脉注射20 mg肝素,用两把髂动脉钳阻断锁骨下动脉拟做吻合口处的近远端,纵行切开上壁1~1.5 cm。以5-0 Prolene或Gore-Tex无创伤血管缝合线将大隐静脉远端与其行端-侧吻合。⑥调整大隐静脉角度和长度,将其另一端修剪成合适的斜面。腔内注满肝素盐水,以两把髂动脉钳阻断颈总动脉,纵行切开其前外侧壁,以5-0无创伤血管缝合线与大隐静脉近端做吻合。吻合完毕缝线打结前,依次松开颈动脉近段阻断钳、远段阻断钳、旁路大隐静脉阻断钳,冲出空气及碎屑血栓等,防止进入远段。⑦针眼小的漏血可用干纱布压迫止血,明显的漏血在重新阻断血流的情况下以7-0无创伤缝合线修补。

当颈总动脉病变不宜做吻合口时,可选择颈动脉分叉处或颈内动脉做吻合口。选择胸锁乳突肌中上段前沿切口,显露颈动脉分叉,大隐静脉通过胸锁乳突肌深面隧道引向颈动脉分叉或颈内动脉做吻合。

(2)颈总动脉-颈内动脉旁路术:适用于颈总动脉中远段狭窄或闭塞的患者。①仰卧位,肩下垫高,头转向健侧。胸锁乳突肌中上段前沿切口,切开皮肤、颈阔肌。沿胸锁乳突肌前沿做锐性分离,结扎面总静脉。注意勿伤舌下神经,该神经于颈动脉分叉上方横跨颈内动脉和颈外动脉。一般多不需要将舌下神经游离,若颈内动脉吻合口位置较高,则需游离舌下神经并向上牵开。②切开颈动脉鞘,游离分叉处的3根动脉,颈内动脉需游离至分叉以远约3 cm。游离颈动脉时注意勿伤及其后外侧的迷走神经,只要游离层次正确,在颈动脉鞘内进行分离,一般不会伤及迷走神经。③距锁骨上一横指横行切口,切开皮肤、颈阔肌。靠近胸骨横断胸锁乳突肌胸骨头,钝性分离胸骨甲状肌及胸骨舌骨肌,将甲状腺腺叶及胸锁乳突肌分别向内向外牵开,暴露颈动脉。将颈内静脉牵向外侧,切开颈动脉鞘,游离约 3 cm 颈总动脉,游离时注意保护迷走神经。④旁路材料可选择自体大隐静脉或人工血管。全身肝素化后,以两把髂动脉钳阻断颈总动脉,纵行切开前壁,将移植血管一端修剪成斜面,与颈总动脉端-侧吻合。⑤做一胸锁乳突肌深面隧道将旁路血管引向颈内动脉。调整其角度和长度,勿使其扭曲或成角。同样将其另一端剪成斜面后,与颈内动脉行端-侧吻合。收线打结前依次松颈内动脉阻断钳、颈总动脉阻断钳冲出空气及碎屑。⑥术野分别置两引流管,关闭切口。

(3)颈动脉-锁骨下动脉旁路术:将颈动脉血引向锁骨下动脉,主要治疗锁骨下动脉近段闭塞引起椎动脉血液倒流所致的锁骨下动脉窃血综合征。但需注意,如果颈总动脉近段有狭窄时,则不宜做此手术,以免术后发生颈动脉窃血。手术操作基本同锁骨下动脉-颈动脉旁路术。

(4)腋动脉-腋动脉旁路术:主要目的也是纠正锁骨下动脉窃血综合征,同时可改善患肢血供。

全麻后取仰卧位,两侧锁骨中段下方平行切口,距锁骨约 1 cm,切开皮肤、皮下 6～8 cm。钝性分离胸大肌,显露腋动脉鞘切开即可游离腋动脉第一段。必要时,切断胸小肌肌腱,剪开喙锁胸筋膜,可显露腋动脉第二、三段。显露两侧腋动脉 3～5 cm,游离时注意保护腋静脉及臂丛神经。旁路血管可选用直径 8 cm 的带外支持环的人工血管。在胸前壁皮下做隧道引出人工血管,人工血管两端剪成斜面,与两侧腋动脉行端-侧吻合。

当主动脉弓主要分支近段广泛狭窄时,需要开胸通过旁路将升主动脉血引向远段动脉。由于本术式创伤大、并发症较多,应权衡利弊,慎重选用。胸内途径血管重建术多采用直径 0.8～1.2 cm 的人工血管。选用分叉型人工血管,同时行颈动脉及锁骨下动脉重建,不但省去做一个吻合口的时间,重建脑部及上肢血供,又可减少脑过量灌注引起的并发症。

手术采用全麻,气管内插管辅助呼吸。术中监测心电图及中心静脉压,穿刺桡动脉监测血压。

先探查流出道颈内动脉和锁骨下动脉:胸锁乳突肌前沿切口,显露颈动脉分叉部,注意颈动脉有无病变及程度如何等。大部分吻合口可选择在颈动脉分叉部或颈内动脉起始部。锁骨上切口显露锁骨下动脉,锁骨下动脉吻合口多可选在甲状颈干以远的部位。颈动脉及锁骨下动脉吻合口部位绕以控制带备用。

胸骨上段正中切口,上端与锁骨上切口相连,下达第三肋间水平,以电刀切开胸骨柄上方的锁骨间韧带与胸骨骨膜,用小直角钳剪贴胸骨柄上端向后分离。此处常有横行小静脉,需电灼或结扎止血。然后用电刀沿胸骨中线切开胸骨前骨膜。用示指和“花生米”沿胸骨中线做钝性潜行分离胸骨后疏松结缔组织,使其形成隧道。分离到第二、三肋间平面时应特别注意避免损伤两侧胸膜。用胸骨劈开刀沿胸骨正中自上而下劈开,注意在劈开时将劈开刀向前提起使胸骨与其后组织分离以避免胸骨后组织损伤。以骨剪在第三肋间水平横断胸骨体,使胸骨呈倒 T 形被劈开,胸骨断面以骨蜡止血。

以胸骨撑开器扩开胸骨,大部分患者的胸腺已退化。如果胸腺影响操作,可从其下缘在胸腺与心包间疏松组织内分离,以显露升主动脉处的心包。沿中线纵行切开心包,可将心包用缝线固定于切口周围的布单上。选取直径 1.2 cm/0.6～2.0 cm/1.0 cm 的分叉型人工血管,将主干末端修剪成合适的斜面,取 4-0 无创伤缝线备用。

全身肝素化,适当降压后,用两把组织镊提起升主动脉前壁,以大号心耳钳部分阻断升主动脉前壁。钳夹厚度以 0.6～0.8 cm 为宜,钳夹过多使血压波动大,易诱发心力衰竭。过少则吻合操作困难且心耳钳容易滑脱造成大出血。纵行切开升主动脉前壁 2.5～3.5 cm,并剪成长卵圆形,以 4-0 线与人工血管主干吻合。无漏血后,将人工血管内注满肝素盐水,阻断人工血管,适当升压后松去升主动脉上的心耳钳。

将人工血管一支修剪成合适的长度和斜面,通过胸骨后、甲状胸骨肌舌骨胸骨肌及胸锁乳突肌深面引向锁骨下动脉,以 5-0 或 6-0 无创伤缝合线做吻合。另一支从胸骨后、甲状腺肌群及胸锁乳突肌深面引向颈内动脉,以 5-0 或 6-0 线与颈内动脉吻合。各吻合口收线打结前常规放血冲出空气及碎屑,通畅血流时先开放锁骨下动脉,再开放颈动脉。

仔细检查术野无出血后,于心包、锁骨下吻合口附近、颈动脉吻合口附近置引流管,心包引流管从胸骨旁肋间引出。以钢丝固定胸骨,依层次关闭切口。

根据病变血管数目及部位的不同,可选用不同的搭桥方法将升主动脉的血引向狭窄头臂血管的远段。

(5)并发症及处理。①脑缺血性损伤:手术中对侧支的破坏、血栓、栓塞等原因均可造成脑缺血。手术中剥离面不应过大,尽量保留侧支血管,阻断前全身肝素化,精确、细致地吻合,收线打结前冲出空气、碎屑等均是减少脑缺血的方法。②脑过量灌注及脑水肿、脑出血:脑血管重建后,尤其流入道选用升主动脉时,由于脑血流量的突然增加,可引起脑过量灌注综合征。患者可有欣快、兴奋、头痛、性格反常等,大部分在数周后消失。脑血流量的突然增加还可导致脑水肿、脑出血,需要紧急处理。在行升主动脉颈动脉旁路术时,原则上只行一侧颈动脉重建。如果锁骨下动脉远段尚通畅,可同时行锁骨下动脉重建术,既分流一部分血流,又重建了上肢血供。如果另一侧颈动脉需要重建,应在 2～3 个月后进行。③移植血管阻塞:移植血管阻塞原因多样,如移植血管直径太细、过长、扭曲,吻合口过小或缝合不当、移植血管受压等,均可造成旁路阻塞。出现移植物阻塞时,应综合分析原因,给予溶栓治疗,必要时手术取栓或重新搭桥术。

2.主动脉旁路术

主动脉狭窄后,形成狭窄近段的高血压及远段供血不足,肾脏供血不足更加重高血压。患者可出现严重高血压,药物治疗往往效果不佳,长期高血压可导致主动脉瓣关闭不全甚至心力衰竭。而主动脉旁路术一般可取得良好疗效。根据病变部位采取不同的主动脉旁路术,也可同时行肾动脉重建术。

(1)降主动脉旁路术:适合局限于降主动脉的狭窄。在胸腔内降主动脉狭窄的近远段做旁路搭桥,以恢复远侧的血流。①全麻气管插管辅助呼吸,监测心电图、中心静脉压,穿刺桡动脉监测血压。右侧卧位,腋下及腰部垫高,左臂内收抬举至头侧或固定于麻醉支架上,或双臂前伸固定于双层托臂架上。②切口经过的肋间因手术部位不同而异,可选择第四、五、六、七肋间进胸,必要时可切除一肋骨,或从两个肋间进胸。切口一般从棘突与肩胛骨后缘连线中点开始,向前下达腋中线,切开肌肉筋膜达肋骨平面,手指沿肩胛下间隙向前触摸第二肋骨,向下计数确定需要切开的肋间。用电刀切开肋骨骨膜,骨膜剥离器分离后,切除预定的肋骨,切开胸膜进入胸腔,以肋骨牵开器撑开切口。③切断肺下韧带,将肺用纱布垫向前隔开,剪开纵隔胸膜,于狭窄近端显露降主动脉约 5 cm,绕控制带备用。如果吻合口位置靠近左锁骨下动脉,分离时将迷走神经游离后牵向前方,以免损伤。同样分离狭窄远端并绕控制带备用。④将直径 1.8～2.0 cm 的人工血管一端修剪成合适的斜面。全身肝素化后,以大心耳钳部分阻断降主动脉左侧壁,纵行切开后剪成长卵圆形,用 4-0 无创伤缝线与人工血管吻合。收线打结前常规放血冲出空气碎屑,人工血管注满肝素盐水后阻断人工血管,松去主动脉心耳钳。同样方法将人工血管另一端与降主动脉远侧吻合,通畅旁路血流前,适当提升血压。将人工血管旁路关闭于纵隔胸膜内,胸腔放闭式引流,分层次关闭切口。

(2)降主动脉-腹主动脉旁路术:本术式主要治疗胸主动脉中下段及腹主动脉近中段的狭窄或闭塞。①麻醉、监测同前。上半身右侧 60°,下半身右侧 30°,胸部入路同上,胸部切口下延做腹部左侧旁正中切口,下达耻骨联合上两指。②降主动脉的操作同上。③降主动脉吻合口完成后,将纵隔胸膜切口下延至主动脉膈肌裂孔。切开降结肠侧腹膜,将降结肠、脾脏、胰尾翻向右侧。将肝左叶牵向右上方,切开膈肌脚,以手指从上下钝性扩大贯通主动脉左前方的主动脉膈肌裂孔。将人工血管从主动脉裂孔引向后腹膜,并在靠近腹主动脉左前侧的肝后、胰腺后、左肾静脉前引向肾动脉以下的腹主动脉。调整人工血管角度及长度后,修剪末端成斜面,以 4-0 或 5-0 无创伤缝线与腹主动脉吻合。④将人工血管关闭于纵隔胸膜内,腹腔脏器复位。关闭后腹膜和侧腹膜。胸腔置闭式引流,分层次关闭切口。

如果降主动脉和腹主动脉狭窄之间尚有一段比较正常的主动脉,为了增加内脏动脉和肾动脉灌注,可用分叉型人工血管行降主动脉-降主动脉远段(或腹主动脉近段)-腹主动脉远段旁路术。手术操作基本同前,为吻合方便,多需放射状切开膈肌。

如果同时有肾动脉狭窄,在完成主动脉旁路术后,可根据情况行人工血管-肾动脉旁路术或自体肾移植等。

(3)升主动脉-腹主动脉旁路术:降主动脉病变广泛,无法在胸腔内手术重建远段血运者,可作升主动脉-腹主动脉旁路术。①麻醉监测同前,仰卧位,胸腹部正中联合切口,上自胸骨切迹,下至脐下两指,劈开胸骨切开心包后,显露升主动脉。②于膈下显露腹主动脉,在腹腔干上方剪开膈肌脚,游离膈下腹主动脉 3～5 cm 绕控制带备用。③全身肝素化,适当降压后部分阻断升主动脉前壁,取直径 1.8～2.0 cm 的人工血管作端-侧吻合。人工血管行径于右心房右侧、下腔静脉前方穿过膈肌切口,在肝左叶后方,与腹膜后肾动脉下或腹腔动脉上方的腹主动脉作端-侧吻合。可同时行肾动脉重建。由于人工血管行径曲折,在手术中一定注意人工血管方向,避免扭曲、成角或受压最好使用带外支持环的人工血管。

3.肾动脉重建术

肾动脉重建的适应证:①有明确的肾动脉狭窄或肾动脉水平腹主动脉的狭窄;②肾功能尚存;③测定两侧肾静脉肾素、血管紧张素水平,患肾较健肾高 1.4～1.5 倍者,手术指征强,术后效果佳。

肾动脉重建术可采用连续硬膜外麻醉,平卧位腰部垫高。采用肋缘下弧形切口,切口外缘达腹直肌外侧 4 cm,处理单肾病变时,切口对侧止于腹直肌外缘。进入腹腔后,沿升结肠或降结肠外切开后腹膜,将结肠向内侧推移,显露肾静脉、下腔静脉和腹主动脉。右肾动脉位于右肾静脉上缘之后,需要切断右肾上腺静脉,在肾门处可见右肾静脉及其分支,将右肾静脉向下牵开,充分显露右肾动脉及其分支。显露左肾动脉时,需将结肠脾曲向下拉开,将脾脏向上牵开,分开疏松结缔组织后见左肾静脉、腹主动脉和下腔静脉,将左肾静脉向下牵开,即显露左肾动脉和腹主动脉。显露两侧肾动脉开口处时,必须注意勿损伤邻近的肠系膜上动脉。仔细探查肾动脉及腹主动脉,明确病变部位和程度。

手术中常温下阻断肾动脉时间力求越短越好。在30分钟内通畅血流多不会影响肾功能,时间过长可诱发肾动脉血栓及肾功能损害。在肾动脉阻断期间,用肝素盐水注入肾动脉远段,可预防血栓形成。单独阻断肾动脉比全部夹住肾蒂为妥。

(1)肾动脉旁路术:适合于肾动脉狭窄伴远段扩张的患者。旁路材料可选择近段大隐静脉或直径0.6 cm的人工血管。先行移植血管-肾动脉端-侧吻合,这样比较容易操作。肾动脉吻合口完成后,阻断移植血管,松去肾动脉阻断钳,再将移植血管的另一端与肾下腹主动脉或主动脉旁路的人工血管吻合。

(2)脾肾动脉吻合术:适合于左肾动脉狭窄的患者。切除脾脏,游离一段脾动脉。在狭窄远段切断肾动脉,与脾动脉行对端吻合。

(3)自体肾移植:当腹主动脉有广泛病变,不适于做旁路术时,可进行自体肾移植。将患肾游离,输尿管游离6～8 cm,使肾脏移植于髂窝时输尿管没有成角为度,游离过多易导致输尿管缺血坏死。在狭窄远段切断肾动脉,近断端双重结扎,切断肾静脉,近断端同样双重结扎。以血管夹阻断肾动脉及肾动脉断端,并以血管夹暂时阻断输尿管的血供。

将该肾置于盛有冰屑的弯盘中,用肾脏灌注液注入肾动脉至肾脏均匀成灰白色,边轻轻按揉肾脏边灌洗,使肾静脉流出液体清亮为止。将该肾置于同侧髂窝,先以6-0无创伤缝线将肾静脉与髂总静脉或髂外静脉做端-侧吻合,再以6-0无创伤缝线将肾动脉与髂内动脉行对端吻合。吻合即将完成时,快速静脉点滴20%的甘露醇250 mL,先通畅肾静脉,再开放肾动脉,最后松去输尿管血管夹。

肾脏灌注液配方:乳酸林格液1000 mL、肝素2500 U、8.4%碳酸氢钠15 mL。使用灌注温度为4 ℃。冷灌注后可使肾脏耐受缺血时间50～60分钟。

(4)肾动脉体外成形术:在行自体肾移植时,如果狭窄肾动脉远侧为两支,可将输尿管切断,将整个肾脏取出,置于冰屑中。冷灌注后,将两支肾动脉解剖游离2～3 cm。把两条肾动脉拼成一个开口,将肾脏置于髂窝,血管分别与髂静脉及髂内动脉吻合。血管吻合完成通畅血流后,再将输尿管移植于膀胱,结扎输尿管近断端。

上海中山医院对大动脉炎患者施行腹主动脉-肾动脉旁路术13例、髂动脉-肾动脉旁路术1例、脾动脉-肾动脉吻合术2例、自体肾移植53例。以自体肾移植疗效最佳。

4.动脉瘤切除术

多发性大动脉炎动脉瘤病变并不少见,好发部位有锁骨下动脉、降主动脉、腹主动脉等,常与狭窄合并存在。动脉瘤最有效的治疗手段为手术治疗,多需要行人工血管移植。累及重要内脏动脉者还需要同时行内脏动脉重建。大部分动脉瘤发生于本病的非活动期,手术治疗具有良好疗效。

5.其他手术

出现主动脉瓣关闭不全者可行主动脉瓣膜置换,累及冠状动脉者可行冠状动脉旁路术。

(三)血管腔内腔内治疗

腔内手术近年来被用于治疗多发性大动脉炎。据有关报道,对血沉等免疫指标无异常,病变控制稳定期的患者,采用血管腔内球囊扩张术治疗已发生动脉局限性狭窄病变,一期成功率可达80%～100%,必要时可重复腔内扩张,近期疗效显著。

然而,腔内手术的长期疗效结果并不乐观。大动脉炎引起的肾动脉狭窄,球囊扩张术后5年的成功率仅为33.3%。远期疗效不佳可能与本病导致的血管纤维化及柔韧性降低有关。疾病的自我缓解、糖皮质激素和免疫抑制剂的应用均有助于维持动脉的长期通畅性。

由于腔内治疗具有创伤小,并发症低的特点。随着血管介入术的日新月异和不断发展,其运用于治疗稳定期多发性大动脉炎的治疗仍具有探索价值。

七、预后

据多项统计报道:多发性大动脉炎确诊后5年存活率80.3%～96.5%,其生存率与疾病有无并发症及伴发的并发症的多少密切相关。最主要死亡原因为充血性心力衰竭,其他也包括急性心肌梗死及脑血管意外。

该病主要并发症(多发性大动脉炎眼底病变、高血压、主动脉反流及动脉瘤形成)、病程的进展性发作、高 ESR 值是与死亡率有明显相关性的危险因素。伴有和不伴有主要并发症者15年存活率分别为66.3%和96.4%。伴有和不伴有病程的进展性发作者15年存活率分别为67.9%和92.9%。

由于多发性大动脉炎发病年龄低、病情容易反复及进展,因此从多方面影响了患者的生活。有学者提出除了内外科治疗外,同时仍应对复发患者心理干预。上海中山医院对部分患者开展了心理辅导教育,收到良好效果。

八、妊娠患者

由于多发性大动脉炎多发在生育期的女性中,故妊娠对多发性大动脉炎的影响的研究具有重要意义。目前已有针对患有多发性大动脉炎后妊娠的患者跟踪随访的报道,发现妊娠并无加剧多发性大动脉炎的病程和使病情恶化的作用。但必须严格控制治疗高血压,尽可能采取必要措施缩短第二产程,以预防可能发生的脑血管并发症。导致母婴预后差的危险因素包括高血压、动脉瘤样病变、心力衰竭及全身广泛受累。

九、儿科患者

多发性大动脉炎最小诊断年龄为7个月。20岁之前发病比例占所有多发性大动脉炎患者的13%～77%,多数表现为非特异性症状,胸腹主动脉更易受累,但缺血症状少见。

第七章　泌尿外科疾病

第一节　肾结石

尿路结石是泌尿系统的常见疾病之一。随着我国经济的发展和饮食结构的改变，我国尿路结石的发病率呈逐年上升的趋势。近20年来，微创技术的发展使得尿路结石的治疗发生了革命性的进步。尿路结石按部位可分为上尿路（肾和输尿管）结石和下尿路（膀胱和尿道）结石。其中上尿路结石约占80%。肾结石是尿路结石中最常见的疾病，本节重点介绍肾结石，其他部位的结石分别在相应器官的章节中介绍。

我国尿路结石总的发病率为1%～5%。结石的发生率与患者的性别、年龄、种族、体重指数、职业、水的摄入量、水质、气候和地理位置有关。

尿路结石多发于中年男性，男女比为2:1～3:1。男性的高发年龄为30～50岁，女性有两个发病高峰，35岁和55岁，近年来女性的尿路结石发病率有增高趋势。肥胖患者容易患尿酸结石和草酸钙结石，可能与胰岛素抵抗造成低尿pH和高尿钙有关。从事高温作业的人员尿路结石的发病率高，与其出汗过多、机体水分丢失有关。南方地区和沿海诸省区市的发病率可高达5%～10%，在这些地区，尿路结石患者可占泌尿外科住院患者的50%以上，这与日照时间长、机体产生较多维生素 D_3 和高温出汗水分丢失有关。水的硬度高低与尿路结石的发生率之间没有定论，但大量饮水确实可以降低尿路结石发生的风险。经济发达地区居民饮食中蛋白和碳水化合物比例较高，其肾结石的发生比例较高。

一、肾结石的种类

肾结石由基质和晶体组成，晶体占97%，基质只占3%。由于结石的主要成分为晶体，通常按照结石的晶体成分将肾结石主要分为含钙结石、感染性结石、尿酸结石和胱氨酸结石四大类。不同成分的结石的物理性质、影像学表现不同。结石可以由单一成分组成，也可以包含几种成分。

二、肾结石的病因

肾结石的形成原因非常复杂。包括4个层面的因素：外界环境、个体因素、泌尿系统因素以及尿液的成石因素。外界环境包括自然环境和社会环境，流行病学中提到的气候和地理位置属于自然环境，而社会经济水平和饮食文化属于社会环境。个体因素包括：种族和遗传因素、饮食习惯、代谢性疾病和药物等。泌尿系统因素包括肾损伤、泌尿系统梗阻、感染、异物等。上述因素最终都导致尿液中各种成分过饱和、抑制因素的降低、滞留因素和促进因素的增加等机制，导致肾结石的形成。

与肾结石形成有关的各种代谢性因素包括：尿 pH 异常、高钙血症、高钙尿症、高草酸尿症、高尿酸尿症、胱氨酸尿症、低枸橼酸尿症等。其中常见的代谢异常疾病有：甲状旁腺功能亢进、远端肾小管性酸中毒、痛风、长期卧床、结节病、皮质醇增多或肾上腺功能不全、甲状腺功能亢进或低下、急性肾小管坏死恢复期、多发性骨髓瘤、小肠切除、Crohn 病、乳-碱综合征等。

药物引起的肾结石占所有结石的 1% 左右。药物诱发结石形成的原因有两类。一类为能够诱发结石形成的药物,包括钙补充剂、维生素 D、维生素 C(每天超过 4 g)、乙酰唑胺(利尿剂)等,这些药物在代谢的过程中导致了其他成分结石的形成。另一类为溶解度低的药物,在尿液浓缩时析出形成结石,药物本身就是结石的成分,包括磺胺类药物、氨苯蝶啶、茚地那韦(indinavir,抗病毒药物)等。

尿路梗阻、感染和异物是诱发肾结石的主要局部因素,而梗阻、感染和结石等因素可以相互促进。各种解剖异常导致的尿路梗阻是肾结石形成的重要原因,临床上容易引起肾结石的梗阻性疾病包括机械性梗阻和非机械性梗阻两大类。其中机械性梗阻原因包括:肾小管扩张(髓质海绵肾)、肾盏盏颈狭窄(包括肾盏憩室、肾盏扩张)、肾盂输尿管连接部狭窄、马蹄肾及肾旋转不良、重复肾盂输尿管畸形、输尿管狭窄(包括炎症性、肿瘤、外压性因素)、输尿管口膨出等。非机械性梗阻原因包括:神经源性膀胱、膀胱输尿管反流和先天性巨输尿管等。反复发作的泌尿系统感染、肾盂肾炎是导致感染性肾结石的常见原因。

了解结石的成分和病因,对于肾结石的治疗和预防有重要的指导意义。

三、症状

肾结石的临床表现多样。常见症状是腰痛和血尿,部分患者可以排出结石,此外还可以出现发热、无尿、肾积水、肾功能不全等表现。不少患者没有任何症状,只在体检时偶然发现。应当注意,无症状并不意味着患者的肾功能正常。

(一)疼痛

40%~50% 的肾结石患者有腰痛症状,发生的原因是结石造成肾盂梗阻。通常表现为腰部的酸胀、钝痛。如肾结石移动造成肾盂输尿管连接部或输尿管急性梗阻,肾盂内压力突然增高,可造成肾绞痛。肾绞痛是上尿路结石的典型症状,表现为突然发作的脊肋角和腰部的刀割样疼痛,常伴有放射痛,受累部位为同侧下腹部、腹股沟、股内侧,男性可放射到睾丸和阴茎头,女性患者放射至阴唇。发作时,患者表情痛苦、坐卧不宁、辗转反侧、排尿困难、尿量减少,可以出现面色苍白、出冷汗、恶心、呕吐、低热等症状,甚至脉搏细速、血压下降。肾绞痛发作持续数分钟或数小时,经对症治疗可缓解,也可以自行缓解,缓解后可以毫无症状。肾绞痛可呈间歇性发作。部分患者疼痛呈持续性,伴阵发性加重。

(二)血尿

血尿是肾结石的另一常见临床表现,常常在腰痛后发生。血尿产生的原因是结石移动或患者剧烈运动导致结石对集合系统的损伤。约 80% 患者可出现血尿,但大多数患者只表现为镜下血尿,其中只有 10% 左右的患者表现为全程肉眼血尿。部分患者可以只出现无痛性全程肉眼血尿,需要与泌尿系统肿瘤等其他疾病进行鉴别诊断。

(三)排石

患者尿中排除结石时,可以确诊尿路结石诊断。应收集排出的结石并进行成分分析,以发现可能的代谢因素,利于结石的治疗和预防。排石常在肾绞痛发作后出现,也可以不伴有任何痛苦。

(四)发热

肾绞痛时可能伴或不伴低热。由于结石、梗阻和感染可互相促进,肾结石造成梗阻可继发或加重感染,出现腰痛伴高热、寒战。部分患者可表现为间断发热。感染严重时可造成败血症。出现发热症状时,需要引起高度重视,及早进行抗感染、引流尿液处理,以预防全身严重感染的发生。

(五)无尿和急性肾功能不全

双侧肾结石、功能性或解剖性孤立肾结石阻塞造成尿路急性完全性梗阻,可以出现无尿和急性肾后性肾功能不全的表现,如水肿、恶心、呕吐、食欲减退等。出现上述情况,需紧急处理,引流尿液。无尿患者可以伴或不伴腰痛。

(六)肾积水和慢性肾功能不全

单侧肾结石造成的慢性梗阻常不引起症状,长期慢性梗阻的结果可能造成患侧肾积水、肾实质萎缩。孤立肾或双侧病变严重时可发展为尿毒症,出现贫血、水肿等相应临床表现。

四、体征

肾结石造成肾绞痛、钝痛时,临床表现为"症状重、体征轻"。典型的体征是患侧肾区叩击痛。脊肋角和腹部压痛可不明显,一般不伴腹部肌紧张。肾结石慢性梗阻引起巨大肾积水时,可出现腹部包块。

五、肾结石的诊断原则

(一)诊断依据

为病史、症状、体征、影像学检查和实验室检查。

(二)通过诊断需要明确

是否存在结石、结石的位置、数目、大小、形态、可能的成分、肾脏功能、是否合并肾积水、是否合并尿路畸形、是否合并尿路感染、可能的病因以及既往治疗等情况。这些因素都在肾结石的治疗和预防方法选择中起重要作用。

(三)鉴别诊断

肾结石应当与泌尿系统结核、各种可能出现肾脏钙化灶的疾病、各种引起上尿路梗阻的疾病相鉴别。

六、病史

对于所有怀疑尿路结石诊断者,都应当全面采集病史,包括家族史、个人史和既往结石症状的发作和治疗等。25%的肾结石患者存在结石家族史。了解患者的居住和工作环境、饮食习惯、水摄入量,以及是否存在痛风、甲状旁腺功能亢进、远端肾小管性酸中毒、长期卧床、结节病、维生素D中毒、皮质醇增多或肾上腺功能不全、甲状腺功能亢进或低下、急性肾小管坏死恢复期、多发性骨髓瘤等各种代谢性疾病。既往结石发作情况、排石情况、治疗方法及结局、结石成分分析结果等。

七、影像学检查

明确肾结石的主要影像学检查为B超、泌尿系统平片(KUB)及静脉尿路造影(IVU)和腹部CT。通过影像学检查不但要明确是否存在肾结石,还需明确肾结石的位置、数目、大小、形态、可能的成分、是否合并肾积水、是否合并尿路畸形等情况。当然,诊断肾结石的同时,还应当明确尿路其他部位是否存在结石。磁共振、逆行造影、顺行造影和放射性核素检查在肾结石及其相关诊断中也有一定的作用。

(一)B超

由于B超简便、快捷、经济、无创,对肾结石的诊断准确性较高,是《CUA尿路结石诊疗指南》推荐的检查项目。B超可以发现2 mm以上的肾结石,包括透X线的尿酸结石。B超还可以了解是否存在肾积水。肾结石的B超表现为肾脏集合系统中的强回声光团伴声影,伴或不伴肾盂肾盏扩张(图7-1)。肾结核的钙化在B超上的部位在肾实质,同时可能发现肾实质的破坏和空洞。但B超检查的不足之处是对于输尿管结石的诊断存在盲区,对肾功能的判断不够精确,对肾脏的钙化和结石的鉴别存在一定困难。

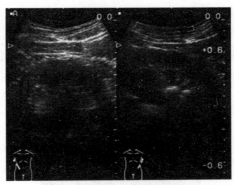

图7-1　肾结石伴肾盂肾盏积水

(二)泌尿系统平片

KUB是《CUA尿路结石诊疗指南》推荐的常规检查方法。摄片前需要排空肠道,摄片范围包括全泌尿系统,从11胸椎至耻骨联合。90%左右的肾结石不透X线,在KUB平片上可显示出致密影。KUB平片可初步判断肾结石是否存在,以及肾结石的位置、数目、形态和大小,并且初步地提示结石的化学性质(图7-2)。

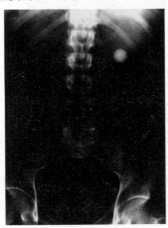

图7-2　左肾结石

在KUB平片上,不同成分的结石显影程度从高到低依次为:草酸钙、磷酸钙和磷酸镁铵、胱氨酸、含钙尿酸盐结石。纯尿酸结石和黄嘌呤结石能够透过X线,在KUB平片上不显影,称为透X线结石或阴性结石。胱氨酸结石的密度低,在KUB平片上的显影比较浅淡。应当注意,KUB 片上致密影的病因有多种,初诊时不能只根据 KUB 平片确诊肾结石,更不能只凭 KUB 就进行体外碎石、手术等治疗。需要结合 B 超、静脉尿路造影或 CT 等与肾结核钙化、肿瘤钙化、腹腔淋巴结钙化、胆囊结石等其他致密影相鉴别。KUB 可用于肾结石治疗后的复查。

(三)静脉尿路造影

又称静脉肾盂造影(intravenous urography,IVU)。IVU 是《CUA 尿路结石诊疗指南》推荐的检查方法。在非肾绞痛发作期,KUB/IVU 是诊断尿路结石的"金标准"。IVU 应与 KUB 平片联合进行(图 7-3),通常在注射造影剂后 10 分钟和 20 分钟摄片。通过 IVU 可了解肾盂肾盏的解剖结构,确定结石在集合系统的位置,还可以了解分侧肾功能,确定肾积水程度,并与其他 KUB 平片上可疑的致密影相鉴别。KUB 平片上不显影的尿酸结石在 IVU 片上表现为充盈缺损。如一侧肾脏功能受损严重而不显影时,延迟至 30 分钟以上拍片常可以达到肾脏显影的目的,也可应用大剂量造影剂进行造影。应当注意,肾绞痛发作时,急性尿路梗阻可能会导致患侧尿路不显影或显影不良,对分肾功能的判断带来困难,应尽量避免在肾绞痛发作时行 IVU。

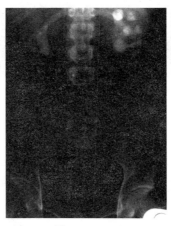

图 7-3　IVU

在使用造影剂时,应当注意以下问题:①使用前应进行造影剂过敏试验,对于有过敏史或可能存在造影剂过敏风险时,可在检查前应用糖皮质激素和(或)抗组胺药物,并且避免使用离子型造影剂。②静脉使用造影剂可能导致肾脏灌注减低和肾小管损害。使用造影剂 3 日内血清肌酐增高超过 44 μmol/L,如无其他合理解释,则考虑出现造影剂损害。危险因素包括:血清肌酐异常、脱水、超过 70 岁、糖尿病、充血性心衰、应用非甾体类抗炎药物或氨基糖苷类药物(应停药 24 小时以上)等。应当避免在 48 小时内重复使用造影剂。③糖尿病患者如服用二甲双胍,造影剂可能会加重其乳酸酸中毒。应在造影后停服二甲双胍 48 小时,如肾功能异常,还应在造影前停服 48 小时;如怀疑出现乳酸酸中毒,应检测血 pH、肌酐和乳酸。④未控制病情的甲状腺功能亢进者,禁用含碘造影剂。

(四)逆行造影

通过膀胱镜进行输尿管逆行插管进行造影,为有创检查,不作为肾结石的常规检查手段。在 IVU 尿路不显影或显影不良、或对造影剂过敏、不能明确 KUB 片上致密影的性质又无条件行 CT 检查时,可行逆行造影。逆行造影可以清晰直观地显示上尿路,判定是否同时存在肾盂输尿管连接部狭窄等解剖因素。传统的逆行插管双曝光已很少应用。

(五)顺行造影

已行肾穿刺造瘘者,可通过造瘘管顺行造影了解集合系统的解剖以及与结石的关系。

(六)CT

CT 是《CUA 尿路结石诊疗指南》可选检查方法。CT 在尿路结石诊断中的应用越来越普及。螺旋 CT 平扫(图 7-4)对肾结石的诊断准确、迅速,其准确率在 95％以上,高于 KUB 和 IVU,能够检出其他影像学检查中可能遗漏的小结石。而且不需要肠道准备、不必使用造影剂、不受呼吸的影响。CT 片上结石的不同的 CT 值可以反映结石的成分、硬度及脆性,可以为体外碎石等治疗方法的选择提供参考。增强 CT 能够显示肾脏积水的程度、观察肾实质的血供和造影剂的排泄情况、测算肾实质的体积,从而反映肾脏的形态和功能。CT 还能明确肾脏的解剖、结石的空间分布和周围器官的解剖关系,指导经皮肾镜等治疗。此外,CT 还可以发现其他腹腔内的病变。CT 增强及三维重建可以进行 CT 尿路显像(图 7-5),可以代替 IVU。由于 CT 的诸多优势,有逐步代替 KUB/IVU 成为尿路结石的首选检查方法的趋势。

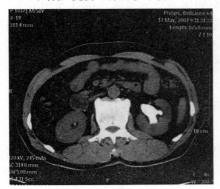

图 7-4 螺旋 CT 平扫

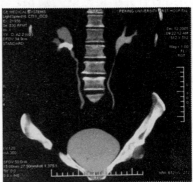

图 7-5 CT 尿路显像

(七)磁共振(MR)

MR 对尿路结石的诊断不敏感,结石在 MR 的 T_1、T_2 加权像上都表现为低信号。但磁共振水成像(MR urography,MRU)能够了解上尿路梗阻的形态(图 7-6),而且不需要造影剂即可获得与静脉尿路造影同样的效果,不受肾功能改变的影响。适合于对造影剂过敏者、肾功能受损者、未控制的甲亢患者以及儿童和妊娠妇女等。

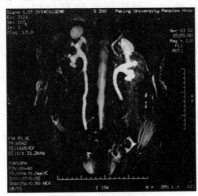

图 7-6 左肾结石

(八)放射性核素检查

肾图和肾动态显像可以评价肾功能,并不受肾功能异常的影响,在肾功能异常时可以进行该检查。肾动态显像可以了解肾脏血流灌注状况、测定分肾肾小球滤过率以及判断是否存在尿路梗阻以及梗阻性质等信息,因此对手术方案的选择以及手术疗效的评价具有一定价值。此外,甲状旁腺^{99m}Tc-MIBI(^{99}锝-甲氧异丁基异腈)显像是甲状旁腺功能亢进的定位诊断的最佳检查方法。

八、实验室检查

通过实验室检查可以辅助结石的诊断、了解患者的肾功能、是否合并感染、是否合并代谢性疾病等。

(一)尿常规

尿常规可以提供多种信息,在肾结石诊断中具有非常重要的意义。全部结石患者都应行尿常规检测。肾结石患者在绞痛发生后和运动后常出现镜下血尿。尿 WBC 增多和亚硝酸盐阳性表明结石合并细菌感染。尿 pH 与某些结石有关,如尿酸和胱氨酸在酸性尿中容易产生,用碱化尿液的方法进行溶石治疗时需要监测尿 pH;感染性结石患者的尿液呈碱性;如晨尿 pH 过高超过 5.8,应怀疑远端肾小管酸中毒的可能。尿中出现各种成分的结晶有助于结石的诊断。

(二)尿培养及细菌敏感药物试验

尿 WBC 增多者,应行此项检查,以指导临床进行敏感抗生素的选择。

(三)血常规

肾绞痛时可伴血 WBC 短时轻度增高。结石合并感染或发热时,血 WBC 可明显增高。结石导致肾功能不全时,可有贫血表现。

(四)血生化检查

血清肌酐、尿素氮和肾小球滤过率反映总肾功能。肾功能不全时可出现高血钾或二氧化碳结合力降低。远端肾小管酸中毒时,可出现低钾血症和血氯增高。甲状旁腺功能亢进时骨溶解增加,可导致血碱性磷酸酶增高。

(五)尿液代谢因素的检测

24 小时尿的尿量、钙、磷、镁、钠、钾、氯、草酸、枸橼酸、磷酸、尿酸、尿素、胱氨酸等。标本最好留两次。标本中加入适量盐酸可以预防尿液储存过程中析出草酸钙和磷酸钙沉淀,避免维生素 C 氧化成草酸,并预防尿液中细菌生长而改变尿液某些成分。在酸化尿液中尿酸和胱氨酸发生沉淀,如需检测其中的尿酸和胱氨酸,则必须加碱使其尿酸盐沉淀溶解。添加了叠氮化钠的尿液可以进行尿酸盐分析;由于尿液存放一段时间后其 pH 可能发生改变,检测尿 pH 值时需要收集新鲜晨尿。

(六)血液代谢因素的有关检查

血液代谢因素的有关检查包括血钙、磷、钾、氯、尿酸、清蛋白等。测定血钙可以发现甲状旁腺功能亢进或其他导致高钙血症的原因,测定清蛋白可以矫正结合钙对血钙浓度的影响。如血钙浓度≥2.60 mmoL/L,应怀疑甲状旁腺功能亢进的可能,可以重复测定血钙并测定甲状旁腺激素(parathyroid hormone,PTH)水平。尿酸结石患者血尿酸可能增高。肾小管酸中毒可以表现为低钾血症、高氯性酸中毒。

（七）尿酸化试验

早餐后服用氯化铵 0.1 g/kg 体重，饮水 150 mL，上午九点开始每小时收集尿液测定 pH 并饮水 150 mL，共进行 5 次。如尿 pH≤5.4 则不存在肾小管酸中毒。

（八）结石成分分析

自发排出的结石、手术取石和体外碎石排出的结石应进行结石成分分析，以明确结石的性质，为溶石治疗和预防结石复发提供重要依据，还有助于缩小结石代谢异常的诊断范围。结石成分分析方法包括物理方法和化学方法两类。物理分析法比化学分析法精确，常用的物理分析法是 X 线晶体学和红外光谱法。红外光谱法既可分析各种有机成分和无机成分，又可分析晶体和非晶体成分，所需标本仅为 1 mg。化学分析法的主要缺点是所需标本量较多，而且分析结果不很精确，但该法简单价廉，可以基本满足临床需要。

九、肾结石的治疗原则

（1）肾结石治疗的总体原则是：解除痛苦、解除梗阻、保护肾功能、有效祛除结石、治疗病因、预防复发。

（2）保护肾功能是结石治疗的中心。

（3）具体的治疗方法需要个体化，根据患者的具体情况选择适宜的治疗方法。

影响肾结石治疗的因素多样，包括患者的具体病情和医疗条件两大类。其中患者的病情包括：结石的位置、数目、大小、形态、可能的成分、发作的急缓、肾脏功能、是否合并肾积水、是否合并尿路畸形、是否合并尿路感染、可能的病因、患者的身体状况以及既往治疗等情况，都影响结石治疗具体方法的选择。此外，医疗因素包括医师所掌握的治疗结石的技术和医院的医疗条件、仪器设备，也影响了结石的治疗方法的选择。

十、严重梗阻的紧急处理

结石引起的梗阻，如果造成肾积脓、肾功能不全、无尿等严重情况，危及患者生命，需要紧急处理。

梗阻合并感染可造成肾积脓、高热，甚至感染脓毒症休克。体外冲击波碎石后输尿管"石街"形成时，容易造成急性梗阻感染。患者具有明显的腰部疼痛，体征出现明显肾区叩痛、腰大肌压迫征阳性，血白细胞明显增高。如广谱抗生素不能控制感染，需要紧急行超声或 CT 引导下经皮肾穿刺造瘘，充分引流，同时根据血培养或脓液的细菌培养、药物敏感试验结果，选择敏感抗生素。此时留置输尿管导管或双猪尾管亦有一定效果，但由于脓液黏稠，引流可能不充分，甚至脓液堵塞管腔。如未能留置双猪尾管，或留置双猪尾管 3 日体温仍得不到有效控制，此时需行肾穿刺造瘘。如引流及时充分，感染通常可以得到控制。待病情稳定后，再处理结石。

孤立肾或双肾肾后性完全梗阻，可造成少尿、无尿，甚至肾功能不全及尿毒症。有时患者并无明显疼痛，以无尿、恶心呕吐等症状就诊，影像学检查发现肾积水，如患者无感染表现，可行留置输尿管双猪尾管引流，如逆行插管失败，行超声引导肾穿刺造瘘。如病变为双侧，通常急诊只需处理肾实质好的一侧即可。如为急性肾后性梗阻，影像学显示肾实质厚度正常，梗阻解除后肾功能可能恢复，不必行急诊血液透析，待肾功能恢复后再处理结石。如为慢性梗阻，影像学显示肾脏萎缩、肾实质结构紊乱,则肾功能是否能恢复及恢复的程度,需要持续引流观察,而且,在这种情况下,通常需要行双侧肾脏引流。如充分持续引流肾功能不恢复,则按照慢性肾功能不全处理。应当注意,在急性肾后性梗阻解除后,可出现多尿期,一般持续2～4天,尿量可能每天超过4000 mL,需要注意维持水电解质平衡。

十一、肾绞痛的治疗

肾绞痛是泌尿外科的常见急症,需紧急处理。结石导致肾绞痛的原因通常为较小结石移动到肾盂输尿管连接部或进入输尿管所导致的上尿路急性梗阻。肾绞痛治疗前应与其他急腹症相鉴别。肾绞痛的主要治疗方法为药物镇痛、解痉。

肾绞痛急性发作期可以适当限制水的入量,利尿剂的应用和大量饮水可以加重肾绞痛的发作。

肾绞痛的镇痛药物的使用遵循三级镇痛原则。一级镇痛药物为非甾体类镇痛抗炎药物。常用药物有双氯芬酸钠(扶他林,50 mg,口服)、布洛芬(芬必得,0.3 g,口服)和吲哚美辛栓(消炎痛,100 mg,肛塞)等,具有中等程度的镇痛作用。双氯芬酸钠还能够减轻输尿管水肿,双氯芬酸钠50 mg口服每天3次可明显减少肾绞痛的反复发作。但双氯芬酸钠会影响肾功能异常者的肾小球滤过率,但对肾功能正常者不会产生影响。二级药物为非吗啡类中枢镇痛剂,常用药物为:曲马朵(50 mg,口服),该药无呼吸抑制作用,无便秘,耐受性和依赖性很低。三级镇痛药物为较强的阿片类受体激动剂,具有较强的镇痛和镇静作用。常用药物有:布桂嗪(50～100 mg,肌内注射)、盐酸哌替啶(50 mg,肌内注射)、盐酸吗啡(5 mg,皮下或肌内注射)等。阿片类药物具有眩晕、恶心、便秘、呼吸抑制等不良反应,对于慢性肺通气功能障碍、支气管哮喘患者禁用。该类药物可加重肾绞痛患者的恶心呕吐,在治疗肾绞痛时避免单独使用阿片类药物,一般需要配合硫酸阿托品、氢溴酸山莨菪碱(654-2)等解痉类药物一起使用。

解痉药物包括:①M型胆碱受体阻滞剂,常用药物有:硫酸阿托品(0.3～0.5 mg,皮下、肌肉或静脉注射)和氢溴酸山莨菪碱(654-2,10 mg,口服、肌内或静脉注射),可以松弛输尿管平滑肌、缓解痉挛。青光眼患者禁用该类药物。②黄体酮(20 mg,肌内注射)可以抑制平滑肌的收缩而缓解痉挛,对止痛和排石有一定的疗效,尤其适用于妊娠妇女肾绞痛者。③钙离子拮抗剂,硝苯地平(心痛定,10 mg,口服或舌下含化),对缓解肾绞痛有一定的作用。④α受体阻滞剂(坦索罗辛0.2 mg口服、多沙唑嗪4 mg口服等),近期国内外的一些临床报道显示,α受体阻滞剂在缓解输尿管平滑肌痉挛,治疗肾绞痛中具有一定的效果。

此外,针灸也有一定解痉止痛效果,常用穴位有肾俞、京门、三阴交或阿是穴等。

如经上述治疗肾绞痛不缓解,则可进行留置输尿管引流或急诊体外碎石、输尿管镜手术取石等处理。

十二、排石治疗

祛除肾结石的方法包括排石、溶石、体外冲击波碎石(ESWL)、输尿管镜碎石、经皮肾镜取石(PCNL)、腹腔镜或开放手术取石等方法。20年来,由于各种微创方法的不断发展和推广,ESWL、输尿管镜碎石、PCNL等技术的应用越来越普及,大多数肾结石可以通过上述微创方法得到有效治疗。传统的开放手术在肾结石的治疗中应用已逐步减少,但对那些需要同时解决解剖异常的结石患者,仍为一种有效治疗。具体采用何种方法治疗肾结石,主要取决于结石的大小、位置、数目、形态、成分。对于某位患者来说,应选择损伤相对更小、并发症发生率更低的治疗方式。此外,还要考虑肾脏功能、是否合并肾积水、是否合并尿路畸形、是否合并尿路感染、可能的病因、患者的身体状况以及既往治疗等情况。

(一)排石

排石治疗的适应证为:肾结石直径≤6 mm、未导致尿路梗阻或感染、疼痛症状可以得到有效控制。直径≤4 mm 的结石自然排石率为 80%,再辅以排石药物,可进一步提高排石率。直径≥7 mm 的结石自然排石率很低。

排石治疗的措施有:①每天饮水 3000 mL 以上,保持 24 小时尿量 2000 mL,且饮水量应24 小时内均匀分配。②服用上述非甾体类药物或 α 受体阻滞剂、钙离子拮抗剂。③服用利湿通淋的中药,主要药物为车前子,常用成药有排石颗粒、尿石通等;常用的方剂如八正散、三金排石汤和四逆散等。④辅助针灸疗法,常用穴位有肾俞、中腕、京门、三阴交和足三里等。

较小肾盏结石可长期滞留,无临床表现。应严密观察,定期复查。如果结石增大、或引起的严重症状、或造成肾积水或肾盏扩张、继发感染时,应行其他外科治疗。

(二)溶石

溶石治疗是通过化学的方法溶解结石或结石碎片,以达到完全清除结石的目的,是一种有效的辅助治疗方式,常作为体外冲击波碎石、经皮肾镜取石、输尿管镜碎石及开放手术取石后的辅助治疗。主要用于尿酸结石和胱氨酸结石的治疗。溶石手段包括口服药物、增加尿量、经肾造瘘管注入药物等。其他结石也可尝试溶石治疗。

1.尿酸结石

(1)碱化尿液:口服枸橼酸氢钾钠 6～10 mmoL,每天 3 次,使尿液 pH 达到 6.5～7.2。尿液 pH 过高可能导致感染性结石的发生。

(2)大量饮水,使 24 小时尿量超过 2000～2500 mL。

(3)口服别嘌醇 300 mg,每天 1 次,减少尿尿酸排出。

(4)减少产生尿酸的食品的摄入,如动物内脏等,每天蛋白质入量限制在 0.8 g/(kg·d)。

(5)经皮溶石可选用三羟甲基氨基甲烷(THAM)液。

2.胱氨酸结石

(1)碱化尿液:口服枸橼酸氢钾钠或 $NaHCO_3$,使尿液 pH 维持在 7.0 以上。

(2)大量饮水,使 24 小时尿量超过 3000 mL,且饮水量在 24 小时内保持均匀分配。

(3)24 小时尿胱氨酸排出高于 3 mmoL 时,可应用硫普罗宁(α-巯基丙酰甘氨酸)或卡托普利。

(4)经皮溶石可选用 0.3 mol/L 或 0.6 mol/L 的三羟甲基氨基甲烷(THAM)液,以及乙酰半胱氨酸。

3.感染性结石

磷酸镁铵和碳酸磷灰石能被 10% 的肾溶石酸素(pH 3.5～4)及 Suby 液所溶解。具体的方法是在有效的抗生素治疗的同时,溶石液从一根肾造瘘管流入,从另一根肾造瘘管流出。溶石时间的长短取决于结石的负荷,完全性鹿角形结石往往需要比较长的时间才能被溶解。冲击波碎石后结石的表面积增加,增加了结石和溶石化学液的接触面积,有利于结石的溶解。该疗法的最大优点是不需麻醉即可实施,因此,也可作为某些高危病例或者不宜施行麻醉和手术的病例的治疗选择。口服药物溶石的方案:①短期或长期的抗生素治疗。②酸化尿液:口服氯化铵 1 g,每天 2~3 次,或者甲硫氨酸 500 mg,每天 2~4 次。③对于严重感染者,使用尿酶抑制剂,如乙酰羟肟酸或羟基脲。建议使用乙酰羟肟酸 250 mg,每天 2 次,服用 3~4 周。如果患者能耐受,则可将剂量增加到 250 mg,每天 3 次。

(三)有效祛除结石

祛除结石适应证包括结石直径≥7 mm、结石造成尿路梗阻、感染、肾功能损害等。祛除结石的方法包括:体外冲击波碎石 ESWL、输尿管镜碎石、经皮肾镜取石 PCNL、手术取石等。CUA 尿路结石诊疗指南对这些方法的选择提出了推荐性意见。下面分别对这些方法进行介绍。

1.体外冲击波碎石(extracorporeal shock-wave lithotripsy,ESWL)

20 世纪 80 年代初体外冲击波碎石的出现,为肾结石的治疗带来了革命性变化。其原理是将液电、压电、超声或电磁波等能量,会聚到 1 个焦点上,打击结石,实现不开刀治疗肾结石。曾经 ESWL 几乎用于治疗全部肾结石,包括鹿角形肾结石。但随着经验积累,人们发现了ESWL 的各种并发症,如肾被膜下血肿、肾破裂、肾萎缩、输尿管"石街"形成、肾积脓、大结石的治疗时间长等。20 多年来,随着临床经验的积累和碎石机技术的发展,对 ESWL 的适应证、治疗原则及并发症的认识有了新的改变。第 3 代碎石机与早期碎石机相比,碎石效率提高,更安全,费用降低,而且更灵巧,还实现了多功能化。现代体外碎石机可具备 X 线定位和 B 超定位双重方式。由于 ESWL 具有创伤小、并发症少、可门诊进行等优点。

(1)ESWL 的适应证:直径≥7 mm 的肾结石。对于直径 7~20 mm 大小的各种成分的肾结石,并且不合并肾积水和感染者,ESWL 是一线治疗。对于直径>20 mm 的肾结石,ESWL虽然也能够成功碎石,但存在治疗次数多时间长、排石问题多等缺点,采用 PCNL 能够更快更有效地碎石。ESWL 可与 PCNL 联合应用于较大肾结石。

(2)ESWL 的禁忌证:妊娠妇女、未纠正的出血性疾病、未控制的尿路感染、结石远端存在尿路梗阻、高危患者如心力衰竭和严重心律失常、严重肥胖或骨骼畸形、腹主动脉瘤或肾动脉瘤、泌尿系统活动性结核等。

(3)治疗过程和复查:现代碎石机都采用干式碎石方式,患者平卧在碎石机上碎石。对于痛觉敏感或精神紧张者,可给予静脉镇痛药物。儿童患者,可给予全身麻醉。碎石后患者可出现血尿。可给予排石药物进行辅助。应收集尿液中的结石,进行结石成分分析。患者停止排石 2~3 天复查 KUB,以观察碎石效果,严密观察是否形成输尿管"石街"。残余结石较大者,可再次行 ESWL。残余结石较小者,应进行跟踪随访。

(4)ESWL 治疗次数和治疗时间间隔:ESWL 治疗肾结石一般不超过 3~5 次(具体情况依据所使用的碎石机而定),如结石较大或硬度较大,应该选择经皮肾镜取石术。ESWL 治疗肾结石的间隔时间目前无确定的标准,公认不能短于 1 周。通过研究肾损伤后修复的时间,现认为两次 ESWL 治疗肾结石的间隔以 10~14 天为宜。

(5)影响 ESWL 效果的因素:碎石效率除了与碎石机的效率有关,还与结石的大小、数目、位置和硬度有关。①结石的大小:结石越大,需要再次治疗的可能性就越大。直径<20 mm

的肾结石应首选 ESWL 治疗;直径＞20 mm 的结石和鹿角形结石可采用 PCNL 或联合应用 ESWL。若单用 ESWL 治疗,建议于 ESWL 前插入双 J 管,防止"石街"形成阻塞输尿管。②结石的位置:肾盂结石容易粉碎,肾中盏和肾上盏结石的疗效较下盏结石好。对于下盏漏斗部与肾盂之间的夹角为锐角、漏斗部长度较长和漏斗部较窄者,ESWL 后结石的清除不利。可结合头低脚高位进行体位排石。③结石的成分:磷酸铵镁和二水草酸钙结石容易粉碎,尿酸结石可配合溶石疗法进行 ESWL,一水草酸钙和胱氨酸结石较难粉碎。④解剖异常:马蹄肾、异位肾和移植肾结石等肾脏集合系统的畸形会影响结石碎片的排出,可以采取辅助的排石治疗措施。

ESWL 的效果还与操作医师的经验有关:由于通常碎石治疗需要持续 30 分钟左右,患者可以发生体位的变化,所以在碎石过程中,操作者需要经常校正碎石机焦点以对准结石,并且根据监测的碎石效果,调整碎石机的能量输出和打击次数。ESWL 是一项非常专业的技术,需要经过培训的泌尿外科医师进行操作。

(6)ESWL 并发症:ESWL 可能出现肾绞痛、肾被膜下血肿、肾破裂、局部皮肤瘀斑、输尿管"石街"形成、肾积脓、败血症等。长期并发症有肾萎缩。

对于出现肾绞痛的患者,按前述药物治疗方法进行治疗。局部皮肤瘀斑可以自愈,一般不需处理。

如患者出现较剧烈的腰部胀痛,怀疑肾被膜下血肿、肾破裂时,行 CT 检查明确。确诊者,严密监测腰部症状、体征、血红蛋白和影像学,通常卧床休息 1～2 周,对症治疗好转。对于不能控制的出血,可行选择性肾动脉栓塞。

输尿管"石街"形成、肾积脓、败血症者,应紧急行肾穿刺造瘘,同时应用敏感抗生素,输尿管"石街"的处理见输尿管结石章节。为避免这几种并发症,重点在于预防。尽量不对直径＞20 mm 的肾结石行 ESWL 治疗,如需进行 ESWL,事先留置输尿管支架管。对于感染性结石,有发热历史、或尿 WBC 增高者,ESWL 前预防性应用抗生素,并持续到碎石后至少 4 天。

2.经皮肾镜取石

经皮肾镜取石术(percu-taneous nephrolithotomy,PCNL)于 20 世纪 80 年代中期开始在欧美一些国家开展。它是通过建立经皮肾操作通道,击碎并取出肾结石。由于可以迅速有效的祛除肾结石,很快得到推广。但是,早期的 PCNL 由于并发症较多、碎石效率低,经历了数年的低谷。随着各种肾镜的改进、激光、超声气压弹道碎石技术的开发,PCNL 在 20 世纪 90 年代以来,得到了更广泛的应用。1997 年国外学界提出微创经皮肾镜取石术(minimally inva-sive percuta-neous nephrolithotomy,MPCNL),以减少手术并发症与肾实质的损伤,但仅用于治疗直径＜2 cm 的肾结石、小儿肾结石或需建立第 2 个经皮肾通道的病例。我国学者从 1992 年开始采用"经皮肾微造瘘、输尿管镜碎石取石术",随着手术技巧日趋熟练与腔镜设备的改进,1998 年提出有中国特点的微创经皮肾镜取石术(Chinese mPCNL),并逐步在全国推广应用,使经皮肾镜取石技术的适应证不断扩大,并应用于大部分 ESWL 和开放手术难以处理的上尿路结石。近年来大宗回顾性临床报道表明此方法较标准 PCNL 更易掌握和开展,成功率高,并发症较国外技术低。现在,经皮肾镜取石技术在肾结石的治疗中发挥着越来越重要的作用。

(1)PCNL适应证:各种肾结石都可经PCNL治疗,对于直径>2 cm的肾结石和>1.5 cm的肾下盏结石是一线治疗(无论是否伴有肾积水)。还包括:ESWL难以击碎的直径<2 cm的肾结石、肾结石合并肾积水者,胱氨酸结石,有症状的肾盏或憩室内结石,蹄铁形肾结石,移植肾合并结石,各种鹿角形肾结石等。

(2)禁忌证。①凝血异常者:未纠正的全身出血性疾病;服用阿司匹林、华法林等抗凝药物者,需停药2周,复查凝血功能正常才可以进行手术。②未控制的感染:合并肾积脓者,先行肾穿刺造瘘,待感染控制后,行Ⅱ期PCNL。③身体状态差,严重心脏疾病和肺功能不全,无法承受手术者。④未控制的糖尿病和高血压者。⑤脊柱严重后凸或侧凸畸形、极度肥胖或不能耐受俯卧位者为相对禁忌证,可以采用仰卧、侧卧或仰卧斜位等体位进行手术。

(3)PCNL技术特点:PCNL技术的核心是建立并维持合理的经皮肾通道。合理的经皮肾通道的基本组成为:皮肤-肾皮质-肾乳头-肾盏-肾盂。皮肤穿刺点多选在腋后线,经肾的背外侧少血管区域(Brodel线)进入肾实质,出血的风险较低。至于穿刺肾的上、中、下盏,要便于操作、能最大限度地取出肾结石。

PCNL分为Ⅰ期和Ⅱ期。Ⅰ期PCNL是建立通道后马上进行碎石,适用于各种肾结石;Ⅱ期PCNL是在建立通道5～7天后再行碎石,适用于合并感染、肾后性肾功能不全者需要引流者;Ⅰ期操作出血明显或残余结石者。Ⅰ期的优点是:一次操作、患者痛苦小、住院时间短、费用低,结石是否合并肾积水都可进行。缺点是:容易出血、视野不清,由于窦道未形成,操作鞘脱出后容易失败。Ⅱ期手术的优点是:窦道已经形成,出血少、视野清晰。缺点是患者治疗时间长,对于不积水的肾结石不易建立通道,而且由非手术医师建立的皮肾通道可能不是最佳通道,不利于术者操作。

通道的大小可以F14～F30。一般将F14～F20称为微造瘘mPCNL,F22～F24称为标准通道,F26～F30称为大通道。大多数肾结石可以通过单个通道治疗,对于复杂肾结石可以建立两个或多个通道。

(4)术前准备。①影像学检查:术前需要进行必要的影像学检查,包括KUB/IVP加CT平扫,或KUB加CT增强。术前需要明确肾结石的数目、大小、分布,并对肾脏及周围器官的解剖进行仔细评估,以选择最佳穿刺通道,以避免并发症的发生。②控制感染:尿常规异常、与结石有关的发热者,需要控制感染。治疗前应根据尿培养药敏试验选择敏感的抗生素,即使尿培养阴性,手术当天也应选用广谱抗生素预防感染。③签署患者知情同意书:虽然PCNL是一种微创手术,但它仍然存在一定风险,手术前应将残余结石、出血、周围器官损伤、情况严重时需中转开放手术,甚至需要行肾切除等情况以书面的形式告知患者及其家属。

(5)Ⅰ期PCNL手术步骤如下。

1)麻醉:连续硬膜外麻醉,或蛛网膜下腔麻醉联合连续硬膜外麻醉,或全麻。

2)留置输尿管导管:膀胱镜下留置F5～F7输尿管导管,作用是:①向肾盂内注水造成人工"肾积水",利于经皮肾穿刺,对于不积水的肾结石病例更有作用;注入造影剂使肾盂肾盏显影,指导X线引导穿刺针。②指导肾盂输尿管的位置。③碎石过程中防止结石碎块进入输尿管。④碎石过程中,通过输尿管导管加压注水,利于碎石排出。

3)体位:多采用俯卧位,但俯卧位不便于施行全麻。也可采用侧卧位、斜侧卧位。

4)定位:建立经皮肾通道需要 B 超或 X 线定位。X 线的优点是直观;缺点是有放射性,而且不能观察穿刺是否损伤周围脏器。B 超的优点是无辐射、可以实时监测穿刺避免周围脏器损伤、熟练掌握后穿刺成功快;术中还能明确残余结石位置,指导寻找结石,提高结石取净机会;缺点是不够直观,需要经过特殊培训才能掌握。

5)穿刺:穿刺点可选择在 12 肋下至 10 肋间腋后线到肩胛线之间的区域,穿刺经后组肾盏入路,方向指向肾盂。对于输尿管上段结石、肾多发性结石以及合并输尿管肾盂的接合处 UPJ 狭窄需同时处理者,可首选经肾后组中盏入路,通常选 11 肋间腋后线和肩胛下线之间的区域作穿刺点。穿刺上、下组肾盏时,须注意可能会发生胸膜和肠管的损伤。穿刺成功后,有尿液溢出。将导丝经穿刺针送入肾盂。该导丝在 PCNL 中具有重要作用,在随后的操作中,必须保持导丝不脱出。撤穿刺针,记住穿刺针的方向和穿刺深度。

6)扩张:用扩张器沿导丝逐级扩张至所需要的管径。扩张器进入的方向要与穿刺针进入的方向一致。扩张器进入的深度不能超过穿刺针进入的深度。否则,进入过深容易造成肾盂壁的损伤、或穿透对侧肾盂壁,造成出血,而且无法用肾造瘘管压迫止血。扩张器可使用筋膜扩张器、Amplatz 扩张器、高压球囊扩张器或金属扩张器扩张,具体使用哪种扩张器以及扩张通道的大小,必须根据医师的经验以及当时具备的器械条件决定。扩张成功后,将操作鞘置入肾盏。

7)腔内碎石与取石:较小结石可直接取出,较大结石可利用钬激光、气压弹道、超声、液电器械等击碎。碎石过程中需保持操作通道通畅,避免肾盂内压力增高,造成水中毒或菌血症。碎石可用冲洗和钳取方式取出。带吸引功能的超声气压弹道碎石器可在碎石同时吸出结石碎片,使肾内压降低,尤其适用于体积较大的感染性结石患者。根据情况决定是否放置双 J 管。手术结束时留置肾造瘘管可以压迫穿刺通道、引流肾集合系统、减少术后出血和尿外渗,有利于再次处理残石,而且不会增加患者疼痛的程度和延长住院的时间。有些医师尝试术后不留置造瘘管,对于初学者不适用。

8)术后处理:监测生命体征和引流液颜色,防治水中毒、感染等。术后 1 日复查 KUB,如无残余结石,可于术后 1～2 日拔除肾造瘘管。如存在残余结石,根据情况进行 II 期 PCNL、或多通道 PCNL、或联合 ESWL、残余尿酸胱氨酸结石可通过造瘘管进行溶石治疗。

(6)常见并发症及其处理如下。①肾实质出血:是 I 期经皮肾镜操作的常见并发症。通常为静脉性出血。术中肾实质出血常可通过操作鞘压迫控制,如术中出血严重,应停止手术,用气囊导管压迫控制,择期行 II 期手术。术后出血可夹闭肾造瘘管,通常出血可得到控制。如出血较多,需要及时输血。动脉性出血较严重,如出血不能得到控制、血红蛋白进行性下降者,可行动脉造影检查,必要时行选择性肾动脉栓塞,若出血凶险难以控制,应及时改开放手术,以便探查止血,必要时切除患肾。②邻近脏器损伤:肋间穿刺可能损伤胸膜、肝、脾,利用超声引导穿刺可以避免。一旦发现患者出现胸痛、呼吸异常、怀疑气胸或液气胸,应立即停止手术,留置肾造瘘管并保持引流通畅,留置胸腔闭式引流。穿刺位点偏下或偏前,可能损伤肠管。重在预防和及时发现,并作出符合外科原则的处理。③集合系统穿孔:操作中器械移动幅度过大、碎石器械损可造成集合系统穿孔,如保持操作通道通畅,小的穿孔可不必处理。如穿孔造成出血、水吸收等应停止手术,放置输尿管支架管及肾造瘘管,充分引流。择期行 II 期手术。④稀释性低钠血症:手术时间过长、高压灌注造成水吸收过多所致。停止手术,急查电解质,予高渗盐水、利尿、吸氧等治疗可缓解。⑤感染和肾周积脓:重在预防,术前控制泌尿系统感染,肾积水明显者予充分引流。手术后保持输尿管导管、肾造瘘管通常非常重要,并予抗生素治疗。

(7)开展 PCNL 注意事项:PCNL 是一项技术要求很高的操作,需要术者具有相当的专业技术和经验,应在有条件的医院施行。开展 PCNL 前,应利用模拟器械、动物手术等进行模拟训练。开展手术早期宜选择简单病例,如:单发肾盂结石合并中度以上肾积水,患者体形中等,无其他伴随疾病。复杂或体积过大的肾结石手术难度较大,应在经验丰富的医师指导下手术。合并肾功能不全者或肾积脓先行经皮肾穿刺造瘘引流,待肾功能改善及感染控制后再Ⅱ期取石。完全鹿角形肾结石可分期多次多通道取石,但手术次数不宜过多(一般单侧取石不超过3次),每次手术时间不宜过长,需视患者耐受程度而定。

3.开放手术或腹腔镜手术取石

近年来,随着体外冲击波碎石和腔内泌尿外科技术的发展,特别是经皮肾镜和输尿管镜碎石取石术的广泛应用,开放性手术在肾结石治疗中的运用已经显著减少。在某些医院,肾结石病例中开放手术仅占 1‰~5.4‰。但是,开放性手术取石在某些情况下仍具有极其重要的临床应用价值。

(1)适应证:①ESWL、PCNL、URS 手术或治疗失败,或上述治疗方式出现并发症须开放手术处理。②骨骼系统异常不能摆 ESWL、PCNL、URS 体位者。③肾结石合并解剖异常者,如肾盂输尿管连接部狭窄、漏斗部狭窄、肾盏憩室等。这些解剖异常需要在取石同时进行处理。④异位肾、马蹄肾等不易行 ESWL、PCNL、URS 等手术者。⑤同时需要开放手术治疗其他疾病。⑥无功能肾需行肾切除。⑦小儿巨大肾结石,开放手术简单,只需一次麻醉。

(2)手术方法:包括肾盂切开取石术、肾盂肾实质联合切开取石术、无萎缩性肾实质切开取石术、无功能肾切除术和肾脏部分切除术、肾盂输尿管连接部成形术等。这些手术方式现在基本可以通过腹腔镜手术来完成。一般来说,腹腔镜手术比开放手术出血少、并发症少、住院时间短、恢复快,但手术时间较长。腹腔镜手术需要经过专门培训,还需要完善的设备支持。

(四)特殊情况的治疗

1.鹿角形肾结石

鹿角形肾结石是指充满肾盂和至少1个肾盏的结石。部分性鹿角状结石仅仅填充部分集合系统,而完全性鹿角状结石则填充整个肾集合系统。新发的鹿角形肾结石都应该积极地治疗,患者必须被告知积极治疗的益处与相关的风险。在大多数的情况下,PCNL 应作为首选的治疗手段;若肾解剖正常,体积小的鹿角形肾结石可考虑单用 ESWL 治疗,碎石前应先保证充分的引流;若结石无法通过合理次数的微创技术处理,可考虑采用开放手术。

鹿角形肾结石以单通道的经皮肾取石术有时无法清除所有结石,可以建立第2、第3条微创经皮肾通道,进行多通道碎石取石术。多通道的建立时间,通常在第一通道变为成熟通道的基础上才可以进行,一般在Ⅰ期手术后5~7日。对于操作熟练者如手术顺利,可一期进行多通道穿刺。由于第2、3通道仅需扩张至 F14~F18,损伤和出血的危险较小,安全性较高。多通道形成后可加快取石的速度,提高对鹿角形肾结石的清除能力。

完全性鹿角形肾结石可分期多次取石,对巨大的结石可采用多通道取石,但手术的次数不宜过多（一般单侧取石≤3 次），每次手术的时间不宜过长。必要时需视患者的耐受程度和医师的经验，联合应用 ESWL 辅助或 PCNL-ESWL-PCNL"三明治疗法"。

若无很好的条件和经验开展 PCNL，鹿角形结石可采用开放性手术治疗。可以选择的手术包括扩大的肾盂肾盏切开取石术、无萎缩性肾实质切开取石术、复杂的放射状肾实质切开术和低温下肾脏手术。

2.马蹄肾肾结石

马蹄肾肾结石可采用 PCNL，也可采用开放手术取石。马蹄肾的两肾下极多在脊柱前方融合成峡部，输尿管与肾盂高位连接，伴有肾旋转不良，各组肾盏朝向背侧。因肾脏位置较正常低，肾上腺更靠后外侧，故穿刺时多从背部经肾上盏或中盏入路。由于输尿管上段在峡部前侧位跨越行走并与肾盂连接，UPJ 处成坡状，肾盏漏斗部狭长，造成术后残石很难自行排出，尤其是肾下盏结石，所以手术中应尽量清除所有结石，必要时进行多通道碎石取石术。如果 UPJ 的高位连接未造成明显的功能性梗阻，一般可不予处理。

马蹄肾结石如需行 ESWL，应根据肾在体表的投影，取俯卧位行 ESWL 治疗（即冲击波从前腹进入体内）。

3.孤立肾肾结石

孤立肾肾结石孤立肾患者由于代偿性肾增大，肾皮质厚，在 PCNL 手术中，穿刺、扩张时容易出血。可采用微造瘘 mPCNL，建立 F14～F18 皮肾通道，对肾皮质的损伤减少、出血的概率较低。另外，分两期手术较安全。手术的关键在于解除梗阻，改善肾功能，采用合理的通道大小和取石次数。对于难以取净的残石可术后结合 ESWL 治疗。每次治疗后必须监测肾功能的变化，治疗间隔的时间适当延长。

若无很好的条件和经验开展 PCNL，也可采用开放手术取石。

4.移植肾肾结石

移植肾为孤立功能肾，患者长期服用免疫抑制剂，抵抗力低下，合并肾结石时应采取创伤小、效果确切的治疗方法。推荐肾移植伴肾结石的患者采用 ESWL 和 PCNL 治疗。由于移植肾位于髂窝，位置表浅，经皮肾穿刺容易成功。

移植肾及输尿管均处于去神经状态，因此，可以在局麻＋静脉镇痛下进行手术。一般来说，患者采用仰卧位。但是，如果合并输尿管狭窄，则采用截石位。

移植肾的输尿管膀胱吻合口多位于膀胱顶侧壁，输尿管逆行插管不易成功。术中可先 B 超定位，穿刺成功后注入造影剂，然后在 X 线定位下穿刺目标肾盏。

手术时间不宜过长，出血明显时应待Ⅱ期手术取石。

5.肾盏憩室结石

肾盏憩室结石可采用 PCNL 或逆行输尿管软镜来处理。后腹腔镜手术也可用于治疗肾盏憩室结石。通常不采用 ESWL 治疗，因为肾集合系统和憩室之间的连接部相对狭窄，即使碎石效果较好，结石仍有可能停留在原处而无法排出。

mPCNL 治疗时，术中经预置的导管逆行注入亚甲蓝帮助寻找狭小的漏斗部开口，取石后将狭窄部切开或扩张，并放置一根 F6 双 J 管，并留置 30 天。

腹侧的肾盏憩室可以经腹腔镜下切除，祛除结石、缝合憩室口。

6.盆腔肾肾结石

对于肾脏位于盆腔的患者,推荐使用 ESWL 治疗。PCNL 的难度大,一般不宜采用,必要时可采取开放手术或腹腔镜手术。

7.髓质海绵肾结石

海绵肾表现为部分肾髓质集合管的囊状扩张,形成的结石一般位于肾乳头的近端,结石细小呈放射状分布。只要结石不引起梗阻,一般不需处理其肾结石。经皮肾取石术难以处理此类结石,而且极易损伤肾乳头,日后形成的瘢痕会造成集合管的梗阻。较大的结石或结石排至肾盂或肾盏引起梗阻时,可采用 ESWL、RIRS 或 PCNL 治疗。口服枸橼酸制剂及维生素 B_6、增加液体的摄入以抑制结石的生长。

8.小儿肾结石

小儿肾结石一般可用 ESWL 治疗,因小儿的代偿能力较强,排石能力较成人强,单纯碎石的指征较成人稍宽。若结石较大而梗阻不严重,应先置双 J 管后碎石;如碎石效果不佳或结石梗阻严重,则可采取微创经皮肾取石解决。一般情况下不宜双侧同时碎石或经皮取石。

9.过度肥胖的患者

对于过度肥胖的患者,患者皮肤至结石的距离过大,ESWL 定位困难,因而不易成功,推荐选用 PNL 或开放手术。标准经皮肾取石术使用的肾镜太短,不适合这类患者的手术操作,过去曾被认为是手术的禁忌证。但是,微创经皮肾取石术由于使用了长而纤细的内镜,只需在扩张通道时使用加长的工作鞘。

肥胖患者对俯卧位耐受差,易发生通气障碍,体位可采用患侧垫高45°的斜仰卧位,患者相对更易耐受手术。必要时可采取气管插管全麻。

由于皮肾通道较长,留置的肾造瘘管术后容易脱出,可以放置 F14～F16 的末端开口的气囊导尿管,向外轻轻牵引后皮肤缝线固定。X 线透视下注入造影剂,确保气囊位于肾盏内。

(五)结石治疗的注意事项

1.双侧上尿路结石的处理原则

双侧上尿路同时存在结石约占结石患者的15%,传统的治疗方法一般是对两侧结石进行分期手术治疗,随着体外碎石、腔内碎石设备的更新与泌尿外科微创技术的进步,对于部分一般状况较好、结石清除相对容易的上尿路结石患者,可以同期微创手术治疗双侧上尿路结石。

双侧上尿路结石的治疗原则为:①双侧输尿管结石,如果总肾功能正常或处于肾功能不全代偿期,血肌酐值<178.0 μmol/L,先处理梗阻严重一侧的结石;如果总肾功能较差,处于氮质血症或尿毒症期,先治疗肾功能较好一侧的结石,条件允许,可同时行对侧经皮肾穿刺造瘘,或同时处理双侧结石。②双侧输尿管结石的客观情况相似,先处理主观症状较重或技术上容易处理的一侧结石。③一侧输尿管结石,另一侧肾结石,先处理输尿管结石,处理过程中建议参考总肾功能、分肾功能与患者一般情况。④双侧肾结石,一般先治疗容易处理且安全的一侧,如果肾功能处于氮质血症或尿毒症期,梗阻严重,建议先行经皮肾穿刺造瘘,待肾功能与患者一般情况改善后再处理结石。⑤孤立肾上尿路结石或双侧上尿路结石致急性梗阻性无尿,只要患者情况许可,应及时外科处理,如不能耐受手术,应积极试行输尿管逆行插管或经皮肾穿刺造瘘术,待患者一般情况好转后再选择适当治疗方法。⑥对于肾功能处于尿毒症期,并有

水、电解质和酸碱平衡紊乱的患者,建议先行血液透析,尽快纠正其内环境的紊乱,并同时行输尿管逆行插管或经皮肾穿刺造瘘术,引流肾脏,待病情稳定后再处理结石。

2.合并尿路感染的结石的处理原则

由于结石使尿液淤滞易并发感染,同时结石作为异物促进感染的发生,两者可相互促进,对肾功能造成严重破坏。在未祛除结石之前,感染不易控制,严重者可并发菌血症或脓毒血症,甚至危及生命。

所有结石患者都必须进行菌尿检查,必要时行尿培养。当菌尿试验阳性,或者尿培养提示细菌生长,或者怀疑细菌感染时,在取石之前应该使用抗生素治疗,对于梗阻表现明显、集合系统有感染的结石患者,需进行置入输尿管支架管或经皮肾穿刺造瘘术等处理。

上尿路结石梗阻并发感染、尤其是急性炎症期的患者不宜碎石,否则易发生炎症扩散甚至出现脓毒血症,而此类患者单用抗生素治疗又难以奏效,此时亦不宜行输尿管镜取石。通过经皮肾微穿刺造瘘及时行梗阻以上尿路引流可减轻炎症,使感染易于控制,避免感染及梗阻造成肾功能的进一步损害。经皮肾微穿刺造瘘术的应用扩大了体外冲击波碎石及腔镜取石的适应证,可减少并发症,提高成功率,两者合并应用是上尿路结石梗阻伴感染的理想治疗方法。

结石并发尿路真菌感染是临床治疗的难点,常见于广谱抗生素使用时间过长。出现尿路真菌感染时,应积极应用敏感的抗真菌药物。但是,全身应用抗真菌药物毒副作用大,可能加重肾功能的损害,采用局部灌注抗真菌药治疗上尿路结石并发真菌感染是控制真菌感染的好方法。

3.残石碎片的处理

残石碎片常见于 ESWL 术后,也可见于 PCNL、URS 术以及复杂性肾结石开放取石术后,最多见于下组肾盏。结石不论大小,经 ESWL 治疗后都有可能形成残石碎片。结石残余物的直径不超过 4 mm,定义为残余碎片,直径≥5 mm 的结石则称为残余结石。

残石碎片可导致血尿、疼痛、感染、输尿管梗阻及肾积水等并发症的发生。无症状的肾脏残余结石增加了结石复发的风险,残石可以为新结石的形成提供核心。感染性结石的患者在进行治疗后,如伴有结石残留,则结石复发的可能性更大。对于无症状、石块不能自行排出的患者,应该依据结石情况进行相应的处理。有症状的患者,应积极解除结石梗阻,妥善处理可能出现的问题;同时应采取必要的治疗措施以消除症状。有残余碎片或残余结石的应定期复查以确定其致病因素,并进行适当预防。

关于"无临床意义的残石碎片"的定义存在很多争论。对伴有残余结石碎片的患者,长期随访研究表明:随着时间延长,残片逐渐增大,结石复发率增加,部分患者需重复进行取石治疗。

对下组肾盏存在结石或碎片且功能丧失的患者,下极肾部分切除术可以作为治疗选择之一。对于上、中组肾盏的结石,可采用输尿管软镜直接碎石。经皮化学溶石主要适用于含有磷酸镁铵、碳酸盐、尿酸及胱氨酸和磷酸氢钙的结石。

对于残余结石直径>20 mm 的患者,可采用 ESWL 或 PCNL 治疗,在行 ESWL 前,推荐置入双 J 管,可以减少结石在输尿管的堆积,避免出现"石街"。

4."石街"的治疗

"石街"为大量碎石在输尿管与男性尿道内堆积没有及时排出,堆积形成"石街",阻碍尿液排出,以输尿管"石街"为多见。

输尿管"石街"形成的原因有:①一次粉碎结石过多。②结石未能粉碎为很小的碎片。③两次碎石间隔时间太短。④输尿管有炎症、息肉、狭窄和结石等梗阻。⑤碎石后患者过早大量活动。⑥ESWL引起肾功能损害,排出碎石块的动力减弱。⑦ESWL术后综合治疗关注不够。如果"石街"形成2周后不及时处理,肾功能恢复将会受到影响;如果"石街"完全堵塞输尿管,6周后肾功能将会完全丧失。

在对较大的肾结石进行ESWL之前常规放置双J管,"石街"的发生率大为降低。无感染的"石街"可继续用ESWL治疗,重点打击"石街"的远侧较大的碎石。对于有感染迹象的患者,给予抗生素治疗,并尽早予以充分引流,常采用经皮肾穿刺造瘘术,通常不宜放置输尿管支架管。待感染控制后,行输尿管镜手术,可联合PCNL。

5.妊娠合并结石的治疗

妊娠合并尿路结石较少见,发病率<0.1%,其中,妊娠中、晚期合并泌尿系统结石较妊娠早期者多见。妊娠合并结石的临床表现主要有腰腹部疼痛、恶心呕吐、膀胱刺激征、肉眼血尿和发热等,与非妊娠期症状相似,且多以肾绞痛就诊。

鉴于X线对胎儿的致畸等影响,妊娠合并结石患者禁用放射线检查包括CT。MRI检查对肾衰竭患者以及胎儿是安全的,特别是结石引起的肾积水,采用磁共振泌尿系统水成像(MRU)能清楚地显示扩张的集合系统,能明确显示梗阻部位。B超对结石的诊断准确率高且对胎儿无损害,可反复应用,为首选的方法。通过B超和尿常规检查结合临床表现诊断泌尿系统结石并不困难。

妊娠合并结石首选保守治疗,禁止行ESWL(无论是否为B超定位)。应根据结石的大小、梗阻的部位、是否存在着感染、有无肾实质损害以及临床症状来确定治疗方法。原则上对于结石较小、没有引起严重肾功能损害者,采用综合排石治疗,包括多饮水、适当增加活动量、输液利尿、解痉、止痛和抗感染等措施促进排石。

对于妊娠的结石患者,保持尿流通畅是治疗的主要目的。通过局麻下经皮肾穿刺造瘘术、置入双J管或输尿管支架等方法引流尿液,可协助结石排出或为以后治疗结石争取时间。妊娠期间麻醉和手术的危险很难评估,妊娠前3个月(早期)全麻会导致畸胎的概率增加,但是,一般认为这种机会很小。提倡局麻下留置输尿管支架,建议每2个月更换1次支架管以防结石形成被覆于支架管。肾积水并感染积液者,妊娠22周前在局麻及B超引导下进行经皮肾造瘘术为最佳选择,引流的同时尚可进行细菌培养以指导治疗。与留置输尿管支架管一样,经皮肾穿刺造瘘也可避免在妊娠期进行对妊娠影响较大的碎石和取石治疗。

十三、尿路结石的预防

(一)含钙尿路结石的预防

由于目前对各种预防含钙结石复发的治疗措施仍然存在着一定的争议,而且,患者往往需要长期甚至终身接受治疗,因此,充分地认识各种预防措施的利弊是最重要的。对于任何一种预防性措施来说,不仅需要其临床效果确切,同时,还要求它简单易行,而且没有不良反应。否则,患者将难以遵从治疗。

含钙尿路结石患者的预防措施应该从改变生活习惯和调整饮食结构开始,保持合适的体重指数、适当的体力活动、保持营养平衡和增加富含枸橼酸的水果摄入是预防结石复发的重要措施。只有在改变生活习惯和调整饮食结构无效时,再考虑采用药物治疗。

1.增加液体的摄入

增加液体的摄入能增加尿量,从而降低尿路结石成分的过饱和状态,预防结石的复发。推荐每天的液体摄入量在 4 L 以上,使每天的尿量保持在 2.0～2.5 L。建议尿石症患者在家中自行测量尿的比重,使尿的比重低于 1.010 为宜,以达到并维持可靠的尿液稀释度。

关于饮水的种类,一般认为以草酸含量少的非奶制品液体为宜。饮用硬水是否会增加含钙结石的形成,目前仍然存在不同的看法。应避免过多饮用咖啡因、红茶、葡萄汁、苹果汁和可口可乐。推荐多喝橙汁、柠檬水。

2.饮食调节

维持饮食营养的综合平衡,强调避免其中某一种营养成分的过度摄入。

(1)饮食钙的含量:饮食钙的含量低于 20 mmoL/d(800 mg/d)就会引起体内的负钙平衡。低钙饮食虽然能够降低尿钙的排泄,但是可能会导致骨质疏松和增加尿液草酸的排泄。摄入正常钙质含量的饮食、限制动物蛋白和钠盐的摄入比传统的低钙饮食具有更好地预防结石复发的作用。正常范围或者适当程度的高钙饮食对于预防尿路含钙结石的复发具有临床治疗的价值。但是,饮食含钙以外的补钙对于结石的预防可能不利,因为不加控制的高钙饮食会增加尿液的过饱和水平。通过药物补钙来预防含钙结石的复发仅适用于肠源性高草酸尿症,口服200～400 mg 枸橼酸钙在抑制尿液草酸排泄的同时,可以增加尿液枸橼酸的排泄。推荐多食用乳制品(牛奶、干酪、酸乳酪等)、豆腐等食品。成人每天钙的摄入量应为 20～25 mmoL(800～1000 mg)。推荐吸收性高钙尿症患者摄入低钙饮食,不推荐其他患者摄入限钙饮食。

(2)限制饮食中草酸的摄入:虽然仅有 10％～15％ 的尿液草酸来源于饮食,但是,大量摄入富含草酸的食物后,尿液中的草酸排泄量会明显地增加。草酸钙结石患者尤其是高草酸尿症的患者应该避免摄入诸如甘蓝、杏仁、花生、甜菜、欧芹、菠菜、大黄、红茶和可可粉等富含草酸的食物。其中,菠菜中草酸的含量是最高的,草酸钙结石患者更应该注意忌食菠菜。低钙饮食会促进肠道对草酸盐的吸收,增加尿液草酸盐的排泄。补钙对于减少肠道草酸盐的吸收是有利的,但仅适用于肠源性高草酸尿症患者。

(3)限制钠盐的摄入:高钠饮食会增加尿钙的排泄,每天钠的摄入量应少于 2 g。

(4)限制蛋白质的过量摄入:低碳水化合物和高动物蛋白饮食与含钙结石的形成有关。高蛋白质饮食引起尿钙和尿草酸盐排泄增多的同时,使尿的枸橼酸排泄减少,并降低尿的 pH,是诱发尿路含钙结石形成的重要危险因素之一。推荐摄入营养平衡的饮食,保持早、中、晚3 餐营养的均衡性非常重要。避免过量摄入动物蛋白质,每天的动物蛋白质的摄入量应该限制在 150 g 以内。其中,复发性结石患者每天的蛋白质摄入量不应该超过 80 g。

(5)减轻体重:研究表明,超重是尿路结石形成的至关重要的因素之一。建议尿路结石患者维持适度的体重指数(bodymass index,BMI)。

(6)增加水果和蔬菜的摄入:饮食中水果和蔬菜的摄入可以稀释尿液中的成石危险因子,

但并不影响尿钾和尿枸橼酸的浓度。因此,增加水果和蔬菜的摄入可以预防低枸橼酸尿症患者的结石复发。

(7)增加粗粮及纤维素饮食:米麸可以减少尿钙的排泄,降低尿路结石的复发率,但要避免诸如麦麸等富含草酸的纤维素食物。

(8)减少维生素 C 的摄入:维生素 C 经过自然转化后能够生成草酸。服用维生素 C 后尿草酸的排泄会显著增加,形成草酸钙结晶的危险程度也相应增加。尽管目前还没有资料表明大剂量的维生素 C 摄入与草酸钙结石的复发有关,建议复发性草酸钙结石患者避免摄入大剂量的维生素 C。推荐他们每天维生素 C 的摄入不要超过 1.0 g。

(9)限制高嘌呤饮食:伴高尿酸尿症的草酸钙结石患者应避免高嘌呤饮食,推荐每天食物中嘌呤的摄入量少于 500 mg。富含嘌呤的食物有:动物的内脏(肝脏及肾脏)、家禽皮、带皮的鲱鱼、沙丁鱼、凤尾鱼等。

3.药物预防性治疗

用于含钙结石预防性治疗的药物虽然种类很多,但是,目前疗效较为肯定的只有碱性枸橼酸盐、噻嗪类利尿剂和别嘌醇。

(1)噻嗪类利尿药:如苯氟噻、三氯噻嗪、氢氯噻嗪和吲达帕胺等,可以降低尿钙正常患者的尿钙水平,降低尿液草酸盐的排泄水平,抑制钙的肠道吸收。另外,噻嗪类药物可以抑制骨质吸收,增加骨细胞的更新,防止伴高钙尿症结石患者发生骨质疏松现象。因此,噻嗪类利尿药的主要作用是减轻高钙尿症,适用于伴高钙尿症的含钙结石患者。常用剂量为氢氯噻嗪 25 mg,或者三氯噻嗪 4 mg/d。

噻嗪类利尿药的主要不良反应是低钾血症和低枸橼酸尿症,与枸橼酸钾一起应用可以减轻不良反应,并且可以增强预防结石复发的作用。部分患者长期应用后可能会出现低血压、疲倦和勃起障碍,应该注意用药后发生低镁血症和低镁尿症的可能性。

(2)正磷酸盐:能够降低 $1,25(OH)_2$-D_3 的合成,主要作用是减少钙的排泄并增加磷酸盐及尿枸橼酸的排泄,可以抑制结石的形成。其中,中性正磷酸盐的效果比酸性正磷酸盐好。

正磷酸盐主要应用于伴有高钙尿症的尿路含钙结石患者,但是,目前还缺乏足够的证据来证明其治疗的有效性。因此,临床上可选择性地应用于某些尿路结石患者,不作为预防性治疗的首选药物。

(3)磷酸纤维素:和磷酸纤维钠可以通过与钙结合形成复合物而抑制肠道对钙的吸收,从而降低尿钙的排泄。主要适用于伴吸收性高钙尿症的结石患者,但临床效果还不肯定。由于用药后可能会出现高草酸尿症和低镁尿症,因此目前不推荐将磷酸纤维素用于预防结石复发的治疗。

(4)碱性枸橼酸盐:能够增加尿枸橼酸的排泄,降低尿液草酸钙、磷酸钙和尿酸盐的过饱和度,提高对结晶聚集和生长的抑制能力,能有效地减少含钙结石的复发。

临床上用于预防含钙结石复发的碱性枸橼酸盐种类包括枸橼酸氢钾钠、枸橼酸钾、枸橼酸钠、枸橼酸钾钠和枸橼酸钾镁等制剂。枸橼酸钾和枸橼酸钠都具有良好的治疗效果,但是,钠盐能够促进尿钙排泄,单纯应用枸橼酸钠盐时,降低尿钙的作用会有所减弱。临床研究也表明枸橼酸钾盐的碱化尿液效果比钠盐好,而且,钾离子不会增加尿钙的排泄。因此,枸橼酸钾预防结石复发的作用比枸橼酸钠强。枸橼酸氢钾钠(友来特)具有便于服用、口感较好等优点,患者依从性较高。

尽管碱性枸橼酸盐最适用于伴低枸橼酸尿症的结石患者,但是,目前认为其适应证可能可以扩大至所有类型的含钙结石患者。常用剂量为枸橼酸氢钾钠(友来特)1~2 g,每天 3 次,枸橼酸钾 1~2 g 或者枸橼酸钾钠 3 g,每天 2~3 次。

碱性枸橼酸盐的主要不良反应是腹泻,患者服用后依从性较差。

(5)别嘌醇:可以减少尿酸盐的产生,降低血清尿酸盐的浓度,减少尿液尿酸盐的排泄。此外,别嘌醇还可以减少尿液草酸盐的排泄。

推荐别嘌醇用于预防尿酸结石和伴高尿酸尿症的草酸钙结石患者,用法为 100 mg,每天 3 次,或者 300 mg,每天 1 次。

(6)镁剂:镁通过与草酸盐结合而降低草酸钙的过饱和度,从而抑制含钙尿路结石的形成。补充镁剂在促进尿镁增加的同时,可以增加尿枸橼酸的含量,并提高尿的 pH。因此,镁剂能有效地降低草酸钙结石的复发。适用于伴有低镁尿症或不伴有低镁尿症的草酸钙结石患者。由于含钙结石患者伴低镁尿症者并不多($<4\%$),因此,除枸橼酸盐以外,目前不推荐将其他的镁盐单独用于预防含钙尿路结石复发的治疗。

(7)葡胺聚糖:可以抑制草酸钙结石的生长,适用于复发性草酸钙结石的治疗,但目前还缺乏关于合成的或半合成的葡胺聚糖应用于预防含钙尿路结石复发的依据。

(8)维生素 B_6:是体内草酸代谢过程中的辅酶之一,体内维生素缺乏可以引起草酸的排泄增高。大剂量的维生素 B_6(300~500 mg/d)对于原发性高草酸尿症患者有治疗作用。维生素 B_6 主要用于轻度高草酸尿症和原发性高草酸尿症的患者。

(9)中草药:目前认为对含钙结石具有一定预防作用的中草药包括泽泻、胖大海、金钱草、玉米须及芭蕉芯等。但是,尚缺乏临床疗效观察的报道。

(二)感染结石的预防

推荐低钙、低磷饮食。氢氧化铝或碳酸铝凝胶可与小肠内的磷离子结合形成不溶的磷酸铝,从而降低肠道对磷的吸收和尿磷的排泄量。对于由尿素酶细菌感染导致的磷酸铵镁和碳酸磷灰石结石,应尽可能用手术方法清除结石。

推荐根据药物敏感试验使用抗生素治疗感染。强调抗感染治疗需要足够的用药疗程。在抗生素疗法的起始阶段,抗生素的剂量相对较大(治疗量),通过 1~2 周的治疗,使尿液达到无菌状态,之后可将药物剂量减半(维持量)并维持 3 个月。要注意每月作细菌培养,如又发现细菌或患者有尿路感染症状,将药物恢复至治疗量以更好地控制感染。

酸化尿液能够提高磷酸盐的溶解度,可以用氯化铵 1 g,2~3 次/d 或蛋氨酸 500 mg,2~3 次/d。严重感染的患者,应该使用尿酶抑制剂。推荐使用乙酰羟肟酸和羟基脲等,建议乙酰羟肟酸的首剂为 250 mg,每天 2 次持续 4 周,如果患者能耐受,可将剂量增加 250 mg,每天 3 次。

(三)尿酸结石的预防

预防尿酸结石的关键在于增加尿量、提高尿液的 pH 和减少尿酸的形成和排泄 3 个环节。

1.大量饮水

尿量保持在每天 2000 mL 以上。

2.碱化尿液

使尿的 pH 维持在 6.5～6.8 之间,可以给予枸橼酸氢钾钠(友来特)1～2 g,3 次/d,枸橼酸钾 2～3 g 或者枸橼酸钾钠 3～6 g,2～3 次/d,或者 NaHCO₃1.0 g,3 次/d。

3.减少尿酸的形成

血尿酸或尿尿酸增高者,口服别嘌醇 300 mg/d。叶酸比别嘌醇能够更有效地抑制黄嘌呤氧化酶活性,推荐口服叶酸 5 mg/d。

(四)胱氨酸结石的预防

注意大量饮水以增加胱氨酸的溶解度,保证每天的尿量在 3000 mL 以上,即饮水量至少要达到150 mL/h。

碱化尿液,使尿的 pH 达到 7.5 以上。可以服枸橼酸氢钾钠(友来特)1～2 g,每天 3 次。避免进食富含蛋氨酸的食品,如大豆、小麦、鱼、肉、豆类和蘑菇等,低蛋白质饮食可减少胱氨酸的排泄。

限制钠盐的摄入,推荐钠盐的摄入量限制在 2 g/d 以下。

尿液胱氨酸的排泄高于 3 mmoL/24 h 时,应用硫普罗宁(α-巯基丙酰甘氨酸)250～2000 mg/d 或者卡托普利 75～150 mg/d。

(五)其他少见结石的预防

1.药物结石的预防

含钙药物结石的预防:补钙和补充维生素 D 引起的结石与尿钙的排泄增加有关,补充大剂量的维生素 C 可能会促进尿液草酸的排泄。因此,含钙药物结石的预防主要是减少尿钙和尿草酸的排泄,降低尿液钙盐和草酸盐的饱和度。

非含钙药物结石的预防:预防茚地那韦结石的最好方法是充分饮水,每天进水量达到 3000 mL 以上,可以防止药物晶体的析出。酸化尿液使尿 pH 在 5.5 以下,可能有利于药物晶体的溶解。

氨苯蝶啶、乙酰唑胺、磺胺类药物结石的预防方法是大量饮水以稀释尿液,适当应用碱性药物来提高尿液的 pH,从而增加药物结晶的溶解度。

2.嘌呤结石的预防

嘌呤结石(主要包括 2,8-二羟腺嘌呤结石和黄嘌呤结石)的预防上应该采取低嘌呤饮食;别嘌醇能够抑制黄嘌呤氧化酶,可减少 2,8-二羟腺嘌呤的排泄,从而起防止结石发生的作用。理论上说,碱化尿液可以促进 2,8-二羟腺嘌呤的溶解。

十四、尿路结石的随访

(一)尿路结石临床治疗后的随访

尿路结石临床治疗的目的是最大限度地祛除结石、控制尿路感染和保护肾功能。因此,无石率、远期并发症的发生情况和肾功能的恢复情况是临床随访复查的主要项目。

1.无石率

定期(1 周、1 个月、3 个月、半年)复查 X 线照片、B 超或者 CT 扫描,并与术前对比,可以确认各种治疗方法的无石率。尿路结石临床治疗后总的无石率以 PNL 最高,开放性手术次之,联合治疗再次,而 ESWL 最低。

2.远期并发症

不同的治疗方法可能出现的并发症种类不一样,其中,PCNL 的远期并发症主要是肾功能丧失、肾周积液、复发性尿路感染、集合系统狭窄、输尿管狭窄和结石复发等;联合治疗的远期并发症主要是肾功能丧失、复发性尿路感染、残石生长和结石复发等;单纯 ESWL 的远期并发症包括肾功能丧失和结石复发等;开放性手术的远期并发症有漏尿、输尿管梗阻、肾萎缩、结石复发和反复发作的尿路感染等。术后注意定期复查有利于尽早发现并发症的存在。

3.肾功能

术后 3 个月至半年复查排泄性尿路造影,以了解肾功能的恢复情况。

(二)尿路结石预防性治疗后的随访

尿路结石患者大致可以分为不复杂的和相对复杂的两类。第一类包括初发结石而结石已排出的患者以及轻度的复发性结石患者,第二类包括病情复杂、结石频繁复发、经治疗后肾脏仍有残留结石,或者有明显的诱发结石复发的危险因素存在的患者。其中,第一类患者不需要随访,第二类患者需要随访。

推荐 2 次重复收集 24 小时尿液标本做检查的做法,这样可以提高尿液成分异常诊断的准确性。

空腹晨尿(或早上某一时点的尿标本)pH>5.8 时,则应怀疑伴有完全性或不完全性肾小管性酸中毒。同样,空腹晨尿或早上某一时点尿标本可以作细菌学检查和胱氨酸测定。测定血清钾浓度的目的主要是为诊断肾小管性酸中毒提供更多的依据。

第二节 输尿管结石

输尿管结石是泌尿系统结石中的常见疾病,发病年龄多为 20~40 岁,男性略高于女性。其发病率约占上尿路结石的 65%。其中 90%以上是继发性结石,即结石在肾内形成后降入输尿管。原发于输尿管的结石较少见,通常合并输尿管梗阻、憩室等其他病变。所以输尿管结石的病因与肾结石基本相同。从形态上看,由于输尿管的塑形作用,结石进入输尿管后常形成圆柱形或枣核形,亦可由于较多结石排入,形成结石串俗称“石街”。

解剖学上输尿管的 3 个狭窄部将其分为上、中、下 3 段:①肾盂输尿管连接部。②输尿管与髂血管交叉处。③输尿管的膀胱壁内段,此 3 处狭窄部常为结石停留的部位。除此之外,输尿管与男性输精管或女性子宫阔韧带底部交叉处以及输尿管与膀胱外侧缘交界处管径较狭窄,也容易造成结石停留或嵌顿。过去的观点认为,下段输尿管结石的发病率最高,上段次之,中段最少。但最新的临床研究发现,结石最易停留或嵌顿的部位是输尿管的上段,约占全部输尿管结石的 58%,其中又以第 3 腰椎水平最多见;而下段输尿管结石仅占 33%。在肾盂及肾盂输尿管连接部起搏细胞的影响下,输尿管有节奏的蠕动,推动尿流注入膀胱。因此,在结石下端无梗阻的情况下,直径≤0.4 cm 的结石约有 90%可自行降至膀胱随尿流排出,其他情况则多需要进行医疗干预。

一、症状

(一)疼痛

1.中、上段输尿管结石

当结石停留在1个特定区域而无移动时,常引起输尿管完全或不完全性的梗阻,尿液排出延迟引起肾脏积水,可出现腰部胀痛、压痛及叩痛。随着肾脏"安全阀"开放引起尿液静脉、淋巴管或肾周反流,肾内压力降低,疼痛可减轻,甚至完全消失。而当结石随输尿管蠕动和尿流影响,发生移动时,则表现为典型的输尿管绞痛。上段输尿管结石一般表现为腰区或胁腹部突发锐利的疼痛,并可放射到相应的皮肤区及脊神经支配区,如可向同侧下腹部、阴囊或大阴唇放射。值得注意的是,腰背部皮肤的带状疱疹经常以单侧腰胁部的疼痛出现,在疱疹出现前几乎无法确诊,因此常与肾脏或输尿管上段的结石相混淆,需要仔细询问病史以排除可能性。中段的输尿管结石表现为中、下腹部的剧烈疼痛。这种患者常以急腹症就诊,因此常需与腹部其他急症相鉴别。例如右侧需考虑急性阑尾炎、胃十二指肠溃疡穿孔;左侧需考虑急性肠憩室炎、肠梗阻、肠扭转等疾病。在女性还需要注意排除异位妊娠导致输卵管破裂、卵巢扭转、卵巢破裂等疾病,以免造成误诊。

2.下段输尿管结石

下段输尿管结石引起疼痛位于下腹部,并向同侧腹股沟放射。当结石位于输尿管膀胱连接处时,由于膀胱三角区的部分层次由双侧输尿管融合延续而来,因此可表现为耻骨上区的绞痛,伴有尿频、尿急、尿痛等膀胱刺激征,排尿困难。在男性还可放射至阴茎头。牵涉痛产生于髂腹股沟神经和生殖股神经的生殖支神经。因此在排除泌尿系统感染等疾病后,男性患者需要与睾丸扭转或睾丸炎相鉴别。在女性则需要与卵巢疾病相鉴别。

(二)血尿

约90%的患者可出现血尿,而其中10%为肉眼血尿,还有一部分患者由于输尿管完全梗阻而无血尿。输尿管结石产生血尿的原因为:结石进入输尿管引起输尿管黏膜受损出血或引起感染。因此一般认为,先出现输尿管绞痛而后出现血尿的患者应首先考虑输尿管结石;而当先出现大量肉眼血尿,排出条索状或蚯蚓状血块,再表现为输尿管绞痛的患者则可能是由于梗阻上端来源的大量血液排入输尿管后未及时排出,凝固形成血块引起绞痛,因此需要首先排除肾脏出血性疾病,例如肾盂恶性肿瘤或者肾小球肾炎等肾脏内科疾病。

(三)感染与发热

输尿管结石可引起梗阻导致继发感染引起发热,其热型以弛张热、间歇热或不规则发热为主。严重时还可引起脓毒症休克症状,出现心动过速、低血压、意识障碍等症状。产脲酶的细菌感染(如变形杆菌、铜绿假单胞菌、枯草杆菌、产气肠杆菌等)还可形成感染性结石进一步加重梗阻。尽管抗生素治疗有时可以控制症状,但许多情况下,在解除梗阻以前,患者的发热不能得到有效的改善。

(四)恶心、呕吐

输尿管与胃肠有共同的神经支配,因此输尿管结石引起的绞痛常引起剧烈的胃肠症状,表现出恶心、呕吐等症状。这一方面为其诊断提供了重要的线索,但更多情况下往往易与胃肠或胆囊疾病相混淆,造成误诊。当与血尿等症状同时出现时,有助于鉴别。

（五）排石

部分患者以排尿过程中发现结石为主诉就诊，其中有部分患者已确诊患有结石，行碎石治疗后，结石排出；还有部分患者既往无结石病史。排石的表现不一，从肉眼可见的结石颗粒到浑浊的尿液，常与治疗方式及结石的成分有关。

（六）其他

肾脏移植术后输尿管结石的患者，由于移植物在手术过程中神经、组织受到损伤，发生结石后一般无明显症状，多在移植术后随访过程中通过超声波探查发现。妊娠后子宫增大，压迫输尿管，导致尿液排出受阻可并发结石，其发病率＜0.1％，其中又以妊娠中、晚期合并泌尿系统结石较多见。临床表现主要有腰腹部疼痛、恶心呕吐、膀胱刺激征、肉眼血尿和发热等，与非妊娠期症状相似，且多以急腹症就诊，但需要与妇产科急症相鉴别。尽管输尿管结石的患者多由于上述主诉而就医，但不可忽视少数患者可无任何临床症状，仅在体检或者治疗结石后随访中发现输尿管结石。

二、体征

输尿管绞痛的患者，表情痛苦，卧位、辗转反复变换体位。输尿管上段结石常可表现为肾区、胁腹部的压痛和叩击痛。输尿管走行区域可有深压痛，但除非伴有尿液外渗，否则无腹膜刺激征，可与腹膜腔内的脏器穿孔、感染相鉴别。有时经直肠指诊可触及输尿管末端的结石，是较方便的鉴别手段。

三、输尿管结石的诊断

与肾结石一样，完整的输尿管结石诊断应包括：①结石自身的诊断，包括结石部位、体积、数目、形状、成分等。②结石并发症的诊断，包括感染、梗阻的程度、肾功能损害等。③结石病因的评价。对通过病史、症状和体检后发现，具有泌尿系统结石或者排石病史，出现肉眼或镜下血尿和（或）运动后输尿管绞痛的患者，应进入下述诊断过程。

（一）实验室检查

1.尿液检查

尿液常规检查可见镜下血尿，运动后血尿加重具有一定意义。伴感染时有脓尿。结晶尿多在肾绞痛时出现。尿液 pH 可为分析结石成分提供初步依据。尿液培养可指导尿路感染抗生素的使用。

2.血液常规检查

剧烈的输尿管绞痛可导致交感神经高度兴奋，机体发生应激反应，出现血白细胞升高；当其升到$13×10^9$/L以上则提示存在尿路感染。血电解质、尿素和肌酐水平是评价总肾功能的重要指标，当由于输尿管梗阻导致肾脏积水、肾功能损害时，常需要结合上述指标指导制订诊疗方案。

（二）影像学检查

影像学检查是确诊结石的主要方法。目的在于明确结石的位置、数目、大小、可能的成分、可能的原因、肾功能、是否合并肾积水、是否合并感染、是否合并尿路畸形、既往治疗情况等。所有具有泌尿系统结石临床症状的患者都应该行影像学检查，其结果对于结石的进一步检查和治疗具有重要的参考价值。

1.B 超

超声波检查是一种简便、无创伤的检查,是使用最广泛的输尿管结石的筛查手段。它可以发现 2 mm 以上非 X 线透光结石即通常所称"阳性"结石及 X 线透光结石即"阴性"结石。超声波检查还可以了解结石以上尿路的扩张程度,间接了解肾皮质、实质厚度和集合系统的情况。超声检查能同时观察膀胱和前列腺,寻找结石形成的诱因和并发症。但输尿管壁薄,缺乏1 个良好的"声窗"衬托结石的背景,因此输尿管结石检出率低于肾结石。不过一旦输尿管结石引起上尿路积水,则可沿积水扩张的输尿管下行,扫查到输尿管上段的结石或提示梗阻的部位。由于受肠道及内容物的影响,超声波检查诊断输尿管中段结石较困难。而采用充盈尿液的膀胱作为"声窗",则能发现输尿管末端的结石。此外,经直肠超声波检查(TRUS)也能发现输尿管末端的结石。尽管超声波检查存在一定的缺陷,但其仍是泌尿系统结石的常规检查方法,尤其是在肾绞痛时可作为首选方法。

2.尿路平片(KUB平片)

尿路平片可以发现 90% 左右非 X 线透光结石,能够大致地确定结石的位置、形态、大小和数量,并且通过结石影的明暗初步提示结石的化学性质。因此,可以作为结石检查的常规方法。在尿路平片上,不同成分的结石显影程度依次为:草酸钙、磷酸钙和磷酸铵镁、胱氨酸、含尿酸盐结石。单纯性尿酸结石和黄嘌呤结石能够透过 X 线,胱氨酸结石的密度低,后者在尿路平片上的显影比较淡。最近还有研究者采用双重 X 线吸光度法检测结石矿物质含量(SMC)和密度(SMD)。并在依据两者数值评估结石脆性的基础上,为碎石方法的选择提供重要依据。

与肾或膀胱结石相比,输尿管结石一般体积较小,同时输尿管的走形区域有脊椎横突及骨盆组织重叠,因此即使质量优良的 KUB 平片,尽管沿输尿管走行区域仔细寻找可能增加结石检出的概率,但仍有约 50% 急诊拍片的结石患者无法明确诊断。腹部侧位片有助于胆囊结石与输尿管结石的鉴别,前者结石影多位于脊柱的前侧;后者多位于脊柱的前缘之后。钙化的淋巴结、静脉石、骨岛等也可能被误认为结石,需仔细鉴别。可插入输尿管导管拍摄双曝光平片,如钙化影移动的距离和导管完全一致,则表明阴影在导管的同一平面。另外,由于输尿管的走行不完全位于 1 个冠状平面,因此 KUB 片上结石影存在不同的放大倍数,输尿管中段放大率最大,下段最小。因此,中段结石下移,结石影会缩小,此时不应认为结石溶解。

3.静脉尿路造影(IVU)

静脉尿路造影应该在尿路平片的基础上进行,其价值在于了解尿路的解剖,发现有无尿路的发育异常,如输尿管狭窄、输尿管瓣膜、输尿管膨出等。确定结石在尿路的位置,发现尿路平片上不能显示的X线透光结石,鉴别 KUB 平片上可疑的钙化灶。此外,还可以初步了解分侧肾脏的功能,确定肾积水程度。在一侧肾脏功能严重受损或者使用普通剂量造影剂而肾脏不显影的情况下,采用加大造影剂剂量或者延迟拍片的方法往往可以达到肾脏显影的目的。在肾绞痛发作时,由于急性尿路梗阻往往会导致肾脏排泄功能减退,尿路不显影或显影不良,进而轻易诊断为无肾功能。因此建议在肾绞痛发生 2 周后,梗阻导致的肾功能减退逐渐恢复时,再行 IVU 检查。

IVU 的禁忌证主要包括:①对碘剂过敏、总肾功能严重受损、妊娠早期(3 个月内)、全身状况衰竭者为 IVU 绝对禁忌证。②肝脏功能不全、心脏功能不全,活动性肺结核、甲状腺功能亢进、有哮喘史及其他药物过敏史者慎用。③总肾功能中度受损者、糖尿病、多发性骨髓瘤的患者肾功能不全时避免使用。如必须使用,应充分水化减少肾脏功能损害。

4.CT 扫描

随着 CT 技术的发展,越来越多复杂的泌尿系统结石需要做 CT 扫描以明确诊断。CT 扫描不受结石成分、肾功能和呼吸运动的影响,而且螺旋 CT 还能够同时对所获取的图像进行二维及三维重建,获得矢状或冠状位成像,因此,能够检出其他常规影像学检查中容易遗漏的微小结石(如 0.5 mm 的微结石)。关于 CT 扫描的厚度,有研究者认为,采用 3 mm 厚度扫描可能更易发现常规 5 mm 扫描容易遗漏的微小的无伴随症状的结石,因而推荐这一标准。而通过 CT 扫描后重建得到的冠状位图像能更好地显示结石的大小,为结石的治疗提供更为充分的依据,但这也将增加患者的额外费用。CT 诊断结石的敏感性比尿路平片及静脉尿路造影高,尤其适用于急性肾绞痛患者的确诊,可以作为 B 超、X 线检查的重要补充。CT 片下,输尿管结石表现为结石高密度影及其周围水肿的输尿管壁形成的"框边"现象。近期研究发现,双侧肾脏 CT 值相差 5.0 Hu 以上,CT 值较低一侧常伴随输尿管结石导致的梗阻。另外,结石的成分及脆性可以通过不同的 CT 值(Hu 单位)改变进行初步的评估,从而对治疗方法的选择提供参考。对于碘过敏或者存在其他 IVU 禁忌证的患者,增强 CT 能够显示肾脏积水的程度和肾实质的厚度,从而反映肾功能的改变情况。有的研究认为,增强 CT 扫描在评价总肾和分肾功能上,甚至可以替代放射性核素肾脏扫描。

5.逆行(RP)或经皮肾穿刺造影

属于有创性的检查方法,不作为常规检查手段,仅在静脉尿路造影不显影或显影不良以及怀疑是 X 线透光结石、需要作进一步的鉴别诊断时应用。逆行性尿路造影的适应证包括:①碘过敏无法施行 IVU。②IVU 检查显影效果不佳,影响结石诊断。③怀疑结石远端梗阻。④需经输尿管导管注入空气作为对比剂,通过提高影像反差显示 X 线透光结石。

6.磁共振水成像(MRU)

磁共振对尿路结石的诊断效果极差,因而一般不用于结石的检查。但是,磁共振水成像(MRU)能够了解上尿路梗阻的情况,而且不需要造影剂即可获得与静脉尿路造影同样的效果,不受肾功能改变的影响。因此,对于不适合做静脉尿路造影的患者(例如碘造影剂过敏、严重肾功能损害、儿童和妊娠妇女等)可考虑采用。

7.放射性核素显像

放射性核素检查不能直接显示泌尿系统结石,但是,它可以显示泌尿系统的形态,提供肾脏血流灌注、肾功能及尿路梗阻情况等信息,因此对手术方案的选择以及手术疗效的评价具有一定价值。此外,肾动态显影还可以用于评估体外冲击波碎石对肾功能的影响情况。

8.膀胱镜、输尿管镜检查

输尿管结石一般不需要进行膀胱镜检查,其适应证主要有:①需要行 IVU 或输尿管插管拍双曝光片。②需要了解碎石后结石是否排入膀胱。

四、治疗方法的选择

目前治疗输尿管结石的主要方法有保守治疗(药物治疗和溶石治疗)、体外冲击波碎石

（ESWL）、输尿管镜（URSL）、经皮肾镜碎石术（PCNL）、开放及腹腔镜手术。大部分输尿管结石通过微创治疗如体外冲击波碎石和（或）输尿管镜、经皮肾镜碎石术治疗均可取得满意的疗效。输尿管结石位于输尿管憩室内、狭窄段输尿管近端的结石以及需要同时手术处理先天畸形等结石病因导致微创治疗失败的患者往往需要开放或腹腔镜手术取石。

对于结石体积较小（一般认为直径＜0.6 cm）可通过水化疗法，口服药物排石。较大的结石，除纯尿酸结石外，其他成分的结石，包括含尿酸铵或尿酸钠的结石，溶石治疗效果不佳，多不主张通过口服溶石药物溶石。对于 X 线下显示低密度影的结石，可以利用输尿管导管或双 J 管协助定位试行 ESWL。尿酸结石在行逆行输尿管插管进行诊断及引流治疗时，如导管成功到达结石上方，可在严密观察下行碱性药物局部灌注溶石，此方法较口服药物溶石速度更快。

关于 ESWL 和输尿管镜碎石两者在治疗输尿管结石上哪种更优的争论一直存在。相对于输尿管镜碎石术而言，ESWL 再次治疗的可能性较大，但其拥有微创、无需麻醉、不需住院、价格低廉等优点，即使加上各种辅助治疗措施，ESWL 仍然属于微创的治疗方法。另一方面，越来越多的文献认为，输尿管镜是一种在麻醉下进行的能够"一步到位"的治疗方法。有多篇文献报道了输尿管镜和 ESWL 之间的对照研究，对于直径≤1 cm 的上段输尿管结石，意见较一致，推荐 ESWL 作为一线治疗方案；而争论焦点主要集中在中、下段输尿管结石的治疗上。对于泌尿外科医师而言，一位患者具体选择何种诊疗方法最合适，取决于经验及所拥有的设备等。

五、保守治疗

（一）药物治疗

临床上多数尿路结石需要通过微创的治疗方法将结石粉碎并排出体外，少数比较小的尿路结石可以选择药物排石。排石治疗的适应证包括：①结石直径＜0.6 cm。②结石表面光滑。③结石以下无尿路梗阻。④结石未引起尿路完全梗阻，局部停留少于 2 周。⑤特殊成分（尿酸结石和胱氨酸结石）推荐采用排石疗法。⑥经皮肾镜、输尿管镜碎石及 ESWL 术后的辅助治疗。

排石方法主要包括：①每天饮水 2000～3000 mL，保持昼夜均匀。②双氯芬酸钠栓剂肛塞：双氯芬酸钠能够减轻输尿管水肿，减少疼痛发作风险，促进结石排出，推荐应用于输尿管结石，但对于有哮喘及肝肾功能严重损害的患者应禁用或慎用。③口服 α 受体阻滞剂（如坦索罗辛）或钙离子通道拮抗剂。坦索罗辛是一种高选择性 α 肾上腺素受体阻滞剂，使输尿管下段平滑肌松弛，尤其可促进输尿管下段结石的排出。此外，越来越多的研究表明口服 α 受体阻滞剂作为其他碎石术后的辅助治疗，有利于结石碎片，特别是位于输尿管下段的结石排出。④中医中药：治疗以清热利湿，通淋排石为主，佐以理气活血、软坚散结。常用的成药有尿石通等；常用的方剂如八正散、三金排石汤和四逆散等。针灸疗法无循证医学的证据，可以作为辅助疗法。包括体针、电针、穴位注射等。常用穴位有肾俞、中脘、京门、三阴交和足三里等。⑤适度运动：根据结石部位的不同选择体位排石。

（二）溶石治疗

近年来，我国在溶石治疗方面处于领先地位。其主要应用于纯尿酸结石和胱氨酸结石。

尿酸结石：口服别嘌醇，根据血、尿的尿酸值调整药量；口服枸橼酸氢钾钠或 NaHCO₃ 片，以碱化尿液维持尿液 pH 在6.5～6.8。胱氨酸结石：口服枸橼酸氢钾钠或 NaHCO₃ 片，以碱化尿液，维持尿液 pH 在 7.0 以上。治疗无效者，应用青霉胺，但应注意药物不良反应。

六、体外冲击波碎石术

体外冲击波碎石术（ESWL）可使大多数输尿管结石行原位碎石治疗即可获得满意疗效，并发症发生率较低。但由于输尿管结石在尿路管腔内往往处于相对嵌顿的状态，其周围缺少 1 个有利于结石粉碎的液体环境，与同等大小的肾结石相比，粉碎的难度较大。因此，许多学者对 ESWL 治疗输尿管结石的冲击波能量和次数等治疗参数进行了有益的研究和探讨。以往的观点认为冲击波能量、次数越高治疗效果越好。但最近，有研究表明，当结石大小处于 1～2 cm 之间时，低频率冲击波（SR 60～80 次/分钟）较高频率（FR 100～120 次/分钟）效果更好。这样一来，相同时间下冲击波对输尿管及周围组织的损伤总次数减少，因而出现并发症的概率随之降低。

ESWL 疗效与结石的大小、结石被组织包裹程度及结石成分有关，大而致密的结石再次治疗率比较高。大多数输尿管结石原位碎石治疗即可获得满意的疗效。有些输尿管结石需放置输尿管支架管通过结石或者留置于结石的下方进行原位碎石；也可以将输尿管结石逆行推入肾盂后再行 ESWL 治疗。但 ESWL 的总治疗次数应限制在 3 次以内。对直径≤1 cm 的上段输尿管结石首选 ESWL，>1 cm 的结石可选择 ESWL、输尿管镜（URSL）和经皮肾镜碎石术（PCNL）；对中、下段输尿管结石可选用 ESWL 和 URSL。当结石嵌顿后刺激输尿管壁，引起炎症反应，导致纤维组织增生，常可引起结石下端输尿管的梗阻，影响 ESWL 术后结石排出。因此对于结石过大或纤维组织包裹严重，需联合应用 ESWL 和其他微创治疗方式（如输尿管支架或输尿管镜、经皮肾镜碎石术）。

随着计算机技术和医学统计学以及循证医学的发展，研究者在计算机软件对输尿管结石 ESWL 术预后的评估方面进行了有益的探索。Gomha 等人将结石部位、结石长度、宽度、术后是否留置双 J 管等数据纳入了人工神经网络（artificial neural network，ANN）和 logistic 回归模型（logistic regression model，LR）系统，对比两者在输尿管结石 ESWL 术后无结石生存情况方面的预测能力。结果显示，两者在 ESWL 有效患者的评估中均具有较高价值，两者无明显差别。但对于 ESWL 碎石失败的输尿管结石患者 ANN 的评估效果更好。

七、输尿管镜

自 20 世纪 80 年代输尿管镜应用于临床以来，输尿管结石的治疗发生了根本性的变化。新型小口径硬性、半硬性和软性输尿管镜的应用，与新型碎石设备如超声碎石、液电碎石、气压弹道碎石和激光碎石的广泛结合，以及输尿管镜直视下套石篮取石等方法的应用，极大地提高了输尿管结石微创治疗的成功率。

（一）适应证及禁忌证

输尿管镜取石术的适应证包括：①输尿管中、下段结石。②ESWL 失败后的输尿管上段结石。③ESWL术后产生的"石街"。④结石并发可疑的尿路上皮肿瘤。⑤X 线透光的输尿管结石。⑥停留时间超过 2 周的嵌顿性结石。

禁忌证：①不能控制的全身出血性疾病。②严重的心肺功能不全，手术耐受差。③未控制的泌尿道感染。④腔内手术后仍无法解决的严重尿道狭窄。⑤严重髋关节畸形,摆放截石位困难。

(二)操作方法

1.输尿管镜的选择

输尿管镜下取石或碎石方法的选择,应根据结石的部位、大小、成分、合并感染情况、可供使用的仪器设备、泌尿外科医师的技术水平和临床经验以及患者本身的情况和意愿等综合考虑。目前使用的输尿管镜有硬性、半硬性和软性3类。硬性和半硬性输尿管镜适用于输尿管中、下段输尿管结石的碎石取石,而软输尿管镜则多适用于肾脏、输尿管中、上段结石特别是上段的碎石及取石。

2.手术步骤

患者取截石位,先用输尿管镜行膀胱检查,然后在安全导丝的引导下,置入输尿管镜。输尿管口是否需要扩张,取决于输尿管镜的粗细和输尿管腔的大小。输尿管硬镜或半硬性输尿管镜均可以在荧光屏监视下逆行插入上尿路。软输尿管镜需要借助1个10~13F的输尿管镜镜鞘或通过接头导入一根安全导丝,在其引导下插入输尿管。在入镜过程中,利用注射器或者液体灌注泵调节灌洗液体的压力和流量,保持手术视野清晰。经输尿管镜发现结石后,利用碎石设备(激光、气压弹道、超声、液电等)将结石粉碎成0.3 cm以下的碎片。对于小结石以及直径≤0.5 cm的碎片也可用套石篮或取石钳取出。目前较常用的设备有激光、气压弹道等,超声、液电碎石的使用已逐渐减少。钬激光为高能脉冲式激光,激光器工作介质是包含在钇铝石榴石(YAG)晶体中的钬,其激光波长2100 nm,脉冲持续时间为0.25毫秒,瞬间功率可达10 kW,具有以下特点:①功率强大,可粉碎各种成分的结石,包括坚硬的胱氨酸结石。②钬激光的组织穿透深度仅为0.4 mm,很少发生输尿管穿孔,较其他设备安全。③钬激光经软光纤传输,与输尿管软、硬镜配合可减少输尿管创伤。④具有切割、气化及凝血等功能,对肉芽组织、息肉和输尿管狭窄的处理方便,出血少,笔者推荐使用。但在无该设备的条件下,气压弹道等碎石设备也具有同样的治疗效果。最近还有研究人员在体外低温环境中对移植肾脏进行输尿管镜检及碎石,从很大程度上减低了对移植肾脏的损伤。

3.术后留置双J管

输尿管镜下碎石术后是否放置双J管,目前尚存在争议。有研究者认为,放置双J管会增加术后并发症,而且并不能通过引流而降低泌尿系统感染的发病率。但下列情况下,建议留置双J管:①较大的嵌顿性结石(>1 cm)。②输尿管黏膜明显水肿或有出血。③术中发生输尿管损伤或穿孔。④伴有输尿管息肉形成。⑤术前诊断输尿管狭窄,有(无)同时行输尿管狭窄内切开术。⑥较大结石碎石后碎块负荷明显,需待术后排石。⑦碎石不完全或碎石失败,术后需行ESWL治疗。⑧伴有明显的上尿路感染,一般放置双J管1~2周。如同时行输尿管狭窄内切开术,则需放置4~6周。如果留置时间少于1周,还可放置输尿管导管,一方面降低患者费用,另一方面有利于观察管腔是否通畅。

留置双J管常见的并发症及其防治主要有以下几点。①血尿:留置双J管可因异物刺激,致输尿管、膀胱黏膜充血、水肿,导致血尿。就诊者多数为肉眼血尿。经卧床、增加饮水量、口服抗生素2~3天后,大部分患者血尿可减轻,少数患者可延迟至拔管后,无需特殊处理。②尿道刺激症状:患者常可出现不同程度的尿频、尿急、尿痛等尿路刺激征,还可能同时伴有下尿路感染。这可能与双J管膀胱端激惹膀胱三角区或后尿道有关,口服解痉药物后,少部分患者症状能暂时缓解,但大多患者只能在拔管后完全解除症状。③尿路感染:输尿管腔内碎石术可导致输尿管损伤,留置双J管后肾盂输尿管蠕动减弱,易引起膀胱尿液输尿管反流,引起逆行性上尿路感染。术后可给予抗感染对症处理。感染严重者在明确为置管导致的前提下可提前拔管。④膀胱输尿管反流:留置双J管后,膀胱输尿管抗反流机制消失,膀胱内尿液随着膀胱收缩产生与输尿管的压力差而发生反流,因此,建议置管后应持续导尿约7天,使膀胱处于空虚的低压状态,防止术后因反流导致上尿路感染或尿瘘等并发症。⑤双J管阻塞引流不畅:如术中出血较多,血凝块易阻塞管腔,导致引流不畅,引起尿路感染。患者常表现为发热、腰痛等症状,一旦怀疑双J管阻塞应及时予以更换。⑥双J管移位:双J管放置正确到位,很少发生移动。双J管上移者,多由于管末端圆环未放入膀胱内,可在预定拔管日期经输尿管镜拔管;管下移者,多由于上端圆环未放入肾盂,还可见到由于身材矮小的女性患者双J管长度不匹配而脱出尿道的病例,可拔管后重新置管,并酌情留置导尿管。⑦管周及管腔结石生成:由于双J管制作工艺差别很大,部分产品的质量欠佳,表面光洁度不够,使尿液中的盐溶质易于沉积。此外,随着置管时间的延长,输尿管蠕动功能受到的影响逐渐增大。因此,医师应于出院前反复、详细告知患者拔管时间,有条件的地区可做好随访工作,置普通双J管时间一般不宜超过6周,如需长期留置可在内镜下更换或选用质量高的可长期留置型号的双J管。术后适当给予抗感染、碱化尿液药物,嘱患者多饮水,预防结石生成。一旦结石产生,较轻者应果断拔管给予抗感染治疗;严重者可出现结石大量附着,双J管无法拔除。此时可沿双J管两端来回行ESWL粉碎附着结石后,膀胱镜下将其拔出。对于形成单发的较大结石可采用输尿管镜碎石术后拔管,还可考虑开放手术取管,但绝不可暴力强行拔管,以免造成输尿管黏膜撕脱等更严重的损伤。

4.输尿管镜碎石术失败的原因及对策

与中、下段结石相比,输尿管镜碎石术治疗输尿管上段结石的清除率最低。手术失败的主要原因如下。

(1)输尿管结石或较大碎石块易随水流返回肾盂,落入肾下盏内,输尿管上段结石返回率可高达16.1%。一般认为直径≥0.5 cm的结石碎块为碎石不彻底,术后需进一步治疗。对此应注意:①术前、术中预防为主。术前常规KUB定位片,确定结石位置。手术开始后头高臀低位,在保持视野清楚的前提下尽量减慢冲水速度及压力。对于中下段较大结石(直径≥1 cm)可以采用较大功率和"钻孔法"碎石以提高效率,即从结石中间钻洞,贯穿洞孔,然后向四周蚕食,分次将结石击碎。然而对于上段结石或体积较小(直径<1 cm)、表面光滑、质地硬、活动度大的结石宜采用小功率(<1.0 J/8~10 Hz,功率过大可能产生较大碎石块,不利于结石的粉碎,而且易于结石移位)、细光纤、"虫噬法"碎石,即用光纤抵住结石的侧面,从边缘开始,先产生1个小腔隙,再逐渐扩大碎石范围,使多数结石碎块<0.1 cm。必要时用"三爪钳"或套石篮将结石固定防止结石移位。结石松动后较大碎块易冲回肾内,此时用光纤压在结石表面,从结石近端向远端逐渐击碎。②如果手术时看不到结石或发现结石已被冲回肾内,这时输尿管硬镜应置入肾盂内或换用软输尿管镜以寻找结石,找到后再采用"虫噬法"碎石,如肾积水严重或结

石进入肾盏,可用注射器抽水,抬高肾脏,部分结石可能重新回到视野。

(2)肾脏和上段输尿管具有一定的活动性,受积水肾脏和扩张输尿管的影响,结石上、下段输尿管容易扭曲、成角,肾积水越重,角度越大,输尿管镜进镜受阻。具体情况有:①输尿管开口角度过大,若导管能进入输尿管口,这时导管尖一般顶在壁内段的内侧壁,不要贸然入镜,可借助灌注泵的压力冲开输尿管口,缓慢将镜体转为中立位,常可在视野外侧方找到管腔,将导管后撤重新置入,再沿导管进镜;无法将导管插入输尿管口时,可用电钩切开输尿管口游离缘,再试行入镜。②输尿管开口、壁内段狭窄且导丝能通过的病例,先用镜体扩张,不成功再用金属橄榄头扩张器进行扩张,扩张后入镜若感觉镜体较紧,管壁随用力方向同向运动,不要强行进镜,可在膀胱镜下电切输尿管开口前壁 0.5～1.0 cm 扩大开口,或者先留置输尿管导管 1 周后再行处理。③结石远端输尿管狭窄,在导丝引导下保持视野在输尿管腔内,适当增加注水压力,用输尿管硬镜扩张狭窄处,切忌暴力以防损伤输尿管壁。如狭窄较重,可用钬激光纵向切开输尿管壁至通过输尿管镜。④结石远端息肉或被息肉包裹,导致肾脏积水、肾功能较差,术后结石排净率相对较低。可绕过较小息肉碎石,如息肉阻挡影响碎石,需用钬激光先对息肉进行气化凝固。⑤输尿管扭曲,选用 7F 细输尿管和"泥鳅"导丝,试插导丝通过后扭曲可被纠正;如导丝不能通过,换用软输尿管镜,调整好角度再试插导丝,一旦导丝通过,注意不可轻易拔除导丝,若无法碎石可单纯留置双 J 管,这样既可改善肾积水,又能扩张狭窄和纠正扭曲,术后带双 J 管 ESWL 或 1 个月后再行输尿管镜检。中、上段迂曲成角的病例,可等待该处输尿管节段蠕动时或呼气末寻找管腔,并将体位转为头低位,使输尿管拉直便于镜体进入,必要时由助手用手托起肾区;若重度肾积水造成输尿管迂曲角度过大,导管与导丝均不能置入,可行肾穿刺造瘘或转为开放手术。

(三)并发症及其处理

并发症的发生率与所用的设备、术者的技术水平和患者本身的条件等因素有关。目前文献报道并发症的发生率为 5%～9%,较为严重的并发症发生率 0.6%～1%。

1.近期并发症及其处理

(1)血尿:一般不严重,为输尿管黏膜挫伤造成,可自愈。

(2)胁腹疼痛:多由术中灌注压力过高造成,仅需对症处理或不需处理。

(3)发热:术后发热≥38 ℃者,原因有以下几方面。①术前尿路感染或脓肾。②结石体积大、结石返回肾盂内等因素增加了手术时间,视野不清加大了冲水压力。体外研究表明压力＞35 mmHg 会引起持续的肾盂-静脉、淋巴管反流,当存在感染或冲洗温度较高时,更低的压力即可造成反流。

处理方法:①针对术前尿培养、药敏结果应用抗生素,控制尿路感染。如术前怀疑脓肾,可先行肾造瘘术,二期处理输尿管结石以避免发生脓毒症。②术中如发现梗阻近端尿液呈浑浊,应回抽尿液,查看有无脓尿并送细菌培养和抗酸染色检查,呋喃西林或生理盐水冲洗,必要时加用抗生素。尽量缩短手术时间,减小冲水压力。

(4)黏膜下损伤:放置双 J 支架管引流 1～2 周。

(5)假道:放置双 J 支架管引流 4～6 周。

(6)穿孔:为主要的急性并发症之一,小的穿孔可放置双 J 管引流 2～4 周,如穿孔严重,应进行输尿管端端吻合术等进行输尿管修复。

（7）输尿管黏膜撕脱：为最严重的急性并发症之一，应积极手术重建（如自体肾移植、输尿管膀胱吻合术或回肠代输尿管术等）。

2.远期并发症及其处理

输尿管狭窄为主要的远期并发症之一，其发生率为 $0.6\% \sim 1\%$，输尿管黏膜损伤、假道形成或者穿孔、输尿管结石嵌顿伴息肉形成、多次 ESWL 致输尿管黏膜破坏等是输尿管狭窄的主要危险因素。远期并发症及其处理如下。

（1）输尿管狭窄：输尿管狭窄内（激光）切开或狭窄段切除端端吻合术。

（2）输尿管闭塞：狭窄段切除端端吻合术，下段闭塞，应行输尿管膀胱再植术。

（3）输尿管反流：轻度者随访每 $3 \sim 6$ 个月行 B 超检查，了解是否存在肾脏积水和（或）输尿管扩张；重度者宜行输尿管膀胱再植术。

八、经皮肾镜取石术

经皮肾镜取石术（PCNL）能快速去除结石，但术后康复时间较长以及手术并发症相对较高。其主要适应证有：①上段输尿管体积巨大的结石（第 3 腰椎水平以上）。②远段输尿管狭窄。③行各种尿流改道手术的输尿管上段结石患者。

对于伴有肾积水的嵌顿性输尿管上段结石，PCNL 具有明显的优势，理由如下：①对于伴有肾脏积水的输尿管上段结石，积水的肾脏行穿刺、扩张简单，不容易造成肾脏损伤，只要从肾脏中、上盏进针，即能进入输尿管上段进行碎石，部分肾重度积水患者，无需超声或 X 线引导，盲穿即可进行。术中处理完肾脏结石后将扩张鞘推入输尿管，使其紧靠结石，可避免碎石块随水流冲击返回肾盂，引起结石残留。②结石被息肉包裹的患者，逆行输尿管硬镜碎石须先处理息肉后才能发现结石，可能造成输尿管穿孔，导致碎石不完全或者需转为其他手术方式；PCNL 在内镜进入输尿管后可直接窥见结石，碎石过程直接、安全。③结石取净率高，无需考虑肾功能以及输尿管息肉对术后排石的影响，短期内就可以达到较好的疗效。④对结石体积大的患者，与 URSL 相比 PCNL 手术时间较短。⑤可同时处理同侧肾结石。

九、开放手术、腹腔镜手术

输尿管结石的开放手术仅用在需要同时进行输尿管自身疾病的手术治疗，如输尿管成形术或者 ESWL 和输尿管镜碎石、取石治疗失败的情况下。此外，开放手术还可应用于输尿管镜取石或 ESWL 存在着禁忌证的情况下。后腹腔镜下的输尿管切开取石可以作为开放手术的另一种选择。

十、双侧上尿路结石的处理原则

双侧上尿路同时存在结石约占泌尿系统结石患者的 15%，传统的治疗方法一般是对两侧结石进行分期手术治疗，随着体外碎石、腔内碎石设备的更新与泌尿外科微创技术的进步，对于部分一般状况较好、结石清除相对容易的上尿路结石患者，可以同期微创手术治疗双侧上尿路结石。

双侧上尿路结石的治疗原则为：①双侧输尿管结石，如果总肾功能正常或处于肾功能不全代偿期，血肌酐值 $<178.0\ \mu mol/L$，先处理梗阻严重一侧的结石；如果总肾功能较差，处于氮质血症或尿毒症期，先治疗肾功能较好一侧的结石，条件允许，可同时行对侧经皮肾穿刺造瘘，或

同时处理双侧结石。②双侧输尿管结石的客观情况相似,先处理主观症状较重或技术上容易处理的一侧结石。③一侧输尿管结石,另一侧肾结石,先处理输尿管结石,处理过程中建议参考总肾功能、分肾功能与患者一般情况。④双侧肾结石,一般先治疗容易处理且安全的一侧,如果肾功能处于氮质血症或尿毒症期,梗阻严重,建议先行经皮肾穿刺造瘘,待肾功能与患者一般情况改善后再处理结石。⑤孤立肾上尿路结石或双侧上尿路结石致急性梗阻性无尿,只要患者情况许可,应及时外科处理,如不能耐受手术,应积极试行输尿管逆行插管或经皮肾穿刺造瘘术,待患者一般情况好转后再选择适当治疗方法。⑥对于肾功能处于尿毒症期,并有水电解质和酸碱平衡紊乱的患者,建议先行血液透析,尽快纠正其内环境的紊乱,并同时行输尿管逆行插管或经皮肾穿刺造瘘术,引流肾脏,待病情稳定后再处理结石。

十一、"石街"的治疗

"石街"为大量碎石在输尿管与男性尿道内堆积没有及时排出,堆积形成"石街",阻碍尿液排出,以输尿管"石街"为多见。输尿管"石街"形成的原因有:①一次粉碎结石过多。②结石未能粉碎为很小的碎片。③两次碎石间隔时间太短。④输尿管有炎症、息肉、狭窄和结石等梗阻。⑤碎石后患者过早大量活动。⑥ESWL 引起肾功能损害,排出碎石块的动力减弱。⑦ESWL 术后综合治疗关注不够。如果"石街"形成 3 周后不及时处理,肾功能恢复将会受到影响;如果"石街"完全堵塞输尿管,6 周后肾功能将会完全丧失。

在对较大的肾结石进行 ESWL 之前常规放置双 J 管,"石街"的发生率明显降低。对于有感染迹象的患者,给予抗生素治疗,并尽早予以充分引流。通过经皮肾穿刺造瘘术放置造瘘管通常能使结石碎片排出。对于输尿管远端的"石街",可以用输尿管镜碎石以便将其最前端的结石击碎。总之,URSL 治疗为主,联合 ESWL、PCNL 是治疗复杂性输尿管"石街"的好方法。

十二、妊娠合并输尿管结石的治疗

妊娠合并输尿管结石临床发病率不高,但由于妊娠期的病理、生理改变,增加了治疗难度。妊娠期间体内雌、孕激素的分泌大量增加,雌激素使输尿管等肌层肥厚,孕激素则使输尿管扩张及平滑肌张力降低导致蠕动减弱,尿流减慢。孕期膨大的子宫压迫盆腔内输尿管而形成机械性梗阻,影响尿流,并易发生尿路感染。

妊娠合并结石首选保守治疗,应根据结石的大小、梗阻的部位、是否存在着感染、有无肾实质损害以及临床症状来确定治疗方法。原则上对于结石较小、没有引起严重肾功能损害者,采用综合排石治疗,包括多饮水、补液、解痉、止痛和抗感染等措施促进排石。

对于妊娠的结石患者,保持尿流通畅是治疗的主要目的。通过局麻下经皮肾穿刺造瘘术、置入双 J 管或输尿管支架等方法引流尿液,可协助结石排出或为以后治疗结石争取时间。妊娠期间麻醉和手术的危险很难评估,妊娠前 3 个月(早期)全麻会导致畸胎的风险增加。提倡局麻下留置双 J 管,并且建议每 4 周更换 1 次,防止结石形成被覆于双 J 管。肾积水并感染积液者,妊娠 22 周前在局麻及 B 超引导下进行经皮肾造瘘术为最佳选择,引流的同时尚可进行细菌培养以指导治疗。与留置双 J 管一样,经皮肾穿刺造瘘也可避免在妊娠期进行对妊娠影响较大的碎石和取石治疗。还要强调的是,抗生素的使用应谨慎,即使有细菌培养、药敏作为证据,也必须注意各种药物对胎儿的致畸作用。

约 30% 的患者因保守治疗失败或结石梗阻而并发严重感染、急性肾衰竭而最终需要手术治疗。妊娠合并结石不推荐进行 ESWL、PCNL 与 URSL 治疗。但也有报道对妊娠合并结石患者进行手术，包括经皮肾穿刺造瘘术、置入双 J 管或输尿管支架管、脓肾切除术、肾盂输尿管切开取石术、输尿管镜取石或碎石甚至经皮肾镜取石术。但是，如果术中一旦出现并发症则较难处理。

第三节　膀胱结石

膀胱结石是较常见的泌尿系统结石，好发于男性，男女比例约为 10∶1。膀胱结石的发病率有明显的地区和年龄差异。总的来说，在经济落后地区，膀胱结石以婴幼儿为常见，主要由营养不良所致。随着我国经济的发展，膀胱结石的总发病率已显著下降，多见于 50 岁以上的老年人。

一、病因

膀胱结石分为原发性和继发性两种。原发性膀胱结石多由营养不良所致，现在除了少数发展中国家及我国一些边远地区外，其他地区该病已少见。继发性膀胱结石主要继发于下尿路梗阻、膀胱异物等。

（一）营养不良

婴幼儿原发性膀胱结石主要发生于贫困饥荒年代，营养缺乏、尤其是动物蛋白摄入不足是其主要原因。只要改善婴幼儿的营养，使新生儿有足够的母乳或牛乳喂养，婴幼儿膀胱结石是可以预防的。

（二）下尿路梗阻

一般情况下，膀胱内的小结石以及在过饱和状态下形成的尿盐沉淀常可随尿流排出。但当有下尿路梗阻时，如良性前列腺增生、膀胱颈部梗阻、尿道狭窄、先天畸形、膀胱膨出、憩室、肿瘤等，均可使小结石和尿盐结晶沉积于膀胱而形成结石。

此外，造成尿流不畅的神经性膀胱功能障碍、长期卧床等，都可能诱发膀胱结石的出现。尿液潴留容易并发感染，以细菌团、炎症坏死组织及脓块为核心，可诱发晶体物质在其表面沉积而形成结石。

（三）膀胱异物

医源性的膀胱异物主要有长期留置的导尿管、被遗忘取出的输尿管支架管、不被机体吸收的残留缝线、膀胱悬吊物、由子宫内穿至膀胱的 Lippes 环等，非医源性异物如发夹、蜡块等。膀胱异物可作为结石的核心而使尿盐晶体物质沉积于其周围而形成结石。此外，膀胱异物也容易诱发感染，继而发生结石。

当发生血吸虫病时，其虫卵亦可成为结石的核心而诱发膀胱结石。

（四）尿路感染

继发于尿液潴留及膀胱异物的感染，尤其是分泌尿素酶的细菌感染，由于能分解尿素产生氨，使尿 pH 升高，使尿磷酸钙、铵和镁盐的沉淀而形成膀胱结石。这种由产生尿素酶的微生物感染所引起、由磷酸镁铵和碳磷灰石组成的结石，又称为感染性结石。

含尿素酶的细菌大多数属于肠杆菌属,其中最常见的是奇异变形杆菌,其次是克雷伯杆菌、假单胞菌属及某些葡萄球菌。少数大肠埃希菌、某些厌氧细菌及支原体也可以产生尿素酶。

(五)代谢性疾病

膀胱结石由人体代谢产物组成,与代谢性疾病有着极其密切的关系,包括胱氨酸尿症、原发性高草酸尿症、特发性高尿钙、原发性甲状旁腺功能亢进症、黄嘌呤尿症、特发性低柠檬酸尿症等。

(六)肠道膀胱扩大术

肠道膀胱扩大术后膀胱结石的发生率高达 36%～50%,主要原因是肠道分泌黏液所致。

(七)膀胱外翻-尿道上裂

膀胱外翻-尿道上裂患者在膀胱尿道重建术前因存在解剖及功能方面的异常,易发生膀胱结石。在重建术后,手术引流管、尿路感染、尿液潴留等又增加了结石形成的危险因素。

二、病理

膀胱结石的继发性病理改变主要表现为局部损害、梗阻和感染。由于结石的机械性刺激,膀胱黏膜往往呈慢性炎症改变。继发感染时,可出现滤泡样炎性病变、出血和溃疡,膀胱底部和结石表面均可见脓苔。偶可发生严重的膀胱溃疡,甚至穿破到阴道、直肠,形成尿瘘。晚期可发生膀胱周围炎,使膀胱和周围组织粘连,甚至发生穿孔。

膀胱结石易堵塞于膀胱出口、膀胱颈及后尿道,导致排尿困难。长期持续的下尿路梗阻可使膀胱逼尿肌出现代偿性肥厚,并逐渐形成小梁、小房和憩室,使膀胱壁增厚和肌层纤维组织增生。长期下尿路梗阻还可损害膀胱输尿管的抗反流机制,导致双侧输尿管扩张和肾积水,使肾功能受损,甚至发展为尿毒症。肾盂输尿管扩张积水可继发感染而发生肾盂肾炎及输尿管炎。

当尿路移行上皮长期受到结石、炎症和尿源性致癌物质刺激时,局部上皮组织可发生增生性改变,甚至出现乳头样增生或者鳞状上皮化生,最后发展为鳞状上皮癌。

三、临床表现

膀胱结石的主要症状是排尿疼痛、排尿困难和血尿。疼痛可为耻骨上或会阴部疼痛,由结石刺激膀胱底部黏膜而引起,常伴有尿频和尿急,排尿终末时疼痛加剧。如并发感染,则尿频、尿急更加明显,并可发生血尿和脓尿。排尿过程中结石常堵塞膀胱出口,使排尿突然中断并突发剧痛,疼痛可向阴茎、阴茎头和会阴部放射。排尿中断后,患者须晃动身体或采取蹲位或卧位,移开堵塞的结石,才能继续排尿,并可缓解疼痛。

小儿发生结石堵塞,往往疼痛难忍,大声哭喊,大汗淋漓,常用手牵扯阴茎或手抓会阴部,并变换各种体位以减轻痛苦。结石嵌顿于膀胱颈口或后尿道,则出现明显排尿困难,尿流呈滴沥状,严重时发生急性尿潴留。

膀胱壁由于结石的机械性刺激,可出现血尿,并往往表现为终末血尿。尿流中断后再继续排尿亦常伴有血尿。

老年男性膀胱结石多继发于前列腺增生症,可同时伴有前列腺增生症的症状;神经性膀胱功能障碍、尿道狭窄等引起的膀胱结石亦伴有相应的症状。

少数患者,尤其是结石较大、且有下尿路梗阻及残余尿者,可无明显的症状,仅在做 B 超或 X 线检查时发现结石。

四、诊断

根据膀胱结石的典型症状,如排尿终末疼痛、排尿突然中断,或小儿排尿时啼哭牵拉阴茎等,可做出膀胱结石的初步诊断。但这些症状绝非膀胱结石所独有,常需辅以 B 超或 X 线检查才能确诊,必要时做膀胱镜检查。

体检对膀胱结石的诊断帮助不大,多数病例无明显的阳性体征。结石较大者,经双合诊可扪及结石。婴幼儿直肠指检有时亦可摸到结石。经尿道将金属探条插入膀胱,可探出金属碰击结石的感觉和声音。目前此法已被 B 超及 X 线检查取代而很少采用。

实验室检查可发现尿中有红细胞或脓细胞,伴有肾功能损害时可见血肌酐、尿素氮升高。

超声检查简单实用,结石呈强光团并有明显的声影。当患者转动身体时,可见到结石在膀胱内移动。膀胱憩室结石则变动不大。

腹部平片亦是诊断膀胱结石的重要手段,结合 B 超检查可了解结石大小、位置、形态和数目,还可了解双肾、输尿管有无结石。应注意区分平片上的盆部静脉石、输尿管下段结石、淋巴结钙化影、肿瘤钙化影及粪石。必要时行静脉肾盂造影检查以了解上尿路情况,作膀胱尿道造影以了解膀胱及尿道情况。纯尿酸和胱氨酸结石为透 X 线的阴性结石,用淡的造影剂进行膀胱造影有助于诊断。

尿道膀胱镜检查是诊断膀胱结石最可靠的方法,尤其对于透 X 线的结石。结石在膀胱镜可一目了然,不仅可查清结石的大小、数目及其具体特征,还可明确有无其他病变,如前列腺增生、尿道狭窄、膀胱憩室、炎症改变、异物、癌变、先天性后尿道瓣膜及神经性膀胱功能障碍等。膀胱镜检查后,还可同时进行膀胱结石的碎石治疗。

五、治疗

膀胱结石的治疗应遵循两个原则,一是取出结石,二是去除结石形成的病因。膀胱结石如果来源于肾、输尿管结石,则同时处理;来源于下尿路梗阻或异物等病因时,在清除结石的同时必须去除这些病因。有的病因则需另行处理或取石后继续处理,如感染、代谢紊乱和营养失调等。

一般来说,直径<0.6 cm,表面光滑,无下尿路梗阻的膀胱结石可自行排出体外。绝大多数的膀胱结石均需行外科治疗,方法包括体外冲击波碎石术、内腔镜手术和开放性手术。

(一)体外冲击波碎石术

小儿膀胱结石多为原发性结石,可首选体外冲击波碎石术;成人原发性膀胱结石≤3 cm者亦可以采用体外冲击波碎石术。膀胱结石进行体外冲击波碎石时多采用俯卧位或蛙式坐位,对阴囊部位应做好防护措施。由于膀胱空间大,结石易移动,碎石时应注意定位。较大的结石碎石前膀胱需放置 Foley 尿管,如需作第 2 次碎石,两次治疗间断时间应>1 周。

(二)腔内治疗

几乎所有类型的膀胱结石都可以采用经尿道手术治疗。在内镜直视下经尿道碎石是目前治疗膀胱结石的主要方法,可以同时处理下尿路梗阻病变,如前列腺增生、尿道狭窄、先天性后尿道瓣膜等,亦可以同时取出膀胱异物。

相对禁忌证：①严重尿道狭窄经扩张仍不能置镜者。②合并膀胱挛缩者,容易造成膀胱损伤和破裂。③伴严重出血倾向者。④泌尿系统急性感染期。⑤严重全身性感染。⑥全身情况差不能耐受手术者。⑦膀胱结石合并多发性憩室应视为机械碎石的禁忌证。

一般采用蛛网膜下腔麻醉、骶管阻滞麻醉或硬膜外麻醉均可,对于较小、单发的结石亦可选择尿道黏膜表面麻醉。小儿患者可采用全身静脉麻醉。手术体位取截石位。

目前常用的经尿道碎石方式包括机械碎石、液电碎石、气压弹道碎石、超声碎石、激光碎石等。

1.经尿道机械碎石术

经尿道机械碎石是用器械经尿道用机械力将结石击碎。常用器械有大力碎石钳(图 7-7)及冲压式碎石钳(图 7-8),适用于 2 cm 左右的膀胱结石。如同时伴有前列腺增生,尤其是中叶增生者,最好先行前列腺切除,再行膀胱碎石,两种手术可同时或分期进行。

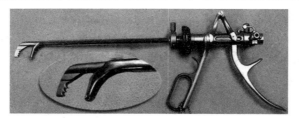

图 7-7　大力碎石钳

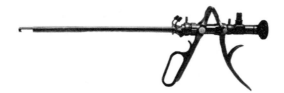

图 7-8　冲压式碎石钳

机械碎石有盲目碎石和直视碎石两种,盲目碎石现已很少使用,基本上被直视碎石所取代。直视碎石是先插入带内镜的碎石钳,充盈膀胱后,在镜下观察结石的情况并在直视下将碎石钳碎。操作简便,效果满意且安全。

由于膀胱结石常伴有膀胱黏膜的充血水肿,若碎石过程中不慎夹伤黏膜或结石刺破黏膜血管,有可能导致膀胱出血。因此,碎石前必须充盈膀胱,使黏膜皱褶消失,尽量避免夹到黏膜;碎石钳夹住结石后,应稍上抬离开膀胱壁,再用力钳碎结石。术后如无出血,一般无需留置导尿管。如伴有出血或同时做经尿道前列腺切除手术,则需留置导尿管引流,必要时冲洗膀胱。

膀胱穿通伤是较严重的并发症,由碎石钳直接戳穿或钳破膀胱壁所致。此时灌注液外渗,患者下腹部出现包块,有压痛,伴有血尿。如穿通至腹膜外,只需停留导尿管引流膀胱进行保守治疗和观察即可;如出现明显腹胀及大量腹水,说明穿通至腹腔内,需行开放手术修补膀胱。

2.经尿道液电碎石术

液电碎石的原理是通过置入水中的电极瞬间放电,产生电火花,生成热能制造出空化气泡,并进一步诱发形成球形的冲击波来碎石。

液电的碎石效果不如激光和气压弹道,而且其热量的非定向传播往往容易导致周围组织损伤,轰击结石时如果探头与膀胱直接接触可造成膀胱的严重损伤甚至穿孔,目前已很少使用。

3.经尿道超声碎石术

超声碎石是利用超声转换器,将电能转变为声波,声波沿着金属探条传至碎石探头,碎石探头产生高频震动使与其接触的结石碎裂。超声碎石常用内含管腔的碎石探头,其末端接负压泵,能反复抽吸进入膀胱的灌注液,一方面吸出碎石,另一方面使视野清晰并可使超声转换器降温,碎石、抽吸和冷却同时进行。

在膀胱镜直视下,将碎石探头紧触结石,并将结石压向膀胱壁而可进行碎石。注意碎石探头与结石间不能有间隙。探头不可直接接触膀胱壁,以减少其淤血和水肿。负压管道进出端不能接错,否则会使膀胱变成正压,导致膀胱破裂。

超声碎石的特点是简单、安全性高,碎石时术者能利用碎石探头将结石稳住,同时可以边碎边吸出碎石块。但由于超声波碎石的能量小,碎石效率低,操作时间较长。

4.经尿道气压弹道碎石术

气压弹道碎石于1990年首先在瑞士研制成功,至今已发展到第3代、同时兼备超声碎石和气压弹道碎石的超声气压弹道碎石清石一体机。

气压弹道碎石的原理是通过压缩的空气驱动金属碎石杆,以一定的频率不断撞击结石而使之破碎。气压弹道能有效击碎各种结石,整个过程不产生热能及有害波,是一种安全、高效的碎石方法。其缺点是碎石杆容易推动结石,结石碎片较大,常需取石钳配合使用。膀胱结石用气压弹道碎石时结石在膀胱内易移动,较大的结石需要时间相对比较长,碎石后需要用冲洗器冲洗或用取石钳将结石碎片取出膀胱。

使用超声气压弹道碎石清石一体机可同时进行超声碎石和气压弹道碎石,大大加快碎石和清石的速度,有效缩短手术时间。

5.经尿道激光碎石术

激光碎石是目前治疗膀胱结石的首选方法,目前常用的激光有钕-钇铝石榴石(Nd:YAG)激光、Nd:YAG双频激光(FREDDY波长532 nm和1064 nm)和钬-钇铝石榴石(Ho:YAG)激光,使用最多的是钬激光。

钬激光是一种脉冲式近红外线激光,波长为2140 nm,组织穿透深度不超过0.5 mm,对周围组织热损伤极小。有直射及侧射光纤,365 μm的光纤主要用于半硬式内镜,220 μm的光纤用于软镜。钬激光能够粉碎各种成分的结石,碎石速度较快,碎石充分,出血极少,其治疗膀胱结石的安全性、有效性和易用性已得到确认,成功率可达100%。同时,钬激光还能治疗引起结石的其他疾病,如前列腺增生、尿道狭窄等。

膀胱镜下激光碎石术只要视野清晰,常不易伤及膀胱黏膜组织,术后无需作任何特殊治疗,嘱患者多饮水冲洗膀胱即可。

(三)开放手术治疗

耻骨上膀胱切开取石术不需特殊设备,简单易行,安全可靠,但随着腔内技术的发展,目前采用开放手术取石已逐渐减少,开放手术取石不应作为膀胱结石的常规治疗方法,仅适用于需要同时处理膀胱内其他病变时使用。

开放手术治疗的相对适应证:①较复杂的儿童膀胱结石。②>4 cm的大结石。③严重的前列腺增生、尿道狭窄或膀胱颈挛缩者。④膀胱憩室内结石。⑤膀胱内围绕异物形成的大结石。⑥同时合并需开放手术的膀胱肿瘤。⑦经腔内碎石不能击碎的膀胱结石。⑧肾功能严重受损伴输尿管反流者。⑨全身情况差不能耐受长时间手术操作者。

开放手术治疗的相对禁忌证:①合并严重内科疾病者,先行导尿或耻骨上膀胱穿刺造瘘,待内科疾病好转后再行腔内或开放取石手术。②膀胱内感染严重者,先行控制感染,再行手术取石。③全身情况极差,体内重要器官有严重病变,不能耐受手术者。

第四节　尿道结石

尿道结石占泌尿系统结石的0.3%,绝大部分尿道结石为男性患者,女性只有在有尿道憩室、尿道异物和尿道阴道瘘等特殊情况下才出现。尿道结石分原发性和继发性两种,传统认为尿道结石常继发于膀胱结石,多见于儿童与老年人。一般认为,尿道结石在发展中国家以六水合磷酸镁铵和尿酸结石多见,发达国家草酸钙和胱氨酸结石多见。

男性尿道结石中,结石多见于前列腺部尿道,球部尿道,会阴尿道的阴茎阴囊交界处后方和舟状窝。有报道,后尿道占88%(图7-9),阴囊阴茎部尿道占8%,舟状窝占4%。

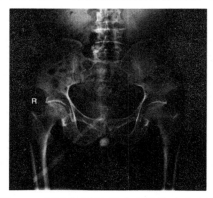

图7-9　后尿道结石,图中可见膀胱造瘘管

一、临床表现

(一)疼痛

原发性尿道结石常是逐渐长大,或位于尿道憩室内,早期可无疼痛症状。继发性结石多系上尿路排石排入尿道时,突然嵌入尿道内,常常突然感到局部剧烈疼痛及排尿痛,常放射至阴茎头部。阴茎部结石在疼痛部位可触及结石,位于后尿道内的结石,则会出现会阴部和阴囊部疼痛,可呈刀割样剧烈疼痛。

(二)排尿困难

尿道结石阻塞尿道发生不同程度的排尿困难。表现为排尿费力,可呈滴沥状,尿线变细或分叉,射出无力,有时骤然出现尿流中断,并有强烈尿意,阻塞严重时出现残余尿和尿潴留,出现充盈性尿失禁。有时可出现急迫性尿失禁。

（三）血尿及尿道分泌物

急症病例常有终末血尿或初始血尿,或排尿终末有少许鲜血滴出,伴有剧烈疼痛。慢性病例或伴有尿道憩室者,尿道口可有分泌物溢出,结石对尿道的刺激及尿道壁炎症溃疡,亦可出现脓尿。

（四）尿道硬结与压痛

前尿道结石可在结石部位扪及硬结,并有压痛,后尿道结石应通过直肠指诊扪及后尿道部位的硬结。

（五）其他症状

结石长期对局部的刺激,可引起尿道炎症、狭窄、尿道周围脓肿及尿道皮肤瘘、尿道直肠瘘,甚至引起一系列上尿路损害。后尿道结石可产生性交痛及性功能障碍。

二、诊断

（一）病史及体检

除上述症状外,患者既往多有肾绞痛病史及尿道排出结石史。男性患者如发生排尿困难,排尿疼痛者,应考虑此病。男性前尿道结石在阴茎或会阴部可以摸到结石,后尿道结石可经直肠摸到。女性患者经阴道可摸到尿道憩室内结石。

（二）金属尿道探杆检查

在结石部位能探知尿道梗阻和结石的粗糙摩擦感。

（三）尿道镜检查

能直接观察到结石,肯定尿道结石的诊断,并可发现尿道并发症。

（四）X 线检查

X 线检查是尿道结石的主要诊断依据。因为绝大部分尿道结石是 X 线阳性结石,平片检查即可显示结石阴影和结石的部位、大小、形状。应行全尿路平片检查以明确有无上尿路结石,必要时行尿道造影或泌尿系统造影,以明确尿路有无其他病变。

三、治疗

治疗应根据尿道结石的大小、形态、部位,尿道局部病变,以及有无并发症等情况而决定。有自行排石、尿道内注入麻醉润滑剂协助排石、尿道内原位或推入膀胱内行腔内碎石和开放手术切开取石等多种方法。新近进入尿道内的较小的继发性尿道结石,如尿道无明显病变,结石有自行排出的可能,或者经尿道注入利多卡因凝胶或者其他润滑剂将结石挤出。位置较深者,可插入细橡胶导尿管于结石停留之处,低压注入润滑剂数毫升,排尿时可能将结石冲出。前尿道的结石,可经止血钳夹出,但切忌盲目钳夹牵拉,或粗暴地企图用手法挤出,否则,会造成尿道黏膜的广泛损伤,继发炎症、狭窄。

后尿道的结石可先推至膀胱再行碎石治疗,如结石过大或固定于后尿道内,不能推入膀胱,可通过耻骨上切开膀胱,以示指探入后尿道内轻轻松动结石并扩张膀胱颈部,再将其取出。尿道憩室结石,处理结石的同时憩室应一并切除。随着腔内泌尿外科的发展,目前已可采用尿道镜或输尿镜气压弹道碎石或液电、钬激光碎石等腔内手术的方法处理前、后尿道结石。国内报道较多的有输尿管镜直视下钬激光碎石术,具有损伤小、成功率高、并发症少的优点,国内连惠波等报道用海绵体麻醉加尿道黏膜表面麻醉下行输尿管镜下尿道结石气压弹道碎石术,对于处理急诊尿道结石成功率高,安全方便。开放性手术仅适用于合并有尿道憩室、尿道狭窄、脓肿、尿道瘘等尿道生殖道解剖异常的病例及医疗技术条件较差,无法实施腔内技术的地区。

第五节　输尿管损伤

一、病因

输尿管是位于腹膜后间隙的细长管状器官,位置较深,有一定的活动范围,一般不易受外力损伤。输尿管损伤多为医源性。

(一)外伤损伤

1.开放性损伤

外界暴力所致输尿管损伤率约为 4%,主要是由刀伤、枪伤、刃器刺割伤引起。损伤不仅可以直接造成输尿管的穿孔、割裂或切断,而且继发感染,导致输尿管狭窄或漏尿。

2.闭合性损伤

多发生于车祸、高处坠落及极度减速事件中,损伤常造成胸腰椎错位、腰部骨折等。损伤机制有两方面:一方面由于腰椎的过度侧弯或伸展直接造成输尿管的撕脱或断裂;另一方面由于肾脏有一定的活动余地,可以向上移位,而相对固定的输尿管则被强制牵拉,造成输尿管的断裂,最常见的就是肾盂输尿管连接处断裂。

(二)手术损伤

医源性损伤是输尿管损伤最常见的原因,常见于外科、妇产科的腹膜后手术或盆腔手术,如子宫切除术、卵巢切除术、剖宫产、髂血管手术、结肠或直肠的肿瘤切除术等。临床上尤以子宫切除术和直肠癌根治术损伤输尿管最为常见。

(三)器械损伤

随着腔内泌尿外科的发展及输尿管镜技术的不断进步,输尿管镜引起输尿管损伤率也由 7%下降至 1%～5%。

1.输尿管插管损伤

在逆行肾盂造影、PCNL 术前准备、留置肾盂尿标本等检查或操作时需行输尿管插管,若输尿管导管选择不当、操作不熟练会引起输尿管损伤,尤其是在狭窄段和交界段。轻者黏膜充血水肿,重者撕裂穿孔。

2.输尿管镜检查损伤

输尿管扭曲成角或连接、交界处处于弯曲时,行硬性输尿管镜检查,如果操作不当或输尿管镜型号选择不当,就会损伤输尿管,形成假道或穿孔,甚至输尿管完全断裂。

3.输尿管碎石损伤

无论是选择取石钳、套石篮还是输尿管镜下钬激光碎石,较大的结石长期嵌顿刺激,结石周围黏膜水肿,甚至形成息肉,对于这种情况如果强制通过输尿管镜或导丝可能损伤输尿管。

4.其他碎石损伤

腔镜下使用激光或体外冲击波碎石治疗输尿管结石,可能会发生不同程度的管壁损伤。

(四)放疗损伤

宫颈癌、前列腺癌等放疗后,输尿管管壁易水肿、出血、坏死,进而形成纤维瘢痕或尿瘘。

二、临床表现

输尿管损伤的临床表现复杂多样,有可能出现较晚,也有可能不典型或者被其他脏器损伤所掩盖。常见的临床表现如下。

(一)尿外渗

开放性手术所致输尿管穿孔、断裂,或其他原因引起输尿管全层坏死、断离者,都会有尿液从伤口中流出。尿液流入腹腔会引起腹膜炎,出现腹膜刺激征;流入后腹膜,则引起腹部、腰部或直肠周围肿胀、疼痛,甚至形成积液或尿性囊肿。

(二)血尿

血尿在部分输尿管损伤中会出现,可表现为镜下或肉眼血尿,具体情况要视输尿管损伤类型而定。输尿管完全离断时,可以表现为无血尿。

(三)尿瘘

溢尿的瘘口一周左右就会形成瘘管。瘘管形成后常难以完全愈合,尿液不断流出,常见的尿瘘有输尿管皮肤瘘、输尿管腹膜瘘和输尿管阴道瘘等。

(四)感染症状

输尿管损伤后,自身炎症反应、尿外渗及尿液聚集等很快引起机体炎症反应,轻者局部疼痛、发热、脓肿形成,重者发生败血症或休克。

(五)无尿

如果双侧输尿管完全断裂或被误扎,伤后或术后就会导致无尿,但也要与严重外伤后所致休克、急性肾衰竭引起的无尿相鉴别。

(六)梗阻症状

放射性或腔内器械操作等所致输尿管损伤,由于长期炎症、水肿、粘连等,晚期会出现受损段输尿管狭窄甚至完全闭合,进而引起患侧上尿路梗阻,表现为输尿管扩张、肾积水、腰痛、肾衰竭等。

(七)合并伤表现

表现为受损器官的相应症状,严重外伤者会有休克表现。

三、诊断

(一)病史

外伤、腹盆腔手术及腔内泌尿外科器械操作后,如果出现伤口内流出尿液或一侧持续性腹痛、腹胀等症状时,均应警惕输尿管损伤的可能性。

(二)辅助检查

1.静脉尿路造影

部分输尿管损伤可以通过静脉尿路造影显示。

(1)输尿管误扎:误扎的输尿管可能完全梗阻或者通过率极低,因而造影剂排泄障碍,出现输尿管不显影或造影剂排泄受阻。

（2）输尿管扭曲：输尿管可以表现为单纯弯曲，也可以表现为弯曲处合并狭窄引起完全或不完全梗阻。前者造影剂可以显示扭曲部位，后者表现为病变上方输尿管扩张，造影剂排泄受阻。

（3）输尿管穿孔、撕脱、完全断裂：表现为造影剂外渗。

2.逆行肾盂造影

表现为在受损段输尿管插管比较困难，通过受阻。造影剂无法显示，自破裂处流入周围组织。该检查可以明确损伤部位，了解有无尿外渗及外渗范围，需要时可以直接留置导管引流尿液。

3.膀胱镜检查

膀胱镜不仅可以直视下了解输尿管开口损伤情况，观察有无水肿、黏膜充血，而且可以观察输尿管口有无喷尿或喷血尿，判断中上段输尿管损伤、梗阻的情况。

4.CT

可以良好显示输尿管的梗阻、尿外渗范围、尿瘘及肾积水等，尤其配合增强影像可以进一步提高诊断准确率。

5.B超

B超简易方便，可以初步了解患侧肾脏、输尿管梗阻情况，同时发现尿外渗。

6.放射性核素肾图

对了解患侧肾功能及病变段以上尿路梗阻情况有帮助。

（三）术中辨别

手术中，如果高度怀疑输尿管损伤时，可以应用亚甲蓝注射来定位诊断。方法是将 1～2 mL 亚甲蓝从肾盂注入，仔细观察输尿管外是否有蓝色液体出现。注射时不宜太多太快，因为过多亚甲蓝可以直接溢出或污染周围组织，影响判断。

四、治疗

输尿管损伤的处理既要考虑输尿管损伤的部位、程度、时间及肾脏膀胱情况，又要考虑患者的全身情况，了解有无严重合并伤及休克。

（一）急诊处理

（1）首先抗休克治疗，积极处理引起输尿管损伤的病因。

（2）术中发现的新鲜无感染输尿管伤口，应一期修复。

（3）如果输尿管损伤 24 小时以上，组织发生水肿或伤口有污染，一期修复困难时，可以先行肾脏造瘘术，引流外渗尿液，避免继发感染，待情况好转后再修复输尿管。

（二）手术治疗

1.输尿管支架置放术

对于输尿管小穿孔、部分断裂或误扎松解者，可放置双 J 管或输尿管导管，保留 2 周以上，一般能愈合。

2.肾造瘘术

对于输尿管损伤所致完全梗阻不能解除时，可以肾脏造瘘引流尿液，待情况好转后再修复输尿管。

3.输尿管成形术

对于完全断裂、坏死、缺损的输尿管损伤者,或保守治疗失败者,应尽早手术修复损伤的输尿管,恢复尿液引流通畅,保护肾功能。同时,彻底引流外渗尿液,防止感染或形成尿液囊肿。

手术中可以通过向肾盂注射亚甲蓝,观察术野蓝色液体流出,来寻找断裂的输尿管口。输尿管吻合时需要仔细分离输尿管并尽可能多保留其外膜,以保证营养与存活。

(1)输尿管-肾盂吻合术:上段近肾盂处输尿管或肾盂输尿管连接处撕脱断裂者可以行输尿管-肾盂吻合术,但要保证无张力。若吻合处狭窄明显时,可以留置双 J 管作支架,2 周后取出。近年来,腹腔镜下输尿管-肾盂吻合术取得了成功,将是一个新的治疗方式。

(2)输尿管-输尿管吻合术:若输尿管损伤范围在 2 cm 以内,则可以行输尿管端端吻合术。输尿管一定要游离充分,保证无张力的吻合。双 J 管留置 2 周。

(3)输尿管-膀胱吻合术:输尿管下段的损伤,如果损伤长度在 3 cm 之内,尽量选择输尿管-膀胱吻合术。该手术并发症少,但要保证无张力及抗反流。双 J 管留置时间依具体情况而定。

(4)交叉输尿管-输尿管端侧吻合术:如果一侧输尿管中端或下端损伤超过 1/2,端端吻合张力过大或长度不足时,可以将损伤侧输尿管游离,跨越脊柱后与对侧输尿管行端侧吻合术。尽管该手术成功率高,但也有学者认为不适合泌尿系肿瘤和结石的患者,以免累及对侧正常输尿管,提倡输尿管替代术或自体肾脏移植术。

(5)输尿管替代术:如果输尿管损伤较长,一侧或双侧病变较重,无法或不适宜行上述各种术式时,可以选择输尿管替代术。常见的替代物为回肠,也有报道应用阑尾替代输尿管取得手术成功者。近年来,组织工程学材料的不断研制与使用,极大地方便并降低了该手术的难度。

4.放疗性输尿管损伤

长期放疗往往会使输尿管形成狭窄性瘢痕,输尿管周围也会纤维化或硬化,且范围较大,一般手术修补输尿管困难,且患者身体情况较差时,宜尽早行尿流改道术。

5.自体肾脏移植术

当输尿管广泛损伤,长度明显不足以完成以上手术时,可以将肾脏移植到髂窝中,以缩短距离。手术要将肾脏缝在腰肌上,注意保护输尿管营养血管及外膜。不过需要注意的是,有 8% 的自体移植肾者术后出现移植肾无功能。

6.肾脏切除术

损伤侧输尿管所致肾脏严重积水或感染,肾功能严重受损或肾脏萎缩者,如对侧肾脏正常,则可施行肾脏切除术。另外,内脏严重损伤且累及肾脏无法修复者,或长期输尿管瘘存在无法重建者,也可以行肾脏切除术。

第六节　膀胱损伤

一、病因

膀胱位于盆腔深部,耻骨联合后方,周围有骨盆保护,通常很少发生损伤。究其受伤原因大体分为以下三种。

(一)外伤性

最常见的原因为各种因素引起的骨盆骨折,如车祸、高处坠落等;其次为膀胱在充盈状态下突然遭到外来打击,如下腹部遭受撞击、摔倒等;少见原因尚有火器、利刃所致穿通伤等。

(二)医源性

最常见于妇产科、下腹部手术,以及某些泌尿外科手术,如 TURBT、TURP 及输尿管镜检查等均可导致膀胱损伤。尤其是近年来随着腹腔镜手术的日益开展,医源性损伤更加不容忽视。

(三)自身疾病

比较少见,可由意识障碍引起,如醉酒或精神疾病;病理性膀胱如肿瘤、结核等可致自发性破裂。

二、临床表现

无论何种原因,膀胱损伤病理上大体分为挫伤及破裂两类。前者伤及膀胱黏膜或肌层,后者根据破裂部位分为腹膜外型、腹膜内型及两者兼有的混合型,从而有不同的临床表现。

轻微损伤仅出现血尿、耻骨上或下腹部疼痛等;损伤重者可出现血尿、无尿、排尿困难、腹膜炎等。

(一)血尿

可表现为肉眼或镜下血尿,其中肉眼血尿最具有提示意义。有时伴有血凝块,大量血尿者少见。

(二)疼痛

多为下腹部或耻骨后的疼痛,伴有骨盆骨折时,疼痛较剧。腹膜外破裂者,疼痛主要位于盆腔及下腹部,可有放射痛,如放射至会阴部、下肢等。膀胱破裂至腹腔者,表现为腹膜炎的症状及体征:全腹疼痛、压痛及反跳痛、腹肌紧张、肠鸣音减弱或消失等。

(三)无尿或排尿困难

膀胱发生破裂,尿液外渗,表现为无尿或尿量减少,部分患者表现为排尿困难,与疼痛、恐惧或卧床排尿不习惯等有关。

(四)休克

常见于严重损伤者。由创伤及大出血所致,如腹膜炎或骨盆骨折。

三、诊断

膀胱损伤膀胱损伤的病理类型关系到治疗效果,因而应尽量做出准确诊断。和其他疾病一样,需结合病史(如外伤、手术史等)及症状、体征,以及辅助检查,综合分析,做出诊断。

膀胱损伤常被腹部、骨盆外伤引起的症状干扰或被其所掩盖。当患者诉耻骨上或下腹部疼痛,排尿困难,结合外伤、手术史,耻骨上区触疼,腹肌紧张,以及肠鸣音减弱等,应考虑膀胱损伤的可能。

(一)导尿检查

一旦怀疑膀胱损伤,即应马上给予导尿,如尿液清亮,可初步排除膀胱损伤;如尿液很少或无尿,应行注水试验:向膀胱内注入 200～300 mL 生理盐水,稍待片刻后抽出,如出入量相差很大,提示膀胱破裂。该方法尽管简便,但准确性差,易受干扰。

(二)膀胱造影

膀胱造影是诊断膀胱破裂最有价值的方法,尤其是对于骨盆骨折合并肉眼血尿的患者。导尿成功后,经尿管注入稀释后的造影剂(如 15％～30％的复方泛影葡胺),分别行前后位及左右斜位摄片,将造影前后 X 线片比较,观察有无造影剂外溢及其部位。腹膜内破裂者,造影剂溢出至肠系膜间相对较低的位置或到达膈肌下方;腹膜外破裂者可见造影剂积聚在膀胱颈周围。亦有人采用膀胱注气造影法,向膀胱内注气,观察气腹症,以帮助诊断。需要指出的是,由于 10％～29％的患者常同时出现膀胱和尿道损伤,故在发现血尿或导尿困难时,尚应行逆行尿道造影,以排除尿道损伤。

(三)CT 及 MRI

临床应用价值低于膀胱造影,不推荐使用。但患者合并其他伤需行 CT 或 MRI 检查,有时可发现膀胱破口或难以解释的腹部积液,应想到膀胱破裂的可能。

(四)静脉尿路造影

在考虑合并有肾脏或输尿管损伤时,行 IVU 检查,同时观察膀胱区有无造影剂外溢,可辅助诊断。

四、治疗

除积极处理原发病及危及生命的并发症外,对于膀胱损伤,应根据不同的病理损伤类型,采用不同的治疗方法。

(一)膀胱挫伤

一般仅需保守治疗,卧床休息,多饮水,视病情持续导尿数天,预防性应用抗生素。

(二)腹膜外膀胱破裂

钝性暴力所致下腹部闭合性损伤,如患者情况较好,不伴有并发症,可仅予以尿管引流。主张采用大口径尿管(22Fr),以确保充分引流。2 周后拔除尿管,但拔除尿管前推荐行膀胱造影。同时应用抗生素持续至尿管拔除后 3 天。

以下情况应考虑行膀胱修补术:①钝性暴力所致腹膜外破裂,有发生膀胱瘘、伤口不愈合、菌血症的潜在可能性时。②因其他脏器损伤行手术探查时,如怀疑膀胱损伤,应同时探查膀胱,发现破裂,予以修补。③骨盆骨折在行内固定时,应对破裂的膀胱同时修补,防止尿外渗,从而减少内固定器械发生感染的机会。而对于膀胱周围血肿,除非手术必需,否则不予处理。

(三)腹膜内膀胱破裂

腹膜内膀胱破裂其裂口往往比膀胱造影所见要大得多,往往难于自行愈合,因而一旦怀疑腹膜内破裂,即应马上手术探查,同时检查有无其他脏器损伤。术中发现破裂,应用可吸收线分层修补,并在膀胱周围放置引流管。根据情况决定是单纯行留置导尿管,还是加行耻骨上膀胱高位造瘘,但最近观点认为后者并不优于单独留置导尿管。术后应用抗生素。有时,膀胱造影提示膀胱裂口很小,或患者病情不允许,可暂时行尿管引流,根据病情决定下一步是否行手术探查或修补。

以下两点需注意:①术中在修补膀胱裂口前,应检查输尿管有无损伤,通过观察输尿管口喷尿情况,静脉注射亚甲蓝或试行逆行插管来判定。输尿管壁内段或邻近管口的损伤,放置双J管或行膀胱输尿管再植术。②术中如发现直肠或阴道损伤,应将损伤的肠壁或阴道壁游离,重叠缝合加以修补,同时在膀胱与损伤部位之间填塞有活力的邻近组织,或者在修补的膀胱壁处注入生物胶,尽量减少膀胱直肠(阴道)瘘的发生;但结肠或直肠损伤时,如粪便污染较重,应改行结肠造瘘,二期修补。

(四)膀胱穿通伤

应马上手术探查,目的有二:①观察有无腹内脏器损伤。②观察有无泌尿系损伤。发现膀胱破裂,分层修补;同时观察有无三角区、膀胱颈部或输尿管损伤,视损伤情况做对应处理。当并发直肠或阴道损伤时,处理同上。

对于膀胱周围的血肿,应予以清除。留置的引流管需在腹壁另外戳洞引出。术后应用抗生素。

第七节　前尿道损伤

一、病因

(一)尿道外暴力闭合性损伤

此类损伤最多见,主要原因是会阴部骑跨伤,损伤前尿道的尿道球部。典型的会阴部骑跨伤多发生于高处跌落或摔倒时,会阴部骑跨于硬物上,或会阴部踢伤、会阴部直接钝性打击伤,球部尿道被挤压在硬物与耻骨下缘之间,造成球部尿道损伤,少数伤及球膜部尿道。阴茎折断伤者有 $10\%\sim20\%$ 合并有尿道损伤,阴茎折断伤发生在勃起状态时,在性生活时突发阴茎海绵体破裂,可能同时有前尿道损伤。

(二)尿道内暴力损伤

多为医源性损伤,由于经尿道手术或操作的增多,近年此类损伤有增加趋势。前后尿道均有可能被损伤,大部分是尿道内的器械操作损伤,保留导尿时导尿管的压迫、感染和化学刺激,导尿管气囊段未插到膀胱而充盈气囊或气囊未抽尽强行拔出气囊导尿管、经尿道前列腺或膀胱肿瘤切除等操作和输尿管镜检查通过尿道时和尿道内尖锐湿疣电灼有时会发生前尿道损伤,有的前尿道损伤当时未发现,过一段时间后直接表现为前尿道狭窄,尿道外口附近的尖锐湿疣电灼易引起尿道外口狭窄。尿道内异物摩擦也会引起尿道黏膜损伤。

(三)尿道外暴力开放性损伤

枪伤和刺伤等穿透性损伤引起,但少见,偶可见于牲畜咬伤、牛角刺伤,往往伤情重,合并伤多,治疗较为困难。儿童包皮环切术后有少数出现尿瘘和尿道外口损伤。阴茎部没有感觉的截瘫患者使用阴茎夹时间过长可能引起阴茎和尿道的缺血坏死性损伤。

(四)非暴力性尿道损伤

较为少见,常见原因有化学药物烧伤、热灼伤等。体外循环的心脏手术患者有出现尿道缺血,此后可能出现长段尿道狭窄。胰腺或胰肾联合移植胰液从尿液引流者由于胰酶的作用有出现尿道黏膜损伤甚至前尿道断裂的报道。

二、病理

(一)按损伤部位

包括球部尿道损伤、阴茎部尿道损伤和尿道外口损伤。球部尿道起于尿生殖膈,止于阴茎悬韧带,位于会阴部比较固定,是前尿道易损伤的部位,常由骑跨伤引起损伤。阴茎部尿道是全尿道最为活动的部分,较不易发生损伤,尿道外口损伤常由于尿道外口附近的手术引起。

(二)按损伤程度

1.尿道挫伤

仅为尿道黏膜或尿道深入海绵体部分损伤,局部肿胀和淤血。

2.尿道破裂

尿道部分全层裂伤,尚有部分尿道连续性未完全破坏。

3.尿道断裂

尿道伤处完全断离,连续性丧失,其发病率为全部尿道损伤的40%~70%。

(三)病理分期

分为损伤期、炎症期和狭窄期。

三、临床表现

阴茎或会阴部的损伤都要怀疑有前尿道损伤的可能,如果阴茎或会阴部没有瘀斑或青肿,尿道外口也无滴血,插入导尿管保留导尿作为进一步排除前尿道损伤的方法,常是诊治急症患者的重要措施。

(一)尿道滴血及血尿

为前尿道损伤最常见症状,75%以上的前尿道损伤有尿道外口滴血。前尿道损伤患者在不排尿时即有血液从尿道口滴出或溢出,或出现尿初血尿,特别是伤后第一次排尿见初血尿强烈提示有前尿道损伤的可能。尿道黏膜的挫裂伤可出现较大量的血尿,尿道完全断裂时反而可仅见到少量血尿。

(二)疼痛

前尿道损伤者,局部有疼痛及压痛,排尿时疼痛加重向阴茎头及会阴部放射。

(三)排尿困难及尿潴留

轻度挫伤可无排尿困难,严重挫伤或尿道破裂者,因局部水肿或外括约肌痉挛而发生排尿困难和尿痛,有时在数次排尿后出现完全尿潴留,尿道断裂伤因尿道已完全失去连续性而完全不能排尿,膀胱充盈,有强烈尿意,下腹部膨隆。

(四)血肿及瘀斑

伤处皮下见瘀斑。会阴部骑跨伤患者血肿可积聚于会阴及阴囊部,会阴阴囊肿胀及发绀。阴茎折断伤引起的前尿道损伤患者出现袖套状阴茎肿胀说明Buck筋膜完整,若出现会阴部蝶形肿胀说明 Buck 筋膜已破裂,血肿被 Colles 筋膜所局限。

(五)尿外渗

尿外渗的程度取决于尿道损伤的程度及伤后是否频繁排尿。伤前膀胱充盈者尿道破裂或断裂且伤后频繁排尿者尿外渗出现较早且较广泛。一般伤后尿道外括约肌痉挛,数小时内不发生尿外渗,多在 12 小时后仍未解除尿潴留者才出现尿外渗。尿外渗未及时处理或继发感染,导致局部组织坏死、化脓,出现全身中毒症状甚至全身感染,局部坏死后可能出现尿瘘。

(六)休克

前尿道损伤一般不出现休克,合并有其他内脏损伤或尿道口滴血和血尿重而时间长者也应观察患者血压、脉搏、呼吸和尿量等,密切注意有无休克发生。

四、诊断

前尿道损伤的诊断应根据外伤史、受伤时的体位、暴力性质等病史;尿道外口滴血、血尿、局部疼痛和排尿困难等临床症状;阴茎和会阴尿外渗及血肿等体征,结合尿道造影或其他 X 线检查等明确诊断。

(一)外伤史和临床表现

会阴部骑跨伤、尿道内操作或检查后出现尿道出血、排尿困难者首先要想到尿道损伤。伤后时间较长者耻骨上能触到膨胀的膀胱。会阴部骑跨伤者绝大部分为尿道球部,一般临床症状较轻,伤员都可持重及步行,很少发生休克,可表现为尿道外口滴血,不能排尿,尿外渗和血肿引起的阴茎或会阴肿胀,Buck 筋膜完整时仅表现为阴茎肿胀,Buck 筋膜破裂后 Colles 筋膜作为尿外渗或血肿的限制组织,形成会阴阴囊血肿,有时见会阴部典型的蝶形肿胀。女性尿道损伤罕见,但骨盆骨折患者出现小阴唇青肿者应注意有尿道损伤的可能。

(二)尿道造影

怀疑前尿道损伤时逆行尿道造影是首选的诊断方法。逆行尿道造影可以清晰和确切地显示尿道损伤部位、程度、长度和各种可能的并发症,是一种最为可靠的诊断方法。摄片时首先摄取骨盆平片后,45°斜位,应用水溶性造影剂,在尿道充盈状态下行连续动态摄片,无法进行实时动态摄片时应进行分次摄片,每次注入 60％碘剂 10～20 mL,在急症抢救室也能进行。临床上诊断有前尿道损伤的患者若逆行尿道造影正常可诊断为前尿道挫伤,有尿外渗同时有造影剂进入膀胱者为前尿道部分裂伤,有尿外渗但造影剂不能进入膀胱者可诊断为前尿道完全断裂。

(三)导尿检查

尿道挫伤或较小的破裂患者有可能置入导尿管,但要有经验的泌尿外科专科医师进行,仔细轻柔地试放导尿管,如果置入尿管较为困难,应该马上终止,在确定已放入膀胱前不能充盈气囊,一旦置入不可轻易拔出,导尿管留置 7～14 天,拔除导尿管后常规做一次膀胱尿道造影。拔管后仍有出现尿道狭窄的可能,要密切随访,轻度的狭窄可以通过定期尿道扩张达到治疗目的。另有许多学者认为诊断性导尿有可能使部分尿道裂伤成为完全裂伤,加重出血并诱发感染,还有可能使导尿管从断裂处穿出,而误认为放入膀胱并充盈气囊导致进一步加重损伤,因此在诊断不明时不要进行导尿检查,若有尿潴留应采用耻骨上膀胱穿刺造瘘。

(四)超声检查

超声可评价会阴及阴囊血肿范围、是否伴有阴囊内容物的损伤、膀胱的位置高低和膀胱是否充盈等情况。特别在进行耻骨上膀胱穿刺造瘘前,了解膀胱充盈度和位置有较大价值。近年报道超声在了解尿道周围和尿道海绵体纤维化方面有潜在优势。

(五)膀胱尿道镜检查

膀胱尿道镜检查是诊断尿道损伤最为直观的方法,单纯的急症诊断性膀胱尿道镜检查尽量不做,应由经验丰富的泌尿外科医师进行,同时做好内镜下尿道会师术的准备,用比膀胱镜细的输尿管镜检查尿道更有优势。女性尿道短不适合尿道造影检查,尿道镜检查是诊断女性尿道损伤的有效方法。

五、治疗

前尿道损伤的治疗目标是提供恰当的尿液引流,恢复尿道的连续性,有可能时争取解剖复位,把形成尿道狭窄、感染和尿瘘的可能性降低到最小。

(一)前尿道灼伤

当腐蚀性或强烈刺激性化学物质进入尿道时,有剧烈疼痛应立即停止注入,嘱患者排尿以排出残留在尿道内的化学物质,并用等渗盐水低压灌注尿道进行冲洗。给予强效止痛剂,避免留置导尿管,排尿困难者行耻骨上膀胱造瘘引流尿液。无继发感染者 2 周后开始定期尿道扩张,防治尿道狭窄,狭窄严重尿道扩张治疗失败者行手术治疗。

(二)前尿道挫伤

轻微挫伤,出血不多排尿通畅者密切观察。出血较多者,局部加压与冷敷,排尿困难或尿潴留者保留导尿 7~14 天。

(三)前尿道破裂与断裂

轻度破裂无明显尿外渗和血肿且能插入导尿管者,保留导尿管 1~2 周后拔除,以后间断尿道扩张。若导尿失败、有明显血肿或尿外渗者均应行急症尿道修补或端端吻合术。尿道修补或端端吻合术是治疗前尿道破裂或断裂的最好方法,愈合后很少需要进行尿道扩张治疗。血流动力学稳定的无泌尿生殖器官以外脏器损伤的开放性前尿道损伤也必须行前尿道修补或吻合术,缝合时要用细的缝合材料,缝合足够的尿道海绵体,利用周围血供丰富的组织覆盖避免尿瘘形成,较重的部分裂伤和完全断裂可作修剪再吻合术,需要作移植或皮瓣的长段尿道缺损不宜在急症手术进行,因为污染和不良血供将影响此类手术的效果,若术中探查发现尿道缺损范围大不能作一期吻合或损伤已过 72 小时者仅行耻骨上膀胱造瘘术及尿外渗引流术,2~3 个月后再视情况决定行择期性尿道修复手术。

第八节　后尿道损伤

一、病因

(一)尿道外暴力闭合性损伤

此类损伤最多见,主要是骨盆骨折。4％~14％骨盆骨折伴有后尿道损伤,80％~90％后尿道损伤伴有骨盆骨折。后尿道损伤中65%是完全断裂,另外10%～17%后尿道损伤患者同时有膀胱损伤。

骨盆骨折的常见原因是交通事故、高处坠落和挤压伤,损伤部位在后尿道,常伴其他脏器的严重创伤。不稳定骨盆骨折比稳定骨盆骨折损伤后尿道多,坐骨耻骨支的蝶形骨折伴骶髂关节骨折或分离时后尿道损伤的机会最大,其次为坐骨耻骨支的蝶形骨折、Malgaigne's骨折、同侧坐骨耻骨支骨折和单支坐骨或耻骨支骨折。后尿道有两处较为固定,一是膜部尿道通过尿生殖膈固定于坐骨耻骨支,另一是前列腺部尿道通过耻骨前列腺韧带固定于耻骨联合。骨盆骨折时,骨盆变形,前列腺移位,前列腺从尿生殖膈处被撕离时,膜部尿道被牵拉伸长,耻骨前列腺韧带撕裂时更甚,最终使尿道前列腺部和膜部交界处部分或全部撕断,全部撕断后前列腺向上方移位,尿道外括约肌机制可尿生殖膈也撕裂时可伤及球部尿道,前列腺背侧静脉丛撕裂时引起严重的盆腔内血肿使前列腺向上和背侧推移,活动度较大的膀胱和前列腺之间的牵拉可引起膀胱颈损伤,骨盆骨折碎片刺破尿道很少见。另一种观点认为尿道球部和膜部交界处较为薄弱,损伤往往发生于此处,尿道的前列腺部、膜部和外括约肌为一个解剖单位,骨盆骨折时此解剖单位移位,牵拉膜部尿道,而球部尿道相对固定于会阴筋膜上,使尿道的膜部和球部交界处撕裂,严重时损伤延伸到球部尿道。另外高达85%的尿道损伤患者行尿道成形手术后尿道外括约肌保存完好也支持后一种观点。

膀胱颈部、前列腺部尿道损伤通常仅发生于儿童,而且儿童发生坐骨耻骨支蝶形骨折、Malgaigne骨折和坐骨耻骨支的蝶形骨折伴骶髂关节骨折比成人多见。骨折儿童骨盆骨折时损伤尿道机制有两种可能:一种是活动的膀胱和相对固定的前列腺之间的牵拉而损伤膀胱颈部和尿道;另一种是儿童前列腺未发育,前列腺部尿道短,与成人一样的机制撕裂损伤膜部尿道时蔓延到前列腺部尿道和膀胱颈部。尿道损伤离膀胱颈部越近,发生创伤性尿道狭窄、勃起功能障碍和尿失禁的机会越大。

骨盆骨折损伤女性尿道极少见,约占骨盆骨折的1%。女性尿道短,活动度大,无耻骨韧带的固定,不易受伤。女性尿道损伤大部分是尿道前壁的部分纵行裂伤,完全裂伤常位于近膀胱颈部的近端尿道,常伴阴道和(或)直肠撕裂伤,所以女性尿道损伤患者应常规作阴道与直肠检查。女性尿道损伤机制通常由骨盆骨折碎片刺伤引起,而非男性那样的牵拉撕裂伤。

(二)尿道内暴力损伤

多为医源性损伤,由于经尿道手术或操作的增多,近年此类损伤有增加趋势。大部分是尿道内的器械操作损伤,保留导尿时导尿管气囊段未插到膀胱就充盈气囊或气囊未抽尽就强行拔出气囊导尿管,或经尿道前列腺或膀胱肿瘤切除等操作和输尿管镜检查通过尿道时和尿道内时,或尖锐湿疣电灼时,均有可能发生尿道损伤,有的尿道损伤当时未发现,过一段时间后直接表现为尿道狭窄,尿道内异物也会引起尿道黏膜损伤。

(三)尿道外暴力开放性损伤

枪伤和刺伤等穿透性损伤引起,但少见,偶可见于牲畜咬伤、牛角刺伤,往往伤情重,合并伤多,治疗较为困难。妇科或会阴手术有损伤尿道的可能,近年有报道经阴道无张力尿道中段悬吊术患者在术中或术后损伤尿道。长时难产尿道和膀胱颈部也有可能受压引起缺血性尿道和膀胱颈部损伤。

(四)非暴力性尿道损伤

较为少见,常见原因有化学药物烧伤、热灼伤、放射线损伤等。体外循环的心脏手术患者有出现尿道缺血和发生尿道狭窄的可能,胰腺或胰肾联合移植胰液从尿液引流者由于胰酶的作用有出现尿道黏膜损伤甚至尿道断裂的报道。

二、病理分类

(一)按损伤部位

包括膜部尿道损伤和前列腺部尿道损伤。可分为四型:Ⅰ型是后尿道受盆腔内血肿压迫与牵拉伸长,但黏膜完整。Ⅱ型是后尿道损伤指泌尿生殖膈上方前列腺和(或)膜部尿道撕裂伤。Ⅲ型是后尿道完全裂伤伴有尿生殖膈的损伤。Ⅳ型是膀胱颈损伤累及后尿道(图7-10)。

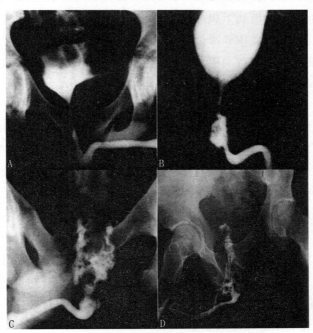

图7-10　后尿道损伤

A.Ⅰ型;B.Ⅱ型;C、D.Ⅲ型

(二)按损伤程度

1.尿道挫伤

仅为尿道黏膜损伤,局部肿胀和淤血。

2.尿道破裂

尿道部分全层裂伤,尚有部分尿道连续性未完全破坏。

3.尿道断裂

尿道伤处完全断离,连续性丧失,其发病率为全部尿道损伤的40%～70%。

(三)病理分期

1.损伤期

伤后72小时之内的闭合性尿道损伤为损伤期。此期的病理生理改变是出血和创伤性休克,尿道组织破坏和缺损,尿道失去完整性和连续性,引起排尿困难和尿潴留,血液和尿液经损伤处外渗到尿道周围组织,此期行尿道修补术或恢复尿道连续性的手术效果较为满意。限制血尿外渗部位和蔓延的筋膜有:①阴茎筋膜(Buck 筋膜)。②会阴浅筋膜(Colles 筋膜)。③腹壁浅筋膜深层(Scarpa 筋膜)。④尿生殖膈(三角韧带)。⑤膀胱直肠筋膜(Denonvilliers 筋膜)。会阴浅筋膜和向前与腹壁浅筋膜的深层会合。会阴浅筋膜与尿生殖膈之间的间隙称会阴浅袋。阴茎部尿道破裂或断裂若阴茎筋膜完整,血尿外渗仅局限在阴茎部,出现阴茎肿胀及紫褐色,若阴茎筋膜破裂则血尿外渗范围与球部尿道破裂时相同。球部尿道损伤伴阴茎筋膜破裂后血尿外渗先到会阴浅袋内并可向腹壁浅筋膜的深层之下发展,形成下腹部肿胀。后尿道损伤若位于前列腺尖部或前列腺部尿道而尿生殖膈完整时,血尿外渗于前列腺和膀胱周围疏松结缔组织内,向前上可发展到下腹部腹膜外组织,向后上可达腹膜后组织,膜部尿道损伤时若尿生殖膈上下筋膜完整,血尿外渗位于尿道膜部及周围,若尿生殖膈完整仅有尿生殖膈上筋膜破裂,血尿外渗至前列腺膀胱周围,若尿生殖膈及其上下筋膜都破裂,血尿外渗还可渗到会阴浅袋。

2.炎症期

闭合性尿道损伤后72小时到3周,开放性尿道损伤有时虽未达72小时,有明显感染迹象者也称炎症期。创伤性炎症反应达到高峰,可伴细菌感染,全身病理生理变化以中毒和感染为主,可出现高热和血白细胞升高。损伤局部血管扩张,渗透性增加,组织水肿,白细胞浸润,尿外渗未引流可能出现化学性蜂窝织炎,创伤性组织液化坏死等。临床上以控制感染为主,尿外渗引流和膀胱造瘘使尿液改道,不宜进行尿道有关的手术或尿道内操作。

3.狭窄期

尿道损伤3周后损伤部位炎症逐渐消退,纤维组织增生,瘢痕形成,导致尿道狭窄,称创伤性尿道狭窄。尿道破裂或断裂未经适当早期处理,均出现不同程度的尿道狭窄,引起尿道梗阻,时间久者出现上尿路积水、尿路感染和结石形成,一般在3个月后局部炎症反应基本消退,可进行恢复尿道连续性的尿道修复成形手术。

三、临床表现

(一)休克

骨盆骨折后尿道损伤常合并其他内脏损伤发生休克。休克主要原因为严重出血及广泛损伤。骨盆骨折、后尿道损伤、前列腺静脉丛撕裂及盆腔内血管损伤等,均可导致大量出血。内出血可在膀胱周围及后腹膜形成巨大血肿。凡外伤患者都应密切注意生命体征,包括意识、皮肤黏膜指甲色泽等外周血管充盈情况,观察患者血压、脉搏、呼吸和尿量等,密切注意有无休克发生。

(二)尿道滴血及血尿

为后尿道损伤最常见症状。尿道滴血及血尿程度与后尿道损伤严重程度不相一致,有时尿道部分断裂时血尿比完全断裂还要严重。后尿道损伤多表现为尿初及终末血尿,或尿终末滴血,尿道滴血或血尿常在导尿失败或因排尿困难而用力排尿而加重,后尿道断裂伤可因排尿困难和外括约肌痉挛而不表现为尿道滴血或血尿。

（三）疼痛

后尿道损伤疼痛可放射至肛门周围、耻骨区及下腹部，直肠指检有明显压痛，骨盆骨折者有骨盆叩压痛及牵引痛，站立或抬举下肢时疼痛加重，耻骨联合骨折者耻骨联合处变软，有明显压痛、肿胀。

（四）排尿困难及尿潴留

轻度挫伤可无排尿困难，严重挫伤或尿道破裂者，因局部水肿或外括约肌痉挛而发生排尿困难，有时在数次排尿后出现完全尿潴留，尿道断裂伤因尿道已完全失去连续性而完全不能排尿，膀胱充盈，有强烈尿意，下腹部膨隆。

（五）血肿及瘀斑

伤处皮下见瘀斑。后尿道损伤血肿一般位于耻骨后膀胱及前列腺周围，严重者引起下腹部腹膜外血肿而隆起，有尿生殖膈破裂者血肿可蔓延至坐骨直肠窝甚至会阴部。

（六）尿外渗

尿外渗的程度取决于尿道损伤的程度及伤后是否频繁排尿。伤前膀胱充盈者尿道破裂或断裂且伤后频繁排尿者尿外渗出现较早且较广泛。一般伤后尿道外括约肌痉挛，数小时内不发生尿外渗，多在 12 小时后仍未解除尿潴留者才出现尿外渗。盆腔内尿外渗可出现直肠刺激症状和下腹部腹膜刺激症状。尿外渗未及时处理或继发感染，导致局部组织坏死、化脓，出现全身中毒症状甚至全身感染，局部坏死后可能出现尿瘘。

四、诊断

后尿道损伤的诊断应根据外伤史、受伤时的体位、暴力性质、临床表现、尿外渗及血肿部位、直肠指检、导尿检查、尿道造影或其他 X 线检查等明确诊断，确定尿道损伤的部位、程度和其他合并伤等。

（一）外伤史和临床表现

尿道内操作或检查后出现尿道出血、排尿困难，骨盆骨折后有排尿困难、尿潴留、尿道外口滴血者首先要想到尿道损伤。伤后时间较长者耻骨上能触到膨胀的膀胱。骨盆骨折患者都应怀疑有后尿道损伤，有下列情况者要高度怀疑有后尿道损伤：尿道外口滴血，排尿困难或不能排尿，膀胱区充盈，血尿外渗常在耻骨膀胱周围，体表发绀肿胀可不明显，有时见会阴部典型的蝶形肿胀。

（二）直肠指诊

直肠指诊在尿道损伤的诊断中具有重要意义，可以判断前列腺的移位、盆腔血肿等。后尿道损伤时前列腺位置升高，但在盆腔血肿时可难以判定，骨折导致耻骨或坐骨支移位，有时在直肠指诊时可触及，尿外渗和血肿引起的肿胀可能掩盖前列腺的正常位置，因此直肠指诊的更主要意义是作为一种筛查有无直肠损伤的手段，指套有血迹提示有直肠损伤。

（三）尿道造影

怀疑后尿道损伤时逆行尿道造影是首选的诊断方法。逆行尿道造影可以清晰和确切地显示后尿道损伤部位、程度和各种可能的并发症，是一种最为可靠的诊断方法。摄片时应首先摄取骨盆平片，了解是否有骨盆骨折及是否为稳定骨折，有无骨折碎片和异物残留，12～14 号 Foley 尿管气囊置于舟状窝并注水 1～3 mL，然后患者置 25°～35° 斜位，应用水溶性造影剂，在荧光透视下用 60％碘剂 20～30 mL 注入尿道,在尿道充盈状态下行连续动态摄片,无法进行实时动态摄片时应进行分次摄片,每次注入 60％碘剂10 mL,在急症抢救室也能进行。同时行耻骨上膀胱造影和逆行尿道造影可精确了解尿道损伤的位置、严重性和长度,若进行延迟修补术,应在伤后 1 周内进行,若进行晚期修复手术应在伤后 3 个月以上进行。

(四)导尿检查

后尿道挫伤或较小的破裂患者有可能置入导尿管,但要有经验的泌尿外科专科医师进行,仔细轻柔地试放导尿管,如果置入尿管较为困难,应该马上终止,在确定已放入膀胱前不能充盈气囊,一旦置入不可轻易拔出,导尿管留置 7～14 天,拔除导尿管后常规做一次膀胱尿道造影。能顺利置入导尿管者,拔管后仍有出现尿道狭窄的可能,要密切随访,轻度的狭窄可以通过定期尿道扩张达到治疗目的。另有许多学者认为诊断性导尿有可能使部分尿道裂伤成为完全裂伤,加重出血并诱发感染,还有可能使导尿管从断裂处穿出,而误认为放入膀胱并充盈气囊导致进一步加重损伤,因此在诊断不明时不宜采用。

(五)超声检查

超声在尿道损伤的急症诊治工作中不是常规检查方法,仅用于评价盆腔内血肿范围、膀胱的位置高低和膀胱是否充盈等情况。特别在进行耻骨上膀胱穿刺造瘘前,了解膀胱充盈度和位置有较大价值。近年报道超声在了解尿道周围和尿道海绵体纤维化方面有潜在优势。

(六)膀胱尿道镜检查

膀胱尿道镜检查是诊断后尿道损伤最为直观的方法,单纯的急症诊断性膀胱尿道镜检查尽量不做,应由经验丰富的泌尿外科医师进行,同时做好内镜下尿道会师术的准备,用比膀胱镜细的输尿管镜检查尿道更有优势。女性尿道短不适合尿道造影检查,尿道镜检查是诊断女性尿道损伤的有效方法。后期进行后尿道修复性成形手术前,怀疑有膀胱颈部功能异常时,可通过膀胱造瘘口检查膀胱颈部和后尿道,有很大价值,通过膀胱造瘘口仔细观察膀胱颈部的完整性和功能,但有时膀胱颈部的外形完整性与功能不一定完全一致。

(七)CT 和 MRI 检查

在诊断尿道损伤本身的意义不大,但可详细了解骨盆骨折、阴茎海绵体、膀胱、肾脏及其他腹内脏器的损伤。

五、治疗

后尿道损伤的治疗应根据患者的全身情况,受伤时间,尿道损伤的部位、严重程度以及合并伤的情况等,综合考虑制订治疗方案,对威胁生命的严重出血和脏器损伤应先于尿道损伤予以处理。

(一)全身治疗

1.防治休克

及时建立输液通道、纠正低血容量,补充全血和其他血液代用品,受伤早期休克主要是严重创伤出血或其他内脏损伤。

2.防治感染

全身应用抗菌药物,时间长者根据尿及分泌物培养结果选用最有效的抗菌药物。

3.预防创伤后并发症

预防肺部感染、肺不张，保持大便通畅，避免腹压升高引起继发性出血，对于骨盆骨折或其他肢体骨折卧床较久的患者，注意改变体位，避免发生压疮和泌尿系结石。

(二)损伤尿道的局部治疗

原则是恢复尿道的连续性，引流膀胱尿液，引流尿外渗。在损伤期内的患者应设法积极恢复尿道连续性。后尿道破裂或断裂应根据伤情及医疗条件，有可能时争取解剖复位。炎症期（闭合性尿道损伤72小时后和开放性尿道损伤48小时后）的患者仅行耻骨上膀胱造瘘和尿外渗切开引流，待炎症消退后再行尿道手术。

1.尿道灼伤的治疗

当腐蚀性或强烈刺激性化学物质进入尿道时，有剧烈疼痛应立即停止注入，嘱患者排尿以排出残留在尿道内的化学物质，并用等渗盐水低压灌注尿道进行冲洗。给予强效止痛剂，避免留置导尿，排尿困难者行耻骨上膀胱造瘘引流尿液。如无继发感染，2周后开始定期尿道扩张，防治尿道狭窄，狭窄严重尿道扩张治疗失败者行手术治疗。

2.尿道挫伤的治疗

轻微挫伤，出血不多排尿通畅者密切观察。出血较多者，局部加压与冷敷，排尿困难或尿潴留者保留导尿3～7天。

3.后尿道破裂的治疗

试插导尿管成功者留置2～4周，不能插入导尿管者行耻骨上膀胱造瘘，2～3周后试排尿和行排泄性膀胱尿道造影，若排尿通畅无尿外渗可拔除膀胱造瘘管，尿道会师术也可以用于治疗后尿道破裂，尿道会师法置一18～20号气囊导尿管，气囊充水25～30 mL，稍加牵引，使前列腺向尿生殖膈靠拢，一般牵引5～7日。导尿管留置3～4周。以后根据排尿情况进行尿道扩张。

4.后尿道断裂的治疗

这类患者多系骨盆骨折引起，一般伤情重，休克发病率高，且尿道完全断离，有分离和移位，使其处理比其他尿道损伤复杂得多。目前对后尿道断裂伤的局部治疗有三种观点：①耻骨上膀胱穿刺或开放造瘘术，3～6个月后行后尿道修复成形术。②尿道会师术。③急症后尿道吻合术。

所有尿道外伤的最初处理是患者的复苏，先处理可能危及患者生命的其他损伤，后尿道损伤更是如此，因为后尿道损伤往往伴有骨盆骨折、腹内脏器损伤和肢体骨折等。尿道损伤急症处理的第二步是分流膀胱内尿液。从尿道破裂口外渗的血液和尿液可能引起炎症反应，有发展成脓肿的可能，外伤受损的筋膜层次决定了可能发生感染的范围，感染可能发生于腹腔、胸部、会阴部和股内侧等，这些感染可能导致尿瘘、尿道周围憩室，甚至少见的坏死性筋膜炎，早期诊断尿道损伤、及时的尿液改道引流和适当应用抗生素降低了这些并发症发生的可能性。及时地分流膀胱内尿液可防止更多的尿液外渗到尿道周围组织中，并可准确记录尿液排出量。耻骨上膀胱穿刺造瘘是尿液改道引流的简单方法，大部分泌尿外科医师和专业外科医师都熟悉其操作技术，若耻骨上膀胱是否充盈不能扪清，膀胱穿刺造瘘术可在B超引导下进行，开放性耻骨上膀胱造瘘术只在膀胱空虚、合并有膀胱破裂或膀胱颈部损伤时进行，开放手术时应避免进入耻骨后膀胱前间隙,从膀胱顶部切开膀胱,在膀胱腔内探查有无膀胱或膀胱颈部裂伤,若有也应从膀胱内部用可吸收线加以修补,4 周后先行排尿性膀胱尿道顺行造影,若尿道通畅可试夹管,排尿正常可安全拔除造瘘管。否则 3 个月后行后尿道瘢痕切除成形术。

伤后 3～6 个月的后尿道瘢痕切除再吻合手术采用经会阴的倒"人"字形切口,损伤部位确定后切除瘢痕和血供不良组织,游离远近端尿道,在骨盆骨折后尿道断裂断端完全分离情况下,前列腺远侧血肿肌化瘢痕远端的球部尿道游离到阴茎根部可获得 4～5 cm 的尿道长度,足够有 2～2.5 cm 长瘢痕的尿道行瘢痕切除,两断端劈开或作斜面的无张力吻合。后尿道断裂前列腺移位位置高造成前列腺远端断端与球部尿道断端距离大于 3 cm 者,或由于外伤或以前手术造成粘连球部尿道不能游离延长进行无张力断端吻合时,可考虑球部尿道改道,从一侧阴茎脚上方或切除耻骨支,通常耻骨联合下方耻骨部分切除足以使后尿道两断端无张力吻合,极少数情况下可用耻骨联合全切除,极少见的耻骨骨髓炎是耻骨部分切除的反指征。90% 以上的后尿道断裂,特别是膀胱颈部功能正常者经会阴径路足以完成手术,不必联合经腹径路。经会阴后尿道瘢痕切除两断端再吻合的后尿道成形修复手术效果良好,术后 10 年发生再狭窄的概率约 12%。

后尿道修复成形手术的原则是:①瘢痕切除彻底。②黏膜对黏膜缝合。③吻合口血供良好。④缝合处组织健康不被缝线切割。⑤熟练的手术技巧。

处理可能伴有外括约肌机制受损的后尿道断裂缺损要保护膀胱颈部功能,对伤后 3 个月以上的后尿道损伤经会阴一期后尿道成形修复术是推荐的首选方法,此时尿道损伤外其他器官的合并损伤,包括皮肤、软组织损伤和血肿已愈合和吸收,至于受伤到后尿道决定性成形修复手术要间隔多长时间目前还有争议。绝大多数前列腺远端后尿道断裂导致的尿道断离瘢痕较短,可以通过经会阴切口一期瘢痕切除再吻合术,若有广泛的血肿纤维化和膀胱颈部的结构和功能受损就不适合行经会阴瘢痕切除再吻合术。

尿道会师术可以早期恢复尿道连续性,可通过牵引固定前列腺位置缩短尿道分离长度。主要有两种牵引方法,一是气囊尿管与躯体纵轴 45°,300～750 g 重量牵引 5～7 天;另一是前列腺被膜或前列腺尖部缝线牵引固定于会阴部。但该手术术后尿道狭窄和阳痿发生率高,国外较少采用。

内镜窥视下尿道内会师术运用导丝引导置入导尿管治疗后尿道断裂成为一种新的手术方式,后尿道断裂甚至前尿道断裂都可试用,内镜下会师可能减少缺损的距离,一般用输尿管镜可以直接在断裂处找到近端,先放入导丝或输尿管导管,然后沿导丝或输尿管导管置入 F18～F20 号三腔导尿管,如在断裂处找不到尿道近端,行耻骨上膀胱穿刺造瘘置入软性膀胱镜或输尿管镜,从后尿道插入导丝或输尿管导管引导尿道内置入的膀胱镜或输尿管镜进入膀胱,或直接拉出导丝或输尿管导管引导置入导尿管。内镜窥视下尿道内会师术须经验丰富的泌尿外科专科医师进行,否则有潜在的并发症,远期通畅率比急症膀胱造瘘 3 个月以后再行后尿道成形修复手术低,尿道会师术后总的术后勃起功能障碍、再狭窄和尿失禁发病率分别约 35%、60% 和 5%。耻骨上膀胱造瘘待 3 个月后再行后尿道修复成形术仍是大部分泌尿外科医师治疗后尿道断裂的首选方法。

后尿道损伤的急症开放性吻合手术,术后狭窄、再缩窄、尿失禁和勃起功能障碍发病率高,损伤时尿道周围组织血肿和水肿,组织结构层次不清,判别困难,尿道断端游离困难影响两断端的正确对位。Webster总结15组病例共301例行急症手术,术后尿道狭窄发病率69%,勃起功能障碍44%,尿失禁20%。

目前认为,急症后尿道吻合术仅在下列情况下进行:①有开放性伤口。②合并有骨盆内血管损伤需开放手术。③合并的骨折或骨折引起的出血等情况需手术处理者。④合并有膀胱破裂。⑤合并直肠损伤。

第九节　阴茎损伤

一、病因

(一)直接暴力

阴茎勃起时,受到直接暴力(如打击、骑跨、被踢、挤压等)时,阴茎被挤于体外硬物或耻骨弓之间,易损伤,严重者可发生阴茎折断。

(二)锐器切割

阴茎被各种锐器切割而致。

二、分类

按有无皮肤损伤,可分为闭合性损伤和开放性损伤两种类型。

(一)闭合性损伤

1.阴茎挫伤

各种暴力均可造成阴茎挫伤,引起皮下组织或海绵体损伤,皮下组织淤血,皮肤水肿,严重时出现纺锤形血肿,多不伴有尿道损伤。

2.阴茎折断

又称阴茎海绵体破裂,是严重的阴茎闭合性损伤。阴茎勃起时,受到直接外力作用,造成阴茎海绵体周围白膜及阴茎海绵体破裂,可伴发尿道损伤。多见于20～40岁的青壮年,在手淫、粗暴性交(以女性上位性交时多见)等情况易发生。

阴茎折断一般为单侧阴茎海绵体白膜横行破裂,左右侧发生率相近,一般不超过海绵体周径的1/2,最常见的损伤部位是阴茎远端1/3。10%～20%同时伴有尿道破裂,20%～30%可波及两侧甚至尿道海绵体。尿道海绵体破裂往往与阴茎海绵体损伤部位在同一水平。

3.阴茎绞窄伤

常因好奇、性欲异常、精神失常或恶作剧等,将金属环、大号螺丝帽、线圈、橡皮筋等环状物套扎在阴茎上没有及时取下,或阴茎包皮上翻后没有及时复位,引起阴茎缩窄部末梢血液循环障碍,致组织水肿、缺血,严重时发生阴茎远端组织坏死。

4.阴茎脱位伤

阴茎脱位伤是指男性会阴部遭到挤压、阴茎在勃起时扭曲或在疲软时遭钝性暴力打击、过度牵拉或骑跨伤等时,或外力继续不停,可造成阴茎、尿道海绵体在冠状沟外与包皮发生环形撕裂,引起阴茎、耻骨韧带以及周围组织撕裂,阴茎脱离其皮肤,脱位到腹股沟、耻骨下部、大腿根部或阴囊会阴部的皮下,与存留原位的包皮分离,空虚无物。

(二)开放性损伤

开放性阴茎损伤多数发生于刀割伤、刺伤、枪弹伤、卷入机器、牲畜咬伤及其他意外损伤;精神病患者的自伤或他伤亦偶有发生。有时因粗暴的性行为发生包皮及其系带撕裂伤,造成包皮裂口和出血。

1.阴茎离断伤

临床少见,1929 年 Ehrich 首次报道。较常见的原因是受到性伴侣的报复,或牲畜咬伤,致使阴茎远端往往缺损。按其损伤程度,阴茎离断伤可分成阴茎部分离断伤或阴茎完全离断伤。

2.阴茎皮肤损伤

阴茎皮肤损伤类型有阴茎干全部皮肤撕脱伤、阴茎部分皮肤撕脱伤、阴茎皮肤刺伤、切割裂伤、烧灼伤等。

阴茎头表面皮肤菲薄,无移动性,很少发生撕脱伤。而阴茎体皮肤薄而松弛,有疏松的皮下组织,其移动性很大,较易发生撕脱伤。阴茎皮肤撕脱伤发生于机器损伤时,阴茎皮肤可同衣裤一起被转动的机器拉扯,从 Buck 筋膜外分离撕裂甚至撕脱,常发生于阴茎根部,止于冠状沟,又称之筒状撕脱伤。常伴有阴囊皮肤撕脱,由于阴茎深筋膜的保护,阴茎海绵体及尿道多不易受伤。

利器切割或弹片可造成阴茎皮肤切割伤或阴茎贯穿伤。

包皮系带撕裂的主要原因是阴茎皮肤受力超负荷,如手淫时动作过于剧烈;其次在新婚之夜,在性交时过于急躁而又凶猛,或因处女膜坚韧,或因阴道痉挛,在阴茎强行插入时,由于阻力的关系造成包皮牵拉包皮系带而引起包皮系带撕裂、包皮裂口和出血。包皮系带断裂多见于包皮系带过短或包皮过长者。

三、阴茎损伤的临床表现

阴茎损伤随外力作用方向、作用力大小和损伤类型而各有特点,主要的临床表现包括疼痛、肿胀、局部出血、尿血、排尿障碍等,甚至有休克表现。

(一)阴茎挫伤

患者感觉阴茎疼痛且触痛明显,能自行排尿。轻者皮下组织淤血形成青紫色瘀斑、阴茎肿胀,重者海绵体白膜破裂,形成皮下、海绵体或龟头肿胀,皮下出血及大小不等的血肿,使阴茎肿大呈纺锤形,疼痛难忍。若合并尿道损伤,则可见尿道流血或排尿障碍。

(二)阴茎折断

多发生于阴茎根部,可为一侧或双侧海绵体破裂。患者自己可感到局部组织破裂,在受伤的瞬间可听到阴茎部发出的响声,勃起的阴茎随即松软,血液由海绵体喷出至阴茎皮下,形成局部血肿,剧痛于活动时加重。局部肿胀,阴茎血肿,皮肤呈青紫色,若为一侧海绵体破裂,阴茎弯曲变形偏向健侧或扭曲,状如紫茄子。若出血形成较大的血肿压迫尿道时,可发生排尿困难。由于受阴茎筋膜限制,肿胀只限于阴茎部,若阴茎筋膜破裂,则血肿可扩至阴囊、会阴及下腹部。若并发尿道损伤,可有排尿困难,排尿疼痛,尿道口可见有血液流出,或发生肉眼性血尿。

（三）阴茎绞窄伤

可见阴茎上有套扎物，轻症者仅出现套扎物远端阴茎水肿、胀痛；如不解除病因，远端阴茎肿胀加重，继而发生缺血、坏死改变，如远端阴茎表面皮肤色泽变化、厥冷，疼痛加剧，感觉迟钝。当感觉神经坏死后，痛觉减弱。嵌顿处皮肤糜烂，同时伴有排尿障碍。

（四）阴茎脱位伤

一般表现为阴茎疼痛，周围软组织肿胀。局部特异体征有阴茎、尿道海绵体在冠状沟外与包皮发生环形撕裂，阴茎、耻骨韧带以及周围组织撕裂，阴茎脱离其皮肤，于腹股沟、耻骨下部、大腿根部或阴囊会阴部的皮下可发现或触及脱位的阴茎，存留原位的包皮分离，空虚无物，伤后可出现尿失禁。阴茎脱位伤多伴有尿道外伤及尿外渗，有时即使无尿道撕裂或断裂，因尿道挫伤较重，亦可有尿外渗及会阴部血肿。

（五）阴茎离断伤

阴茎离断后，因失血较多，患者面色苍白、四肢冰凉、血压下降，出现休克现象。离断阴茎残端出血明显，且不易止血。离断远端如为外伤或动物咬伤则创面不整齐，挫伤明显。如为刀剪切割伤，则创面整齐，切割伤患者皮肤及皮下组织受伤不会出现大出血，仅局限血肿；若深达海绵体组织可导致严重出血甚至休克。

（六）阴茎皮肤损伤

阴茎皮肤损伤若发生于衣裤连同阴茎皮肤一起被卷入各种类型机器，由转动的机器绞缠而撕脱皮肤时，则表现为撕脱伤呈脱手套式，常同时累及会阴部皮肤。受累皮肤表现有部分撕脱或阴茎干全周皮肤撕脱。部分撕脱的皮片特点多以会阴部皮肤为顶点，阴茎根部或耻骨联合为基边的三角形，深达会阴浅筋膜与白膜之间，一般不累及较深的阴茎海绵体等；完全撕脱则导致阴茎体裸露。

阴茎皮肤切割伤患者表现为局部皮肤、皮下组织或海绵体裂开或断裂，切口呈多种形态，伤口整齐，如仅累及阴茎皮肤及皮下组织时一般不会发生大出血，仅有局限血肿。

包皮系带撕裂伤最常见的部位在靠近龟头前端处，这是由于系带前端固定在龟头，后端连于阴茎皮肤，可移动。包皮系带撕裂伤可导致痛性勃起、性快感下降等严重后果，同时出现包皮裂口。

四、阴茎损伤的诊断

对阴茎损伤的诊断，一般根据外伤史及阴茎局部损伤情况，如皮肤瘀斑、裂口、出血、皮肤撕脱、阴茎肿胀、弯曲变形等表现，做出诊断一般不难。

（一）病史

有明确直接暴力史或锐器切割伤史，可出现阴茎局部疼痛、出血、肿胀畸形、缺损，严重者可出现休克。阴茎受到暴力打击以及骑跨伤时，阴茎被挤压于硬物和耻骨之间，常引起不同程度的阴茎损伤，特别是在阴茎勃起时受暴力打击或粗暴性交，闻及明显响声，为白膜破裂所致，且有剧痛感，阴茎随之软缩，继而出现肿胀，此即发生阴茎折断。阴茎折断常合并排尿困难，尿道海绵体损伤时可于排尿时发现尿瘘。阴茎脱位伤时根据受伤情况及阴茎形状，即可判断。阴茎绞窄伤应根据阴茎上的环状物及皮肤缺血、肿胀、坏死，即可判断。开放性阴茎损伤时，阴茎可见创面。

（二）辅助检查

B 超可确定阴茎白膜缺损处及阴茎折断者的破裂位置。阴茎海绵体造影可见海绵体白膜破损处有造影剂外溢。但是，该检查属有创性，且由于造影剂外渗，可引起严重的海绵体纤维化，及一定假阴性率和假阳性率，目前已较少应用。

对于有明确病史和体征，即使 B 超不能明确诊断，也不可轻易行海绵体造影，而应手术探查。

当患者出现尿道滴血或排尿困难时，应想到尿道损伤的可能，应行逆行尿道造影检查，造影剂外溢可明确诊断。

五、阴茎损伤的治疗

阴茎损伤的治疗，应尽量保存有活力的组织，特别是海绵体，以利再植或再造，考虑性功能的恢复和排尿功能。术后应加强抗炎治疗，给予适量的雌激素，防止术后阴茎勃起。

（一）阴茎挫伤

无尿道损伤的轻度阴茎挫伤仅需适当休息、止痛、阴茎局部抬高如用丁字带兜起阴囊和阴茎、预防感染、辅以理疗。

急性期仍有渗血时，可冷敷，出血停止后，用热敷促进血肿吸收。给予抗生素，以防止感染。

较严重的挫伤，如皮下继续出血，血肿增大，应穿刺或切开引流，放出积血，必要时结扎出血点，并轻轻挤压阴茎海绵体，以防止血肿机化。如就诊较晚，血肿液化或合并感染形成脓肿或气肿时，可切开引流或穿刺放脓。

（二）阴茎折断

阴茎折断治疗原则是恢复阴茎海绵体的连续性，彻底清创，控制出血，防止海绵体内小梁间血栓形成。治疗上目前主张早期手术，以免血肿扩大，继发感染，形成纤维瘢痕，导致疼痛和阴茎成角畸形而影响性生活。治疗方法包括手术和保守治疗。

1.保守治疗

20 世纪 70 年代前多采用非手术治疗，包括镇静止痛、留置导尿管、阴茎加压包扎。局部先冷敷，24 小时后改热敷，并给予口服雌激素，静脉输注或口服抗感染药治疗；为防止纤维化，有些医师还给患者链激酶或胰蛋白酶，口服羟基保泰松等。然而，这些治疗方法的效果却难以评价，而且阴茎肿胀消退缓慢，患者住院时间长，并发症高达 29％～53％，主要包括血肿扩大、继发感染形成脓肿、阴茎成角畸形、阴茎纤维化、局部遗留有瘢痕硬结及阴茎勃起不坚、阴茎勃起疼痛、性交困难、ED 等。因非手术治疗所导致勃起功能障碍等并发症发生率较高，目前多主张手术治疗。对于阴茎弯曲不明显、血肿轻微的患者或只有尿道海绵体损伤的患者，可以采取保守治疗。

2.手术治疗

不仅可以降低损伤后并发症的发生率，而且可以使患者阴茎功能早日恢复，一般术后 10 天内阴茎肿胀消退，术后性功能恢复良好。手术有传统的修复术式和改良的修复术式。

传统的修复术式采用距冠状沟 1 cm 处阴茎皮肤环形一周切口，并使其翻转至阴茎根部，清除血肿，术中可充分探查 3 条海绵体情况，显露损伤部位，有效清除血肿，结扎出血点，以免血肿机化形成纤维瘢痕导致阴茎勃起功能障碍、阴茎成角畸形而影响性生活。白膜破裂处用丝线或可吸收线间断缝合修补。该手术方法具有暴露充分、利于寻找白膜破口、同时修补双侧阴茎海绵体及尿道等优点,故对不能确诊的、合并尿道损伤的患者采用此种方法较好。

改良的阴茎折断修复复式即在阴茎根部结扎橡皮筋阻断血流后,在折断部位行半环形切开阴茎皮肤,挤出积血,清除血肿,找到白膜及海绵体破裂处,应用 3-0 可吸收线间断缝合修补。手术的关键是确定海绵体破裂的具体部位,方法包括:阴茎血肿最明显处;阴茎弯曲变形的凸出处;触诊阴茎有明确、孤立包块或硬结处;术前彩超检查结果。术后往往会形成阴茎向折断缝合处背侧的弯曲。手术处理时间越晚,越难恢复阴茎原状,甚至导致阴茎勃起功能障碍。本术式克服了传统的环形冠状沟切口术式手术创伤大、时间长的缺点,值得推广应用。

(三)阴茎绞窄伤

阴茎绞窄伤治疗原则是尽快去除绞窄物而不附加损伤,改善局部循环。处理的关键是尽快去除绞窄物。

对软性绞窄物如丝线、橡皮筋、塑料环等可剪断去除,如被皮肤包埋,可在局麻下从正常皮肤开始到水肿区作一纵行切口,即可切断之。对绞窄物为钢圈、螺丝帽等硬性环圈可采取台钳夹碎或钢丝剪锯裂等措施,对于阴茎包皮嵌顿环可采用手术松解。绞窄时间长,皮肤极度水肿出血坏死者,可将坏死皮肤切除,创面用带蒂阴囊皮瓣移植或游离中厚皮片移植。对已造成阴茎坏疽者,则考虑择期行阴茎再造术。

金属环阴茎绞窄伤是常见的一种,根据金属材料和形状特征以及嵌顿的严重程度,所选方法有所不同。

1.断环取出法

对薄而较软的金属环,可以采用专门剪刀将环切断两处。但是,金属越硬越不易切断。常有的工具有线锯、牙科砂轮等。操作时,由于金属切割金属要产生高温,故必须同时给予生理盐水降温,避免局部烧伤。

2.减压取环法

消毒阴茎包皮,用一次性针头多处刺入包皮,再用纱布包好阴茎握在手中轻轻按摩,使包皮内积液经小孔渗出,包皮萎缩。然后,用粗针头直刺阴茎海绵体内,抽吸出阴茎海绵体内的积血 50～80 mL,阴茎体积明显缩小。最后,涂上液状石蜡,一手固定金属环,一手在环上方,牵拉阴茎包皮向上移,即可取下完整的金属环。

3.带子缠绷取环法

适用于阴茎水肿不严重者。首先在水肿处切许多小切口,使组织中液体排出;然后取长而窄的布条,紧贴环之远端向龟头方向缠绕 2～3 cm,将布条近端从环和阴茎皮肤间送至环的近侧。此时,在缠好的布带表面涂润滑剂,术者边向远端缠绕,边向远端滑动金属环,并边松开近端之布条,直至环由远端脱下为止。

4.手术法

如已有嵌顿远端阴茎皮肤坏死者,或金属环既不能摘除也不能切断,则应将金属环至冠状沟之间 Buck 筋膜表面的阴茎皮肤和皮下组织切除,这样金属环即可滑出。去除环状物后,必须估计阴茎体的坏死程度。行耻骨上造瘘引流尿液,局部彻底清洁,再涂抹磺胺米隆乙酸酯和磺胺嘧啶,每天两次。这种处理持续到坏死区分界线清楚为止。必要时,可行阴茎部分切除术。

全身使用抗生素抗感染。局部可注射透明质酸酶、肝素等,以防血栓形成。

(四)阴茎脱位伤

阴茎脱位伤应及早清创、止血,去除血肿,将阴茎复位,并固定于正常位置。有尿道损伤者按尿道损伤处理,必要时行耻骨上造瘘。如阴茎复位困难或支持组织撕裂严重时,可进行手术复位,缝合支持韧带。

预后取决于早期发现和及时处理。因为这类患者常在严重挤压伤后发生,由于体检的疏忽,常未能及时发现,得不到及时处理。如能及时发现并明确诊断,将阴茎、尿道海绵体复位到袖筒式的包皮内,并行修复包皮,则预后良好。

(五)阴茎皮肤损伤

治疗方法根据阴茎皮肤损伤的范围、损伤程度和邻近皮肤状况而定。原则上伤后应立即修补,因延期修补会导致瘢痕形成、挛缩和生殖器畸形。处理前需仔细检查损伤范围、深度、阴茎海绵体、尿道海绵体是否完整,阴囊及阴囊内容物是否受累等。

首先应彻底清创,剪除无活力的组织。对阴茎皮肤缺损近侧有活力的组织要尽量保留,但远侧皮肤及包皮则须切除,即使有活力也要剪除至距阴茎头2～3 cm处,以防术后淋巴水肿。

1.刺伤及切割伤

因其伤口不大,彻底清创后一期缝合,多可愈合。对于较少阴茎皮肤缺损者,清创后创缘皮肤稍作游离行无张力缝合。因阴茎皮肤血液循环丰富,有利于伤口的愈合,故凡有活力的组织应尽可能保留。

2.阴茎皮肤撕脱伤

对于阴茎皮肤部分撕脱伤者,先彻底清洗创面,尽可能清除污染坏死组织,保留有生机的皮肤及组织。若撕脱皮肤与正常组织相连,且色泽无明显变化者,可在清创时尽量保留,并将皮肤与皮下组织缝合。术后包扎要求恰到好处,不宜过紧,数天后撕脱皮肤便可以复活。因此对于阴茎皮肤缺损＜2/3、撕脱皮肤血液循环良好者,特别是年轻人,最好采用直接缝合。

如果创面已经发生感染,应将丧失生机的感染组织清除,每天更换两次湿敷料。待感染被控制,创面长出健康肉芽组织之后,于5～7天之内行成形手术。

阴茎皮肤缺损时,无论皮片移植还是将近侧皮肤延长覆盖创面,阴茎远端残留之皮肤必须切除直达冠状沟3～5 mm处,否则将来会形成象皮肿,影响外形及功能。

皮肤缝于阴茎背侧还是腹侧,尚无统一意见。缝于腹侧者外形近似于正常,唯恐日后瘢痕收缩产生腹曲;缝于背侧时,虽然外观差些,但却无上述之虑。术后阴茎保持背侧位,第5天换敷料,检查伤口。若阴囊完好,也可用阴囊皮肤做隧道状阴茎包埋,露出龟头,过3～4周后再与阴囊分离成形。也可采取带血管蒂阴囊皮瓣修复阴茎皮肤缺损,使其一期愈合。尿道内需留置导尿管引流尿液,防止尿液浸湿敷料而发生感染。

阴茎皮肤完全撕脱者,多伴有阴囊皮肤损伤或撕脱,则应切除后采用其他部位皮肤植皮。可采取大腿内侧、腹股沟区或下腹部带蒂皮瓣植皮,亦可采取中厚皮片游离植皮。其中,以下腹部皮瓣较好。该处皮瓣具有移动性好、抗感染力强、成活率高,且术后半年即可恢复感觉。

皮肤移植者皮肤对接处不宜对合成直角,以利于愈后的性生活,如皮片移植处位于海绵体缝合处,则应放置引流物,同时合理地使用抗生素控制感染,提高移植皮肤的存活率。

皮肤撕脱伤的患者如伴有尿道损伤,应尽可能吻合尿道并保持阴茎形态,必要时施行耻骨上膀胱穿刺造瘘。

如同时伴有阴囊皮肤缺损者,因组织顺应性强,弹性大,即使缝合时有张力,也应将所剩皮肤缝于一起,包裹其内容。数月之后,阴囊即可恢复正常大小。阴囊皮肤全部丧失时,可暂时把两侧睾丸置于股内侧皮下浅袋内。据观察该处温度低于腹腔和腹股沟部位的温度,不会影响精子生成。尽管如此,对年轻患者仍应尽量行阴囊成形术为宜。

3.阴茎皮肤烧灼伤

原则上先采取保守治疗,在组织活力未能明确判断之前,积极预防或控制感染,待丧失生机组织分界明显后,可切除坏死组织,并立即植皮,必要时可行带蒂皮瓣植皮。

4.阴茎切割伤

切伤浅且未伤及海绵体白膜者按一般软组织切割伤处理;切割深累及海绵体时,对因严重出血而致休克者,应及时采取防治措施,动脉出血者应立即缝合止血,海绵体渗血者,可连同白膜一起缝合压迫止血,并积极纠正休克。

5.包皮系带撕裂伤

如包皮裂口不大、系带撕裂不严重、出血不多者,经局部清洗,包扎即可愈合。如裂口较大、系带撕裂严重、出血不止者应急诊手术缝合止血,术后一部分人伤口愈合良好;一部分人可能愈合不佳,使系带处形成瘢痕或系带过短,可能造成以后阴茎勃起时弯曲或疼痛。

(六)阴茎离断伤

阴茎离断伤的治疗包括阴茎的修复、恢复排尿功能及性功能等。其治疗效果因受伤部位、程度、缺血时间和治疗方法而异,迄今尚无统一的治疗方案,但均强调吻合血管的再植术。

对于出血性休克者,需立即给予输血补足血容量,纠正休克后再行手术处理。

牲畜咬伤所致阴茎损伤,远端往往缺失,而不能行再植术,对于此类患者由于阴茎血运丰富,愈合能力较强,应尽量保留残端尚有生机的组织,尤其是保存海绵体,以备做阴茎再造术。妥善处理尿道,可行耻骨上膀胱穿刺造瘘。对牲畜咬伤者还应注意对破伤风及狂犬病的防治。

1.阴茎再植术

对所有阴茎离断伤,都应考虑行阴茎再植术。进行清创处理后,若阴茎离断时间短,边缘整齐,切下的阴茎未遭到进一步的破坏时,可及时施行阴茎再植手术。

应用显微外科技术吻合阴茎动脉及阴茎浅、深静脉、白膜和尿道,效果确切。阴茎离断后距再植的时间以 6 小时为"临界点",但国内已有许多超过 6 小时再植成功的报道,故目前认为对阴茎离断伤,只要不是外伤严重或远端丢失,都应争取再植,不应随意放弃。如有尿道海绵体、部分皮肤或阴茎海绵体相连,则再植的成功机会明显增加。

手术时对离体部分阴茎应妥善处理,最好能在入院途中将离体部分保存于抗生素冰盐水中。患者入院后,应争取尽早手术,远端用盐水或林格液加抗生素肝素冲洗液灌洗,不健康皮肤尽量清除,尽量用近侧皮肤或皮瓣行皮肤修复。仔细清创,尽量避免盲目结扎血管,行耻骨上造瘘,通过离断远端尿道插入一根 Foley 导尿管,再通过断离近端进入膀胱,使阴茎结构形成一直线。以尿管为支架,首先用 3-0 肠线间断吻合尿道海绵体 4～6 针,勿穿透尿道黏膜,以促进肠线吸收,防止感染及尿漏,吻合后拔除尿管。其次缝合阴茎海绵体,为下一步吻合血管提供必要的稳定性。再应用显微外科技术用 10-0 尼龙线显微吻合海绵体动脉,再吻合白膜,继而吻合阴茎背动脉、静脉及神经、浅筋膜、皮肤。可不必结扎或吻合阴茎深动脉,手术成功的关键是要保证一支海绵体动脉及阴茎背静脉吻合成功。常规行耻骨上膀胱造瘘,术后阴茎背伸位宽松包扎,有利于静脉和淋巴回流,必须把吻合好的阴茎固定在身体的适当位置,避免受压和痛性勃起,术中及术后需广谱抗生素和抗凝血治疗。口服雌激素防止阴茎勃起。

如伤口血管遭到进一步的破坏,无法进行动静脉吻合,单纯行清创缝合阴茎海绵体和尿道海绵体、Buck 筋膜和皮肤。虽然可以借助于远近两端海绵体来沟通血运使 3 个海绵体可能存活,但龟头和阴茎远端皮肤可能坏死。如阴茎远端皮肤缺损较多,而海绵体能得到再植,可于吻合后将阴茎包埋在阴囊皮下或行中厚皮片植皮。如阴茎缺失,创口应清创,一期缝合创面或用断层皮肤封闭创面。在伤后 1～3 个月再行带蒂管形皮瓣阴茎再建手术。可使患者站立排尿,如安装软骨或假体,还可性交。行阴茎再植术后可能发生一些并发症,其发生率由高到低依次为皮肤坏死、尿道狭窄、阴茎远端感觉不良、尿瘘、尿道坏死、阳痿。对于手术失败者,只能进行阴茎再造术。

由于阴茎的血液供应特点,未经吻合血管的再植阴茎是可以成活的。不完全离断的病例,即使仅有少数皮肤相连,其术后皮肤坏死发生率偏低;而完全离断的病例,较易发生皮肤坏死。手术吻合血管可以使皮下血液循环很快恢复,因此可以减少皮肤坏死;而不吻合血管者,其远端阴茎皮肤血供主要靠血流透过海绵体及皮下组织来提供,增加了皮肤缺血时间,导致皮肤坏死。另外,行血管吻合的病例其并发症发生率明显低于吻合海绵体和尿道的病例。所以,在阴茎再植术中应采用显微外科技术行血管吻合,减少皮肤坏死等情况。

对于婴幼儿阴茎离断伤,是否行血管神经吻合,尚无一致意见。由于婴幼儿血管神经纤细,吻合特别困难,一定程度增加了显微技术的难度。有报道未行血管神经吻合的婴幼儿阴茎再植术,术后阴茎勃起,皮肤感觉无异常,无排尿困难,效果较好,但缺乏远期随访报道。

2.清创缝合术

于阴茎损伤严重,损伤时间太长,就诊医院的医疗技术力量确实不能实施阴茎再植术,则应先行清创缝合术,待以后择期行阴茎再造术。

3.阴茎再造术

阴茎再造术可分为传统阴茎再造术和现代阴茎再造术两类。

传统阴茎再造术包括利用腹部皮管阴茎再造、腹中部皮瓣阴茎再造、大腿内侧皮管阴茎再造等。传统阴茎再造术是一种技术复杂,需要分期完成的手术,其中某一次手术的失败都可能前功尽弃,因此这类手术需要由有经验的整形外科医师来完成。目前可应用显微外科进行的阴茎再造,体表许多游离皮瓣的供区都可游离移植进行阴茎再造。可以进行游离移植或岛状移植阴茎再造的皮瓣很多,如前臂游离移植阴茎再造、下腹部岛状皮瓣移植阴茎再造、脐旁岛状皮瓣移植阴茎再造及髂腹股沟皮瓣移植阴茎再造等。

腹部双皮管阴茎再造术属于传统阴茎再造术,一般需历经皮管成形、皮管转移、尿道及阴茎体成形、支撑物植入等几个阶段,历时较长。但对于不适合用皮瓣法移植的病例,仍不失为是一种可供选择的方法。该术式分四期完成。

（1）第一期皮管成形术：第一期皮管成形术于两侧腹壁各设计一皮管。左侧腹壁制备一条较大的斜行皮管，切口长 17～20 cm，宽约 8.5 cm；右侧腹壁制备一条较小的皮管，长 12～15 cm，宽约 4.5 cm。两条皮管的下端靠近耻骨联合部位，以便后期转移。

（2）第二期皮管转移术：第二期皮管转移术在第一期手术后 3～4 周，切断大皮管上端，缝合腹壁创面。在距尿道外口 0.5 cm 处做一与皮管横断面相应大小的创面，将大皮管扭转一定角度并与尿道外口上方所做创面缝合。注意缝合后应使皮管缝合处位于侧方。

（3）第三期阴茎体和尿道成形术：第三期阴茎体和尿道成形术于第二期手术后 5～8 周，经皮管夹压训练，确定有充分的血供建立后进行。切断大小皮管的下端，将两皮管靠拢，在两皮管的对合面上，从尿道口开始各做两条平行切口，直达皮管的游离端，大皮管平行切口宽约 1.5 cm，小皮条宽约 1.1 cm，做成尿道，使缝合后能包绕 16～18 号导尿管。将切口边缘两侧皮下略做分离并剪除多余的皮下组织，将相对的切口内侧缘以 3-0 线做真皮层的缝合，形成新尿道。再将大小皮管的外侧缘各做相对缝合，形成阴茎。

（4）第四期阴茎头成形及支撑物植入术：第四期阴茎头成形及支撑物植入术于第三期手术后 3 个月进行。在修复再造阴茎末端做阴茎头时，可在阴茎背部及两侧，距末端约 4 cm 处做 3/4 环状切口，并削除宽约 0.5 cm 的表层皮肤，游离远端创缘，重叠于切除表皮部的创面上进行缝合。也可在阴茎体远端两侧各切除 1～1.5 cm V 形皮肤，缝合后呈圆锥形酷似龟头。于再造阴茎根部一侧做一切口，在再造阴茎和尿道皮管之间分离一隧道，将阴茎海绵体残端劈开，以自体肋骨和硅胶作为支撑物，插入劈开的海绵体残端纵隔内并缝合固定。

对于阴茎损伤的预防，应尽可能避免暴力和锐器损伤阴茎。若系精神患者应积极治疗好精神病，这是唯一的预防措施。

第八章　骨外科疾病

第一节　脊髓损伤

一、脊髓损伤的定义与分类

（一）定义

脊髓损伤（spinal cord injury，SCI）是指由于外界直接或间接因素导致脊髓损伤，在损害的相应节段出现各种运动、感觉和括约肌功能障碍，肌张力异常及病理反射等的相应改变。

脊髓损伤的程度和临床表现取决于原发性损伤的部位和性质。脊髓损伤是脊柱骨折的严重并发症，由于椎体的移位或碎骨片突出于椎管内，使脊髓或马尾神经产生不同程度的损伤。胸腰段损伤使下肢的感觉与运动产生障碍，称为截瘫，而颈段脊髓损伤后，双上肢也有神经功能障碍，为四肢瘫痪，简称"四瘫"。

（二）病理生理

脊髓损伤后病理过程分为 3 期：①急性期。伤后立即出现组织破裂、出血，数分钟即出现水肿，1～2 小时肿胀明显，出血主要在灰质，毛细管内皮肿胀，致伤段缺血、代谢产物蓄积，轴突变性、脱髓鞘。②中期：损伤中心区坏死碎片被巨噬细胞移除，胶质细胞和胶原纤维增生。③晚期：大约半年后，胶质细胞和纤维组织持续增生，取代正常神经组织，完全胶质化。

病理上按损伤的轻重可分为脊髓震荡、脊髓挫裂伤和出血、脊髓压迫、脊髓横断伤。

1.脊髓震荡

脊髓震荡与脑震荡相似，是最轻微的脊髓损伤。脊髓遭受强烈震荡后立即发生弛缓性瘫痪，损伤平面以下感觉、运动、反射及括约肌功能全部丧失。因在组织形态学上并无病理变化发生，只是暂时性功能抑制，在数分钟或数小时内即可完全恢复。

2.脊髓挫伤与出血

脊髓挫伤与出血为脊髓的实质性破坏，外观虽完整，但脊髓内部可有出血、水肿、神经细胞破坏和神经传导纤维束的中断。脊髓挫伤的程度有很大的差别，轻的为少量的水肿和点状出血，重者则有成片挫伤、出血，可有脊髓软化及瘢痕的形成，因此预后极不相同。

3.脊髓压迫

骨折移位，碎骨片与破碎的椎间盘挤入椎管内，可以直接压迫脊髓，而皱褶的黄韧带与急速形成的血肿亦可以压迫脊髓，使脊髓产生一系列脊髓损伤的病理变化。及时去除压迫物后，脊髓的功能可望部分或全部恢复；如果压迫时间过久，脊髓因血液循环障碍而发生软化、萎缩或瘢痕形成，则瘫痪难以恢复。

脊髓压迫可分为原发性脊髓损伤与继发性脊髓损伤。前者是指外力直接或间接作用于脊髓所造成的损伤,后者是指外力所造成的脊髓水肿、椎管内小血管出血形成血肿、压缩性骨折以及破碎的椎间盘组织等形成脊髓压迫所造成的脊髓的进一步损害。

(1)原发性脊髓损伤。

1)脊髓休克:当脊髓与高位中枢断离时,脊髓暂时丧失反射活动的能力而进入无反应状态的现象称为脊髓休克。临床上主要指脊髓损伤的急性期,表现为弛缓性瘫痪,出现肢体瘫痪、肌张力减低、腱反射消失、病理反射阴性,休克期一般持续 2~4 周,随后肌张力逐渐增高,腱反射活跃,出现病理反射,但是脊髓功能可能无恢复。

2)脊髓挫伤:①血管损伤;②神经细胞损伤;③神经纤维脱髓鞘变化。有不同程度瘫痪表现,有后遗症,程度不同,表现不同。

3)脊髓断裂:伤后 4 小时断端灰质出血、坏死,白质无改变;24 小时断端中心损害,白质开始坏死;伤后72 小时达到最大程度,3 周病变结束成为瘢痕。

(2)继发性脊髓损伤。①脊髓水肿:创伤性反应、缺氧、压迫均可造成脊髓组织水肿,伤后 3~6 天最明显,持续 15 天。②脊髓受压:移位的椎体、骨片、破碎的椎间盘均可压迫脊髓组织,及时解除压迫后,脊髓功能有可能全部或大部恢复。③椎管内出血:血肿可压迫脊髓。

4.脊髓断裂(脊髓横断伤)

脊髓的连续性中断,可为完全性或不完全性。不完全性常伴有挫伤,又称挫裂伤。脊髓断裂后恢复无望,预后恶劣。

(三)病因分类

脊髓损伤是因各种致病因素(外伤、炎症、肿瘤等)引起的脊髓的横贯性损害,造成损害平面以下的脊髓神经功能(运动、感觉、括约肌及自主神经功能)的障碍。脊髓损伤可根据病理情况、致病因素及神经功能障碍情况进行分类。

1.外伤性脊髓损伤

外伤性脊髓损伤是因脊柱脊髓受到机械外力作用,包括直接或间接的外力作用造成脊髓结构与功能的损害。脊柱损伤造成了稳定性的破坏,而脊柱不稳定是造成脊髓损伤,特别是继发性损伤的主要原因。

(1)直接外力:刀刃刺伤脊髓或子弹、弹片直接贯穿脊髓,可造成开放性的脊髓损伤。石块或重物直接打击于腰背部,造成脊柱骨折而损伤脊髓。

(2)间接外力:交通事故、高处坠落及跳水意外时,外力多未直接作用于脊柱、脊髓,但间接外力可引起各种类型不同的脊柱骨折、脱位,导致脊髓损伤。间接外力作用是造成脊柱、脊髓损伤的主要原因。

2.非外伤性脊髓损伤

非外伤性脊髓损伤的发病率难以统计,有的学者估计与外伤性脊髓损伤近似。非外伤的脊髓损伤的病因很多,Burke 与 Murra 将非外伤性脊髓损伤的原因分为两类。

(1)发育性病因:发育性病因包括脊柱侧弯、脊椎裂、脊椎滑脱等。脊柱侧弯中主要是先天性脊柱侧弯,易引起脊髓损伤;而脊椎裂主要引起脊髓栓系综合征。

(2)获得性病因:获得性病因主要包括感染(脊柱结核、脊柱化脓性感染、横贯性脊髓炎等)、肿瘤(脊柱或脊髓的肿瘤)、脊柱退化性、代谢性、医源性等疾病。

(四)临床分类

1.完全性脊髓损伤

损伤后在病理上损伤平面的神经组织与上级神经中枢的联络完全中断。临床上表现为损伤的神经平面以下：①深、浅感觉完全丧失，包括鞍区感觉；②运动功能完全丧失；③深、浅反射消失；④大小便功能障碍，失禁或潴留。急性脊髓损伤的早期，常常出现脊髓休克，主要表现为肢体瘫痪、肌张力减低、腱反射消失、病理反射阴性。休克期长短各异，短则2周，长则可达2个月。休克期过后，损伤平面以下脊髓功能失去上运动神经元的抑制，表现出损伤平面以下肌张力增高、腱反射亢进、病理征阳性，即痉挛性瘫痪。但是患者仍然表现为全瘫，不能自主活动，感觉障碍，括约肌功能障碍。

2.不完全性脊髓损伤

损伤后损伤平面以下感觉与运动功能，或者括约肌功能不完全丧失。如损伤平面以下可以无运动功能，但是存有感觉，包括鞍区感觉，也可以保留部分肌肉的运动功能。而无感觉功能。包括以下4个类型：脊髓半侧损伤综合征（Brown-Sequard综合征）、中央型脊髓损伤、前侧型脊髓损伤、脊髓后部损伤。

(1)脊髓半侧损伤综合征：常见于颈椎或胸椎的横向脱位损伤，亦可见于锐器刺伤半侧脊髓，损伤了同侧的下行运动纤维（皮质脊髓束），也损伤了对侧传过来上行的感觉束（丘脑脊髓束）。临床表现为伤侧平面以下运动功能及深感觉障碍，对侧浅感觉和皮肤痛、温觉障碍。

(2)中央型脊髓损伤综合征：常见于颈椎后伸损伤和颈椎爆裂性骨折，脊髓受到前后方挤压，导致中央部位缺血（或出血）损伤，而周边相对保留。临床表现为运动感觉障碍，上肢瘫痪症状较下肢重，近端重于远端；圆锥部位神经功能大多保留，浅感觉多保留。

(3)前侧型脊髓损伤综合征：常见于颈椎爆裂骨折或者颈椎后伸损伤，损伤了脊髓前部，而脊髓后方未受到损伤。临床表现为损伤平面以下深感觉、位置觉保存，浅感觉和运动功能受到不同程度的损伤。

(4)脊髓后侧损伤：较少见，常见于椎板骨折向内塌陷压迫脊髓后部，而前侧脊髓未受到损伤，临床表现为脊髓深感觉障碍或者丧失，运动功能保留或轻度障碍。

3.无骨折脱位脊髓损伤

(1)颈椎无骨折脱位脊髓损伤：颈椎无骨折脱位脊髓损伤多见于中老年人，跌倒或者交通意外等导致头部碰撞，致头颈部过伸（或者过度屈曲）损伤。这类患者通常既往有颈椎病史或颈椎管狭窄的病理基础。临床多为不全性脊髓损伤的表现，严重时也可能出现完全性脊髓损伤。因为患者既往有颈椎病史，所以部分患者有肌张力增高、腱反射亢进、病理征阳性的上运动神经元损伤的表现。MRI能够显示狭窄的椎管和脊髓损伤的表现。儿童在车祸伤或者高处坠落伤时，颈椎过度屈曲和拉伸，也可能出现脊髓损伤，但是较少见。

(2)胸椎无骨折脱位的脊髓损伤：胸椎无骨折脱位的脊髓损伤主要发生于儿童和青壮年，多数因为严重的外伤、碾压伤和砸伤直接作用于胸腰部脊髓导致损伤，也可见于儿童的过度训练致伤。临床表现为损伤平面以下的脊髓功能障碍，多数为完全性脊髓功能障碍，可能与损伤时脊髓直接受损、脊髓血管缺血、脊髓内压力增高有关。

4.圆锥损伤

脊髓圆锥在第一腰椎平面水平,故腰第一腰椎体骨折脱位是圆锥损伤最常见的原因。损伤后出现鞍区、肛周、阴茎的感觉障碍,肛门括约肌和尿道括约肌功能障碍,球海绵体反射、肛门反射消失,患者出现大小便功能障碍。

5.马尾神经损伤

第二腰椎以下为马尾神经损伤,由于马尾神经相对耐受性好,而且是周围神经,故损伤的表现多数为损伤神经的支配区感觉、运动功能障碍或者大小便功能障碍。

二、脊髓损伤病理机制

目前普遍认为急性脊髓损伤包括原发和继发损伤两个阶段。既然原发性损伤已经发生,那么对于到医院治疗的患者。医师的目的就在于尽最大可能减少继发性损伤。

在原发损伤基础上发生的多种因素参与的序列性组织自毁性破坏的过程称为继发性损伤。脊髓继发损伤是脊髓组织对创伤所产生的组织反应,组织反应可加重脊髓原发损伤。其程度取决于原发损伤的大小,一般不会超过原发损伤的程度。

(一)脊髓原发与继发损伤的定义

1.脊髓原发损伤

脊髓原发损伤指受伤瞬间外力或骨折脱位造成脊髓的损伤。根据损伤的程度,临床可见脊髓组织破碎或断裂,亦可见脊髓外形完整,但由于血管和组织细胞损伤,常导致出血、血管闭塞、循环障碍、组织细胞水肿等。

2.脊髓继发损伤

脊髓继发损伤指组织遭受外力损伤后,组织细胞对创伤发生的系列反应与创伤的直接反应分不开,包括出血、水肿、微循环障碍等。此外,还包括组织对创伤发生的生化分子水平反应等,如钙通道改变、自由基蓄积、神经递质内源性阿片增加、细胞凋亡加快、一氧化氮及兴奋性氨基酸增加等。组织的这些变化,使该处的组织细胞受到损伤,加重损伤。对继发损伤的两点说明:①继发损伤是在组织受伤后发生的生化分子水平的反应,是在受伤的生活组织中发生,组织破碎、细胞死亡,则无从发生反应。②脊髓原发损伤程度决定脊髓继发损伤程度。组织受伤重,其组织反应也重;组织受伤轻,其组织反应也轻。

(二)完全脊髓损伤的原发与继发损伤

1.完全脊髓损伤的组织病理学改变

在实验中,完全脊髓损伤模型的脊髓组织并未破裂,但损伤不可逆转。伤后 30 分钟,可见伤段脊髓灰质出血,有多个出血灶;伤后 6 小时,灰质中神经细胞退变、坏死;伤后 12 小时,轴突退变,白质出血,灰质开始坏死;伤后 24 小时,白质也坏死,致该节段脊髓全坏死,失去神经组织,以后则由吞噬细胞移除坏死组织,并逐渐由胶质组织修复,大约 6 周,达到病理组织改变的终结。这一完全脊髓损伤的过程是进行性加重的过程。

Tator 将此过程分为损伤期、继发反应损伤期和后期。

Kakulas(1999 年)将人体完全脊髓损伤的组织病理学改变归纳为 3 期。①早期:即急性期,伤后即刻发生组织破裂出血,数分钟出现水肿,1～2 小时肿胀明显。出血主要在灰质,尚存的毛细血管内皮细胞肿胀,伤段血供障碍,细胞缺血坏死,轴突溃变。②中期:即组织反应期,在伤后数小时开始,代谢产物蓄积,白细胞从血管壁中移出成吞噬细胞,移除坏死组织及发生一系列生化改变,24小时胶质细胞增多,断裂轴突溃变,5～7天胶质增生。③晚期:即终期,坏死组织移除后遗留囊腔,胶质增生,有的囊腔内有胶质细胞衬里,有的伤段脊髓完全胶质化,约6个月后组织改变结束。

在临床上,24～48小时内手术常见的脊髓伤段改变:脊髓和硬膜断裂、硬膜破口、豆腐状脊髓组织溢出,说明脊髓伤段碎裂。亦可见脊髓和硬膜的连续性存在,伤段硬膜肿胀,触之硬,硬膜下脊髓呈青紫色出血、苍白缺血或脊髓稍肿胀,外观近于正常,背侧血管存在。

2.继发损伤与原发损伤的关系

发生完全脊髓损伤后,继发损伤的反应主要在脊髓伤段的两端紧邻生活组织处,可发生退变甚至坏死。

如脊髓断裂或碎裂节段原始有2 cm长度者,由于两端组织坏死,坏死长度可达3 cm。

(三)不全脊髓损伤的原发与继发损伤

1.不全脊髓损伤的病理组织学改变

不论实验观察、Kakulas人体不全脊髓损伤解剖所见,还是临床手术所见,不全脊髓损伤后脊髓伤段外观正常或稍肿胀,早期可见灰质中出血灶,从伤后即刻至伤后24小时,出血灶虽有所扩大,但未导致大片白质出血;晚期可见囊腔形成。严重的不全脊髓损伤,灰质发生坏死,部分白质保存;轻度不全脊髓损伤,灰质中神经细胞退变,大部分白质保存。因此,不全脊髓损伤多可恢复,但不能完全恢复。

2.不全脊髓损伤的继发损伤

在脊髓伤段及其邻近部位可发生继发损伤的组织反应,由于脊髓组织原发损伤轻,其组织反应也轻,继发损伤的程度也轻,并未超过脊髓原发损伤程度。这主要表现在:①在组织学上,伤后24小时,未见组织损伤加重;②继发损伤的动物实验模型均为不全脊髓损伤,伤后未治疗均有脊髓功能恢复,未见加重成完全脊髓损伤;③临床治疗的不全脊髓损伤,如治疗得当,患者均有不同程度恢复。

(四)继发性损伤的发生机制

研究较多的参与机制有血管机制、自由基学说、氨基酸学说、钙介导机制、电解质失衡及炎症等。

1.血管学说

在所有脊髓二次损伤机制中,血管学说的地位相对重要。其中比较明确的机制有微循环障碍、小血管破裂出血、自动调节功能丧失及氨基酸介导的兴奋毒性作用。脊髓损伤后损伤区域局部血流量立即降低,此时若不经治疗,则会出现进行性加重的缺血。脊髓损伤后进行性缺血的确切机制还不清楚,目前认为全身性因素及局部因素均参与了这一过程。严重脊髓损伤导致交感神经兴奋性降低,血压下降,从而使脊髓不能得到有效的局部血液供应。Akdemir等通过实验性脊髓损伤后发现,损伤后几小时内脊髓血流量进行性下降,可持续24小时,且以脊髓灰质最为明显。他们经过病理学检查提示损伤区早期中央灰质出血,之后范围逐渐扩大并向周围蔓延,伤后24～48小时出血区及其周围白质发生与周围界限清楚的创伤后梗死。有研究显示,有强烈而持久缩血管作用的内皮素(ET)可能在急性脊髓损伤的继发性损伤中起重要作用,而利用药物改善局部血流,随着血流的恢复,坏死面积及功能丧失均明显减少。

2.自由基学说

脊髓损伤后由于局部缺血、缺氧,导致能量代谢障碍,兴奋性氨基酸积聚,自由基的增加,通过脂质过氧化损伤细胞膜的结构、流动性和通透性,使 Na^+-K^+-ATP 酶活性下降,细胞能量代谢失常,细胞内钙超载,最终导致组织坏死和功能丧失。普遍认为脊髓损伤急性期产生的自由基是引起继发性坏死的主要原因。自由基对细胞膜双磷脂结构进行过氧化作用,生成多种脂质过氧化物,损伤细胞膜,并引起溶酶体及线粒体的破裂。脊髓损伤后内源性抗氧化剂明显减少或耗竭,基础及临床研究认为预先给予抗氧化剂如维生素 E、MP 等可明显减轻组织损害。

3.电解质失衡学说

电解质的平衡对于维持机体生理功能有极为重要的作用,而脊髓损伤后局部内环境破坏,引起离子失衡,诱发脊髓的继发性损害。Ca^{2+} 是脊髓继发损伤连锁反应过程中的重要活性离子之一,发挥着极大的作用。脊髓损伤后,脊髓局部血流量进行性下降,脊髓缺血、缺氧,组织细胞膜上的 Ca^{2+} 通道超常开放,Ca^{2+} 大量内流并聚集在细胞内,而细胞内钙超载,会激活多种蛋白酶及磷酯酶 A_2,经过一系列生化反应,产生大量自由脂肪酸,通过脂质过氧化反应损害细胞器及膜结构,致细胞自溶,后者复又加重微循环障碍,形成恶性循环。

脊髓损伤后病理生理变化是一个由多种因素参与的复杂过程,众多机制均起作用。随着脊髓损伤基础与临床研究的不断深入,对损伤机制的不断明确,最终会探索出比较完善的脊髓损伤治疗方案,进一步改善患者的预后。

三、脊髓损伤诊断与治疗

(一)脊髓损伤的临床表现

在脊髓休克期间表现为受伤平面以下出现弛缓性瘫痪,运动、反射及括约肌功能丧失,有感觉丧失平面及大小便不能自解,2～4 周后逐渐演变成痉挛性瘫痪,表现为肌张力增高、腱反射亢进,并出现病理性锥体束征。

胸段脊髓损伤表现为截瘫,颈段脊髓损伤则表现为四肢瘫,上颈椎损伤的四肢瘫均为痉挛性瘫痪,下颈椎损伤的四肢瘫由于脊髓颈膨大部位和神经根的毁损,上肢表现为弛缓性瘫痪,下肢仍表现为痉挛性瘫痪。

(二)脊髓损伤的神经学检查

1."瘫痪"的定义和术语

(1)四肢瘫:指由于椎管内的颈段脊髓神经组织受损而造成颈段运动和(或)感觉的损害或丧失。四肢瘫导致上肢、躯干、下肢及盆腔器官的功能损害,即功能受损涉及四肢。但本术语不包括臂丛损伤或者椎管外的周围神经损伤造成的功能障碍。

(2)截瘫:指椎管内神经组织损伤后,导致脊髓胸段、腰段或骶段(不包括颈段)运动和(或)感觉功能的损害或丧失。截瘫时,上肢功能不受累,但是根据具体的损伤水平,躯干、下肢及盆腔脏器可能受累。本术语包括马尾和圆锥损伤,但不包括腰骶丛病变或者椎管外周围神经的损伤。

(3)四肢轻瘫和轻截瘫:不提倡使用这些术语,因为它们不能精确地描述不完全性损伤,同时可能错误地暗示四肢瘫和截瘫,仅可以用于完全性损伤。相反,用 ASIA 残损分级较为精确。

(4)皮节:指每个脊髓节段神经的感觉神经(根)轴突所支配的相应皮肤区域。

(5)肌节:指受每个脊髓节段神经的运动神经(根)轴突所支配的相应一组肌群。

(6)感觉平面:通过身体两侧(右侧和左侧)各 28 个关键点(图 8-1)的检查进行确定。根据身体两侧具有正常针刺觉(锐或钝区分)和轻触觉的最低脊髓节段进行确定。身体左右侧可以不同。

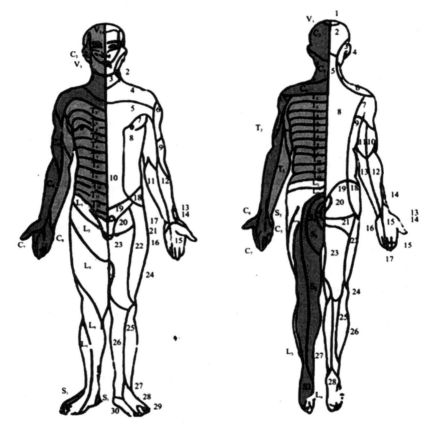

图 8-1 感觉关键点示意图

2.感觉检查

感觉检查的必查部分是检查身体左右侧各 28 个皮节的关键点($C_2 \sim S_{4 \sim 5}$)。关键点应为容易定位的骨性解剖标志点。

3.运动检查

肌肉的肌力分为 6 级。①0＝完全瘫痪。②1＝可触及或可见肌收缩。③2＝去重力状态下全关节活动范围(ROM)的主动活动。④3＝对抗重力下全 ROM 的主动活动。⑤4＝肌肉特殊体位的中等阻力情况下进行全 ROM 的主动活动。⑥5＝(正常)肌肉特殊体位的最大阻力情况下全 ROM 的主动活动。最大阻力根据患者功能假定为正常的情况进行估计。⑦5*＝(正常)假定抑制因素(疼痛、失用)不存在情况下,对抗重力和足够阻力情况下全 ROM

的主动活动,即认为正常。

应用上述肌力分级法检查的肌肉(双侧)如下。①C_5屈肘肌(肱二头肌、肱肌)。②C_6伸腕肌(桡侧伸腕长和短肌)。③C_7伸肘肌(肱三头肌)。④C_8中指屈指肌(指深屈肌)。⑤T_1小指外展肌(/b指外展肌)。⑥L_2屈髋肌(髂腰肌)。⑦L_3伸膝肌(股四头肌)。⑧L_4踝背伸肌(胫前肌)。⑨L_5足蹬长伸趾肌(足蹬长伸肌)。⑩S_1踝跖屈肌(腓肠肌和比目鱼肌)。

选择这些肌肉是因为它们与相应节段的神经支配相一致,至少接受 2 个脊髓节段的神经支配,每块肌肉都有其功能上的重要性,并且便于仰卧位检查。

4.Frankel 脊髓损伤分级法

目前临床上应用较多的还有 Frankel 脊髓损伤分级法(表 8-1)。

表 8-1　Frankel **脊髓损伤分级法**

等级	功能状况
A	损伤平面以下深、浅感觉完全消失,肌肉运动功能完全消失
B	损伤平面以下运动功能完全消失,仅存某些包括骶区感觉
C	损伤平面以下仅有某些肌肉运动功能,无有用功能存在
D	损伤平面以下肌肉功能不完全,可扶拐行走
E	深、浅感觉,肌肉运动及大小便功能良好。可有病理反射

(三)脊髓损伤的诊断

在临床上诊断并不很困难。根据患者提供的病史、症状,经过全面系统的神经功能检查,再结合 X 线片、CT 和 MRI 等影像学资料,以及诱发电位辅助检查,可得出完整的结论。

(四)脊髓损伤的治疗

1.合适的固定

防止因损伤部位的移位而产生脊髓的再损伤。一般先用颌枕吊带牵引或持续的颅骨牵引。

2.减轻脊髓水肿和继发性损害

(1)地塞米松:$10 \sim 20$ mg 静脉滴注,连续应用 $5 \sim 7$ 天后,改为口服,每时 3 次,每次 0.75 mg,维持 2 周左右。

(2)甘露醇:20%甘露醇 250 mL 静脉滴注,每天 2 次,连续 $5 \sim 7$ 次。

(3)甲泼尼龙冲击疗法:每千克体质量 30 mg 剂量一次给药,15 分钟静脉注射完毕,间隔 45 分钟后,再以 5.4 mg/(kg·h)维持。脊髓损伤 3 小时内维持 23 小时。脊髓损伤 $3 \sim 8$ 小时内维持 47 小时。

(4)高压氧治疗:据动物实验,伤后 2 小时进行高压氧治疗效果最好,这显然不适合于临床病例根据实践经验,一般伤后 $4 \sim 6$ 小时内应用也可收到良好的效果。

3.促进神经恢复药物

(1)神经营养因子(NTFs):目前临床较为常用的为鼠神经生长因子(恩经复):18 μg 肌内注射,1 次/d,4 周 1 个疗程。

(2)神经节苷脂(Ganglioside,GM-1):每天 $20 \sim 40$ mg,遵医嘱一次或分次肌内注射或缓慢静脉滴注。在病变急性期(尤急性创伤):每天 100 mg,静脉滴注;2～3 周后改为维持量,每天20～40 mg,一般 6 周。

4.手术治疗

手术治疗的目的是解除对脊髓的压迫、减轻神经的水肿和恢复脊椎的稳定性。手术的途径和方式视骨折的类型和致压物的部位而定。如果外伤后诊断明确,有明确的骨折脱位压迫神经,原则上无绝对手术禁忌证的情况下急诊手术,可以尽可能挽救患者的神经功能,即便患者神经严重损伤,估计无恢复的希望,也可以稳定脊柱,便于术后护理,大大减少术后并发症。

5.陈旧性脊髓损伤的治疗

实际上是陈旧性脊椎损伤合并脊髓损伤。临床上超过 2 周甚至 3 周,除非手术切开,已不能通过间接整复骨折脱位者为陈旧性脊椎骨折脱位合并脊髓损伤。

陈旧性脊髓损伤分为稳定型和不稳定型,功能障碍主要由不稳定所致。不稳的发生可以是急性、亚急性或慢性,并可引起临床症状和影像学异常进行性加重。不稳定型损伤伴有临床症状者一般需要手术治疗,其目的是:①解除疼痛症状;②改善神经功能;③维持脊柱稳定性,在可能情况下纠正畸形。

四、早期药物治疗与预后评估

(一)脊髓损伤与早期药物治疗的关系

1.脊髓损伤早期药物治疗

治疗的时间窗非常短暂。从病理组织改变看,伤后 12 小时灰质坏死,24 小时伤段脊髓坏死,因此用甲泼尼龙(MP)治疗的时间应控制在伤后 8 小时之内,此时组织的反应已开始,用药可减轻继发损伤。

2.完全脊髓损伤早期药物治疗效果

美国国家急性脊髓损伤研究所(NASCIS Ⅲ)对 499 例脊髓损伤进行治疗,其中完全脊髓损伤占51.5%,分别用 MP 24 小时、48 小时治疗,在 6 个月时,按 ASIA 运动评分,MP 24 小时组为 1.7 分,MP 48 小时组为 4.6 分,TM 组在两者之间,可见完全脊髓损伤,早期药物治疗的效果非常有限,仅有 1 块肌肉功能有所恢复。

据临床观察,完全脊髓损伤早期药物及手术治疗后,颈脊髓损伤可见到 1 个神经根恢复,胸腰段可见腰丛神经根恢复,而胸脊髓伤未恢复。这也说明完全脊髓损伤的药物治疗效果有限。这是因为脊髓已受到完全程度的损伤,继发损伤的作用已经很小。在颈脊髓,同序数神经根是从同序数颈椎的上缘离开颈椎,当颈椎骨折致脊髓损伤时,同序数颈脊髓与其神经根不在损伤的中心而在损伤的上部,损伤相对较轻,故可能恢复。在胸腰段,腰丛(L_2～L_4)的脊髓在T_{12}平面内,L_1 椎体平面为骶髓,当 T_{12}、L_1 骨折脱位时,L_1 骨折,T_{12} 向前脱位,损伤了 T_{12}、L_1之间的 L_5 与骶髓及其间的腰丛神经根。因为神经根为纤维组织,较脊髓更耐受损伤,所以当脊髓完全损伤时,神经根不一定完全损伤。另外,由于 L_2～L_4 脊髓在 T_{12} 椎管内,它们同时向前移位,不一定损伤,故 L_2～L_4 神经根有可能恢复。

3.不全脊髓损伤早期药物治疗效果

NASCIS Ⅲ对 48.5%的不全脊髓损伤患者进行治疗,治疗后 6 个月 ASIA 运动评分:MP 24 小时组为 25.4 分,MP 48 小时组为 28.9 分,TM 组在两者之间,较完全脊髓损伤好。这主要由于脊髓损伤较轻、可逆,抑制继发损伤,有利于脊髓功能恢复。我们在临床中见到较重的不完全脊髓损伤患者(仅保留骶区肛门感觉,上下肢伤平面以下皆瘫),经 MP 24 小时治疗及手术减压后 1 年,上下肢感觉和运动均恢复,排尿功能正常,但遗留病理反射。需要说明的是,虽然在实验研究中许多继发损伤因素分别被抑制后,脊髓功能恢复较对照组佳,但在临床中许多继发损伤因素被抑制后并未见到功能改善,这可能与继发损伤的因素多而我们仅抑制其中一部分,且所占比例或所起作用又较小有关。因此,治疗脊髓继发损伤应采用多方法联合治疗。

(二)脊髓损伤的预后

一般情况下,完全性四肢瘫患者如果损伤超过 1 个月时感觉和运动仍完全丧失,则下肢运动功能几乎没有恢复的可能。也有学者认为患者伤后完全性截瘫 48 小时而无丝毫恢复者,其功能将永久丧失。完全性脊髓损伤患者的大部分神经恢复发生在损伤后 6～9 个月,损伤后 12～18 个月则为进一步恢复的平台期,随后恢复的速度则迅速下降。不完全性截瘫患者损伤 1 个月后肌力 1 或 2 级的肌肉在 1 年后有 85% 肌力提高到 3 级。故目前的临床上,不管是颈椎还是腰椎或者胸椎,对于不完全瘫痪的患者预后较为乐观,而完全性瘫痪的患者,L_2 以下的损伤,可能有部分恢复,也可能由于神经损伤严重无任何恢复。

五、脊髓损伤的展望

脊髓损伤的发病率高,给患者和家属带来严重的身体负担和经济负担,也消耗了大量的医疗资源。目前,对于脊髓损伤的治疗是全世界迫切需要解决的问题。从研究损伤的机制,到干细胞治疗,到转基因治疗,投入了大量的人力和资金。另外,为了脊髓损伤的康复治疗,各种先进的支具也逐渐得到研究发展。我们相信,经过不断地完善和改进,伴随着科学技术的发展,在治疗脊髓损伤上必将取得更大的突破,使更多的截瘫患者站起来成为可能。

第二节　锁骨骨折

一、功能解剖

锁骨属长管状骨,连接于肩胛骨与胸骨之间,外形呈∽状,内侧向前突出成弓状,外侧向后弯曲,如弓的末端凹进。锁骨中 1/3 以内的截面呈棱柱状,外 1/3 截面扁平状。中 1/3 段直径最细,是薄弱之处,若纵向或横向暴力作用于此,其弓状突出部位容易发生骨折。中 1/3 与外 1/3 交界处是棱柱状与扁平状的交接处,这种生理解剖的改变也是骨折的好发部位。

锁骨内端与胸骨的锁骨切迹构成胸锁关节,外端与肩峰形成肩锁关节。锁骨外端被喙锁韧带、肩锁韧带、三角肌及斜方肌附着而稳定。

锁骨与下后方的第 1 肋骨之间有肋锁间隙、间隙中有锁骨下动脉、静脉及臂丛神经通过。锁骨骨折内固定时应小心保护血管和神经。

锁骨的功能和作用较多:①锁骨桥架于胸骨与肩峰之间,使肩部宽阔、壮实而美观,如果锁骨缺如,肩部就会狭窄而下垂。②锁骨通过韧带和软组织作用牵动肩胛带上举,带动肋骨上移,有协同呼吸和保护肺脏的作用。③为肌肉提供附着点;胸锁乳突肌附着在锁骨内 1/3,胸大肌附着在锁骨前缘,三角肌和斜方肌附着在锁骨外 1/3。④锁骨的骨架支撑作用不仅串连内侧的胸锁关节和外侧的肩锁关节,而且通过韧带辅助肩胛带和肩关节进行相关活动。⑤锁骨中段的前凸和外侧的后凹,宛如动力机的曲轴,锁骨纵轴发生旋转时(可在纵轴上旋转 50°),可带动肩胛带发挥旋转和升降作用。⑥为通过锁骨下方的血管和神经提供支撑和保护作用。

二、损伤机制及分类

间接与直接暴力均可引起骨折,以间接居多。体操运动员跌倒时手掌支撑肩部着地,自行车运动员在运动中突然翻车,双足不能及时抽出,肩部着地跌倒,地面的反作用力与撞击力相互作用造成锁骨骨折,大多为斜形或横断骨折(图 8-2)。直接暴力即运动员肩部直接撞击在器械或物件上,形成斜形或粉碎性骨折。幼儿或青少年大多为横断或青枝骨折,如检查不仔细,容易漏诊。竞技运动所发生的锁骨骨折,研究损伤机制要重视运动员摔倒的速度和体重作用于着力点的力量。摔倒时手掌先行撑地,但如速度很快,惯性力量带动体重使肩部直接撞击物件或地面而损伤。

锁骨骨折的分类若按部位可分为内 1/3 骨折、中 1/3 骨折及外 1/3 骨折。锁骨内侧半向前凸,外侧半向后迂回,交接处正是力学上的薄弱之处,所以中 1/3 骨折最多见,占所有锁骨骨折的 75%~80%。

锁骨中段骨折近侧端因受胸锁乳突肌牵拉可向上、向后移位,远侧端因上肢的重量和肌肉牵拉而向下前内移位(图 8-3)。

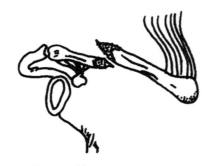
图 8-2　锁骨外 1/3 斜形骨折

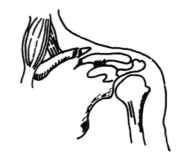
图 8-3　锁骨中段粉碎骨折,骨折端移位

三、症状与诊断

(一)受伤史

摔倒时一侧上肢撑地或肩锁部位直接撞击损伤史。

(二)肩锁部位疼痛、肿胀、畸形

锁骨骨折后肩锁部位疼痛明显,骨折处有肿胀,且有向前突起畸形。患肢不敢活动,患者常用健手托住患肢肘部以减少肩部疼痛。

(三)骨擦音

于锁骨骨折处触诊时有骨折端移动的骨擦音,表示骨折端有错位。

(四)X 线检查

X 线拍片检查多能显示骨折形式和移位状况。锁骨骨折后,由于胸锁乳突肌的牵拉,近折端向上向后移位,远折端因为上肢的重力作用和韧带的牵拉大多向下向内移位。

四、治疗

(一)悬吊

儿童青枝骨折、不完全骨折或成人无移位骨折，可用三角巾或颈腕吊带悬吊1～2周即可自愈。

(二)绷带固定

对常见的中1/3段移位骨折可采用闭合复位绷带固定。

复位方法：以1％～2％普鲁卡因局部麻醉。伤员取坐位，双手叉腰挺胸，双肩后伸。医师立于伤员背后，双手握住伤员两肩向后上扳提，同时以一侧膝部顶住其背部起对抗作用，一般大多能复位(图8-4)。有时需术者将两骨折端向前牵拉方能复位。为使骨折端维持对位，以适当厚度的棉垫压住骨折近侧端，用胶布固定在皮肤上(图8-5)。复位后双侧腋窝棉垫保护，以"∞"字绷带固定。"∞"字绷带的松紧度要恰当，太松不起作用，形成骨折移位，太紧压迫损伤神经血管，应恰如其分(图8-6)。

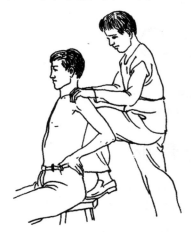

图8-4　锁骨骨折整复方法

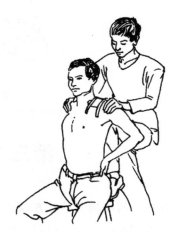

图8-5　放置棉垫

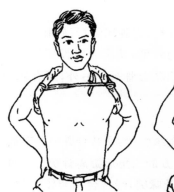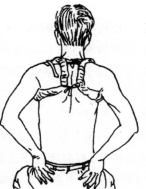

图8-6　锁骨骨折"∞"字绷带固定法

(三)手术切开复位

手术切开皮肤遗留瘢痕不雅观，且切开骨膜后需延迟愈合时间，所以一般多不采用。但严重粉碎骨折合并神经血管损伤者可谨慎选用。锁骨位于皮下,血液循环并不十分丰富,骨折愈合所需要的血液供应主要依靠骨膜。锁骨骨折行钢板内固定如骨膜剥离太多,容易发生延迟愈合与不愈合。锁骨骨折内固定方式较多,主要有克氏针交叉内固定、钢板内固定及张力带钢丝内固定等(图8-7)。其中克氏针交叉内固定不必剥离骨膜,其他各种方式也应尽一切努力减少剥离骨膜的范围,使术后的骨折愈合能得以顺利进行。

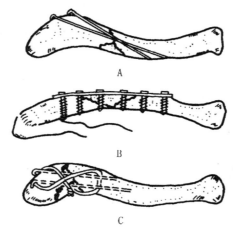

图 8-7　锁骨骨折内固定

A.克氏针内固定;B.钢板螺钉内固定;C.张力带钢丝内固定

第三节　肩胛骨骨折

肩胛骨位于两侧胸廓后上方,周围有丰厚的肌肉覆盖,骨折较为少见。肩胛骨对上肢的稳定和功能起着重要的作用,骨折后如不能得到正确治疗,可能会对上肢功能造成严重影响。

一、骨折分类

(一)按部位分类

肩胛骨骨折按解剖部位可分为肩胛体骨折、肩胛冈骨折、肩胛颈骨折、肩胛盂骨折、喙突骨折和肩峰骨折等。肩胛体和肩胛冈骨折最为常见,其次为肩胛颈骨折,然后是肩胛盂骨折、肩峰骨折、喙突骨折,不少骨折属于上述各类的联合骨折。另外,还有肌肉和韧带附着点的撕脱骨折、疲劳或应力骨折。

1.肩胛盂关节内骨折

此类骨折可进一步分为6型。①Ⅰ型盂缘骨折:通常合并肩关节脱位。②Ⅱ型骨折:是经肩胛盂窝的横形或斜形骨折,可有肩胛盂下方的三角形游离骨块。③Ⅲ型骨折:累及肩胛盂的上1/3,骨折线延伸至肩胛骨的中上部并累及喙突,经常合并肩锁关节脱位或骨折。④Ⅳ型骨折:骨折线延伸至肩胛骨内侧。⑤Ⅴ型骨折:是Ⅱ型和Ⅳ型的联合类型。⑥Ⅵ型骨折:是肩胛盂的严重粉碎性骨折。

2.喙突骨折

根据骨折线与喙锁韧带的位置关系,可进一步分成两型。①Ⅰ型骨折:位于韧带附着点后方,有不稳定倾向。②Ⅱ型骨折:位于韧带前方,稳定。

(二)按关节内外分类

根据骨折是否累及肩盂关节面,肩胛骨骨折可分为关节内骨折和关节外骨折。关节外骨折根据稳定性,又可进一步分为稳定的关节外骨折和不稳定的关节外骨折两种。

1.关节内骨折

此类骨折为涉及肩胛盂关节面的骨折,常合并肱骨头脱位或半脱位。肩胛盂骨折中只有10%有明显的骨折移位。

2.稳定的关节外骨折

此类骨折包括肩胛体骨折、肩胛冈骨折和一些肩胛骨骨突部位的骨折。单独的肩胛颈骨折,一般较稳定,也属稳定的关节外骨折。

3.不稳定的关节外骨折

此类骨折主要指合并锁骨中段移位骨折的肩胛颈骨折,即"漂浮肩"(图 8-8)损伤,该损伤常由严重暴力引起,此种骨折造成整个肩胛带不稳定。由于上臂的重力作用,它有向尾侧旋转的趋势。常合并同侧肋骨骨折,也可损伤神经血管束,包括臂丛神经。

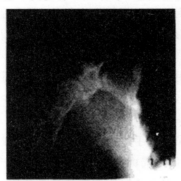

图 8-8　"漂浮肩"损伤

二、临床表现及诊断

肩胛骨骨折根据外伤史、症状、体征及 X 线检查,可明确诊断。

(一)病史

1.体部骨折

常为直接暴力引起,受伤局部常有明显肿胀,皮肤常有擦伤或挫伤,压痛也很明显,由于血肿的刺激可引起肩袖肌肉的痉挛,使肩部运动障碍,表现为假性肩袖损伤的体征。但当血肿吸收后,肌肉痉挛消除,肩部主动外展功能即恢复。喙突骨折或肩胛体骨折时,当深吸气时,由于胸小肌和前锯肌带动骨折部位活动可使疼痛加剧。

2.肩胛盂和肩胛颈骨折

多由间接暴力引起,即跌倒时肩部外侧着地,或手掌撑地,暴力经肱骨传导冲击肩胛盂或颈造成骨折。多无明显畸形,易于漏诊。但肩部及腋窝部肿胀、压痛,活动肩关节时疼痛加重,骨折严重移位者可有肩部塌陷,肩峰相对隆起呈方肩畸形,犹如肩关节脱位的外形,但伤肢无外展、内收、弹性固定情况。

3. 肩峰骨折

肩峰突出于肩部，多为自上而下的直接暴力打击，或由肱骨突然强烈的杠杆作用引起，多为横断面或短斜面骨折。肩峰远端骨折，骨折块较小，移位不大；肩峰基底部骨折，远侧骨折块受上肢重量的作用及三角肌的牵拉，向前下方移位，影响肩关节的外展活动。

（二）X线检查

多发损伤患者或怀疑有肩胛骨骨折时，应常规拍摄肩胛骨X线平片，常用的有肩胛骨正位、侧位、腋窝位和穿胸位X线平片。注意肩胛骨在普通胸部正位片上显示不清，因为肩胛骨与胸廓冠状面相互重叠。此外，还可根据需要加拍一些特殊体位平片，如向头侧倾斜45°的前后位平片可显示喙突骨折。CT检查能帮助辨认和确定关节内骨折的程度和移位，以及肱骨头的移位程度。因为胸部合并损伤的发生率高，胸片应作为基本检查方法的一部分。

（三）合并损伤

诊断骨折的同时，应注意检查肋骨、脊柱以及胸部脏器的损伤。肩胛骨周围有肌肉和胸壁保护，所以只有高能量创伤才会引起骨折。由于肩胛骨骨折多由高能量直接外力引起，因此合并损伤发生率高达35%~98%。合并损伤常很严重，甚至危及生命。然而，在初诊时却常常漏诊。最常见的合并损伤是同侧肋骨骨折并发血气胸，其次是锁骨骨折、颅脑闭合性损伤、头面部损伤、臂丛损伤。肩胛骨合并第1肋骨骨折时，因可伤及肺和神经血管，故特别严重。

三、治疗

绝大多数肩胛骨骨折可采用非手术方法治疗，只有少数患者需行手术治疗。由于肩胛骨周围肌肉覆盖多，血液循环丰富，骨折愈合快，骨折不愈合很少见。

（一）肩胛体和肩胛冈骨折

肩胛体和肩胛冈骨折一般采用非手术治疗，可用三角巾或吊带悬吊制动患肢，早期局部辅以冷敷，以减轻出血及肿胀。伤后1周内，争取早日开始肩关节钟摆样功能锻炼，以防止关节粘连。随着骨折愈合，疼痛减轻，应逐步锻炼关节的活动范围和肌肉力量。

（二）肩峰骨折

如肩峰骨折移位不大，或位于肩锁关节以外，用三角巾或吊带悬吊患肢，避免作三角肌的抗阻力功能训练。如骨折块移位明显，或移位到肩峰下间隙，影响肩关节运动功能，则应早期手术切开复位内固定。手术取常规肩部切口，内固定可采用克氏针张力带钢丝，骨块较大时也可选用拉力螺钉内固定。如合并深层肩袖损伤，应同时行相应治疗。

（三）喙突骨折

对不稳定的Ⅰ型骨折应行手术治疗。对单纯喙突骨折可以保守治疗，因为喙突是否解剖复位对骨折愈合及局部功能没有影响。但如合并肩锁分离、严重的骨折移位、臂丛受压、肩胛上神经麻痹等情况，则需考虑手术复位，松质骨螺钉固定治疗。

（四）肩胛颈骨折

对无移位或轻度移位的肩胛颈骨折，可采用非手术方法治疗。用三角巾制动患肢2~3周，4周后开始肩关节功能锻炼。

肩胛颈骨折在冠状面和横截面成角超过40°或移位超过1cm时，需要手术治疗。根据骨折片的大小和骨折的类型，内固定物是在单纯的拉力螺钉和支撑接骨板之间选择。使用后入路,单个螺钉可从后方拧入盂下结节。骨折片很大时,应在后方使用 1/3 管状接骨板支撑固定,使带有关节面的骨片紧贴于肩胛骨近端的外缘。接骨板与直径为 3.5 mm 的皮质骨拉力螺钉的结合使用,增加了固定的稳定程度。合并同侧锁骨骨折的肩胛颈骨折,即"漂浮肩"损伤,由于肩胛骨很不稳定,移位明显,应采用手术治疗。通常先复位固定锁骨,锁骨骨折复位固定后,肩胛颈骨折常常也可得到大致的复位,如肩胛骨稳定就不需切开内固定肩胛颈骨折;如锁骨复位固定后肩胛颈骨折仍不能有效复位,或仍不稳定,就需进一步手术治疗肩胛颈骨折。

（五）肩胛盂骨折

肩胛盂骨折只占肩胛骨骨折的 10%,而其中有明显骨折移位者占肩盂骨折的 10%。对大多数轻度移位的骨折可用三角巾或吊带保护,早期开始肩关节活动范围的练习。一般制动 6 周,去除吊带后,继续进行关节活动范围及逐步开始肌肉力量的锻炼。

1. **Ⅰ型盂缘骨折**

如骨折块面积占肩盂面积的 25%(前方)或 33%(后方),或移位>10 mm 将会影响肱骨头的稳定并引起半脱位现象,应考虑手术切开解剖复位和内固定。目的在于重建骨性稳定,以防止慢性肩关节不稳。以松质骨螺钉或以皮质骨螺钉采用骨块间加压固定(图 8-9)。如肩盂骨块粉碎,则应切除骨碎片,取髂骨植骨固定于缺损处。小片的撕脱骨折,一般是肱骨头脱位时由关节囊、唇撕脱所致。前脱位时发生在盂前缘,后脱位时见于盂后缘。肱骨头复位后,采用三角巾或吊带保护3~4周。

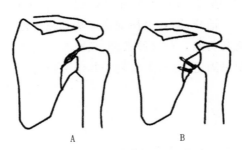

图 8-9　盂缘骨折松质骨螺钉内固定

A.盂缘骨折;B.松质骨螺钉内固定

2. **Ⅱ型骨折**

如果出现台阶移位 5 mm 时,或骨块向下移位伴有肱骨头向下半脱位,应行手术复位固定。可采用后方入路,复位盂下缘骨折块,以拉力螺钉向肩胛颈上方固定。也可采用易调整外形的重建钢板,置于颈的后方或肩胛体的外缘固定。

3. **Ⅲ~Ⅴ型骨折的手术指征**

骨折块较大合并肱骨头半脱位,采用肩后方入路,复位盂下缘骨折块,以拉力螺钉向肩胛颈上方固定。也可采用易调整外形的重建钢板,置于肩胛颈的后方或肩胛体的外缘固定(图 8-10);关节面台阶≥5 mm,上方骨块向侧方移位或合并喙突、喙锁韧带、锁骨、肩锁关节、肩峰等所谓肩上部悬吊复合体(SSSC)损伤时,可采用后上方入路复位骨折块,采用拉力螺钉,将上方骨折块固定于肩胛颈下方主骨上。手术目的是防止肩关节的创伤性骨关节炎、慢性肩关节不稳定和骨不愈合。

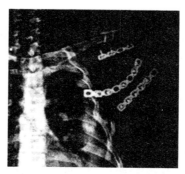

图 8-10　肩胛骨骨折合并肩锁关节脱位,切开部位重建钢板、锁骨钩钢板内固定术后

4.Ⅵ型骨折

较少见,也缺乏大宗病例或对照研究结果指导治疗。由于盂窝严重粉碎,不论骨块移位与否或有无肱骨头半脱位的表现,一般都不行切开复位。可采用三角巾悬吊制动,或用外展支架制动,也可采用尺骨鹰嘴牵引,早期活动锻炼肩关节。如果肩上方悬吊复合体有严重损伤,可行手术复位、固定,如此可间接改善盂窝关节面的解剖关系。

(六)上肩部悬吊复合体损伤

上肩部悬吊复合体(SSSC)是在锁骨中段和肩胛体的外侧缘间组成的一个骨和软组织环,由肩盂、喙突、喙锁韧带、锁骨远端、肩锁关节和肩峰组成。SSSC 的单处损伤,不会影响其完整性,骨折移位较小,只需保守治疗;两处损伤则会影响其完整性,可能会引起一处或两处明显移位,对骨折愈合不利,影响其功能。对这种骨折,只要有一处或两处存在不能接受的移位,就应行切开复位内固定。即使只固定一处,也有利于其他部位骨折的间接复位和稳定。

参考文献

[1] 杨凯.泌尿外科诊治与进展[M].长春:吉林科学技术出版社,2018.

[2] 杨启,等.肝胆外科诊治实践[M].长春:吉林科学技术出版社,2020.

[3] 王征,等.临床普通外科疾病诊治[M].北京:科学技术文献出版社,2018.

[4] 程祎,李梅,刘文刚.泌尿外科临床诊疗实践[M].长春:吉林科学技术出版社,2018.

[5] 韩飞,等.普外科常见病的诊疗[M].南昌:江西科学技术出版社,2019.

[6] 张磊,等.头颈外科常见疾病的诊疗[M].南昌:江西科学技术出版社,2019.

[7] 刘峰,等.临床骨外科诊疗实践[M].南昌:江西科学技术出版社,2019.

[8] 邓昌武.现代神经外科诊疗学[M].长春:吉林科学技术出版社,2018.

[9] 亓志玲,等.心胸外科疾病诊疗思维[M].长春:吉林科学技术出版社,2018.

[10] 钟才能,等.现代外科临床诊疗精要[M].长春:吉林科学技术出版社,2018.

[11] 陈瑜,等.现代心胸外科治疗学[M].长春:吉林科学技术出版社,2018.

[12] 董立红,等.实用外科临床诊治精要[M].长春:吉林科学技术出版社,2018.

[13] 孔雷.外科临床诊疗经验实践[M].汕头:汕头大学出版社,2019.

[14] 侯明强,等.泌尿外科常见疾病诊疗规范[M].长春:吉林科学技术出版社,2018.

[15] 苑文明.当代外科常见病诊疗实践[M].南昌:江西科学技术出版社,2019.

[16] 李沙丹.泌尿外科常见疾病诊疗技巧[M].南昌:江西科学技术出版社,2019.

[17] 徐延森,等.现代普外科治疗精粹[M].武汉:湖北科学技术出版社,2018.

[18] 侯本国.泌尿外科疾病诊疗思维与实践[M].长春:吉林科学技术出版社,2018.

[19] 王国俊.现代普通外科临床新进展[M].长春:吉林科学技术出版社,2018.

[20] 王连武.外科疾病临床诊疗策略[M].北京:科学技术文献出版社,2018.

[21] 郭良文.临床常见神经外科疾病学[M].汕头:汕头大学出版社,2019.

[22] 王志广,等.普通外科疾病临床诊疗新思维[M].长春:吉林科学技术出版社,2020.

[23] 吕民,刘乃杰,陈琪.现代外科疾病手术学[M].南昌:江西科学技术出版社,2018.

[24] 杨涛.精编神经外科诊疗基础与技巧[M].长春:吉林科学技术出版社,2018.

[25] 李海鹏,等.现代外科疾病诊断及处理[M].北京:科学技术文献出版社,2018.

[26] 张节伟.实用临床普通外科疾病诊断与治疗[M].长春:吉林科学技术出版社,2019.

[27] 焦建国,等.临床外科疾病诊疗精粹[M].北京:科学技术文献出版社,2018.

[28] 刘建刚,等.普外科疾病诊疗与手术学[M].长春:吉林科学技术出版社,2018.

[29] 卞志远.现代普通外科疾病规范化治疗[M].长春:吉林科学技术出版社,2018.

[30] 于海涛.普外科临床精要[M].武汉:湖北科学技术出版社,2018.

[31] 刘鹏,等.血管外科疾病的诊断与治疗[M].长春:吉林科学技术出版社,2018.

[32] 田洪民,等.临床外科诊疗精粹[M].北京:科学技术文献出版社,2018.